全国中医药行业高等教育"十三五"创新教材

中医肿瘤外治学

主　审　王　沛　赵尚华

主　编　李　忠

中国中医药出版社
·北　京·

图书在版编目（CIP）数据

中医肿瘤外治学／李忠主编．--北京：中国中医药出版社，2020.8

全国中医药行业高等教育"十三五"创新教材

ISBN 978-7-5132-6122-7

Ⅰ.①中…　Ⅱ.①李…　Ⅲ.①肿瘤-外治学-中医学院-教材　Ⅳ.①R273

中国版本图书馆 CIP 数据核字（2020）第 008951 号

中国中医药出版社出版

北京经济技术开发区科创十三街 31 号院二区 8 号楼
邮政编码　100176
传真　010-64405750
山东百润本色印刷有限公司印刷
各地新华书店经销

开本 787×1092　1/16　印张 24.5　字数 546 千字
2020 年 8 月第 1 版　2020 年 8 月第 1 次印刷
书号　ISBN 978-7-5132-6122-7

定价　88.00 元
网址　www.cptcm.com

社 长 热 线　010-64405720
购 书 热 线　010-89535836
维 权 打 假　010-64405753

微信服务号　zgzyycbs
微商城网址　https://kdt.im/LIdUGr
官 方 微 博　http://e.weibo.com/cptcm
天猫旗舰店网址　https://zgzyycbs.tmall.com

如有印装质量问题请与本社出版部联系（010-64405510）
版权专有　侵权必究

全国中医药行业高等教育"十三五"创新教材

《中医肿瘤外治学》编委会

主　审　王　沛（北京中医药大学东方医院）

　　　　　赵尚华（山西中医药大学）

主　编　李　忠（北京中医药大学东直门医院）

副主编　朱庆文（北京中医药大学中医学院）

编　委（以姓氏笔画为序）

　　　　　王文萍（辽宁中医药大学附属医院）

　　　　　王希胜（陕西中医药大学附属医院）

　　　　　王绍霞（郑州大学附属肿瘤医院）

　　　　　由凤鸣（成都中医药大学附属医院）

　　　　　李　仝（北京中医药大学第三附属医院）

　　　　　李　晶（河北医科大学第四医院）

　　　　　李和根（上海中医药大学附属龙华医院）

　　　　　吴万垠（广州中医药大学）

　　　　　何秀兰（北京中医药大学东方医院）

　　　　　荣　震（广西中医药大学第一附属医院）

　　　　　段汝钦（北京中医药大学）

　　　　　贾　颖（山西中医药大学）

　　　　　贾英杰（天津中医药大学第一附属医院）

　　　　　徐　力（南京中医药大学）

　　　　　徐　书（北京中医药大学）

　　　　　陶丽玲（比利时欧盟针灸学院）

　　　　　蒋士卿（河南中医药大学第一附属医院）

　　　　　谢　萍（成都中医药大学附属医院）

其他参编人员（以姓氏笔画为序）

王院春　刘红静　刘寰宇　祁　烁

李京华　李建波　杨　涛　杨小兵

宋凤丽　河文峰　赵伟鹏　侯宛昕

黄映君　黄锦鹏　崔人匀　康　宁

慕晓艳

前　言

中医外治是中医治疗学中的瑰宝，具有悠久的历史和确切的临床疗效。随着现代经皮给药研究的进展，中医外治又焕发了勃勃生机。目前，中医外治已广泛应用于许多疾病治疗领域，如肿瘤病、呼吸系统疾病、消化系统疾病、心血管疾病、儿科疾病等。

恶性肿瘤是危害人类健康的重大疾病，伴随肿瘤综合治疗的广泛开展，中医药在肿瘤临床治疗中发挥了巨大的作用。癌症由于其特殊性，为中医外治提供了广阔的空间，如晚期肿瘤的中医外治、中药外治抑瘤、癌性疼痛中医外治、癌性胸腹水的中医外治等。中医外治作为中医治癌的奇招，以其简单性、方便性、无毒性和有效性在肿瘤临床治疗中显示了其独到的优势和特色。

伴随着中医外治在肿瘤临床应用和研究的广泛开展，中医肿瘤外治学科体系已逐步形成。中医肿瘤外治学科可以说是一门古老而全新的中医治疗学科，其传承了传统中医外治的理论和方法，同时，也结合现代经皮给药技术和现代肿瘤微创技术的最新成果。中医肿瘤外治学是在中医理论的指导下，融合现代经皮给药和微创技术成果，研究各类肿瘤性疾病及其并发症的外治理论、外治方法、用药规律、疗效标准，探索中医外治物质基础的一门临床治疗学科。它涵盖了中医肿瘤外治理论、外治方法与技术、外治药物、经络与腧穴等相关研究领域，系统反映了中医肿瘤外治学科独特的理论与治疗体系。

本书的编写是肿瘤外治法学科发展的一件大事，是推动肿瘤外治法国际化、标准化的关键环节。为此，世界中医药学会联合会肿瘤外治法专业委员会组织国内外知名中医肿瘤临床专家编写了本书。基于编者长期的临床研究，尤其是在肿瘤外治研究领域的独到见解，本书首次对肿瘤中医外治从基础到临床进行系统总结，目的在于为肿瘤临床治疗提供一套完整的中医外治方法体系，丰富肿瘤"综合治疗"观的内涵，为肿瘤临床中医外治提供专业的临床参考。由于编写时间仓促，难免有不足之处，望同道提出宝贵意见，以便再版时修订提高。

李　忠

2020 年 1 月 21 日

目　录

第一篇　基　础

第二篇　临　床

第三篇　中医肿瘤外治技术

第四篇　中医肿瘤外治方药

第一篇　基　础

第一章 概　述

恶性肿瘤是危害人类健康的重大疾病，伴随着肿瘤综合治疗的广泛开展，中医药在肿瘤临床治疗中发挥了巨大的作用。中医外治作为中医治癌的奇招，以其简单性、方便性、无毒性和有效性，在肿瘤临床治疗中显示了其独到的优势和特色。伴随着中医外治在肿瘤临床应用和研究的广泛开展，中医肿瘤外治学科体系已逐步形成。中医肿瘤外治学科可以说是一门古老而全新的中医治疗学科，其传承了传统中医外治的理论和方法，同时也结合了现代经皮给药技术和现代肿瘤微创技术的最新成果。

第一节　中医肿瘤外治学的概念及学术特点

一、中医肿瘤外治学的概念

中医肿瘤外治学是在中医理论的指导下，融合现代经皮给药和微创技术成果，研究各类肿瘤性疾病及其并发症的外治理论、外治方法、用药规律、疗效标准，探索中医外治物质基础的一门临床治疗学科。它涵盖了中医肿瘤外治理论、外治方法与技术、外治药物、经络与腧穴等相关研究领域，系统反映了中医肿瘤外治学科独特的理论与治疗体系。

中医肿瘤外治学就是运用各种不同的外治方法［药物、针灸（刀）、中药介入等］，或直接施于局部病灶杀伤肿瘤，或施于局部皮肤、孔窍、腧穴等部位，以发挥其疏通经络、调和气血、解毒化瘀、扶正祛邪等作用，使失去平衡的脏腑阴阳得以重新调整和改善，从而促进机体功能的恢复，达到治癌防癌、改善患者生活质量、有效控制临床症状和对放化疗减毒增效的目的。

二、中医肿瘤外治学的学术特点

伴随着中医肿瘤外治学科体系的日趋完善，其学术特点日益突出，可概括为如下几方面。

（一）整体治疗观

中医学认为"天人合一"，人与自然及机体内部各脏腑器官之间形成了有机整体，自然的变化与人的生长发育及疾病息息相关。这种思想在中医肿瘤外治中体现得尤为突出。中医学认为肿瘤病是一种全身性疾病的局部表现，中医肿瘤外治重视局部病变治疗的同时，也重视通过腧穴、经络的作用来调整全身状况，达到整体治疗的目的。

（二）动态治疗观

肿瘤发病是一个复杂的过程，肿瘤不同的发展阶段呈现了不同的临床特点，中医肿瘤外治强调根据局部病变和全身状态缓急的不同，选择不同的中医外治方法，达到控制肿瘤、缓解症状的目的。

（三）辨证与辨病观

肿瘤病是一大类疾病的总称，具有病种繁多、病症复杂等特点，不同部位的肿瘤，不同病理特性的肿瘤，其临床表现各不相同。因此，中医外治，特别是外用药物在肿瘤临床应用中，不仅强调辨证，即强调局部辨证和全身辨证的结合，亦强调辨病，即注意辨证与辨病的有机结合，突出在辨病基础上的辨证治疗。

（四）"杂合以治"观

由于肿瘤病的复杂性、特殊性，中医强调肿瘤治疗中要"杂合以治"。《素问·异法方宜论》载："故圣人杂合以治，各得其所宜。"所谓"杂合以治"，与现代肿瘤的"综合治疗"十分相似，其主要根据不同肿瘤不同阶段的临床特点，运用中医辨证观和整体观，有计划地、合理地运用各种不同的外治方法如药物、针灸（刀）、中药介入等施治，充分发挥各种外治方法的作用，利用繁复多样的外治手段去治疗肿瘤，也符合其复杂多变的疾病特点。

第二节　中医肿瘤外治学科的发展战略、发展目标、发展方向

一、中医肿瘤外治学科的发展战略

（一）抓住机遇，显示特色

伴随着医学模式的改变，现代医学已从以"病"为主，发展到以"人"为主，这种改变，给现代肿瘤临床带来了新的治疗模式。中医肿瘤外治研究正符合当今肿瘤临床治疗学发展的新趋势。面对新世纪科技浪潮的冲击，我们必须紧紧抓住发展时机，紧跟时代潮流，展示中医肿瘤外治学科的特色，使中医肿瘤外治学术交流进入一个高起点、高层次、特色突出、融合现代经皮给药技术与微创技术最新动态的良性循环发展轨迹。

（二）强调多学科交融，推动中医肿瘤外治的现代化

伴随着现代科技的发展，多学科的交融已成为学术发展的必然趋势。中医肿瘤外治

学术发展也必须顺应这一发展趋势，通过与相关学科的交融，全面提升中医肿瘤外治学术研究和创新能力。

（三）确定中医肿瘤外治技术临床规范，建立攻关协作组

如何建立中医肿瘤外治临床技术规范是中医肿瘤外治学术进一步发展的基础，是中医肿瘤外治临床研究科学化、现代化的必备条件。中医肿瘤外治临床技术规范化标准的确立，必须通过组织国内中医肿瘤及外治专家，建立不同肿瘤的全国外治技术攻关协作组，以推动全国中医肿瘤外治研究网络体系的建立。

（四）重视科技创新，创建孵化中心

科技创新是中医肿瘤外治学术发展的基石。我们利用世界中医药学会联合会肿瘤外治法专业委员会的科技人才优势，与相关医药企业开展多层次的科研合作和创新研究，使肿瘤外治法专业委员会成为人才与企业合作的纽带，成为科技创新的孵化器。另外，肿瘤外治法专业委员会在吸纳个人的同时，积极吸纳企业加入，为企业提供信息，并将从事中医肿瘤外治技术临床、实验、研发及生产的科研单位和企业紧密结合，充分发挥各机构的特色优势，形成优势互补、信息共享的中医肿瘤外治研究开发团队。

（五）加强国际交流，吸纳创新思维

积极开展广泛的国际学术交流，将国外肿瘤外治研究的创新思维吸纳进来，促进国内中医肿瘤外治研究的发展；同时，将国内的中医肿瘤外治研究的最新成果传出去，使中西肿瘤外治学术发展相互贯通，为中医肿瘤外治学科的发展提供更广阔的前景。

（六）利用网络技术，加强中医肿瘤外治学科建设

伴随着计算机的普及，网络技术已涉及的各个学科领域，网络在学科发展、学术交流方面具有无可估量的作用。利用网络作用，开展学术科研活动，一方面可以推动中医肿瘤外治学科学术发展；另一方面将有利于中医肿瘤外治研究的国际化发展。

（七）调动中青年肿瘤学者的积极性，鼓励创新发展

中青年中医肿瘤及外治研究领域的学者是中医肿瘤外治研究领域的生力军，特别是中医肿瘤及中医外治领域的博士群体，他们不仅有扎实的理论基础，同时也有丰富的临床经验，他们思维敏捷，具有较强的科技创新能力。有计划组织中青年学者建立中青年肿瘤外治学术论坛或中医肿瘤外治博士论坛，开展以肿瘤外治为核心的多学科结合的学术交流，推动中医肿瘤外治理论研究、实验研究、临床研究、技术研究等多领域、多层次的创新发展。

二、中医肿瘤外治学科的发展目标

中医肿瘤外治学科作为肿瘤临床治疗学科的重要组成部分，其发展目标是在中医基础理论的指导下，结合现代经皮给药技术和肿瘤微创技术的最新研究成果，利用现代先进技术手段，形成全新的中医肿瘤外治学科体系，建立中医肿瘤外治临床治疗的新模式，推动中医肿瘤外治研究的规范化、标准化和国际化，建立中医肿瘤外治临床技术标

准，开展多中心、大样本的前瞻性随机临床研究，利用现代科技从分子生物学角度揭示中医肿瘤外治的内在本质，从多层面、多角度创新中医肿瘤外治理论，提高临床疗效，为世界肿瘤研究做出贡献。

三、中医肿瘤外治学科的发展方向

中医肿瘤外治学科发展必须在立足于传统中医肿瘤理论及外治理论的基础上，结合现代科学手段，形成高水平的创新中医肿瘤外治学科体系。其发展方向应体现在以下几个方面。

（一）注重中医肿瘤学科的继承与创新

继承是创新的基础，中医肿瘤外治学科发展必须注重继承与创新，继承传统中医肿瘤外治研究的经验和特色，强化中医肿瘤外治传统文献的整理与研究，加强名老中医及民间经验的总结。在继承的基础上，利用现代科技手段进行创新，形成现代中医肿瘤外治学科的全新内涵。

（二）中医肿瘤外治学科研究应高起点，避免低水平重复

中医肿瘤外治学科要发展创新，必须吸取既往中医肿瘤外治临床和基础研究中的经验和教训，学科研究应注意高起点，避免低水平重复。应把肿瘤外治技术的临床研究放在首位，推进中医肿瘤外治临床研究的国际化和现代化。虽然很多人认为中医肿瘤外治有很好的效果，但由于中医肿瘤外治临床研究重视程度不够，目前缺乏按药品临床试验管理规范（GCP）标准进行的前瞻性的、随机的、多中心临床协作的大样本研究，导致一直没有高质量的、可信的、有说服力的证据证明这种效果，得不到国际和国内同行的一致认可，使得中医肿瘤外治的研究难以现代化和国际化。

（三）注重外治技术或外用药物的临床疗效，强调辨证与辨病研究结合

临床疗效是中医肿瘤外治学科发展的基础，开展外治技术，特别是外用药物的临床研究时，必须注意辨证与辨病研究结合，改变既往所使用药物的临床疗效尚不肯定，即先做机制研究的倾向，以免浪费了人力物力，却得不到真实研究结果。

（四）形成系统、规范化的治疗方案

在研究方案的设计上，应将现有公认的各种有效治疗方法和手段结合起来，采用统一标准形成一个系统规范的治疗方案，通过大规模随机的、多临床中心的协作研究（包括中西医双边和国际多边合作），论证中医肿瘤外治技术、方法、药物的疗效和优势。

（五）重视肿瘤外治研究队伍的建设和培养

中医肿瘤外治学科发展的基础是研究队伍的建设和培养。要建立起一支高素质的研究队伍，保证中医肿瘤外治学科研究的顺利进行。

（六）加强中医肿瘤外治的基础研究

中医肿瘤外治要实现现代化，走向国际化，除了要进行大规模的随机多中心临床研究以外，还要有深入的基础研究作为后盾进行配合。基础研究要与前沿学科紧密结合，

引进前沿技术，使我们的研究既有显著的中医特色，又有鲜明的时代特点，加快中医肿瘤外治的现代化和国际化步伐。

随着中医肿瘤外治临床研究的广泛开展，中医肿瘤外治技术和方法取得了一定成就，得到了国内外同道和患者的极大认同，学科体系逐步形成，但还存在一定问题，中医肿瘤外治的研究仍然任重道远。我们只有在继承传统中医精髓的基础上，不断提高中医肿瘤外治研究队伍的整体水平，合理利用现代最新的科研成果，将科研、临床与研发有机结合，才能使中医肿瘤外治技术和研究成果能得到国际学术界的认可。

第三节　中医肿瘤外治法学术发展史略

现代所说的"肿瘤"或者"癌"在中国文化中早已有之，其造字之初便有其深刻的含义。"瘤"字早在距今3500多年的殷墟甲骨文中就有记载，《说文解字》中言"肿者，痈也。从肉，重声""瘤，肿也。从疒，留声"，那么"肿瘤"二字合在一起便是说发于身体、有隆起并且积聚不去的疾病，这说明了该病的形态。"癌"字第一次出现于《卫济宝书》，来源于"嵒"字，即甲骨文中的"岩"字，形容病变部位形如岩石一般坚硬，顽而难消，表示其质地和病性。在中国古代中医学文献中"肿瘤"和"癌"的确切定义提出较晚，所以古籍会有好多类似于肿瘤的疾病，如"肿疡"中便近似包含了肿瘤，至今日本、朝鲜等国家仍将肿瘤称为"肿疡"。另外，古代医典里常有根据肿瘤的部位及质地形态而出现的"乳岩""肾岩""茧唇""舌菌"等之类的名称。文化都是以观察为基础而形成的，我们的先贤在认识事物的时候也是从最直观的角度，故最初是将体表肿瘤归在了外科肿疡的范畴里，《黄帝内经》（以下简称《内经》）有言"内者内治，外者外治"，所以在肿瘤发现之初便对应会有其相应的外治法。后来随着对肿瘤认识的加深，认识到了不仅体表，而且五脏六腑均可有积聚，但是人体是一个有机的整体，即使是内脏的积聚必然会在体表、经络、五脏、五官九窍有所反映，即所谓"有其内必形著于外"，因此在"整体观"指导下的综合治疗历来就是中医治病的一大特色。外治法是相对于内治法而言的，除了外用药物之外还包括"导引吐纳、针灸膏摩"等在内的多种治疗方法，通过局部透皮吸收、调理气机及刺激经络等方法，来达到治疗肿瘤的目的。

一、中医肿瘤外治法的起源阶段（远古至秦汉）

肿瘤中医外治法具有悠久的历史，先秦时代的《周礼·天官冢宰》中就有"疡医"的记载，其曰："疡医掌肿疡、溃疡、金疡、折疡之祝药、劀杀之齐。凡疗疡，以五毒攻之，以五气养之，以五药疗之，以五味节之。"其提出"肿疡"的治疗需内治和外治相结合，内治"以五毒攻之，以五气养之，以五药疗之，以五味调之"，外治则用"祝药、劀杀之齐"，其中"祝"的意思就是用药外敷，"杀"是用药腐蚀恶。这是后世肿瘤外治法中最常用的膏剂、散剂等外用药以及枯瘤法的起源。

春秋战国时期，《内经》中已记载了很多中医外治的方法，如熨法、针灸、放血、膏药、药浴等。其中，也有很多针对肿瘤性疾病的中医外治方法。《灵枢·痈疽》中就有记载："发于腋下赤坚者，名曰米疽，治之以砭，涂之以豕膏。"豕膏系指用豕脂调制的软膏剂，开创了膏药外治的先河。《灵枢·邪气脏腑病形》中言："心脉……微缓为伏梁，在心下，上下行，时唾血……肺脉……滑甚为息贲上气……肝脉……微急为肥气，在胁下，若覆杯……脾脉……微大为痞气，腹裹大脓血，在肠胃之外。"此中描述的伏梁、息贲、肥气、痞气与现代的肺癌、胃癌、肝癌、结肠癌等症状很相似。并且该篇提出了病因"诸急者多寒；缓者多热；大者多气少血……滑者阳气盛，微有热"，以及其针灸原理和方法"刺急者，深内而久留之。刺缓者，浅内而疾发针，以去其热。刺大者，微泻其气，无出其血。刺滑者，疾发针而浅内之，以泻其阳气而去其热"。有关"膈病"的论述，《灵枢·邪气脏腑病形》描述了其临床表现"胃脘当心而痛，上支两胁，膈咽不通，食饮不下"，并且分为"上膈"和"下膈"，这和现代医学中胃癌以及食管癌中出现的症状很相似，并明确指出"取之三里也""在上脘则刺抑而下之，在下脘则散而去之"以及"微按其痛，视气所行，先浅刺其傍，稍内益深，逐而刺之，毋过三行，察其沉浮，以为深浅"。《灵枢·水胀》中对于"鼓胀"描述的症状和现代的多种肿瘤晚期的恶性腹水很相似，并曰"先泻其胀之血络，后调其经，刺去其血络也"，提出了针灸治疗恶性腹水的大法。同时，在《灵枢·四时气》篇中最早记载了腹腔穿刺放液术。此外《内经》中还谈到了"放血疗法""熨法"等外治方法在肿瘤治疗中的应用，如在治疗"膈病"时，"已刺必熨，令热入中，日使热内，邪气益衰，大痈乃溃"，并言在治疗进行的同时需要调节情志，用咸苦之类的软坚散结的药物内服，共达下谷之功。

东汉华佗首创麻醉下手术治疗体内"结积"（包括肿瘤疾病）。《三国志·华佗传》曾记载"若病结积在内，针药所不能及，当须刳割者，便饮其麻沸散，须臾便如醉死，无所知，因破取。病若在肠中，便断肠湔洗，缝腹膏摩，四五日差，不痛，人亦不自寤，一月之间，即平复矣"。华佗于1700多年前所创造的"刳割"疗法，可以说是开创了人类手术治疗恶性肿瘤的先河。华佗所著之《中藏经》详细谈到了中医外治的作用，"灸则起阴通阳，针则行荣引卫，导引则可以逐客邪于关节，按摩则可以驱浮淫于肌肉，蒸熨辟冷，暖洗生阳，悦愉爽神，和缓安气"，为肿瘤外治法提供了理论基础。同时，其还提供了大量可以用于治疗癥瘕积聚和痈疽的外用膏剂和散剂，如大圣通神乳香膏、水澄膏、更苏膏、花红散、万全金花散等，并且在用法上有明确标注"以温盐浆水洗净贴之"，说明在当时对于一些肿瘤类似病症的护理以及外用药的使用已经有了初步的消毒和清洁意识，这也是中医药在肿瘤外治史上的重要一步。

东汉著名医家张仲景的《伤寒杂病论》中也记载了大量中医外治的方法，如洗涤法、烟熏法、药敷法、坐药法、纳药鼻中法、药烙法；使用了多种剂型的外用药，如药膏、油膏、散剂、药锭、水剂；首先应用了通便的栓剂和治疗妇女阴中生疮的阴道洗剂等。吴师机将其誉为"外治之祖"。

《神农本草经》中有很多有关抗肿瘤药物的记载，如具有"破癥"功效的夏枯草，可以"去血积癥瘕破坚"的土鳖虫，以及大黄、水蛭、虻虫、蜈蚣、斑蝥等药物，为后来膏剂及散剂药物的外用治疗肿瘤提供了药物治疗学的基础。

二、中医肿瘤外治法的成型阶段（晋唐至宋元）

晋代医家皇甫谧的《针灸甲乙经》在《难经》"五脏积"的基础上对其症状进行了更全面的描述，并且针对其出现的相应症状完善了对应的选穴，如"息贲时唾血，巨阙主之。腹中积上下行，悬枢主之……大疝腹坚，丘墟主之"等。《针灸甲乙经》中还提到了关于恶性腹水的针灸治疗，详细地介绍了各个穴位在治疗恶性积液方面的具体应用，如水沟、三阴交、石门、关元、气冲、天泉、阴陵泉等；并提出了女子"石瘕"也就是类似于现代子宫恶性肿瘤的针灸方法，如"胞中有大疝瘕积聚，与阴相引而痛，苦涌泄上下出，补尺泽、太溪，手阳明寸口皆补之""水道主之""女子疝，小腹肿，赤白淫，时多时少，蠡沟主之"。这为后世恶性肿瘤的针灸选穴做出了巨大的贡献，同时也说明了当时的医家对于肿瘤及其相关症状的针灸外治已经有了较为明确的认识。

晋代葛洪《肘后备急方》中也提到了对于恶性腹水的针灸治疗方法，"若唯腹大，下之不去，便针脐下二寸，入数分令水出，孔合须腹减乃止"，并且把针灸当作是药物下之无效时的选项，说明针灸对于腹水的治疗效果颇彰。葛洪也很推崇癥瘕痞块的"熨法"，其中有铜器、吴茱萸以及灶心土等多种外熨的材料。此外，葛洪还提出了"石痈"，即"发肿处坚硬面有根"，这与现代恶性肿瘤与周围组织粘连导致的推之不移有相似之处，并且主张以灸法治之。由于当时盛行炼丹术，由此而发明的红升丹、白降丹之类的药物，对于体表、黏膜的肿瘤的外治起到了一个里程碑的作用。

《诸病源候论》中提出了"积聚"的导引方法，"以左足践右足上，除心下积"，或者"端坐伸腰，向日仰头，徐以口内气，因而咽之，三十过而止，开目"，还介绍了除胁下积聚的导引方法，"坐伸腰，直上展两臂，仰两手掌，以鼻内气闭之，自极七息，名曰蜀王乔"。这是有记载的关于"积聚"导引的最早记录。

唐代孙思邈所著的《备急千金要方》中记载了诸多通过外治来消癥瘕的方法：①药物外敷：如对于"肝积"的治疗中，就提供了"蒸鼠壤土""商路根""蒜、桂、灶心土和醇酒""野葛膏"等多种药物外敷的治疗方法。②灸法：如"癥瘕，灸内踝后宛宛中随年壮，又灸气海百壮""妇人癥瘕……灸天枢百壮""积聚坚满，灸脾募百壮""心下坚，积聚冷胀，灸上脘百壮"等。③针法：如"天府会气舍，主瘿瘤气咽肿""高曲主腹中积聚"。④热熨法：如"治患癥结病及爪病似爪形、日月形，或在脐左右，或在脐上下……治之法先针其足，以椒熨之方"等。⑤熏法：对于肿瘤所产生的疼痛现象，"烧青布，纳小口器中，熏痛处"。⑥其他：如用赤龙皮汤及天麻洗之，以及敷二物飞乌膏和飞乌散治疗乳岩，提出"若始作者，可敷黄芩漏芦散及黄连胡粉散"。王焘在《外台秘要》中更加详细地论述了"瘿瘤"的各种灸法以及外敷药物治疗方法。藏医宇妥·宁玛云丹贡布在其所著《四部医典》中载有以灸刺和药粉为主来治疗"大痨肿痞症""瘿瘤"等，都有较好的疗效。《备急千金要方》《外台秘要》以及《四部医典》中众多外治法的综合应用也说明了在当时，医家对于肿瘤外治已经有了一定的认识，并且有了一定的临床实践和疗效，对于推动肿瘤外治法的发展起到了重大的作用，也为后世以外治法来治疗肿瘤相关症状，如癌性疼痛等，提供了历史依据。

宋代东轩居士的《卫济宝书》中第一次提出了"癌"字，并且认为"癌"是痈疽的一种，"一曰癌，二曰瘰，三曰疳，四曰瘤，五曰痈"，并载有大量药物外用法来治疗痈疽（包括癌肿在内）。如癌肿先内服散剂以排毒，后予"麝香膏贴之"；对于一些未溃的痈疽，可以"以醋调药，当心点之"，或者"涂围外于其头上中心一点"；痈疽乃猛烈之疾，需以毒攻毒，可用五金八石、朱砂、伏火丹之类治疗，还可"以针灸佐之"；对于痈疽成脓、脉洪数或者痈疽有热者，可以针灸泻其热。此外，该书还提出了"骑竹马灸法"，即让患者骑跨于竹杠之上进行施灸的方法，是瘢痕灸的一种，言其治疗一切痈疽，"此法灸之无有不愈"，为后世包括肿瘤在内的体表痈疽的灸法外治做出了巨大贡献。

宋代杨士瀛的《仁斋直指方论》继承和发展了《卫济宝书》中关于"癌"的理论，并且在其基础上提供了大量包括"癌"在内的痈疽的外治方药，如蓖麻子外敷、神功妙贴散、乳香膏等。另外，书中对于"瘰疬"和"瘿瘤"也提供了大量的外用药以及针法和灸法的治疗方法。宋代陈自明的《外科精要》在"骑竹马灸法"的基础上，介绍了隔蒜灸的适应证和禁忌证，完善了痈疽灸法治疗的理论基础和治疗大法，并且获得了良好的疗效，为后世灸法治疗浅表肿瘤提供了理论和实践基础。

金元时期窦汉卿所著之《针经指南》提到了关于针灸治疗肿瘤的方法，"诸积聚脓痰膈……上件病证，列缺悉主之，先取列缺，后取照海"，并言"先刺主证之穴，随病左右上下所在取之，仍循扪导引，按法祛除"。窦氏在《窦太师外科》中提出了系瘤法，也就是截断其血流使其失去营养而自行脱落的方法，如"用芫花根洗净，带湿不犯铁器，捣取汁，用生丝线一条，津汁中一宿，以线系瘤上，一夜即落，不过二次"。同是金元时期的张从正在《儒门事亲》中也提到了系瘤法，如"治头面生瘤子，用蛛丝勒瘤子根，三二日，自然退落"；并且提出了药物去瘤和针灸去瘤的方法，如"枯瘤方……先灸破瘤顶，三炷为则，上以疮药饼盖上，用黄柏末，以水调贴之。数日，自然干枯落下。又方：以铜绿为末，草刺破瘤，掺在上，以膏药涂之""以针十字刺破，按出黄胶脓三两匙，立平，瘤核更不再作"以及"以绳束其（瘤），刺乳中大出血，先令以手揉其目，瘤上亦刺出雀粪，立平"。罗天益所著之《卫生宝鉴》中也有枯瘤膏和枯瘤法的记载。

晋唐至宋元时期，"癌"被作为病名首次提出，说明当时医家对于此类疾病已经有了一定的认识并且给予重视。另外在《内经》的基础上对于肿瘤的针灸外治法的完善，大量的肿瘤外用膏剂、散剂的出现，多种灸法的综合应用，导引方法的提出，外科系瘤法和枯瘤法的应用，使肿瘤外治法得以逐步成型，无论是从理论上还是从实践上都有了较大的提升。

三、中医肿瘤外治法的发展阶段（明清时期）

明清时期各医家对于肿瘤有了更为深刻的认识。明代医家张景岳曰："凡积聚之治，不过四法，曰攻，曰消，曰散，曰补。治积之要，在知攻补之宜，当于孰缓孰急中辨之。凡坚硬之积，必在肠胃之外、募原之间，原非药力所能猝至，宜用阿魏膏、琥珀膏，或用水红花膏、三圣膏之类，以攻其外；再用长桑君针法，以攻其内。"这种内外兼施、针药膏并用的方法是符合肿瘤治疗的特殊情况的。而陈实功根据肿瘤部位、性质、形状的不同，在临床中运用不同的外治法，对症下刀挂线摘除，或以药代刀枯蚀瘤癌，或敷贴膏药消抑肿瘤。陈实功创乾坤一气膏（当归、白附子、赤芍、白芍、白芷、生地黄、熟地黄、穿山甲、木鳖肉、巴豆仁、蓖麻子、三棱、莪术、五灵脂、续断、肉桂、玄参、乳香、没药、麝香、阿魏）敷贴外治，专治痞积，毋论新久立效；创飞龙阿魏化坚膏（蟾酥、轻粉、枯矾、寒水石、铜绿、乳香、没药、胆矾、麝香、雄黄、蜗牛、朱砂、蜈蚣加乾坤一气膏）治疗失荣；倡导内外结合治疗肿瘤。此外，陈实功创皮试，采用吕祖一枝梅（朱砂、银珠、五灵脂、麝香、蓖麻子、雄黄、巴豆）进行皮肤测试；"用药芡实大一饼贴印堂之中，点官香一枝，香尽去药，以后一时许，药处红斑晕色飞散，谓红霞捧日，病虽危笃，其人不死。如贴药处一时后无肿无红，皮肉照常不变，谓白雪漫野，病虽轻浅，终归冥路"，以预测疾病。清代吴师机在《理瀹骈文》中运用很多外用方法治疗肿瘤，如膏药疗法、湿热疗法、腊疗法、泥疗法等，丰富了肿瘤外治的理论和方法。其曰"攻积巴霜堪握。治积聚及老年虚寒便秘，巴霜、干姜、良姜、白芥子、硫黄、甘遂、槟榔各等份，饭丸，清早花椒汤洗手，麻油涂掌心，握药一丸，少许即泻。欲止泻，冷水洗手。利等大黄。凡积聚癥瘕诸症，大黄炒一两，风化石灰炒八两柒分，炒后合炒，入桂心末五钱，米醋熬，量虚实贴。治积聚胀满、血蛊，大黄炒一两，朴硝三钱，大蒜一个，加麝贴，并治虐母，消即去之"。同时，其提出了"外治之理，即内治之理，外治之药，即内治之药，所异者法耳。医理药性无二，而法则神奇变化"，使肿瘤外治法理论也得以完善，是肿瘤外治法发展的重要阶段。

导引吐纳：明代《太清导引养生经》《云笈七签》中记载"将左胁侧卧，以口吐气，以鼻纳之"可以除积聚。曹士珩所著的《保生秘要》中也提到了"痞块"的导引方法，即"痞块导引法，以左手向前上伸，以右手向后下伸，闭气一口，抽身转项，左右换转各七十回，俟后内微觉响声，身热乃止"，并言运功之后，要配合存想，"或想刀劈破气块，推之四旁，又灌火烧之，或用梭法"。对于血积，可以想象"以神火下顾胸膈积虫痛处念圈"，时间长之后自觉发热，虫便随意念分散下行自大便而出，"其虫自消"。

针刺和灸法：明代徐彦纯编撰的《玉机微义》中对于"痞块"的灸法提出了"凡灸痞者，须灸痞根"的说法，并且详细地介绍了"痞根"的寻找方法，即在脊柱第13椎下旁开3寸半，微觉有动脉处，"即点穴灸之"，并言除了"痞根"之外，"中脘、期门、章门、脾俞、三焦俞、通谷，此诸痞所宜灸者"。明代楼英编撰的《医学纲目》中对于"癥瘕积块"的针灸方法进行了详细的叙述，"先于块上针之，甚者又于块首一针，块尾一针，立应。针讫灸之，又灸三里"，楼氏认为中脘、悬枢、脾俞、商曲、章门、中脘、气海、天枢、上脘、通谷等穴均可用来治疗积聚。明代李梴编撰的《医学入门》中记载积聚的灸法如下，"用稻秆心量患人足大指齐，量至足后跟中住，将此秆从尾骨尖量至秆尽处，两旁各开一韭叶许，在左灸右，在右灸左，针三分，灸七壮，神效"，以及"于足第二指岐叉处，灸五七壮，左患灸右，右患灸左"，并言如果灸后一晚，自觉腹中响动，"是验也"。清代邹岳所著的《外科真诠》中记载了以灯火灸配合外用药治疗瘰疬的病案。《理瀹骈文》中记载了通过针刺少商、委中放血来治疗"喉中生瘤"和"唇菌"等。

膏剂：明代陈实功的《外科正宗》中记载了大量外用治疗肿瘤的膏剂，如治疗"痞癖"的乾坤一气膏、阿魏化痞膏，以及用来"治失荣症及瘰疬、乳岩、瘰"的以蟾酥为主药的飞龙阿魏化坚膏。申斗垣的《外科启玄》中载有治疗唇癌的太乙膏等。《医宗金鉴》中载有治疗唇癌的陀僧膏，治疗"乳岩"的季芝鲫鱼膏、绛珠膏、生肌玉红膏等。《理瀹骈文》中载有治疗"痞疾"的固精保元膏、化积膏、蛤蟆膏、化痞膏，治疗"噎膈"的开膈膏、万春膏、克坚膏，以及治疗恶性腹水的十鼓取水膏、鼓胀消满膏等。

外敷散剂、饼剂、丸剂等：陈实功治疗"茧唇""乳岩"等多种肿瘤有蟾酥饼、冰蛳散、珍珠散。王维德在《外科全生集》中治疗"乳岩"时用到蟾蜍皮。龚居中在《外科活人定本》中用砒霜、轻粉等药做成药饼敷贴治疗瘰疬。王肯堂在《证治准绳》中用商陆根捣碎外敷治疗"石痈"。《医宗金鉴》治疗"失荣"用蟾酥丸，治疗"乳岩"用冰螺捻等。《理瀹骈文》中治疗"噎膈"用雄黄四香丸，治疗"舌菌"用蒲黄末，治疗"茧唇"用蜂发油，治疗癥瘕积聚用勇氏散、八仙丹等。

其他外治法：①药捻法：陈实功认为在治疗"乳岩"时，需要在"乳岩"初起时，先用艾灸核顶，次日挑破，然后"用冰蛳散条插入核内，糊纸封盖；至十三日，其核自落"；龚居中将三品一条枪用于瘰疬初起以及瘰疬破溃后的治疗，可以"清内膜自愈"。②系瘤法：清代鲍相璈在《验方新编》中记载，治疗"舌菌"时，"取蜘蛛丝搓作线一条"套在舌癌根部，待丝线渐渐收紧，便可脱落；邹岳在《外科真诠》中言"凡头大蒂小者，不拘何瘤，俱可用蛛丝线扎之"，然后每天抽紧，待其自行脱落。③外科割除法：申斗垣的《外科启玄》中载有治疗唇癌时便主张"用利刀割去之"；陈实功在治疗唇癌时也是主张割除，并且言"割治后，急用金银烙铁，在艾火内烧红，烫之"，以达到止血的目的。④热熨法：《理瀹骈文》中治疗积聚时用温白丸或者破积导饮丸各药为粗末炒热，炒熨患处。⑤吸入法：《理瀹骈文》中治疗"噎膈"时将蒸鸡露以笔管插入含吸，喉咙自开，饮食可下。⑥擦胸法：《理瀹骈文》中用五膈方蜜和丸擦胸来治疗"噎膈"，一日数次。

清代名医徐灵胎赞扬外治疗法云"盖人之疾病，由外以入内，其流行于经络脏腑者，必服药乃能驱之。若其病既有定所，在于皮肤筋骨之间，可按而得者，用膏贴之，闭塞其气，使药性从毛孔而入其腠理，通经贯络，或提而出之，或攻而散之，较之服药尤有力"，说明外治法可以补内治法之不足，对于肿瘤的治疗也大有裨益。

四、中医肿瘤外治法的逐步完善阶段

近现代随着西方医学的传入和广泛传播，中医学对于肿瘤的认识也在不断加深和发展，对肿瘤的治疗也在不断更新，在此过程中中医肿瘤外治法因其疗效独特、作用迅速、简便易行、副作用小而被广泛应用并取得满意疗效，使其在治法以及应用范围上得以逐步完善。

在近现代，肿瘤外治的常用方法除了传统的薄贴法、箍围消散法、腐蚀法、药捻法、熨法、熏洗法、灌肠法、针刺和灸法外，还有新兴的超声导入法和雷火灸法。超声导入法是指利用超声透入的方法使药物局部浓度更深，直接作用于局部深部，达到治疗目的。而雷火灸法即是采用温热活血中药配方，利用药物燃烧时的热量刺激相关穴位，激发经气，使局部皮肤肌理开放，药物透达于相应穴位内，起到疏风散寒、温阳止痛、活血通络，以及增强机体抵抗力、改善周围组织血液循环的作用。

近现代肿瘤外治法主要用于以下几方面。

（一）抑癌

肿瘤外治法的抑癌作用主要体现在宫颈癌、乳腺癌、皮肤癌，以及淋巴结转移的外部用药方面。如肖毅良使用五虎丹外用治疗皮肤癌，总痊愈率 52.5%，总有效率达 96.7%。

（二）治疗肿瘤并发症

1. 癌症疼痛

如许玲等通过动物实验发现通络散结膏可以抑制肿瘤相关的发热和疼痛，其机制可能与抑制破骨细胞的活性有关。李静对于晚期肺癌患者予蟾乌巴布膏外敷，用药后疼痛缓解 105 例，总有效率达 87.5%，平均止痛持续时间为 11.5 小时，生存质量提高和稳定者达 85.8%。

2. 恶性胸腹水

如山广志等将 50 例患者随机分为治疗组与对照组，其中治疗组 28 例，对照组（化疗组）22 例，治疗组使用腹水 1 号方外敷治疗，结果显示两组疗效比较差异有统计学意义（$P < 0.05$）。

3. 自汗、盗汗

林宥任等报道，将合并多汗症的肿瘤患者随机分为试验组和对照组，分别予以止汗散与安慰剂敷脐，试验组用药后自汗、盗汗、口干等症状明显改善。

4. 呃逆

陈莺等将患者随机分为治疗组和对照组，其中治疗组取中药吴茱萸 3g、沉香 1g、黄连 1g 混合用醋调成稠膏，敷于足底涌泉穴，对照组采用胃复安、山莨菪碱、阿托品等药物治疗。两组疗效比较显示治疗组明显优于对照组。

5. 便秘

黄丽梅等将患者随机分为治疗组与对照组，治疗组在对照组常规护理的基础上加用中药封包治疗，即将药包置于患者中脘、神阙、天枢、气海周围熨烫。两组显效率、总有效率显示治疗组优于对照组。

6. 腹胀

马卓等对恶性肿瘤引起腹胀的患者采用中药外敷配合神灯照射治疗，观察显示患者临床症状明显改善，对伴随症状进行评价总有效率为 83.78%。

（三）治疗肿瘤术后不良反应

肿瘤术后不良反应主要有手术后伤口的愈合障碍、疼痛、切口水肿、腹胀、尿潴留、肠梗阻等。如卢雯平等用四黄膏合生肌玉红膏治疗乳腺癌术后切口不愈及放射性溃疡患者共 20 例，治疗结果显示：16 例创面愈合，愈合最短时间 7 天，最长时间 20 天。

（四）治疗肿瘤放疗后不良反应

肿瘤放疗后不良反应主要有骨髓抑制、局部放射性炎症、局部组织器官功能障碍等。如许利纯等采用血栓通加归七软坚散研末，调热蜡外敷颞颌关节处，同时做张闭口锻炼，每日 100 次，治疗鼻咽癌放疗后张口困难 30 例，并与抗炎、对症治疗的 30 例进行临床疗效比较，结果显示治疗组效果明显好于对照组。

（五）治疗化疗后不良反应

化疗后不良反应主要包括骨髓抑制、消化道症状、器官及神经毒性、皮肤损害、脱发、过敏症状等。潘卫平等采用中药外涂法治疗肿瘤患者化疗所致皮肤溃疡 27 例，结果显示：27 例患者采用中药外涂治疗后溃疡均完全愈合，其中未再反复者 24 例，其余 3 例经治疗后明显好转。

中医肿瘤外治法以《内经》《中藏经》《神农本草经》及《理瀹骈文》为理论基础，经历了 2000 多年来众多医家的不断发展和完善，形成了以针灸、药物外用、熨法、熏洗等为主要手段，具有"简、便、廉、验"特点的一个治疗体系，在肿瘤的临床治疗上取得了良好的疗效，值得去更好地继承和发扬。

参 考 文 献

1. 肖毅良．五虎丹治疗皮肤癌 162 例［J］．中国中西医结合外科杂志，1997，
   （3）：64．

2. 王菊勇，许玲，张瑞新，等．癌痛的中医药治疗［J］．中西医结合学报，2011，9
   （2）：129－134．

3. 李静．蟾乌巴布膏在晚期肺癌患者疼痛护理中的应用［J］．上海护理，2007，（1）：
   24－25．

4. 山广志，王永生．中药外敷治疗癌性腹水的研究［J］．黑龙江中医药，2011，40
   （6）：32．

5. 林宥任，贾立群，李利亚，等．中医外治法治疗肿瘤患者多汗症临床观察［J］．疑
   难病杂志，2010，9（3）：168－170．

6. 陈莺，徐芹，蒋敏．中药外敷足底涌泉穴治疗肿瘤患者顽固性呃逆 40 例疗效观察
   ［J］．齐鲁护理杂志，2007，（15）：43－44．

7. 黄丽梅，陈凯霓，付攸缘．中药封包防治乳腺癌患者化疗期便秘疗效观察［J］．新
   中医，2012，44（2）：75－76．

8. 马卓，张宁苏．中药外敷治疗癌性腹胀的临床观察［J］．辽宁中医药大学学报，
   2009，11（6）：121－122．

9. 卢雯平，林洪生．中药外治乳腺癌术后切口不愈及胸壁放射性溃疡［J］．中国临床
   医生，2008，（2）：55．

10. 许利纯，张红，曾柏荣．血栓通加归七软坚散外敷治疗鼻咽癌放疗后张口困难疗效
    观察［J］．中国中医药信息杂志，2007，（1）：60．

11. 潘卫平．肿瘤患者化疗所致皮肤溃疡的中医外治［J］．中国中医药咨讯，2010，
    （31）：96．

第二章　中医肿瘤外治的理论基础

中医外治法有着悠久的历史，它是我国劳动人民和古代医家在长期与疾病斗争过程中的结晶，是人民总结出的一套行之有效的治疗方法。其与内治法一样，都是在整体观和辨证论治思想的指导下，将各种不同药物施于皮肤，使药物透过皮肤，直达肌腠经络甚至脏腑，发挥疏通经络、调和气血的治疗目的。《理瀹骈文》曰："外治之理，即内治之理，外治之药，即内治之药，所异者法耳。医理药性无二，而法则神奇变化。"其说明中医肿瘤外治与内服药物治疗的理论基础是一致的，关键在于方法的不同。

第一节　药物外治的吸收途径与机制

中医肿瘤外治，由于作用部位不同，其吸收途径与机制亦有所别，临床常见的有三种途径，即经络传导、皮肤透入和黏膜吸收。

一、经络传导

经络是人体组织的重要组成部分，是沟通表里、上下的一个独特系统。其外与皮肤肌腠相连，内与五脏六腑相接，当用中药外敷有关穴位，即有穴位刺激作用，之后通过经络传导，起到纠正脏腑阴阳气血的偏盛偏衰、补虚泻实、扶正祛邪等作用以治疗疾病。有关中药外治，经络穴位通常采用阿是穴、神阙穴或循经取穴法。特别是应用广泛的脐疗，是中医常用而又重要的经穴外治方法。脐，亦即神阙穴，属任脉。脐通过奇经八脉与十二经脉相通，任、督、冲、带脉直接到脐，四脉脉气相通，共同纵横贯穿于十二经之间，具有调节正经气血的作用，故脐可以通过奇经八脉通周身之经气。另外，脐与五脏六腑及其经络相通，经络感传也证明了这点。因此，脐乃经络的总枢、经气的汇海，药物经脐能迅速吸收，通经贯络，到达全身的组织器官，从而达到治病的目的。《针灸大成》有"神阙主百病"的记载。临床研究证实，药物敷脐能改善机体免疫功能，调节自主神经功能失调，缓解肿瘤引起的疼痛，此外还具有强心、兴奋大脑和改善循环的作用。

二、皮肤透入

中医经皮肤给药的方法很多，如敷、贴、熏、蒸、洗、浴等。一般药物若能通过表皮，则都容易从真皮被吸收到人体内。经皮肤给药，其最大优点是，既避免了药物对胃肠道与肝脏等的损害，同时也避免了胃肠道与肝脏对药物的影响，从而提高了药物利用度。

三、黏膜吸收

从口、眼、鼻及前、后二阴给药，多从黏膜吸收，其方法包括滴鼻、塞鼻、香囊、点眼、含漱、喷雾、塞肛、阴道坐药、灌肠等。

第二节　肿瘤中药外治发展趋势及技术要点

伴随着肿瘤综合治疗观的发展，彻底改变了过去"以瘤为本"的治疗理念，形成了"以人为本"的肿瘤临床治疗观。经皮肤给药作为肿瘤临床用药的新途径，具有其独到的优势。中医在这个领域可谓独具特色，将传统中医外治与现代透皮技术结合，形成中药透皮治疗系统必将是肿瘤中药外治研究的发展趋势。

一、透皮吸收研究存在的问题与思考

1. 存在的问题

（1）缺少系统研究：从目前的研究文献看，中药透皮吸收研究近年来有较大的突破，但仍缺少对其系统的研究，如透皮促进剂对中药透皮吸收的影响，适用于中药的透皮制剂的辅料以及中药透皮的缓释和控释研究等。

（2）实验研究有一定难度：在体透皮实验时，用化学法，甚至仪器法检测到中药在体内的吸收情况难度很大。有人采用剩余药量测定再推算体内透过量的方法，但此方法误差大。虽然采用放射性同位素示踪方法研究中药的体内吸收、分布、代谢和排泄情况是一种有效而科学的方法，实验结果不仅准确，而且灵敏度高、简便易行，但此方法只适用于动物和体外实验，一般不宜用于人体。

（3）对中医透皮疗法缺乏重视：由于各种主、客观因素，人们对中医药透皮疗法缺乏重视，临床科研发展缓慢，中药外用剂型陈旧，临床疗效欠佳。

2. 思考

（1）了解中药的透皮吸收的特点：中药作用的主要特点在于多成分、多靶位，临床中使用中药主要以复方制剂为主，其成分更复杂。因此，研究中药的透皮吸收的规律，可从单味中药主要成分入手，积累一定的实验数据，为复方研究准备。

（2）重视中药促渗剂的研究：首先应以中医中药理论为指导，根据药物的性味、归经、功效等特点，结合其化学成分和药理作用，对常用中药中有透皮作用的中药进行分类整理，其中应以辛温解表药、温里药、芳香化湿药、祛风胜湿药、开窍药、活血化瘀药、外用药为特点。其次应从大量的古今中医文献中，根据书中记载有透皮促进作用的中药以及组成透皮治病的外用制剂中药，从中筛选出具有透皮促进作用的中药。在完成上述研究后，根据影响药物透皮吸收的皮肤生理学和生物学因素，将理论和文献研究结果进行综合比较，分类筛选，以获得各类有代表性的预期有透皮促进作用的中药。然后通过体外透皮实验研究，选出理想的透皮促进作用中药并作深入的研究，通过现代化学分析方法，提取分离其有效组成或单体，从而获得新型的中药透皮促进剂。

（3）应与经络理论密切结合：中药和经络理论都是中医的精髓，人体的经络已得到现代科学的证实，从引用的临床文献看，中药敷贴大都是采用穴位疗法，并取得了较好的效果。如果完善的中药透皮给药系统能够与经络理论结合起来，可能会给中药的透皮吸收带来一个飞跃。

第三节　肿瘤中药透皮吸收制剂的技术要点

一、现代透皮吸收制剂的特点

根据现代给药技术的发展趋势，理想的外治剂型应符合以下几个条件：适当剂量的药物以规定速度转入体循环；能把药物准确地送到靶组织；在规定时间内达到作用点；药物作用应在必要时间内持续。具体透皮吸收制剂的评价主要包括体内和体外两部分。体外评价包括黏性（测定黏附力、快黏力和内聚黏力）、体外释放度、体外经皮渗透试验、皮肤的毒性和刺激性等。体内评价包括生物利用度的测定、体外相关性的研究。

二、肿瘤药物外治临床研究中存在的问题

肿瘤药物外治临床研究还存在许多问题：①组方庞杂，成分复杂，机制不明。②处方组成的合理性欠佳，临床剂型落后，疗效降低。目前肿瘤的外治剂型多数还是较为原始的剂型，或用散剂，或用敷剂，即使制成了膏药或其他剂型，因吸收差，往往难以取得预期的效果。③临床外用药物的安全性缺乏系统观察，特别是肿瘤外用药中含有毒性药，除对局部刺激观察外，更应该对其综合毒性进行观察。④临床设计合理性较差，缺少随机、对照研究，资料可信度差。⑤疗效评价不遵循统一规范，随意性大。文献挖掘、理论研究和实验研究还很不够。

三、肿瘤药物外治研究中的几点建议

临床研究是中药外治发展的关键，结合目前临床科研要求，我们提出几点建议：①加强外治法的理论研究，做好文献整理工作。②加强剂型的改良，增强制剂的稳定性、可用性，强化中药透皮剂的研究。③建立规范的临床科研设计，明确对照组，实行双盲对照，减少人为因素的干扰。建议设立空白对照组及相同功效的口服药对照组。④开展系统深入的疗效作用机制研究。

　　肿瘤中药外治法研究是肿瘤临床治疗的需要，如何将传统中医外治与现代新型给药技术结合，是肿瘤中医外治发展的关键。现代化剂型和科学化的临床设计将给肿瘤中医外治研究提供更广阔的发展前景。

第三章 临床常用中医肿瘤外治方法

第一节 传统中医肿瘤外治方法

内病外治属于中医学诊疗疾病的一大特色。中医外治法有数千年的历史，形成了一套独特的、行之有效的治疗体系。中医传统外治疗法不仅灵活多样，并且具有简、便、廉、效、验的独特优势，在恶性肿瘤临床诊治中独具特色。

外治法是与内治法相对而言的，即运用非口服药物的方法，通过刺激经络、穴位、皮肤、黏膜、肌肉、筋骨等以达到防病治病为目的的一种传统医学疗法。外治法历史悠久，散见于中医历代医著中。早在 2000 多年前的《周礼·天官冢宰》就有医生治疗肿瘤一类疾病的记载："疡医掌肿疡、溃疡、金疡、折疡之祝药、劀杀之齐。"其中"祝"的意思就是用药外敷，"杀"是用药腐蚀恶。后世可见宋代东轩居士用麝香膏治疗癌发，杨士瀛用蓖麻子、乳香膏、神功妙贴散治疗"癌"症；窦汉卿用金银烙铁艾火烧红治疗唇癌；明代陈实功用阿魏化坚膏治疗失荣（恶性淋巴瘤）；清代名医王维德用"活蟾破腹连杂，以蟾身刺孔贴于患口，连贴三日"治疗乳岩等验案。清代吴谦《医宗金鉴》指出乳岩初起"速宜外用灸法，外贴季芝鲫鱼膏"。清代外治法名医吴尚先在《理瀹骈文》一书中曾对噎膈、反胃、积聚等介绍了许多肿瘤外治方法，并提到了"截"法与"拔"法的应用，把肿瘤外治法向前推进了一步。

中医外治药力直达病所，疗效确切，副作用与依赖性少，方法简便，价格低廉，可明显改善患者的症状与生活质量。因此，总结临床常用传统中医肿瘤外治方法对今后的临床和科研工作具有积极的意义。

目前，传统中医肿瘤外治方法可总结归纳为以下几类。

一、薄贴法

薄贴即为膏药之古称，清代《医学源流论·膏药论》中云："今所用之膏药，古人谓之薄贴。"采用膏药外贴穴位或者肿瘤局部可起到温经散寒、通络止痛、祛瘀解毒、消肿散结的目的。在临床过程中我们发现，运用中药进行敷贴，在防治肿瘤癌性疼痛、化疗后消化道反应等方面有确切疗效。中药敷贴为体表直接给药，用药常为芳香走窜、活血通络止痛之类，药物通过皮肤吸收渗透至肿瘤表面血管，可以改善肿瘤组织的微循环，抑制肿瘤生长，且能避免口服药物在体内灭活及一些药物内服引起的不良反应，特别是晚期癌症患者正气已虚，不耐攻伐，脾胃功能较弱，单靠内服药效果不佳，中药外用敷贴治法更具优势。

（一）治疗癌性疼痛

中医学认为癌性疼痛的病机主要为癌毒蕴结、气血不通、血脉蜷缩、脉络痹阻等多种因素相互影响、相互转化。对于癌性疼痛的治疗，中药薄贴法运用较为广泛，各家使用的药物不尽相同，但都多以理气化瘀、消肿止痛为主，文献报道数量较多。例如李俊超使用骨痛散（川乌、草乌、延胡索、白花蛇舌草等）、骨痛酊（硼砂、白矾、冰片等）治疗癌症骨转移疼痛患者，倪红采用自拟化积止痛膏（蟾酥、雄黄、明矾、乳香、没药、莪术、芫花、冰片等）穴位敷贴对肝癌患者进行镇痛治疗，何书丽应用自制消癌膏（黄芪、三七、全蝎、制马钱子、火硝、雄黄、郁金、川贝母等）穴位敷贴治疗癌性疼痛，芦殿荣、冯利等使用益肾骨康膏（熟地黄、山药、山茱萸、牡丹皮、桑寄生、骨碎补、威灵仙、白僵蚕、水蛭、白花蛇舌草、冰片）外敷治疗肾虚血瘀型癌性躯体痛，田艳萍、贾英杰使用芬太尼联合软坚止痛膏（大黄、姜黄、冰片、蜈蚣、木鳖子、土鳖虫等）外敷治疗中重度癌痛，巫桁锞等使用攻癌镇痛散（明矾、芒硝、乳香、没药、血竭、青黛、冰片、川芎、威灵仙）外敷治疗癌性疼痛，均在临床中取得了较好的疗效。

（二）治疗恶性肿瘤导致的腹腔积液

对于癌性腹水，中药薄贴的药物主要以健脾温阳利水药为主，膏药外敷腹部，药物吸收至腠理之中，药之气味摄入体内经脉，释放于病所，调和营卫，调整阴阳，从而达到减轻恶性腹水的目的。例如李佩文等以健脾利水、温阳化瘀法使用中药消水膏（黄芪、牵牛子、桂枝、猪苓、莪术、桃仁、薏苡仁等）外敷治疗癌性腹水，刘猛等用黄芪、桂枝、莪术、老鹳草、冰片等药物配方制成的膏剂治疗肿瘤晚期腹水，黄金昶等采用黄芪、细辛、川椒目、桂枝、龙葵等研细末外敷治疗癌性腹水，何玉梅等使用复方中药的外用制剂消Ⅱ号（黄芪、桂枝、茯苓、车前子、薏苡仁、莪术、红花、冰片等）外敷治疗恶性腹水，山广志等使用腹1号方（川乌、透骨草、生大黄、甘草、姜黄、槟榔、当归、三七、白胡椒、茯苓、白及、芫花、木通、甘草等）外敷治疗癌性腹水，均取得了一定的临床疗效。

（三）治疗腹胀

中医学认为腹胀的主要病机在于气血壅滞、阴阳失调、脾虚气滞、胃肠积热，故在此基础上容易导致清气不升，浊气难降。有文献报道陈旭兰等使用大黄、厚朴、枳实、半枝莲、莱菔子等加减组成消胀散穴位敷腹部治疗癌性腹胀，马卓等采用中药外敷（制半夏、厚朴、茯苓、大腹皮、冰片、生姜等）配合 TDP 神灯照射治疗恶性肿瘤引起的腹胀，均对改善患者腹胀症状起到了积极作用。

（四）其他

林宥任等使用止汗散（五味子、五倍子、郁金、冰片）敷脐治疗肿瘤患者的自汗、盗汗症状取得了一定疗效。马旭辉等采用自制的红花连柏酊（红花、黄连、黄柏、丹参、冰片）外敷治疗化疗所导致的化学性静脉炎，疗效优于使用硫酸镁。

二、箍围消散法

箍围消散法是将药散与液体调制成糊状敷贴于患部，借助药散箍集围聚、收束疮毒，从而使初起疮疡轻者消散，重者疮毒结聚，疮形缩小，炎症趋于局限，早日成脓破溃。即使破溃后，余肿未消者，亦可用它来消肿，截其余毒。

其在操作方法上，一般用新鲜的中药捣烂，或用干药研末，加水、酒、醋、蜂蜜、猪胆汁、麻油等调和，直接敷于肿瘤局部；如肿瘤溃破化脓，则围敷在周围，以"束其根盘，截其余毒"。例如潘卫平采用自拟中药方（紫草、黄连、生大黄、生地黄、当归、生地榆、制乳香、制没药、冰片、白凡士林）中药外涂法治疗肿瘤患者化疗所致之皮肤溃疡27例，治疗后溃疡均完全愈合。

三、腐蚀法

腐蚀法，顾名思义，是指将药性峻猛且具有腐蚀作用的中药，如硇砂、红砒（信石）、朱砂、火硝、降丹等敷于肿瘤表面以腐蚀瘤体，从而达到使癌毒外泄、瘤体消散或脱落、祛腐生新的目的；对于瘤体已溃破、腐肉糜烂者，亦可用此法以祛除腐肉，生肌敛疮。腐蚀消瘤常用于体表肿瘤、皮肤瘤等，也适用于食管、肠、肛门等癌，可暂时改善梗阻症状。但本法腐蚀力强、有毒，应用时要避免损伤血管而引起出血。

在实际应用中，王荣运用家传外治方药，辨治乳腺癌根治术后大面积感染。其先用化腐丹（轻粉、红粉、煅石膏、广丹、火硝、没药、血竭、冰片）蚀祛腐肉，待脓腐组织脱落。对于脓腐组织脱落，但肉芽组织不红润者，用祛腐生肌散（轻粉、朱砂、雄黄、黄柏、乳香、血竭、寒水石、冰片）；对于脓腐组织已尽、疮口未愈合者，用生肌长肉补皮散（龙骨、象皮、凤凰衣、轻粉、乳香、没药、血竭、冰片）；另可外敷琥珀生肌膏（琥珀、血竭、白芷、当归、白蜡、象皮、冰片、麻油）保护创面，祛腐生肌，临床取得了一定疗效。另有肖毅良使用五虎丹（水银、牙硝、明矾、青矾、食盐）及神仙膏（广丹、黄枸、麻油）外用治疗皮肤癌，亦取得了较好的疗效。

药捻法也可被归为腐蚀法的一种。药捻法是指将腐蚀药加赋形剂制成线香状的药捻，插入细小的疮口中或瘘管、窦道内，以引流祛腐，促其疮口愈合的方法。该法是外科透脓祛腐法的一种，常用于肿瘤术后并发瘘管或窦道者。

四、塞法

塞法将药物捣烂或研为细末，制成相应的栓剂，塞于阴道、肛门等患处，以起到腐蚀肿瘤、消肿止痛的作用。该法常用于阴道癌、宫颈癌、直肠癌等有局部病灶者。

在临证报道中，李勤等对病理明确为宫颈上皮内瘤变Ⅰ～Ⅲ级的患者使用复方砒矾散饼（白矾、明矾、雄黄、没药、血竭、槲皮素）塞入敷贴于宫颈，或插置复方砒矾散杆于宫颈管，局部给予鹤酱粉，放置妥当后固定近端。治疗后定期随访，5 年后组织病理学检查结果均为阴性。

五、熨法

熨法历史悠久，早在《内经》中就有熨药、烫熨的记载。熨法在操作上多用布包裹炒热的药物或用特制的熨引器，热熨人体体表，利用温热的作用，以达到温通筋络、温运脾胃、理气止痛等效果。本法常用于治疗便秘、癌性疼痛或局部肿瘤包块等症。

例如黄丽梅等使用中药（厚朴、赭石、半夏、大黄）封包烫熨中脘、神阙、气海、天枢，有效改善了乳腺癌患者化疗期的便秘症状。邢海燕等使用中药雄黄、明矾、冰片、青黛、皮硝、乳香、没药、血竭等制成热奄包外敷于胸腹部或腰背部治疗癌性疼痛，对癌性疼痛有明确的缓解作用，提高了患者的生活质量。

六、熏洗法

中药熏洗疗法又称中药气雾透皮疗法，即用药物煎汤，趁热在肿瘤局部或者破溃部位熏蒸、淋洗和浸浴的方法。清代医家徐灵胎指出，"若其病既有定所，在于皮肤筋骨之间，可按而得者……使药性从毛孔而入其腠理，通经贯络，或提而出之，或攻而散之，较之服药尤有力"，这说明了中药熏洗治疗疾病的机制。此法借助药力和热力的综合作用，可促进腠理疏通、气血流畅，起到益气活血、温阳利水、温经通络的作用，达到改善局部营养和全身功能的目的，并可有效防治化疗所致的周围神经毒性、手足综合征、乳腺癌术后上肢淋巴水肿等不良反应，适用于肿瘤康复期的巩固治疗。

在临床使用上，白广德用自拟化瘀通络汤（丝瓜络、苏木、伸筋草、赤芍、川芎、大黄、金银花、黄柏、苍术、鸡血藤、苦参、两面针）中药外洗的方法治疗乳腺癌术后上肢肿胀，陈文等选用自拟方（乳香、没药、大黄、姜黄、栀子、白芷、雄黄、木香、赤芍、冰片、黄柏、蓖麻子）熏洗、坐浴治疗会阴部恶性肿瘤，黄映飞等在患者口服希罗达化疗的同时使用黄芪桂枝五物汤合补阳还五汤（黄芪、桂枝、赤芍、生姜汁、当归尾、地龙、川芎、红花、桃仁）外用熏洗双手双足以防治希罗达引起的手足综合征，均取得了一定疗效。

七、灌肠法

中药灌肠具有药效直接、简单易行等特点，丰富了中药的给药途径，克服了苦寒药对胃肠的负面影响，以及因梗阻而呕吐严重、不能口服进药的问题，在临床中的应用得到了普及。中医学认为肺与大肠相表里，肺朝百脉，生理上肺向全身输布宗气，治疗上药物经肠吸收后，通过肺输布到五脏六腑、四肢百骸，起到扶正祛邪、调整气机、平衡阴阳等作用。大肠为传导之官，在病理状态下，通下可消除积滞、排泄热毒、引邪下行、利导行水，同样起到治疗作用。对于癌症患者目前通常使用保留灌肠法，即将药物制成各种药液，用灌肠器从肛门插入，使药液能够在肠道中发挥消肿止痛、解毒杀虫、敛疮生肌、清热止痛等作用，抑制肿瘤增殖抑或消除消化道肿瘤引起的便秘、肠梗阻等并发症。直肠癌患者常可采用此外治法。

文献报道张益民使用灌肠方（白花蛇舌草、半枝莲、木香、大血藤、延胡索、甘遂、五倍子等）灌肠治疗直肠癌，疗效确切。曾珊等对恶性肿瘤合并不完全性肠梗阻患者给予大承气汤（大黄、乌梅、莱菔子、蒲公英、枳实、桃仁）煎剂，每天保持灌肠 1次，患者梗阻症状得到了改善。

另外中药肛滴也可以视为中药灌肠的一个变种。中药肛滴是将中药汤剂直接滴入直肠而产生全身或局部作用的一种给药途径。早在 1000 多年前，《伤寒论》就有"大猪胆一枚，泻汁，和少许法醋，以灌谷道内"的记载，实为最早的中药导管滴入法。在目前临床中，例如朱凯等用健脾理气汤（红藤、大腹皮、大黄、厚朴、八月札、枳实、土茯苓、白芍、牡丹皮、赤芍等）经肛管滴注联合一般治疗以治疗癌性不完全性肠梗阻，有效缓解了肠梗阻症状，同时提高了生活质量。

八、针刺法

针刺治疗肿瘤相关疾病，是通过对经穴进行的补泻刺激及经络之传导，以达到疏通经络、调和气血、温通经脉的作用。对以脏腑气血虚损为表现的虚劳之证，刺灸疗法意在益气养血、滋阴助阳，常选取膈俞、膏肓俞、足三里、血海、三阴交、大椎、脾俞、肾俞、悬钟等穴位进行治疗。

早在唐《备急千金要方》中便有记载针刺"天府、臑会、气舍主瘤瘿气咽肿"。近年来随着针灸学的大力发展，针刺治疗肿瘤相关疾病的内容不断补充、完善。如汤欢针刺太冲、合谷、章门、期门、足三里、血海、三阴交、关元、中脘、天枢、期门、委中、丰隆等穴位联合盐酸曲马多口服治疗中度肝癌疼痛安全有效，可明显改善患者生存质量。郑凯等使用毫针针刺阿是穴、孔最、肺俞、手三里、合谷、风门缓解肺癌中重度癌性疼痛，镇痛效果优于单纯药物治疗。对化疗后骨髓抑制的患者，王刚等采用针刺足三里、血海、三阴交、脾俞、肾俞等穴，周俊青等采用针刺足三里、内关、中脘等穴，徐琳采用针刺气海、关元、足三里、三阴交、太溪等穴，均取得了肯定效果。

九、艾灸法

艾灸法是中医的传统特色疗法，有温通经络、扶阳固脱、温补益气等作用。艾叶辛、苦、温，有小毒，归肝、脾、肾经。《本草纲目》载：艾叶服之则走三阴而逐一切寒湿，转肃杀之气为融和；灸之则透诸经而治百种病邪，起沉疴之人为康寿，其功亦大矣。艾灸可温通筋络、理气运脾，可用于治疗纳差、便秘、贫血、癌性疼痛等。

在临床运用上，潘传芳等对胃癌患者采用艾灸三里穴配合常规药物治疗，患者食欲得到改善，提高了癌症患者的生存质量。范明文等选膈俞、肝俞、脾俞、肾俞，针对化疗后白细胞减少症采用艾灸法，改善了化疗对骨髓的抑制。

同时，化疗患者常有的慢性疼痛，如腹部冷痛、畏寒怕冷、手足麻木等症状，也可辨证使用温阳止痛"雷火灸"进行治疗。"雷火灸"通常采用温热活血中药配方，利用药物燃烧时的热量刺激相关穴位，激发经气，使药物透达至相应穴位内，起到疏风散寒、温阳止痛、活血通络，以及增强机体抵抗力、改善周围组织血液循环的作用。

十、拔罐法

拔罐法在肿瘤治疗的应用方面历来存在争议，现在普遍观点认为患恶性皮肤肿瘤或局部瘰疬者，不可在患处附近拔罐，以防止出现肿瘤破溃出血等状况。在临床中应严格把握适应证。

有文献报道李波等取背部足太阳膀胱经上肝俞、脾俞和周围皮下结节进行刺血拔罐治疗化疗后血小板减少症，田叶红等对背部足太阳膀胱经皮下结节（主要在脾俞、胃俞、大肠俞、小肠俞等穴附近）刺血拔罐治疗癌性不完全性肠梗阻，赵伟鹏等取后背双侧肝俞、胆俞、脾俞、胃俞、大肠俞、肺俞、大椎等穴位治疗肿瘤危急重症，张艳冉刺络拔罐患侧上肢手三阴经和手三阳经、背部双侧膀胱经闪罐及肺俞穴、脾俞穴、沿膀胱经其他部位仅拔罐不点刺出血方法治疗乳腺癌术后上肢淋巴水肿患者，均取得了一定疗效。

十一、耳穴压籽法

耳穴压籽是在耳针基础上产生的，又称压豆、压丸法，是指选用质硬而光滑的小粒植物种子（通常选用王不留行）或药丸贴压耳穴以防治疾病的一种简易治疗方法。中医学认为耳朵就像一个倒置的胎儿，包含了人体从头到脚几百个穴位的反应点。耳与脏腑的关系密切，《素问·阴阳应象大论》云："肾主耳……在窍为耳。"《灵枢·海论》云"髓海不足则脑转耳鸣"，"心寄窍于耳"。《灵枢·口问》云："耳者，宗脉之所聚也。"全身各大脉络汇聚于耳，使耳与脏腑联系密切。

在目前的临床应用中，凌楠采用针刺加耳穴贴压治疗癌症疼痛，针刺取穴双侧内关、合谷、足三里、太冲穴，耳穴贴压取穴神门、皮质下、枕、交感、三焦、压痛点，使用王不留行每天贴一侧耳穴，两耳轮换，可以达到一定的镇痛效果。朱春宁于化疗前30分钟选取胃、脾、神门、肝进行耳穴埋豆治疗应用含铂类化疗药物化疗导致的恶心呕吐，具有一定作用。冯园园等使用耳穴埋豆防治乳腺癌化疗所引起的胃肠道反应、骨髓抑制，具有一定疗效。

十二、含漱法

含漱法是将中药煎剂含在口中的一种治疗方法。其主要针对口咽部肿瘤及放化疗引起的口腔黏膜反应。

有学者认为将药物煎汤过滤后，常含口内，具有清热解毒、消肿止痛的作用。其常用的药多为清热解毒药如山豆根、甘草、白花蛇舌草、玄参、硼砂、黄芩、天葵子等，用于口腔、牙龈、咽喉部肿瘤、溃疡、白斑等。临证中，徐流亮、李丽使用金栀洁龈含漱液（金银花、栀子、苦参、黄芩等）治疗鼻咽癌放疗后口腔黏膜损伤的患者，取得了一定效果。王谨发现使用乌梅含漱液（乌梅、甘草）可有效延缓头颈部肿瘤患者放射性口干症的发病进程。

十三、割治法

割治法是用手术将肿瘤割除的方法。该法尽管在古代医学著作中早有应用，但由于受历史条件所限，并不占重要地位。王肯堂说："诸瘿瘤、疣赘等……按之推移得动者，可用取法去之，如推之不动者，不可取也。"一般认为该法仅局限于浅表推之能动的良性赘瘤，目前鲜有文献报道。

正如《理瀹骈文》所载"外治之理，即内治之理，外治之药，即内治之药，所异者法耳"，中医外治法与中医内治法都是治疗疾病的重要手段，二者相辅相成。随着时代的发展，中医药外治法治疗恶性肿瘤，尤其是晚期恶性肿瘤的方法与疗效越来越受到关注。中医药疗效确切、副反应较少、相对经济、应用方便等特点，已越来越被多数患者接受。继续加强对中医外治法的理论研究和临床研究，提高中医外治肿瘤的证据水平，扩大中医药在肿瘤中的应用，建立中医外治肿瘤的临床评价方法，具有重大意义。

第二节　现代中医肿瘤外治方法

中医肿瘤外治法是中医治疗肿瘤的一种特色疗法，随着新技术的开发，中医肿瘤外治法也在不断引入新的技术，并越来越多地运用到恶性肿瘤的综合治疗中。

临床常用的现代中医肿瘤外治方法主要有以下几类。

一、雾化吸入法

雾化吸入法是利用现代雾化技术，将中药液以气雾状喷出，由呼吸道吸入的方法。该方法吸入时黏膜用药均匀，吸收面积较大，药物易于进入黏膜表皮细胞，起效快，但由于给药途径特殊，应用范围有一定的局限。其临床常用于肺部及鼻咽部肿瘤，口腔、心肺系统并发症等。

中药液在雾化技术下能够形成气雾微粒，通过鼻腔黏膜沿呼吸道进入终末支气管及肺泡内，使药物可以直接作用于靶器官。肿瘤新生血管丰富，血管内皮细胞结构疏松，缺乏平滑肌等外层组织，因此吸收存储能力高于正常组织，肿瘤组织中药物含量可高于正常组织 5～15 倍。肿瘤表面凹凸不平，气雾微粒容易长时间地附着于此，因此治疗效果持续，可显著提高疗效，改善症状，同时避免了服用西药带来的不良反应。

有学者观察放疗配合中药雾化吸入对Ⅲ期肺鳞癌的近期疗效，治疗组完全缓解（CR）及部分缓解（PR）者占 65%，与单纯放疗相比，能够提高Ⅲ期肺鳞癌的近期疗效，其机制可能是改善乏氧，提高放射敏感性。王海冰采用自拟清热解毒方剂雾化治疗肿瘤化疗并发的口腔溃疡，可以明显缓解疼痛，促进溃疡面愈合。刘素琴等采用增液汤加味内服联合中药雾化吸入治疗鼻咽癌放疗后的口腔溃疡，临床症状明显减轻，溃疡愈合时间明显缩短。

二、穴位注射法

穴位注射法是将药物注射入穴位内来达到治疗疾病的一种方法。该法将经络、腧穴、药物效应三者有机结合，能大幅度提升临床疗效。穴位注射法可延长药物的作用时效，促进药物的吸收和代谢，使穴位的治疗效能增强，并可疏通、调节经络之气，使穴位和药物的共同治疗作用得以充分发挥。二者相得益彰，相辅相成。临床上常用的中药注射液有黄芪注射液、丹参注射液、参附注射液、当归注射液、柴胡注射液等。常用的穴位有足三里、三阴交、内关、曲池等。该法适用于放化疗毒副反应、肿瘤引起的顽固性呃逆、癌性疼痛等。

李亮等通过观察 86 例胃癌术后患者，发现胃癌术后早期应用参芪扶正注射液足三里穴位注射联合耳穴贴压能促进患者胃肠功能恢复，提高患者外周血 T 淋巴细胞亚群水平，改善患者的免疫功能，疗效优于经单纯西医治疗者。王梅应用自拟中药汤剂及黄芪注射液 5mL 双侧足三里穴位注射，能够防治小细胞肺癌化疗后白细胞减少症。陈麒阳通过比较黄芪注射液每日注射足三里配合化疗与常规化疗，发现两组在骨髓抑制、KPS 评分以及 QLQ – C30 生存质量评分方面均差异显著，黄芪注射液足三里穴位注射对于紫杉醇化疗患者的骨髓抑制具有保护与降低其程度的作用，在改善毒副反应方面尤为突出，可以改善患者的生存质量。

三、中药离子导入法

中药离子导入法是将中药或其中的有效成分提取后制成溶液，将纱布或者滤纸浸入其中，置于体表与电极板之间，通直流电时，药物离子或带电胶体微粒会透过皮肤或黏膜进入体内以治疗疾病的一种方法。中药离子导入法作为一种改良的经皮给药治疗手段，可刺激体表腧穴，调节脏腑功能，是中医辨证施治与局部对症处理的有机结合，可以发挥中药、直流电及腧穴刺激的多重作用，在临床上不断得到广泛的应用，可用于临床各科，在肿瘤治疗上以改善肿瘤并发症、提高患者免疫功能、缓解癌性疼痛、降低放化疗毒副反应为主。

中药离子导入法既能发挥中药多成分、多靶点、多效应的优势，也能最大限度地提高给药处的药物浓度，有利于促进药物经皮吸收，减轻患者的症状，改善患者的生活质量。此外，该法还能够降低注射带来的风险，消除口服给药导致药物利用度下降的问题，无胃肠刺激，同时避免了肝脏的首过效应。其作用时间较口服和注射法显著延长。

黄春波采用中药离子导入法治疗晚期原发性肝癌疼痛（白术 50g，丹参 50g，当归 50g，茯苓 50g，党参 50g，白花蛇舌草 100g，黄芪 100g，冰片 50g，马钱子 2g，郁金 50g，天南星 50g，乳香 50g，没药 50g，雄黄 30g），与口服硫酸吗啡控释片治疗对比，结果显示：治疗组共 22 例，其中显效 6 例，有效 14 例，无效 2 例，总有效率为 90.9%，对照组总有效率为 60.0%，二者差别有统计学意义（$P < 0.05$）。王淑萍等通过观察 16 例中药离子导入（血竭 20g，冰片 10g，红花 20g，乳香 15g，没药 15g，沉香 15g，雄黄 3g，马钱子 10g，大黄 10g，三棱 20g，莪术 20g，延胡索 50g，穿山甲 10g）

配合复方苦参注射液治疗癌性疼痛的患者，与14例接受常规治疗癌性疼痛的患者相比，1个疗程后，二者的有效率分别为87.5%和78.5%，中药离子导入组止痛效果更好。颜昭君、杨胜利等将60例卵巢癌并腹腔积液患者分为中药离子导入（大戟、芫花、甘遂、大腹皮、茯苓、葶苈子、白芥子、黄芪）联合顺铂腹腔注射治疗组及单纯顺铂腹腔注射治疗组，结果显示前者总疗效、症状好转率及血清CA-125水平均优于后者，说明中药离子导入联合顺铂腹腔注射治疗癌性腹水临床疗效显著。

四、超声药物导入法

超声药物导入法是指在超声波治疗的同时利用超声作用直接将治疗药物穿过完整的皮肤进入体内而产生疗效的方法。其无肝脏首过效应，可使药物直达病灶部位，药物容易吸收、起效快、药效持久、稳定，不会引起胃肠道不适症状，同时还具有温热理疗功效。该法在肿瘤治疗上可减轻放化疗不良反应，提高细胞免疫功能。

超声波可以提高生物膜、毛孔的通透性，超声波作用可使毛孔由$50\mu m$左右扩大到$110\mu m$左右，而药物分子大小为$80\mu m$左右，加之其温热效应增加了皮肤的通透性，可促使药物透入。结合经络理论，该法可通过刺激腧穴可疏通经络、调畅气血。临床实验证明其效果明确，治疗范围广。王文雯等通过研究超声导入培元抗癌方（黄芪30g，白术15g，陈皮10g，女贞子15g，玄参15g，杜仲15g，王不留行12g，炒麦芽15g，补骨脂15g，半夏15g，砂仁15g）治疗癌因性疲乏，发现其有良好的近期疗效，能提高患者的生存质量，提高细胞免疫功能。

五、中药介入法

中药介入法主要用于肝癌。因肝脏有双重血供的特点，正常肝组织中肝动脉供血仅占20%~25%，而肝癌组织的血供则90%~95%来源于肝动脉，通过插管向肝动脉注入中药或西药栓塞剂，阻塞肿瘤供血血管可能致使肿瘤组织缺血坏死，而其他正常的肝组织因为大部分供血来自门静脉供血，因此损伤较轻。西药栓塞剂常副反应明显，中药栓塞剂因其低毒、抗癌、逆转肿瘤耐药等特点而受到广泛的关注。1980年，冯敢生等在国内首次发现中药白及具有良好的血管栓塞作用，并用于肝动脉介入治疗肝癌。临床上按照辨证结果来选择介入的中药制剂，常用的有榄香烯注射液、华蟾素注射液、艾迪注射液、康莱特注射液、鸦胆子油等。中药制剂灌注完毕后，除门静脉主干完全闭塞者之外，大部分患者多应用碘化油与上述药物混合制成的混悬液进行栓塞，以缓慢发挥其抑制肿瘤和阻断肿瘤血供的作用。

有学者分析了103篇中药介入治疗原发性肝癌的文献，从疗效分析中得出，中药制剂不论是单独运用，还是与化疗药、栓塞剂联合运用，都显示出了相似或者更好的疗效。耿坚、姚明荣等研究发现中药抗肿瘤制剂辨证用于介入治疗原发性肝癌有较好的近期疗效，而且不良反应轻微。有研究将蟾酥、榄香烯、苦参碱、丹参组合应用，通过肝动脉灌注栓塞的形式给药，配合低剂量化疗栓塞治疗中晚期肝癌，与单纯肝动脉化疗栓塞相比，虽不能明显提高疗效，但具有稳定瘤体、减轻化疗药的毒副反应、改善肝功能、降低甲胎蛋白（AFP）水平的作用。

六、腔内注射法

中药腔内注射法临床上主要用于癌性胸腹水，常用药物有榄香烯注射液、香菇多糖注射液等。癌性胸腹水常用顺铂等化疗药物腔内注射，可抑制肿瘤细胞，控制胸腹水增长，但其副作用明显。配合中药制剂腔内注射，可有效缓解其带来的不良反应，增强抗癌、抑制胸腹水的功效。

张凤英通过比较中药联合顺铂腔内注射治疗癌性胸水与单纯顺铂腔内注射治疗，发现中药联合治疗组总有效率、生存质量高于对照组，症状缓解时间、存活期优于对照组，说明中药联合顺铂腔内注射治疗癌性胸水，对改善患者生存质量、延长生存期及缓解症状都有显著疗效。丁祥珠等用香菇多糖注射液与顺铂对照治疗恶性浆膜腔积液，结果显示：香菇多糖组总有效率为75.0%，明显优于顺铂组的总有效率45.8%；仅有3例出现发热反应，而无恶心呕吐、骨髓抑制、胸痛等不良反应。

综上所述，现代中医肿瘤外治方法可使药物直接接触病灶部位，增加局部药物浓度，增强疗效，具有用量少、疗效高、避免全身毒副作用、使用方便安全的特点，可以直接抑制和杀灭多种肿瘤。为使肿瘤治疗手段不断优化，提高患者生活质量及放化疗疗效，应发挥中医药优势，并不断探索中医药在肿瘤治疗中的作用，将中医肿瘤外治法与西医治疗有效结合。

参 考 文 献

1. 周岱翰. 中医肿瘤学［M］. 广州：广东高等教育出版社，2011：1.

2. 毕凌，李和根，许玲，等. 恶性肿瘤中医外治进展［J］. 四川中医，2013，31（9）：175－178.

3. 张可睿. 肿瘤病因病机和外治法理论研究［D］. 北京：北京中医药大学，2011.

4. 陈璐. 中药外治法在常见恶性肿瘤及其并发症中的应用研究［D］. 沈阳：辽宁中医药大学，2016.

5. 龙柳伊，吴晨荻，徐云莹，等. 中医外治法在肿瘤治疗中的应用［J］. 四川中医，2016，32（4）：219－221.

6. 卢艳琳，薛海燕. 中医传统疗法在恶性肿瘤治疗中的应用［J］. 中医学报，2017，32（4）：497－501.

7. 刘传波，何佩珊，左明焕. 恶性肿瘤外治法的中医认识和新应用［J］. 中国临床医生，2014，42（6）：85－86.

8. 王绪鳌，毛雪静. 肿瘤病外治源流和常用治法初探［J］. 浙江中医学院学报，1988，12（3）：15－17.

9. 唐艺晏，贾英杰. 中医药治疗癌性疼痛的研究近况［J］. 内蒙古中医药，2017，36（2）：136－137.

10. 吴尚先. 理瀹骈文［M］. 北京：中国中医药出版社，1995：8.

11. 李俊超. 中药外敷治疗癌症骨转移性疼痛的疗效观察［J］. 中国医药指南，2013，11（36）：527－528.

12. 倪红. 化积止痛膏合益气化积方治疗肝癌疼痛临床观察［J］. 中国中医药信息杂志，2010，17（8）：74－75.

13. 何书丽. 自制消癌膏穴位贴敷治疗癌性疼痛 62 例［J］. 中国民间疗法，2011，19（8）：18.

14. 芦殿荣，芦殿香，柏大鹏，等. 益肾骨康膏治疗肾虚血瘀型癌性躯体痛的临床研究［J］. 辽宁中医杂志，2016，43（7）：1402－1407.

15. 柏大鹏. 益肾骨康膏治疗肾虚血瘀型癌性躯体痛的临床研究［D］. 北京：北京中医药大学，2015.

16. 田艳萍，贾英杰．软坚止痛膏联合芬太尼外用治疗60例中重度癌痛的临床疗效观察 [J]．天津中医药，2014，31（12）：723－726.

17. 巫桁锞，蒋参，蒋唯，等．攻癌镇痛散外敷治疗癌性疼痛的临床研究 [J]．中国中医急症，2015，24（2）：215－216.

18. 李佩文，谭煌英，万冬桂，等．中药消水膏外敷治疗癌性腹水120例临床及实验研究 [J]．中医杂志，2000，41（6）：358－359.

19. 刘猛，贾立群．恶性腹水的中医外治法辨证与施治 [J]．中医外治杂志，2014，23（4）：53－54.

20. 黄金昶，张来亭．中医外治肿瘤的体会 [J]．中国临床医生杂志，2010，38（6）：62－64.

21. 黄琼．中药外敷联合胸腔内化疗治疗肺癌恶性胸腔积液30例 [J]．浙江中医杂志，2012，47（2）：102.

22. 何玉梅，薛素芬，许丽萍，等．外敷中药治疗恶性腹水的消水疗效观察 [J]．成都中医药大学学报，2006，29（4）：20－22.

23. 山广志，王永生．中药外敷治疗癌性腹水的研究 [J]．黑龙江中医药，2011，40（6）：32.

24. 陈旭兰，杨清蓉．消胀散外敷治疗癌性腹胀的临床观察 [J]．光明中医，2014，29（12）：2578－2579.

25. 马卓，张宁苏．中药外敷治疗癌性腹胀的临床观察 [J]．辽宁中医药大学学报，2009，11（6）：121－122.

26. 林宥任，贾立群，李利亚，等．中医外治法治疗肿瘤患者多汗症临床观察 [J]．疑难病杂志，2010，9（3）：168－170.

27. 马旭辉，苗振静，王楠楠，等．红花连柏酊外用治疗化学性静脉炎105例 [J]．中医研究，2010，23（5）：40－41.

28. 华海清．肿瘤外治法若干问题讨论 [J]．南京中医药大学学报，2006，22（4）：267－269.

29. 潘卫平．肿瘤患者化疗所致皮肤溃疡的中医外治 [J]．中国中医药咨讯，2010，2（31）：96.

30. 王荣．辨证用药外治乳腺癌根治术后感染10例 [J]．山西中医，1996，12（5）：34.

31. 肖毅良．五虎丹治疗皮肤癌162例 [J]．中国中西医结合外科杂志，1997，（3）：64.

32. 李勤，冯艳红，常艳妮．复方砒矾散锥切法治疗宫颈上皮内瘤变68例 [J]．陕西中医，2011，32（1）：1446－1447.

33. 黄丽梅，陈凯霓，付攸缘．中药封包防治乳腺癌患者化疗期便秘疗效观察 [J]．新中医，2012，44（2）：75－76.

34. 邢海燕，卞美广，孙爱云，等．中药热奄包治疗癌性疼痛的临床观察 [J]．四川中医，2010，28（9）：65－66.

35. 白广德. 中药外洗为主治疗乳腺癌术后患侧上肢淋巴水肿 24 例 [J]. 中医杂志, 2008, 49 (9): 816.

36. 陈文, 严宏. 中药外治法在肿瘤临床中的应用 [J]. 福建中医药, 1996, 27 (1): 34.

37. 黄映飞, 智涛. 黄芪桂枝五物合补阳还五汤外用熏洗防治乳腺癌希罗达手足综合征 52 例临床观察 [J]. 中外医学研究, 2014, 12 (34): 44.

38. 张益民. 中药保留灌肠治疗直肠癌 26 例 [J]. 中医外治杂志, 1997, (2): 32.

39. 曾珊, 陈志玲, 方桂香, 等. 大承气汤保留灌肠治疗恶性肿瘤患者合并肠梗阻的疗效观察及护理 [J]. 世界新医学信息文摘, 2016, 16 (7): 127-128.

40. 朱凯, 杨怡敏, 刘莲芳. 健脾理气汤治疗癌性不全性肠梗阻 96 例 [J]. 山东中医杂志, 2014, 33 (5): 363-365.

41. 汤欢. 针灸联合盐酸曲马多治疗中度肝癌疼痛疗效观察 [J]. 山东医药, 2015, (38): 42-43.

42. 郑凯, 宋杰, 高玉, 等. 针刺缓解肺癌中重度癌性疼痛临床观察 [J]. 辽宁中医药大学学报, 2015, 17 (1): 19-21.

43. 王刚, 李彩霞, 王红. 针刺治疗化疗后白细胞减少症 41 例 [J]. 陕西中医, 2010, 31 (11): 1514-1515.

44. 周俊青, 徐天舒, 钱雷. 针灸对肿瘤患者化疗后白细胞和消化道反应的影响 [J]. 中国针灸, 2004, 24 (11): 741-743.

45. 徐琳. 针灸配合中药治疗白细胞减少症 46 例 [J]. 针灸临床杂志, 2003, 19 (6): 17-18.

46. 潘传芳, 薛海燕, 沈克平, 等. 艾灸改善胃癌患者免疫功能及生活质量的研究 [J]. 上海针灸杂志, 2013, 32 (9): 726-728.

47. 范明文, 江瑜, 靳振伟. 艾灸背俞穴防治化疗药物所致白细胞减少的疗效观察 [J]. 光明中医, 2012, 27 (7): 1391-1392.

48. 赵伟鹏, 易健敏, 黄金昶. 刺血疗法治疗肿瘤危急重症验案 3 则 [J]. 河南中医, 2016, (1): 144-145.

49. 李波, 姜欣, 王碧玉, 等. 刺血拔罐法治疗化疗后血小板减少症 30 例 [J]. 针灸临床杂志, 2016, 32 (3): 40-43.

50. 张艳冉. 刺络拔罐治疗乳腺癌术后上肢水肿的临床疗效观察 [D]. 北京: 北京中医药大学, 2016.

51. 田叶红, 张巧丽, 刘为易, 等. 刺血拔罐治疗癌性不全性肠梗阻 21 例 [J]. 中医药导报, 2014, 20 (3): 57-58.

52. 凌楠. 针刺加耳穴贴压治疗癌症疼痛 63 例临床观察 [J]. 中国中医基础医学杂志, 1998, 4 (S1): 182.

53. 朱春宁. 耳穴埋豆防治肿瘤化疗所致恶心呕吐临床研究 [J]. 亚太传统医药, 2015, 11 (6): 106-107.

54. 冯园园, 林敏, 张梅芳. 耳穴埋豆在缓解乳腺癌患者化疗不良反应中的作用 [J].

上海护理，2015，15（3）：58-60.

55. 徐流亮，李丽．金栀洁龈含漱液治疗放疗口咽黏膜损伤［J］．中国中医药现代远程教育，2008，6（8）：858.

56. 王瑾．乌梅含漱液对头颈部肿瘤患者放射性口干症的临床应用研究［D］．广州：广州中医药大学，2015.

57. 霍瑞楼．中药雾化吸入治疗稳定期重度慢性阻塞性肺疾病临床对照研究［J］．河北中医，2016，38（3）：348-352.

58. 王梅．中药联合穴位注射治疗肺癌化疗后白细胞减少症临床观察［J］．湖北中医杂志，2016，38（4）：29-30.

59. 王国朝．放疗配合中药雾化治疗Ⅲ期肺鳞癌研究［J］．光明中医，2016，31（15）：2288-2290.

60. 李亮，徐港．穴位注射联合耳穴贴压对胃癌患者术后胃肠功能和免疫功能的影响［J］．中国当代医药，2016，23（31）：128-131.

61. 华新民，刘建阳，王启文，等．高频加氧雾化吸入顺铂法治疗肺癌的临床及药代动力学研究［J］．癌症，2000，19（4）：378-382.

62. 王海冰．中药雾化治疗肿瘤化疗并发口腔溃疡的临床疗效［J］．深圳中西医结合杂志，2017，27（6）：39-40.

63. 丁祥珠，陈瑜，钱勇，等．香菇多糖腔内注射治疗恶性浆膜腔积液的临床观察［J］．南通大学学报（医学版），2014，34（2）：144-145.

64. 刘素琴，尹文华，陈志凌．增液汤加味联合中药雾化吸入治疗鼻咽癌放疗后口腔溃疡42例［J］．浙江中医杂志，2014，49（5）：332.

65. 崔荣，张华宇，任秋生，等．新斯的明足三里穴位注射治疗胃癌术后胃肠功能紊乱的疗效观察［J］．中医药导报，2014，20（10）：63-64.

66. 陈麒阳．黄芪注射液穴位注射足三里提高紫杉醇类化疗后肿瘤患者生存质量的临床疗效观察［D］．南京：南京中医药大学，2014.

67. 黄春波．中药离子导入法治疗晚期原发性肝癌疼痛22例临床观察［J］．河北中医，2013，35（1）：49-50.

68. 王淑萍．局部中药离子导入配合复方苦参注射液治疗晚期癌症患者疼痛的临床观察［J］．中西医结合研究，2013，5（1）：28-29.

69. 张凤英．中药联合顺铂腔内注射治疗癌性胸水患者疗效分析［J］．中医临床研究，2013，5（6）：18-19.

70. 王文雯，李仝，宗嘉宝，等．超声药物导入培元抗癌方对癌因性疲乏患者临床疗效及细胞免疫功能的影响［J］．中医学报，2017，32（4）：502-506.

71. 颜昭君，杨胜利．中药离子导入联合顺铂腹腔注射治疗癌性腹水28例［J］．国医论坛，2017，32（2）：51-52.

72. 耿坚，姚明荣，詹松华，等．中药辨证介治疗原发性肝癌近期疗效观察［J］．中国中西医结合影像学杂志，2010，8（2）：97-99.

第四章　中医肿瘤外治临证应用原则

中医肿瘤外治临证应用原则是外治肿瘤疾病所必须遵循的基本法则，是确立治疗方法的基础。中医肿瘤外治的病种众多，方法也是多种多样，所以从总体上把握治疗原则具有化繁就简的重要意义。中医肿瘤外治的原则可概括为整体观念、辨证施治、补虚泻实、清热温寒、治标治本、调理气血、三因制宜。

一、整体观念

整体观念是中医治病的根本原则。人体是一个有机的整体，构成人体的各个组成部分之间，在结构上是不可分割的，在功能上是相互协调、相互为用的，在病理上是相互影响。同时，人体与自然环境也有密切关系，人类在能动地适应自然和改造自然的斗争中，维持着机体的正常生命活动。这种机体自身整体性、机体与自然界统一性的思想，贯穿在中医生理、病理、诊法、辨证、治疗等各个方面。恶性肿瘤是一种以局部病变为显著特征的全身性疾病，肿瘤细胞在局部失去控制地迅速生长，肆意侵犯邻近组织，是疾病发展过程中的关键环节。故治疗需在整体观念原则的指导下，既要注意机体整体对局部的影响，又要在处理局部的同时重视机体整体的调整，既要观察局部病灶的消长，又要重视机体全身的变化，"协调整体，突出局部"。

二、辨证施治

吴师机《理瀹骈文》开宗明义曰"外治之理，即内治之理，外治之药，即内治之药"，内治或外治都是建立在中医基础理论上的辨证论治。辨证论治是中医的精华所在，临床中辨证施治表现在：将四诊收集的资料，通过分析、综合，辨清疾病的原因、性质，以及邪正之间的关系，概括判断某种性质的证，然后根据这种辨证的结果，确定相应的理法方药。辨证施治是认识疾病和解决疾病的过程，是理论和实践相结合的体现。不管是传统的中医肿瘤外治方法，还是现代中医肿瘤外治方法，用药、选穴等都离不开辨证这一环节。中医肿瘤外治辨证施治原则还体现了异病同治和同病异治的特点。如不同类型的肿瘤，当出现癌性疼痛时均可辨证选用膏药外敷、针刺阿是穴等治以行气通络止痛，体现了"异病同治"；同是肺恶性肿瘤咳嗽一症，辨证属痰热腑实证则常选用清热化痰通腑类中药灌肠，曲池、大椎针刺泻法或刺络放血等，若辨证属肺脾气虚证则多选用补益气血类中药外敷定喘穴，温灸肺、脾、胃等脏腑募穴等，是为"同病异治"之体现。

三、补虚泻实

补虚泻实即扶正祛邪。正邪相搏中双方的盛衰消长决定着疾病的发生、发展与转归，正能胜邪则病退，邪能胜正则病进。正如《素问·通评虚实论》所谓："邪气盛则实，精气夺则虚。"其中，"虚"指正气不足，"实"指邪气有余。补虚就是扶助正气，泻实就是祛除邪气。恶性肿瘤病因病机较为复杂，其发病大体因邪气亢盛、正气不足、正不胜邪，临床见证多属虚实夹杂，诊疗原则"虚则补之""实则泻之"，又视虚实程度不同而应用时机有所差异。

（一）虚则补之

"虚则补之""虚则实之"，意即治疗虚证用补法，以扶助正气，增强体质，提高机体的抗御病邪及康复能力。其适用于各类恶性肿瘤疾病临床症见虚性证候者，如精神倦怠、肢软乏力、心悸气短、语声低微、自汗盗汗、面色苍白、形体消瘦、胃脘痞满、纳呆、大便溏泄、遗尿或尿频、肌肉萎缩、肢体瘫痪等。常用的补虚之法有益气健脾、养阴生津、滋阴补血、补肾壮阳等。临证时根据患者病情，谨守病机，辨证选药，常用药物如黄芪、党参、太子参、当归、地黄等，结合传统外治方法如外敷、熏蒸、纳鼻、药浴、灌肠等，或现代外治方法如中药离子导入、腔内注射、超声药物导入等，发挥补虚作用。灸法偏于补，凡虚证（除阴虚外）皆可加灸，以助气血。针刺可选偏补的穴位，如神阙、气海、关元、足三里、太溪、涌泉等。通过增强患者正气、培本固元的作用来增强免疫功能，调节人体阴阳气血、脏腑经络的生理功能，可提高机体抗肿瘤的能力，并且能在一定程度上直接杀死瘤细胞。

（二）实则泻之

"实则泻之""盛则泻之"和"邪盛则虚之"之意即实证用泻法，以消解病邪的侵袭和损害，抑制亢奋有余的病理反应。其适用于各类恶性肿瘤疾病临床症见实性证候者，如胸闷、腹胀、大便干结、尿闭、高热、神昏、惊厥、抽搐，以及各种原因引起的剧痛等。常用的泻实治法有软坚散结、祛瘀消癥、攻逐水饮、消肿止痛、通腑泄浊等。软坚散结常用药物如夏枯草、生牡蛎、海藻、昆布、猫爪草等制膏药外敷，通腑泻浊常用生大黄、厚朴、枳壳、炒莱菔子等灌肠用，行气活血、通络止痛多采用推拿手法，针刺选穴多选用头面部和四肢末端穴位，如十二井穴、十宣、水沟、太阳等。通过祛除邪气，以助正气来复，即所谓"邪去正自安"。

中医学认为，肿瘤的发生乃因虚而发病，因虚而致实，才致虚实夹杂，故扶正祛邪不可失之偏颇，应根据患者的虚实程度，分清主次，合理应用。一般来说，在肿瘤患者体质较好，正气尚未明显虚弱时，多以祛邪为主，即祛逐癌毒法。如《医学心悟》云："当其邪气初客，所积未坚，则先消之而后和之。"随着病情发展至中晚期，患者正气已虚，此时应攻补兼施，既扶助正气，又祛逐癌毒；或以补虚为主，兼以祛邪；或以祛邪为主，兼以补虚；或攻补并重，兼顾治疗。若肿瘤至晚期，正气大衰，不任攻伐，则当以扶正为主，稍佐以祛邪抗瘤之药物。若肿瘤患者手术或放化疗后，机体受到一定程度的损伤，治疗上应以扶正补虚为主。具体运用应把握好扶正而不助邪，祛邪而不伤正的原则。

四、清热温寒

寒与热是表示疾病病性的两条纲领。诸多病种在演变过程中，都会出现寒热的变化。外来之邪或属寒或属热，侵入机体后或从热化或从寒化，人体功能状态或表现为亢进或表现为不足，亢进则生热，不足则生寒。《素问·至真要大论》中云："寒者热之，热者寒之，温者清之，清者温之。"这是关于清热温寒治疗法则的最早记载。

（一）热者寒之

"热者寒之""热者清之""热则疾之"，即热性病证施以寒凉药物或泻热手法，以达清热解毒的目的。肿瘤患者或因内生火热之邪，或因放疗外来热毒，或化疗后因阳热体质从于热化，或久病阴津为热所伤，临床症见发热、面赤、痰涕黄稠、小便短赤、大便干结者，皆可以此为指导原则。全身发热可据虚实不同，辨证选药纳肛以助热退。针刺常行泻法，取穴位如大椎、曲池、合谷、外关等穴浅刺疾出，不留针，即可达到清热之目的。放疗后患者多出现发热、口干、鼻咽干燥疼痛等热证，可用三棱针在少商、商阳点刺出血，加强泻热、止痛的作用。瘀热者亦可选刺血疗法，或加拔罐，"视其血络，尽出其血"。

（二）寒者热之

"寒者热之""寒者留之"，即是寒性病证出现寒象，以温热方法来治疗。恶性肿瘤具有明确占位病变，为有形之邪，具有"体为阴"的特点，而肿瘤细胞无限增殖，生长迅速，代谢旺盛，易发生远处转移，具有"用为阳"的特征。中医学认为"阳化气，阴成形"，对已成形的肿瘤，其体为阴，阴胜则寒，宜用温热以制其阴，即"寒者热之"。现代外治方法如中药腔内热灌注治疗，即为通过产生热效应以杀死瘤细胞。传统中医外治方法，用药多选温热，如附子、干姜、艾叶等；若寒邪在表，留于经络者，艾灸施治最为相宜，常用艾条灸；若寒邪在里，凝滞脏腑，则针刺应深而久留，或配合施行"烧山火"，或加用艾灸，如隔姜灸、隔附子饼灸等，对因寒所致之呕吐、腹痛、五更泻、四末不温等尤为适宜。

在临床上热证与寒证的表现往往是错综复杂、变化多端的，如有上热下寒或下热上寒等，有表寒里热或表热里寒，所以清热温寒的治则应灵活掌握，若寒热相间，当温清并用。

五、治标治本

"标"与"本"是相对的概念，在中医学中具有丰富的内涵，可以说明病变过程中各种矛盾的主次关系。例如，从正邪双方而言，正气为本，邪气为标；从人体的抗癌能力和致癌因素来说，人体的抗癌能力是本，各种致癌因素是标；从致癌因素和症状而言，致癌因素是本，症状是标；从疾病的先后来看，旧病、原发病为本，新病、继发病为标，原发灶为本，转移灶、并发症为标；在肿瘤治疗过程中，消除内外致癌因素、扶正、控制和消除原发病灶等均属治本，针对恶性肿瘤的各种并发症和一些急症进行的治疗均属治标。

《素问·标本病传论》云："知标本者，万举万当，不知标本，是谓妄行。"其强调了标本理论对指导临床具有重要意义。对于如何治标与治本，《灵枢·病本》云："谨察间甚，以意调之，间者并行，甚者独行。"在临床实际中应分清标本缓急，概而言之，治标治本的基本原则是急则治标、缓则治本、标本同治。

（一）急则治标

急则治标就是当标病急于本病时，首先要治疗标病，这是特殊情况下采取的一种权宜之法，目的在于抢救生命或缓解患者的急迫症状，为治疗本病创造有利的条件。若因肿瘤的进展出现了危急并发症时，就必须先行治急，而后再行治疗肿瘤。例如，不论任何原因引起的昏迷、抽搐，都应先刺水沟，在患者恢复意识后再根据本病的情况选择相应的治疗；由于某些原因引起的小便潴留，应首选中极、膀胱俞、水道、秩边、委阳针刺或外敷，急利小便，然后再根据肿瘤的不同类型从本论治。

（二）缓则治本

在大多数情况下，治疗肿瘤都要坚持"治病求本"的原则。此即正虚者固其本，邪盛者祛其邪；治其病因，症状可除；治其先病，后病可解。这也是"伏其所主，治其所因"的深刻含义。缓则治本对肿瘤疾病的治疗具有重要的指导意义。若肿瘤患者病情比较稳定，无危重紧急症状出现，就可直接针对肿瘤本身治疗。

（三）标本同治

当标病与本病处于俱重或俱缓的状态时，应当采取标本同治的方法，既针对肿瘤疾病的主要矛盾治疗，又注重疾病次要矛盾的处理，既积极治疗肿瘤疾病的急性发作，又兼顾慢性症状的处理。如鼻咽癌见鼻流污浊血涕，鼻内恶臭，辨证选用清热解毒、消肿散结中药滴鼻、纳鼻或吹鼻等，既直接针对癌瘤，亦可改善患者临床症状。

六、调理气血

气与血是脏腑经络发挥正常功能的物质基础，两者在生理上互根互用，病理上相互影响。气血是肿瘤疾病基本的病理变化。《医学纲目》言："癥瘕积聚并起于气。"《证治准绳》曰："癥瘕并属于血。"因此，调理气血原则在恶性肿瘤的治疗中占有重要的地位。

（一）调气

1. 补气

一身之气的生成，源于肾所藏先天之精化生的先天之气（即元气），脾胃化水谷而生的水谷之精所化之气，以及由肺吸入的自然界清气。因此，补气多选归经肺、脾、肾三脏之补益中药。又由于卫气、营气、宗气的化生及元气的充养多与脾胃化生的水谷之气有关，故尤重视脾胃后天之气的补益。恶性肿瘤患者，尤其术后、化疗后表现多乏力、易疲劳、腰酸腿软、面色苍白及晚期出现恶病质，多为气虚征象。

2. 调理气机

气机的失调病变主要有气滞、气逆、气陷、气闭、气脱等。治疗时气滞者宜行气，气逆者宜降气，气陷者宜补气升陷，气闭者宜顺气开窍通闭，气脱者宜益气固脱。调理气机时，还须注意顺应脏腑气机的升降规律。如脾气主升，肝气主疏泄升发，故常宜畅其升发之性；胃气主通降，肺气主肃降，故多宜顺其下降之性。

（二）调血

1. 补血

由于血源于水谷精微，与脾胃、心、肝、肾等脏腑的功能密切相关。因此补血时，应注意同时调治这些脏腑的功能，其中又因脾胃为后天之本、气血生化之源，故尤应重视脾胃的补养。

2. 调理血运

血运失常的病变主要有血瘀、出血等，气滞、血寒、气虚等均可致血瘀，血热、气虚、瘀血是出血的主要病机。治疗时，血瘀者宜活血祛瘀，因气滞而瘀者宜行气以助血行，因血寒而瘀者宜温经散寒行血，因气虚而瘀者宜补气以推动血行；出血者宜止血，且须据出血的不同病机而施以清热、补气、活血等。

《金匮要略》言："若五脏元真通畅，人即安和。"要保持健康，关键在于脏腑气血的功能正常，顺应脏腑气血的正常生理特性，则正胜邪退，病无所成。

七、三因治宜

"三因治宜"是指因人、因地、因时制宜，即根据治疗对象、季节（包括时辰）、地理环境等具体情况选择相应的治疗方法。"人以天地之气生"，人是自然界的产物，自然界天地阴阳之气的运动变化与人体是息息相通的，因此人的生理活动、病理变化必然受着诸如时令气候节律、地域环境等因素的影响。患者的性别、年龄、体质等个体差异，也对疾病的发生、发展与转归产生一定的影响。因此，在治疗疾病时，必须根据这些因素进行分析，区别对待，从而制订出更加适宜的治疗方法。

（一）因人制宜

根据患者的性别、年龄、体质等不同特点而选择适宜的治疗方法，是三因治疗方案的决定性因素。徐大椿《医学源流论》谓："天下有同此一病，而治此则效，治彼则不效，且不惟无效而反有大害者，何也？则以病同人异也。"人体由于性别、年龄不同，生理功能和病理特点也不相同，所以治疗方法的选择也有差别。

1. 性别

男女性别不同，各有其生理、病理特点，治疗方法亦当有别。如妇人以血为用，在治疗妇科肿瘤时要考虑调理冲脉（血海）、任脉等；男子以精气为主，以肾为先天，治宜结合调肾并在此基础上依具体病机而治。

2. 年龄

年龄不同，则生理功能、病理反应各异，故治宜区别对待。如小儿脏腑娇嫩，气血未充，用药不宜过于攻伐，药量宜轻，忌用峻剂，针刺宜浅，手法宜柔，不宜留罐。青壮年则气血趋于旺盛，脏腑充实，病发则邪正交争激烈，临床多见实证，可侧重于泻实攻邪，药量亦可稍重，体质强壮皮肤粗厚、针感较迟钝者，针刺手法可重。老年人生机减退，气血日衰，脏腑功能衰减，补虚之法多用，或攻补兼施。

3. 体质

因先天禀赋与后天生活环境的不同，个体体质存在一定的差异，一方面不同体质有着不同的病邪易感性；另一方面，由于机体的体质差异，对治疗方法的敏感性、反应性不同，病证有寒热虚实之别或"从化"的倾向。治法上偏阳盛或阴虚之体，当慎用温热之法；偏阴盛或阳虚之体，当慎用寒凉之法；体质壮实者，攻伐之药量可稍重，针刺、推拿手法可偏重；体质虚弱者，则多采用补益之品，多加温灸，选穴偏于补益之穴，施以补法，手法宜轻。

（二）因地制宜

由于地理环境、气候条件不同，人体的生理功能、病理特点也有所区别，故治疗应有差异。根据不同的地域环境特点来制订适宜的治疗原则，称为"因地制宜"。不同的地域，地势有高下，气候有寒热湿燥，水土性质各异，因而，在不同地域长期生活的人就具有不同的体质差异；加之生活与工作环境、生活习惯与方式各不相同，使生理活动与病理变化亦不尽相同。如在寒冷的地区，治疗多用温灸，壮数较多；在温热地区，应用灸法较少。正如《素问·异法方宜论》指出："北方者……其地高陵居，风寒冰冽，其民乐野处而乳食，脏寒生满病，其治宜灸焫……南方者……其地下，水土弱，雾露之所聚也，其民嗜酸而食胕，故其民皆致理而赤色，其病挛痹，其治宜微针。"

（三）因时制宜

四时气候的变化对人体的生理功能和病理变化有一定影响。根据时令气候节律特点来制订适宜的治疗原则，称为"因时制宜"。因时之"时"，一是指自然界的时令气候特点，二是指年、月、日的时间变化规律。《灵枢·岁露论》说："人与天地相参也，与日月相应也。"因而年月季节、昼夜晨昏时间因素，既可影响自然界不同的气候特点与物候特点，同时对人体的生理活动与病理变化也产生一定的影响，因此就要注意在不同的天时气候及时间节律条件下的治疗宜忌。

以季节而言，《难经·七十难》认为："春夏者，阳气在上，人气亦在上，故当浅取之；秋冬者，阳气在下，人气亦在下，故当深取之。"此为针灸因时而治。春夏之季，阳气升发，人体气血趋向体表，病邪伤人多在浅表，多宜浅刺；秋冬之季，人体气血潜藏于内，病邪伤人多在深部，多宜深刺。以月令而言，《素问·八正神明论》谓："月始生，则血气始精，卫气始行；月郭满，则血气实，肌肉坚；月郭空，则肌肉减，经络虚，卫气虚，形独居。"该篇并提出"月生无泻，月满无补，月郭空无治，是谓得时而调之"的治疗原则，提示了治疗与月相盈亏圆缺变化的规律。以昼夜而言，日夜阴阳之气比例不同，人亦应之。子午流注针法就是根据人体气血流注盛衰与一日不同时辰的相应变化规律而创立，是择时治疗的最好体现。此外，因时制宜还包括针对肿瘤疾病及并发症的发作或加重规律而选择恰当的治疗时机。

三因制宜的原则，体现了中医整体观念以及辨证论治在应用中的原则性，只有把疾病与天时气候、地域环境、患者个体因素等加以全面考虑，才能使疗效获得最大化。

第五章 肿瘤中医外治法的基础研究进展

中医外治法种类繁多，临床确有疗效，但其作用机制一直是人们关注的焦点。现代中医肿瘤的研究已深入到基因突变、细胞增殖、细胞凋亡等分子水平，本文从肿瘤的发生发展机制入手，对近年来有关中医外治法抗肿瘤的作用与机制分析如下。

一、提高机体免疫功能

研究发现，大多数肿瘤患者存在先天免疫缺陷或者后天失调，导致机体的免疫防御机制下降，对外来致病因子抵御不力，对肿瘤细胞不能监视、排斥和杀灭，最终导致肿瘤细胞无限制生长；而生长着的肿瘤，随着其发展，瘤负荷增加，肿瘤患者则发生"免疫抑制"，对转移的免疫监控减弱，以至于肿瘤转移进行性发展并呈全身性扩散，形成恶性循环。肿瘤免疫治疗是通过激发和增强机体的免疫功能，以达到控制和杀灭肿瘤细胞的目的。中医外治法也可通过增强机体正气，提高免疫力来达到治疗效果。实验研究证实，灸法、穴位敷贴等外治法对机体免疫机制具有显著调节作用。有研究人员观察艾灸对小鼠淋巴瘤的治疗作用，发现艾灸大椎穴能明显抑制恶性淋巴瘤的生长，使小鼠生存期延长，并提高腹腔巨噬细胞吞噬能力、杀伤活性及淋巴细胞刺激因子（IL-1）诱生能力，说明艾灸对恶性淋巴瘤的治疗可能是通过增强机体免疫功能、促进细胞因子的释放来实现的。研究人员采用隔药饼灸结合 137CsC 射线放疗对实体瘤（HAC）小鼠进行研究，不同时间肿瘤体积及瘤重抑制率表明，艾灸能增强对乏氧肿瘤细胞的杀伤作用。小鼠荷瘤后自然杀伤细胞（NK）、淋巴因子激活的杀伤细胞（LAK）、白介素-6（IL-6）活性及白介素-2（IL-2）含量均明显降低；放疗后除 NK 活性外均进一步降低；经艾灸治疗后，NK、LAK 及 IL-6 活性和 IL-2 含量明显提高，其中 LAK 活性达到正常水平。该结果提示隔药饼灸可促进肿瘤放疗后免疫系统损伤的恢复。

二、直接抑杀肿瘤细胞

大量实验研究表明，灸法在抑制肿瘤生长、延长患者生存期上发挥着积极的作用。大量的动物实验表明，灸治一定的腧穴能够抑制小鼠实体瘤和腹水瘤的生长，延缓肿瘤结节的形成，延长小鼠的存活时间，降低荷瘤动物的死亡率，而且艾灸抑瘤作用的强弱与肿瘤生长的不同阶段密切相关。

三、抑制肿瘤细胞增殖，诱导其分化

自然杀伤细胞（NK）是机体抗肿瘤的第一道防线，其杀伤活性无主要组织相容性复合体（MHC）限制，不依赖抗体，因此称自然杀伤活性是机体抗肿瘤的重要免疫因素。淋巴因子激活的杀伤细胞（LAK）除具有 NK 细胞的杀瘤效应外，尚能杀伤对 NK 细胞不敏感的肿瘤细胞。有研究者观察天灸抗小鼠移植性肿瘤作用及对免疫功能的影响，实验中发现荷瘤小鼠 NK 细胞活性显著降低，而天灸可以显著提高荷瘤小鼠 NK 细胞活性，起到抗肿瘤的作用。

研究人员对 EL4 淋巴瘤实体瘤小鼠采用小艾炷隔日直接灸"大椎"穴的方法，通过比较对照组和治疗组小鼠瘤重的变化，结果发现实验组抑瘤率达 41.08%，明显优于对照组。该结果表明艾灸能有效抑制 EL4 实体瘤细胞的生长，同时也证实艾灸是通过提高肿瘤患者 NK 细胞、LAK 细胞的活性从而增强对乏氧肿瘤细胞的杀伤作用来抑制肿瘤细胞增殖的。

有研究报道，具有多种生物学效应的免疫调节细胞因子 IL - 6 具有显著抑制淋巴瘤、白血病及乳腺癌增殖的作用，艾灸可明显提高革兰氏阴性菌细胞壁上的脂多糖（LPS）介导的 IL - 6 活性。因此，艾灸具有抑制某些肿瘤细胞增殖的作用。还有研究显示，艾灸神阙穴可使腋窝淋巴结癌细胞的侵犯程度较对照组减轻，说明艾灸具有抗癌细胞淋巴道转移的作用。

四、诱导肿瘤细胞凋亡

研究还发现，温和灸能抑制自然衰老大鼠肝组织肿瘤抑制基因 Rb、p53mRNA 及其蛋白的表达，促进 B 淋巴细胞瘤 - 2（Bcl - 2）、蛋白激酶 C（PKC） mRNA 及其蛋白的表达；艾炷灸可以显著提高环磷酰胺（CTX）化疗后小鼠的骨髓有核细胞 Bcl - 2 蛋白的表达水平，下调骨髓有核细胞 Bax 和 p53 基因的蛋白表达水平，且效果优于针刺。以上结果说明艾灸根据机体情况对凋亡与抗凋亡基因具有双向调节作用，促进细胞向对机体有益的方向发展。其一方面证实了针灸疗法的双向调节作用，另一方面也证实了艾灸的确可以通过对凋亡相关基因 p53、Bcl - 2 和 Bax 表达的调节作用来诱导肿瘤细胞凋亡。

有人观察针灸对乳腺癌细胞凋亡及细胞周期的影响，采用针灸刺激雌性 Wistar 大鼠双侧足三里、三阴交、内关穴，抽取大鼠针灸血清与人乳腺癌细胞（MCF - 7）混合培养，作为为电针组与艾灸组和对照组进行比较，MTT 法检测细胞生长情况，72 小时后流式细胞技术检测细胞凋亡率及 Fas 表达率，结果提示：电针组 MCF - 7 细胞 Fas 表达率明显增高，72 小时达 57.70%；MCF - 7 细胞生长受到明显抑制，12 小时、24 小时、72 小时抑制率分别达 17.55%、24.71% 和 31.85%；对照组、艾灸组、电针组作用 72 小时后的细胞凋亡率分别为 1.07%、8.72%、10.18%，电针组与艾灸组相近，均明显

高于对照组（$P < 0.05$）。由此可见，针灸血清作用于 MCF-7 细胞可能通过增加 Fas 的表达率来诱导细胞凋亡。

五、镇痛、抗炎、抗感染

疼痛是癌症晚期最主要的并发症之一，20%～30% 的癌症患者伴有不同程度的癌性疼痛，晚期癌症患者中约 75% 以上伴有癌性疼痛，其中近 70% 未得到有效控制。现代医学治疗虽可使癌痛得到缓解，但随着用量的增大和用药时间的延长，往往用量越来越大，并且副作用较多，不仅患者容易对止痛药产生依赖性，而且还会出现一系列的并发症，严重影响患者生存质量和治疗效果。中医外治法以其副反应小、成本低廉、镇痛效果明显而受到广泛的应用，且中医外治法能够弥补西医止痛药物需连续给药及患者容易产生戒断性、成瘾性等不足之处，因此为肿瘤临床普遍使用。有研究人员发现，将中药外敷疼痛部位或者联合西医止痛药，对癌痛会产生较理想的疗效，且副作用明显降低。研究者自制四黄散（黄连、黄柏、黄芩、大黄、乳香、没药、蜂蜜）外敷疼痛体表部位以清热解毒、活血止痛，临床发现，四黄散对中度癌性爆发痛表现出明显的治疗效果。针刺止痛是已被公认的事实，针刺通过神经体液调节达到止痛作用，曾用于针刺麻醉进行手术，并得到证实，用针刺代替西药止痛或减少其用量，以减轻副作用，这是很有意义的。

六、减轻化疗毒副反应

（一）骨髓抑制

化疗后易出现骨髓抑制，如白细胞、血小板减少等。白细胞减少症当属于中医学虚劳、气血虚等范畴，正如《景岳全书》所言："凡虚损之由……无非酒色、劳倦、七情、饮食所致。或先伤其气，气伤必及于精；或先伤其精，精伤必及于气。"故化疗后出现的白细胞减少症从中医学病因病机而言离不开气血阴阳脏腑的亏虚，临床主要表现为神疲乏力、面色无华、头昏失眠、腰膝酸软、舌质淡、脉细弱无力等。中医学理论认为，白细胞减少症与心肝脾肾有关，其中脾肾尤为重要，脾为气血生化之源，五脏六腑赖脾得以滋养；肾为先天之本，主骨生髓。中医外治法可改善化疗后的骨髓抑制，进而降低白细胞减少的发生率。近年来，中医外治法如针刺、灸法、穴位敷贴、穴位注射、电针等在改善放化疗后白细胞减少、提高免疫力等方面发挥了积极作用，成为一种重要的肿瘤治疗手段。穴位敷贴是传统外治法中较为独特的疗法之一，它将中药透皮给药与经络穴位相结合，通过药物刺激经络、腧穴，对机体产生内在调节作用。它集艾灸、中药于一体，以局部皮肤自动加热促进药物渗透和吸收，又可刺激相关腧穴，起到补益人体正气的效果。有研究发现，穴位敷贴能够促进小鼠外周血白细胞总数升高，促进骨髓粒系、红系造血祖细胞及骨髓造血干细胞的增殖，改善骨髓造血组织增生，从而促进血细胞的生成。同时穴位敷贴有增强化疗抗肿瘤的作用，减轻化疗的毒副作用，为探索和研究中医中药抗瘤增效作用、提高肿瘤治疗的临床疗效提供了实验依据。针灸选取补虚、调理脏腑的穴位，也能起到很好的疗效。现代研究表明，针刺可使中性粒细胞寿命延长，使化疗中受损的造血干细胞很快进入增殖期，减少对淋巴细胞的损伤，维持骨髓中有核细胞的数量。郑雪峰等观察了艾灸关元穴对化疗后低白细胞模型大鼠外周血象的影响，选用 Wistar 大鼠 20 只为实验对象，用环磷酰胺（CTX）腹腔注射建立大鼠低白细胞和低免疫力动物模型后，随机分为艾灸观察组和对照组，对两组大鼠在不同时相进行白细胞计数，结果显示：观察组和对照组均可显著提升白细胞计数，且观察组提升白细胞计数的疗效明显优于对照组（$P < 0.05$）。因此，艾灸关元穴作为一种经济、安全、有效的癌症姑息疗法，值得在临床广泛推广应用。

（二）神经毒性

化疗药物如奥沙利铂所致的神经毒性（如肢体出现麻木、疼痛、感觉减退的症状）非常普遍，严重影响了患者的生活质量和治疗的耐受性。中药熏洗法是外治法的一种，其通过局部外洗，疏通皮脂腺、汗腺和毛孔的开口，使药物通过皮肤直接进入循环而发挥药效，避免了口服给药可能发生的对胃肠道和肝脏的损害，因此患者具有良好的依从性，达到了以外治内之效。对于化疗药物所致的神经毒性，根据其麻木、疼痛、感觉减退的症状，大多数医家认为属于痹证、痿证、不仁的范畴，主要病机为经络阻闭，气血不行。临床上应用黄芪桂枝五物汤加减浸洗四肢，发现可以有效减低奥沙利铂化疗后的周围神经毒性反应。

综上所述，虽然肿瘤是一类多因素导致的复杂疾病，但中医外治法种类繁多，可以从不同的途径发挥作用，起到治疗效果。

参 考 文 献

1. 林晓洁，关若丹，司徒红林，等．中医扶正法预防恶性肿瘤转移的免疫治疗机制［J］．中医临床研究，2015，7（24）：22－24.

2. Sternfeld M，Hod L，Yegana Y，et al. The contribution of thermo moxibustion to surgical treatment in transplanted mammary carcinoma ［J］．Acupuncture & Electro－Therapeutics Research，1985，10：73－78.

3. 韩瑶，李学武，刘震．天灸抗小鼠移植性肿瘤作用及对免疫功能的影响 ［J］．天津中医，2001，（5）：30－31.

4. 秦传蓉，饶智国，杨波，等．中医外治法在恶性肿瘤治疗中的研究进展 ［J］．世界中西医结合杂志，2017，12（2）：294－296.

5. 徐丹，黄映君，吕霞，等．中医外治法治疗恶性肿瘤放化疗后白细胞减少的研究进展 ［J］．中医外治杂志，2013，22（2）：57－58.

6. 王颖，李学武，赵立岩，等．天灸对肺癌小鼠骨髓有核细胞和外周白细胞的影响及其抗肿瘤作用 ［J］．中国临床康复，2006，（11）：132－134.

7. 陈学武，姜靖雯，王琳．中药熏洗法治疗化疗所致神经毒性 ［J］．长春中医药大学学报，2016，32（2）：320－322.

第六章　现代肿瘤外治与微创技术应用概要

现代肿瘤微创治疗是在医学影像学的基础上，以影像设备和技术为定位、导向，集先进的医学影像技术、药物治疗、生物技术、基因技术和高新医疗科技为一体，具有精准定位、精确治疗、创伤小、副反应轻、重复性强、疗效确切等优点的现代肿瘤治疗方法。微创治疗极大地丰富了检查和治疗手段，使临床医学检查和治疗趋向于多样化、微创化。肿瘤微创治疗已成为肿瘤治疗领域最为活跃、具有广阔发展前景的一个新兴专业之一。

肿瘤微创治疗包括两大类，血管性介入治疗和非血管性介入治疗。前者包括血管内药物灌注术、血管内栓塞术、血管扩张成形术、血管内支架植入术、腔静脉内过滤器置入术等。后者包括消融治疗（物理消融，如射频、冷冻、激光、微波、高强度聚焦超声等；化学消融）、放射性粒子植入治疗、腔镜治疗（包括胸腔镜、腹腔镜技术）、内镜治疗、腔道扩张成形术及内支架植入术等。临床应用较广泛的肿瘤微创治疗技术有以下几种。

一、肿瘤动脉灌注化疗

经肿瘤供血动脉超选择性插管进行灌注化疗，可直接将药物导入肿瘤组织内，提高靶器官药物浓度，减少体循环药物量，故而提高局部抗肿瘤疗效和降低毒性。影响肿瘤动脉灌注化疗疗效的主要因素主要有以下几方面。

（一）灌注区域血流量的变化

在实际临床中，大多采用流控法进行动脉灌注化疗，当导管尖端处于较大的血管时，其动脉血流量较大，一方面药物稀释程度增加，另一方面由于覆盖面较大则单位体积内浓度下降，从而影响疗效，相应的毒性增加。因此，灌注化疗时强调选择将导管尖端置于最佳血管部位。

（二）灌注速度

灌注速度过慢达不到有效的局部血药浓度，影响疗效；灌注速度过快，则容易刺激损伤血管，影响治疗的进行。一般认为，在有效药物浓度范围内，药物灌注时间稍长一点较好。

（三）药物层流

动脉血管中的血流在速度较慢时可呈层流现象，药物与血流比重上的差异、导管在血管中的位置、注药的速率和压力都可对灌注层流现象产生影响。

二、肿瘤介入栓塞与化疗栓塞

肿瘤介入栓塞与化疗栓塞术，是指将某种固体或液体栓塞物质（含有或不含有化疗药物）通过导管选择性、有控制地注入瘤体的供血动脉内，或在灌注化疗药物后同时栓塞血管，达到肿瘤化疗及闭塞、阻断肿瘤血供的一种介入技术。肿瘤化疗栓塞术，可在不同水平上栓塞肿瘤血管及阻断肿瘤供血，还可通过栓塞物缓慢释放化疗药物起到较长时间较高药物浓度的局部化疗作用，并且可以降低体循环中的化疗药物浓度，减轻全身化疗毒性。栓塞过程是肿瘤介入栓塞治疗的关键所在，直接决定治疗的成败、疗效及并发症等。栓塞过程由五个相关关键环节组成，即明确诊断、准确插管、栓塞剂选择适当、正确的栓塞剂释放技术和控制栓塞程度。

三、肿瘤射频消融治疗

肿瘤射频消融治疗（Radiofrequency ablation，RFA）是在 B 超、CT、MR 等医学影像导向下，经皮、腹腔镜、开腹等穿刺，将消融电极深入肿瘤组织中，利用高频电流的物理原理，使治疗区域内产生热能，得到破坏肿瘤以至根治为目的的一种微创治疗方法。射频消融作为一种物理性消融方法，其治疗的原理是利用高频电流（通常为 $460 \sim 500kHz$）使活体中组织离子随电流变化的方向产生振动，组织离子相互摩擦产生热量。当局部温度达到 $45℃ \sim 50℃$ 时，组织脱水，活体细胞蛋白质变性，细胞膜崩解；当达到 $70℃$ 时，组织产生凝固性坏死；$100℃$ 时，局部组织开始碳化。RFA 电极在局部组织中位点的温度可升高到 $90℃$ 以上，保证相应消融的肿瘤组织完全坏死。RFA 是目前国内外应用最广泛的热消融手段。

四、肿瘤微波消融治疗

肿瘤微波消融治疗（Microwave thermal ablation，MTA）是在 B 超、CT、MR 等医学影像导向下，经皮、腹腔镜、开腹等穿刺，将消融电极深入肿瘤组织中，通过电极辐射微波（915MHz 或 2450MHz）产生超高速变化的电场，使电极周围水分子发生振荡、旋转致摩擦产热，致使肿瘤细胞坏死、纤维组织增生。随着微波天线和冷却（水冷、气冷）电极的发展以及与医学影像的结合，微波治疗深部肿瘤得到了很大的发展，广泛应用于多种体表或深部实体肿瘤和腔道肿瘤的治疗。

五、肿瘤激光消融治疗

肿瘤激光消融治疗（Laser ablation，LA）是在影像技术的引导下，经皮穿刺，将有孔道的探针直接插入肿瘤靶组织，再经孔道置入光学纤维并突出探针末端几毫米，导入的激光能量向周围组织扩散，使肿瘤组织产生热凝固坏死。

六、高强度聚焦超声消肿治疗

高强度聚焦超声消肿治疗（High intensity focused ultrasound，HIFU）是利用超声波可穿透性、可汇集性的特点，将高强度超声波穿过皮肤汇集于深部肿瘤内，在焦点处组织瞬间发生凝固性坏死，达到破坏肿瘤组织目的。其主要利用其热效应、机械效应、空化效应、血管效应等。

七、冷冻消融

冷冻消融（Cryoablation）是在 B 超、CT、MR 等医学影像导向下，经皮、腹腔镜、开腹等穿刺，将消融电极深入肿瘤组织中，利用局部超低温引起肿瘤细胞损伤坏死。冷冻消融利用极低的温度破坏病变组织，其损伤机制大体上分为两类：一类为直接效应，即低温环境直接影响细胞，导致细胞内、外冰晶的形成，直接使细胞破裂或者导致细胞坏死、凋亡；另外一类为间接效应，即低温环境导致胞外成分或组织（如胞外基质、血管等）的变化或损伤，进而影响到细胞，最终导致细胞损伤。

八、化学消融

化学消融治疗是在 B 超、CT 等影像设备的引导下，经皮穿刺肿瘤组织，将化学消融剂注射于瘤体内，使肿瘤组织产生凝固性坏死，毁损肿瘤组织。化疗消融剂临床上以无水乙醇应用最多，其他还有乙酸、冰醋酸、细胞毒性化疗药物等。

九、放射性粒子植入治疗

放射性粒子植入（radioactive seeds implantation，RSI）属于内照射近距离治疗的范畴。近 30 年来，新型低核素能的生产（如^{125}I、^{103}Pd）、三维计划系统的出现与现代影像的引导使粒子植入操作更为快速简便，剂量更加精确，防护简单易行。放射性粒子植入分为组织间插植和腔内治疗两种，其具体操作方式包括经皮、术中、模板、腔镜、超声以及 CT 引导下，根据计算机提供的三维立体种植治疗计划，将放射性粒子种植到肿瘤区域。

现代肿瘤微创治疗方法种类繁多，各有优势，选择时需结合患者的身心状况、具体部位、临床分期、病理类型、细胞分子生物学改变以及发展趋势等制订个体化的治疗方案。如对空腔器官肿瘤，可采取内镜下治疗为主的方案，同时配合动脉介入治疗、放疗等；对实体肿瘤，则可采取物理消融治疗为主的方案，同时配合放疗、化疗、粒子植入，以及结合分子靶向药物治疗、中医中药等。

在倡导肿瘤多学科综合治疗的背景下，为进一步提高疗效，以微创治疗为主的肿瘤多学科综合治疗主要包括微创治疗联合化疗、微创治疗联合放疗、微创治疗联合外科治疗、微创治疗联合生物免疫治疗和分子靶向治疗以及多种微创治疗方法序贯联合治疗五大方面。

第二篇 临 床

第七章 常见肿瘤的中医外治

第一节 食管癌（噎膈）

一、概述

食管癌是指原发于食管黏膜的恶性肿瘤，我国是世界上食管癌发病率和死亡率最高的国家。据 2008 年 GLOBOCAN 数据统计，在我国恶性肿瘤系统疾病中，食管癌发病率高居第 5 位，约为 25 万人次/年，死亡率高居第 4 位，约 21 万人次/年。

食管癌的诊断取决于胃镜下的病理活检。超声内镜检查有助于确定局部病变的深度，上消化道造影检查有助于确定病变的长度和范围，CT 检查对于确定全身及局部病变范围有帮助。

二、病因、病机、治则、治法

中医称食管癌为"噎膈"。历代医家对噎膈的认识如下。《内经》云："三阳结，谓之隔。"李中梓《医宗必读》解释为："三阳者，即大肠、小肠、膀胱。结者，结热。"巢元方《诸病源候论》中说："饮食入则噎塞不通……胸内疼不得喘息，食不下，是故噎也。"朱丹溪《丹溪心法》云："上近咽之下，水饮可行，食物难入，间或可入，入亦不多，名之曰噎。其槁在下，与胃为近，良久复出，名之曰膈，亦曰翻胃。"明代赵养葵云："噎膈者，饥欲得食，但噎塞迎逆于咽喉胸膈之间，在胃口之上，未曾入胃，即带痰吐而出。"综合以上论述可以发现，古人关于噎膈的描述与食管癌临床表现几乎一致。

古代医家关于其病因总结如下：①情志：《景岳全书·噎膈》指出："噎膈一证，必以忧愁思虑，积劳积郁，或酒色过度，损伤而成。"②饮热酒：清何梦瑶《医碥》云："好热饮人，多患膈证，酒客多噎膈，食热酒者尤多。"喻嘉言云："过饮滚酒，多成膈症，人皆知之。"③年老体衰：《医贯》指出："惟男子年高者多有之，少无噎膈。"张景岳《景岳全书·噎膈》提出："惟中衰耗伤者多之。"因此，古人认为噎膈的病因主要有酒食不节、忧思暴怒、年老体衰三方面。

其病机概括如下：朱丹溪《局方发挥》云："夫气之初病也，其端甚微，或因些小饮食不谨，或外冒风雨寒暑，或内感七情，或食味过厚，偏助阳气，积成膈热……积而久也，血液俱耗，胃脘干槁。"《景岳全书·噎膈》：忧思过则气结，气结则施化不行；酒色过度则伤阴，阴伤则精血枯涸；气不行则噎膈病于上，精血枯涸则燥结病于下。《医贯》："少壮之人不病，多见于高年衰老之人，老人天真已绝，只有孤阳，只以养阴为主。"清代吴谦《医宗金鉴》：三阳热结伤津液，贲幽门、魄门干枯不通，贲门不纳为噎膈，幽门不放翻胃成。叶天士《临证指南医案》："夫噎膈一症……或纵情嗜欲，或恣意酒食，以致阳气内结，阴血内枯而成。"

我们团队通过参阅大量古代文献记载并结合科室多年临床实践，提出食管癌的核心病机为"气血俱耗，胃脘干槁"，其治法为"甘润濡养，化痰解郁"，其方药为启膈方化裁。

三、中医外治

（一）药物外治

1. 膏贴法

膏贴法是将鲜药捣烂或将干药研成细末，制成膏药、药饼，或直接涂敷于患处或穴位上的一种中医传统外治法。它与内治法一样，以中医的整体观念和辨证论治思想为指导，根据病证选用不同的方法将药物施于皮肤、孔窍、腧穴等部位，以发挥其疏通经络、调节气血、拔毒外出、解毒化瘀、扶正祛邪等作用，从而促进机体功能的恢复，达到治病的目的。膏贴法可以有效缓解食管癌患者的胸背部疼痛并有一定的抑制肿瘤作用。其敷贴部位多选择食管肿物所对应的前胸、后背处体表区域，前胸任脉相关穴位如天突、璇玑、华盖、紫宫、玉堂、膻中等，后背大椎、陶道、身柱、神道、灵台、至阳、心俞、肺俞、膈俞等，颈部肿大淋巴结局部。药物多选择理气活血止痛、消肿散结类，如当归尾、瓜蒌、木鳖子、三棱、白及、川乌、乳香、没药、延胡索、冰片、麝香、夏枯草、牡蛎、芒硝等。

2. 中药外敷法

手术切除及放化疗是治疗食管癌的常用术式，虽然能够有效控制病情发展，但会影响患者的胃肠道功能，因此，术后胃肠功能的恢复和重建也成了疾病治疗的重要环节之一。食管癌术后的常规护理更注重流质食物的摄入，虽然能够在一定程度上刺激胃肠蠕动，但效果不佳。而采取腹部中药外敷，通过加热促进药物起效，可较快促进胃肠功能的恢复。①莱菔子20g，吴茱萸20g，大黄15g，厚朴15g，桃仁15g，芒硝15g，木香15g，充分研磨混合，加热至60℃左右，用纱布包裹后热敷于腹部，每次30分钟，每日3次，连续使用3日；配合咀嚼口香糖2粒，每次咀嚼15分钟，每日3次，连续咀嚼3日。②术后6小时开始给予中药外敷。药物组成：芒硝30g，大黄、枳实、厚朴、皂荚、黄芪、当归各10g。以上药物打粉过筛，醋调成糊状，外敷神阙穴及以其为中心的腹部，厚度0.5～1cm，外敷纱布，每次2小时，每日2次，直至肛门排气。

食管癌术后极易发生术后胃瘫综合征，因为手术过程导致胃肠功能紊乱，胃排空延缓，胃液潴留较多。因其特征是胃排空速度延迟，故也称"胃排空延迟症""胃瘫"，临床表现为上腹疼痛、饱胀、恶心、呕吐、食欲下降甚至不能进食。中药外敷或灸法，或针刺，或灌肠对于食管癌术后胃瘫具有较为肯定的疗效。中药外敷方药：木香、香附、丁香、厚朴、枳壳、姜半夏各20g，穿山甲、当归各10g。如脘腹畏寒重，加乌药20g，干姜、肉桂各10g；大便不通，加枳实20g；疼痛加白芍、延胡索各20g。上药研成细末，混匀，以蜂蜜或油调成糊状药膏备用。敷药方法：选上脘、中脘、下脘、神阙穴为敷贴点，敷药时用温水清洗局部穴位后，以鲜姜片轻擦穴位，再外敷上述药膏，外敷面积5cm×5cm，敷药厚度约为2mm，敷盖纱布，在纱布上再敷盖一层塑料薄膜，用无纺布固定，每日更换1次。

放疗为食管癌治疗中的一个常用方法，其最主要的一个副作用便是放射性皮肤溃疡。放射性皮肤溃疡常发生在放射治疗中晚期，由于放射治疗周期长，机体免疫力和抗感染力下降，导致溃疡面组织修复慢，久不愈合。而中药外敷在治疗放射性皮肤溃疡促进创面修复方面疗效肯定。方法一：药用熟石膏80g，炉甘石、黄柏、白及、乳香、没药各20g，血竭3g，儿茶6g，研细末和匀，然后将200g凡士林烊化，调入药粉和匀成膏。敷药前先用过氧化氢溶液冲洗溃疡面，75%酒精将周围皮肤常规消毒，再用氧气直吹溃疡面10分钟，然后把药膏涂于纱布上外敷溃疡面，每日1次。方法二：凉血解毒膏，由生大黄、紫草、地榆、芦荟、大青叶、芙蓉叶、蒲公英和冰片组成，用麻油慢火煎熬过滤而成的油状液体，经灭菌处理后用于临床。第一次放射后即给予凉血解毒膏，将药均匀涂抹在超出照射野皮肤1cm左右的范围内，厚1~2mm，并轻轻按摩以便药物渗透到皮肤深处。放疗局部皮肤溃烂者可用溃疡油外涂。溃疡油由紫草60g、当归60g、红花60g、生黄芪60g、生大黄60g、白及60g组成，清香油煎煮半小时，留油备用，涂于患处。此方法为中日友好医院李佩文教授的经验方。

食管癌颈部淋巴结转移是食管癌中晚期的常见表现，其病变可产生局部压迫和破坏症状，如咳嗽、声音嘶哑、肿痛、呼吸困难等，给患者造成很大痛苦。临床治疗常以放疗联合化疗为主，而采取中药外敷亦可取得很好的治疗效果，且副作用明显降低。李俊荣等采用加味三生散外敷。药物组成：生草乌200g，生川乌200g，生胆南星200g，生半夏200g。方法：将以上药物等量粉碎细末，过筛备用；将5-氟尿嘧啶注射液和二甲基亚砜按4∶1比例装瓶，备用；取加味三生散粉末适量，与西药混合溶剂混合成膏状，敷贴于病灶上，药膏范围大于病灶2cm，并用聚乙烯薄膜覆盖，医用胶布固定，48小时换药1次。

3. 灌肠法

灌肠法亦为重要的中医外治法，尤其对于消化系统疾病，具有更好的治疗效果。食管癌术后的胃肠功能紊乱诸如腹胀、排便困难、胃瘫等，中药灌肠具有良好的治疗效果。常用的通腑理气灌肠方药如下：①加味小承气汤：黄芪20g、枳实12g、厚朴12g、陈皮9g、大黄9g（后下）、木香10g（后下）、甘草3g，上述中药均为本院颗粒制剂，加35℃~40℃温开水溶解备用。②行气通腑汤：大黄10g（后下）、枳实15g、厚朴20g、陈皮15g、木香10g、乌药10g、桃仁10g、肉苁蓉20g，水煎取汁200mL。具体操作方法如下：患者取侧卧位，臀部垫高 10cm，用保留灌肠管缓慢插入肛门 20cm 左右，控制药液温度 38℃，灌入行气通腑汤 200mL，尽量保留药液在肠道内吸收。

4. 含化法

该法是将药物放入口中使其慢慢溶化并吞咽下去，以使药物直达局部病所并且接触时间较长。药物多采用易于口中溶化的粉末状药物。含化法多用于食管癌患者吞咽受阻甚至滴水不进，喝水即呕者。推荐经验方如下。

（1）开导散。硼砂 20g，礞石 15g，火硝 10g，硇砂 3g，上沉香 3g，梅冰片 3g。上药共研细末过 100 目筛，密贮瓶内备用。用时急取开导散 3g，每次取服 1g，含化咽下（不可用水送服），每 30 分钟含咽 1 次，直到肿消，痰涎吐尽，饮水得下时，即改为 3 小时服 1 次，再服 3 次即停止，不可多服久服。

（2）蛤粉 30g，柿霜 15g，硼砂 9g，朱砂 6g，青黛 45g，白糖 60g。上药研末，每次 0.9~1.5g 含化，用以治疗食管癌梗阻。

（3）参三七 10g，象贝 10g，郁金 10g，川黄连 5g。上药研末，加蜂蜜适量制成如枣核样大丸，置口中嚼化，每日 4~5 次，每次 1 丸，用以治疗食管癌吞咽困难。

（二）非药物外治

中医传统外治法历史悠久，种类多样，除药物外治法外还有很多非药物外治法，如针刺、艾灸、放血、拔罐、推拿等，都可归属于中医外治法范畴。

1. 针刺

针刺，就是用金属制成不同形状及尺寸的针具，运用不同手法在人体上刺激一定的穴位，通过经络腧穴，调整人体脏腑气血，达到治疗疾病的目的。针刺在食管癌的治疗中发挥着重要作用。常用基础穴位：天鼎、天突、巨阙、上脘、中脘、内关、公孙、厥阴俞、膈俞、脾俞。辨证加减：脉弦、心情急躁者加合谷、太冲；脉细、乏力、口干者加足三里、三阴交、太溪。亦有文献报道单刺天突穴可缓解食管癌进食梗阻，并认为针刺天突穴可增强食管蠕动，使食管内径增宽，内容物易于通过，并可促使痰液等分泌物顺利排出，可作为一种有效的姑息疗法。但天突是一个比较危险的穴位，其邻近肺部，并有动静脉相伴，针刺时须严格掌握针刺的角度和深度。操作方法：取天突穴常规消毒后，用 8 寸 28 号不锈钢毫针，先直刺 1~2 寸，然后将针尖转向下方，使针身呈 45°角，沿胸骨后方缓缓刺入，逐次于 1 寸、2 寸、3 寸、5 寸、7 寸深时，捻转针柄。抵 7 寸深时再往外抽针身，用同样方法再刺 2 遍，即可捻转拔针。每日 1 次，7 日为 1 个疗程。

亦有研究者根据食管癌的解剖部位、症状表现，将改善进食梗阻的主穴分为 2 组。第 1 组：膈俞、膈关、胃俞、内关。第 2 组：天突、中脘、足三里、公孙。配穴：痰多、便秘者加丰隆、大肠俞、天枢；胸痛引背者加心俞及胸背部阿是穴；痞塞、噫气加大陵。操作方法：上述两组主穴间日交替运用 1 次，休息 3 日，再间日交替运用 1 次，共 3 次（即 15 天）为 1 个疗程。但可视病情适当延长或缩短疗程。中、下段食管或贲门部癌可多使用第 1 组选方；中、上段癌可多使用第 2 组选方。手法均采用平补平泻捻转行针 20~30 分钟，同时让患者配合吞咽动作或饮水 30~50mL。并结合病情分别选用配穴，一般可立即解除梗阻。

针刺除可明显缓解食管癌患者吞咽困难外，配合手术、放化疗治疗食管癌亦有较好的疗效。如赵文生总结了7组穴位、3种手法。7组穴位：①廉泉、鸠尾、巨阙。②上脘、中脘、下脘。③建里、胃上（双）。④璇玑、华盖、紫宫。⑤玉堂、月云中、中庭。⑥不容（双）、承满（双）。⑦梁门（双）、关门（双）、太乙（双）、滑肉门（双）。3种手法：①轻刺激：小提插10～20次（10～20秒）。②中刺激：中提插20～30次（20～30秒）。③重刺激：大提插，30～40次（30～40秒）。一般患者体质强壮，对针感耐受性大者，可施以强刺激。反之，轻刺激手法为宜。每周针3次，15次为1个疗程，休息2周后再继续治疗。

笔者对于部分进流食亦困难者多采用放血疗法，可金津、玉液放血或扁桃体前下方放血，操作时用长柄三棱针点刺后嘱患者用力咳嗽，或挤舌将黏液或痰血咯出。

晚期食管癌患者因为恶性肿瘤负荷过大，致使食管梗阻，现代医学对此并无行之有效的治疗方法，支架置入虽可暂时缓解梗阻症状，但肿瘤会很快浸润蔓延堵塞食管，且成本较高。而中医药联合针刺治疗晚期食管癌能有效改善患者生存质量，延长生存期。针刺穴位可取百会、涌泉、水沟、三阴交、足三里、双侧合谷，使用毫针（0.3mm×50mm），每日1次，每次留针25分钟。其中水沟、百会可调节阴阳、醒神开窍；涌泉穴、三阴交能调和血气；足三里、合谷可解痉通脉，镇静止痛，提高人体防御能力。

针刺对食管癌术后相关并发症也有较好的疗效。周建松等采用针刺联合六君疏肝方治疗食管癌切除术后反流性食管炎。针刺配穴：中脘、胃俞、内关、足三里、天突。针刺方法：毫针常规刺，留针30分钟，每日2次。加减：饮食停滞加梁门，肝气犯胃加太冲，痰饮停滞加丰隆、公孙，胃阴不足加脾俞、三阴交。食管癌术后胸部切口处疼痛是常见的术后并发症，针刺可起到良好的止痛效果。取穴：切口同侧的支沟、阳陵泉及与切口肋间神经分布区相对应的华佗夹脊穴、阿是穴。针刺方法：患者取健侧卧位，穴位局部常规消毒后，用不锈钢毫针针刺，行提插捻转手法，得气后施以捻转泻法，留针30分钟，留针期间行针1～2次，每日针3次。

对于食管癌患者胸骨后疼痛，除用膏贴法外敷外，笔者常结合针刺，取穴如下：内关、华盖、乳根、局部围刺（肋间隙与胸骨交叉处，两侧各取3～4处，针尖向胸骨方向斜刺）。后背疼痛：后背阳性结节刺血拔罐；外关、后溪。亦有研究着用针刺联合止痛膏外敷疗法治疗晚期食管癌疼痛。针刺取穴：合谷（双）、足三里（双）、三阴交（双）、涌泉（双）、百会、水沟，用0.3mm×50mm毫针，平补平泻，留针25分钟，每日1次。止痛膏药物组成：生附子、天南星、没药、乳香、穿山甲、皂角刺、冰片、山慈菇、守宫。研成末，用食醋调成糊状敷于疼痛部位，敷药面积超过疼痛面积的边缘部分0.3～0.5cm，药末厚度以2～4mm为宜，外敷于肿块或疼痛部位相应的阿是穴位，用塑料布覆盖，胶布固定，24小时换药1次。敷药后应注意观察皮肤有无瘙痒、红肿等过敏反应，出现过敏反应暂停。

放疗后口干症：食管癌放疗期间可能会损伤到唾液腺导致口干症，而中医学认为放疗为燥邪，常会引起患者不同程度的口干。笔者临床常用针刺方法治疗放疗后口干症，效果显著：选用廉泉、天突、液门、中渚、足三里、太溪、照海等穴位，平补平泻手法。

放疗期间消化道反应：放疗期间因为放疗位置的关系，经常会出现恶心、呕吐、不欲食等消化道反应，针刺可很快缓解这些反应。取穴如下：内关、中脘、足三里、上巨虚、下巨虚。

2. 艾灸

艾灸，就是利用菊科植物艾叶做原料制成艾绒，在一定穴位上，用各种不同的方法燃烧，直接或间接地施以适当温热刺激，通过经络的传导作用而达到治病和保健目的的一种方法，是一种典型的中医学外治法。艾灸具有针刺和药物治疗所不具有的优势，尤其对于虚弱患者不宜针刺或汤药难以下咽者，艾灸更是首选。古人对于艾灸非常重视，如有"针所不为，灸之所宜""阴阳皆虚，火自当之""药之不及，针之不到，必须灸之"等论述。

目前艾灸在食管癌的治疗中主要集中在扶助人体正气，缓解消化道症状，提高生活质量等方面。研究表明清艾条温和灸神阙、足三里（双）、中脘，隔日治疗 1 次，可调节、提高放疗患者的免疫功能，减轻放疗对骨髓的抑制作用，减轻放疗的毒副反应。笔者在临床对于放化疗引起的骨髓抑制、白细胞降低的患者，常给予艾灸气海、关元、足三里，每穴每日 1 次，每次半小时，具有明显的升高白细胞水平的效果。

食管癌术后会引起胃肠功能紊乱，表现为腹泻或肠梗阻，而通过艾灸不同的穴位可明显改善患者胃肠道症状。食管癌术后功能性腹泻为临床常见病，以大便泄泻为稀水样或不成形稀便或见未消化之食物残渣，日行数次，无脓血便，大便常规化验及细菌培养多无异常，多无心肝肾等并发症为特点。有研究者给予患者口服藿香正气丸并结合艾灸足三里，具体操作如下：艾灸（电子灸治疗仪 eMoxa - Ⅵ 型）足三里，每次 20 分钟，每日 2 次，操作时间统一为 8 点和 14 点。患者取仰卧位，对患者的双侧足三里穴位消毒，将艾灸片贴于足三里处，预热到 50℃后，持续艾灸 20 分钟。这种内服外敷的联合方法对食管癌患者术后功能性腹泻有协同作用，效果明显增强。而对于食管癌术后排便排气困难的患者，择时艾灸足三里、天枢穴，能明显缩短食管癌手术后排便排气的时间，促进胃肠功能的恢复。可见艾灸足三里等穴位可起到双向调节作用。

更系统的研究表明，食管癌术后采用艾灸调理对患者近期疗效、远期生存率和生活质量等都具有重要影响。其具体操作为：在常规放疗的同时取穴中脘、足三里、神阙，充分暴露后以艾条温和灸。艾条在穴位处距皮肤 1.5 ~ 2cm 悬灸，以患者局部感觉温热，皮肤红晕，灼痛能够耐受为度。每次 15 分钟，每日 1 次，连续治疗 6 周为 1 个疗程，治疗 2 个疗程后休息 2 周。2 个疗程后评价近期疗效和生活质量，随访观察 3 年后比较远期疗效和生活质量。结果表明：利用艾灸对食管癌患者进行术后调理，能够在短时间内改善患者状况，治疗组近期疗效和生活质量与对照组相比明显改善（$P < 0.05$），尤其是在减轻患者疼痛、疲倦、恶心呕吐等放疗副反应方面效果显著。

四、典型案例

吴某，男，74 岁，因进食梗阻受噎 1 月就诊于当地医院，胃镜及钡餐造影显示食管中段鳞状细胞癌，于当地行放疗，放疗到第 13 次时，进食梗阻进一步加重，遂暂时停止放疗，就诊于我院中医科。来诊时患者一般情况特别差，恶病质状态，已 10 余天不能进食，饮水亦吐，口吐白色涎沫，颈部淋巴结肿大，颈部、胸前及后背疼痛，两脉沉细几无，苔白垢腻。给予开导散慢慢含咽。药物组成：硼砂 20g，礞石 15g，火硝 10g，硇砂 3g，上沉香 3g，梅冰片 3g。制法与用法：上药共研细末过 100 目筛，密贮瓶内备用。用时急取 3g，每次取服 1g，含化咽下（不可用水送服），每 30 分钟含咽 1 次，直到肿消，痰涎吐尽，同时给予针刺天突、天鼎、巨阙、上脘、中脘、内关、公孙、厥阴俞、膈俞、脾俞，金津、玉液放血。针刺结合中药含咽治疗 1 次后，患者即可进食流食及软面包，疼痛较前缓解。后患者每周来我院针刺 3 次，选穴以上述穴位为主。患者共针刺约 3 个月，其间配合口服中药，针刺期间未发生梗阻，体重较前增加。

第二节　胃癌（反胃）

一、概述

胃癌是最常见的严重危害人类健康的恶性肿瘤之一，其死亡率在世界范围内肿瘤相关死亡中居第 2 位，每年大约有 100 万新发病例和 80 万死亡病例。亚洲是全球胃癌高发地区，全球超过一半的胃癌病例发生在亚洲，我国占 42%。2012 年，我国胃癌的发病率与死亡率分别居第 2 位和第 3 位。

中医胃癌属于噎膈、反胃、胃痛的范畴。脾胃为后天之本、气血生化之源，若因其功能失调导致气血生化乏源，抵御邪气能力下降，则癌毒肆虐，复发转移形成。依据中医辨证施治"治病必求于本"的原则，在胃癌的治疗中研究者提出了"有瘤应从健脾着手""有瘤体必虚，有虚首健脾"的基本观点，从而在长期的临床实践中形成了基于健脾为基础的辨证治疗方案。

早期胃癌患者常无明显症状，少数人有上腹不适、进食后饱胀、恶心、呕吐或是类似溃疡病的上消化道症状。疼痛与体重减轻是进展期胃癌最常见的临床症状，随着病情进展可出现上腹疼痛加重、食欲下降、乏力。根据肿瘤的部位不同，其也有特殊表现，如胸骨后疼痛、进行性吞咽困难、幽门梗阻、呕血、黑便等症状。晚期胃癌患者常可出现贫血、消瘦、营养不良甚至恶病质等表现。

胃癌的诊断需明确病变和评估分期。X 线钡餐检查目前仍为诊断胃癌的常用方法。纤维胃镜检查可直接观察胃黏膜病变的部位和范围，并可获取病变组织进行病理学检查，是诊断胃癌的最有效方法。腹部超声主要用于观察胃的邻近脏器（特别是肝、胰）受浸润及淋巴结转移的情况。多排螺旋 CT 扫描结合三维立体重建和模拟内腔镜技术是一种新型无创检查手段，有助于了解病情和术前临床分期。

胃癌治疗的主要方法是临床综合治疗方案，多以手术为中心，包括新辅助放化疗、辅助放化疗、免疫治疗、中医药治疗等。近年来，中医药治疗胃癌已经受到肯定，除了早期较单纯的减轻放化疗毒副作用，中医药对降低胃癌根治术后复发转移及延长生存期亦有其独特疗效。

二、辨治要点

（一）定性

本病病在脾胃，可累及肝肾等脏，多因饮食不节或情志不遂等损伤脾胃，运化失司，导致气结、瘀血、热结、食积及阴阳虚损等表现。

（二）辨标本

胃癌是以脾虚为本，兼见热毒、湿阻、痰凝、气滞、血瘀等证为标的本虚标实之病。其中脾虚是发病的关键，与胃癌的发生、发展密切相关。邪实是其客观存在，而脾虚则贯穿疾病始终。

（三）辨症状

食少、腹胀、便溏与气虚症状共见，舌淡苔白，脉缓弱，是脾气虚的表现；胃脘嘈杂灼痛、饥不欲食与虚热症状共见，舌红少苔乏津，脉细数，是胃阴虚的表现；体表肌肤黏膜组织呈现淡白以及全身虚弱，舌质淡，脉细无力，是血虚的表现；久泄久痢、水肿、腰腹冷痛等与虚寒症状共见，舌淡胖，苔白滑，脉沉迟无力，是脾肾阳虚的表现；胃脘灼痛、消谷善饥等与实火症状共见，舌红苔黄，脉滑数，是热毒的表现；脾胃纳运功能障碍及痰湿内盛症状共见，苔腻，是痰湿的表现；固定疼痛、肿块、出血、瘀血色脉征，舌质紫暗，或见瘀斑瘀点，脉多细涩，或结、代、无脉，是血瘀的表现；脘胁胀痛、嗳气、吞酸、情绪抑郁，舌淡红、苔薄白或薄黄，脉弦，是肝胃不和的表现。

三、中医外治

（一）药物外治

1. 常用方法

（1）中药敷脐治疗消化系统肿瘤腹胀。

（2）隔药灸缓解化疗过程中的骨髓抑制情况。

（3）央芪汤流浸膏敷贴剂扶正抗瘤。

2. 经验方推荐

（1）中药敷脐治疗：麝香 1g，芒硝 30g，混匀分为 10 等份，用小塑料袋封包。用时取一包药粉置于患者脐部，外用 4cm×4cm 医用橡皮膏覆盖，注意四周要贴紧皮肤，每日 1 次。

（2）隔药灸：采用隔药饼灸法治疗。①操作准备：取黄芪、当归、人参、白术、茯苓、炙甘草、鸡血藤、补骨脂、黄精、熟地黄，研粉后过 80 目筛，干燥冷藏备用。每次取适量药粉，用鲜姜汁调成泥状，做成直径 2cm、厚 0.5cm 的药饼。取艾绒适量，捏成底面直径约 2cm、高约 2.5cm 的圆锥形艾炷。②治疗方法：患者仰卧，全身放松，暴露施灸部位，选足三里、三阴交、血海、关元、神阙，各平放 1 块准备好的药饼，点燃艾炷放在药饼上，施灸。每个穴位上连续灸 4 壮，以被灸腧穴处出现红晕，但不起疱为度。于化疗第 1 天开始应用，每日 1 次，连用 14 日，休息 7 日，21 日为 1 个疗程，连续治疗 2 个疗程。

（3）央芪汤流浸膏敷贴剂：央芪汤流浸膏由猪殃殃、生黄芪、败酱草、白及、白英、蒲公英、党参、白花蛇舌草、半枝莲、猴头菇、蜂蜜等药物组成。全方具有益气健脾活血，扶正抗瘤作用。

（二）非药物外治

1. 针刺加外用中药配合三阶梯止痛法

在运用三阶梯止痛法的同时加用针刺和外敷中药的方法辅助其治疗。

2. 针刺法

选取中脘、足三里、天枢、脾俞、肝俞、膈俞、丰隆 7 穴，常规消毒，用一次性针灸针（规格：0.3mm × 40mm）毫针刺法刺入穴位，留针 30 分钟，每日 1 次，治疗 4 周。

四、典型案例

曾某，女，41 岁，干部，1991 年 3 月在某医院行胃癌根治术，1992 年 8 月 16 日因胃癌复发、腹部胀痛来我院就诊。查体：下腹部隆起，可见肠型及蠕动波，腹部轻度压痛，反跳痛（−），上腹部可扪及 5mm × 6cm 质硬包块，肠鸣音亢进，消瘦，舌淡暗有齿印，少苔，脉细。B 超示胃窦部 3mm × 7cm 包块，诊断为胃癌术后复发、不完全性肠梗阻。经对症支持治疗后患者病情无好转，1992 年 10 月 13 日病情加重，出现完全性肠梗阻，经低位灌肠、胃肠减压、消炎等治疗无好转，腹胀难忍，影响睡眠。1992 年 11 月 4 日使用中药外敷脐部，当日肠鸣音增强；11 日 6 日即出现矢气，腹胀明显减轻，不影响睡眠。

五、研究综述

消化系统肿瘤之腹胀多由脾虚和肝郁气滞、湿浊停滞中焦、湿热积滞、大便不通所致，其治疗宜温通或寒下。前述经验方法中麝香乃辛温香窜之品，入肝脾经，善开窍通闭；芒硝味咸性寒，入胃、大肠经，具泻热润燥、软坚通便之功，常为内服。神阙为经气的汇海，与十二经脉、五脏六腑相通，药物敷贴神阙，可健脾温肾，和胃理肠。中药敷脐方将芒硝外用，取其寒下，与麝香温通共治消化系肿瘤之腹胀，临床疗效显著，有效率达 81.6%。现代药理研究表明，麝香有促进胃肠蠕动、治疗肠麻痹的作用。笔者观察发现，通过本中药外敷，可使患者肠鸣音增强，大便变软，便次或排气增多，腹胀减轻，精神好转。该法使用简单，疗效可靠，无毒副反应，对改善消化系肿瘤腹胀、提高患者生存质量十分有益。

化疗是肿瘤内科治疗的重要手段之一，但是由于化疗药物缺少对肿瘤细胞的选择性，其在杀灭肿瘤细胞的同时对患者的血液及胃肠道系统造成损伤。化疗药物对造血干细胞的分化增殖产生毒性及抑制作用，导致产生及释放进入周围血液的血细胞数量减少，而且其固有的生理功能也会产生部分或全部障碍。重组人粒细胞集落刺激因子（G－CSF）

虽然能使粒细胞增高，利于患者恢复，但是大量重复使用不良反应较大。另外，化疗药物导致的消化道反应，不仅影响了患者服用改善骨髓抑制药物，同时也影响了患者正常营养物质的吸收，从而导致造血系统原料缺乏，进一步加重了骨髓抑制。在《理瀹骈文》中"外治之理，即内治之理，外治之药，即内治之药，所异者法耳"思想的指导下，采用隔药灸的方法，不仅避免了药物对消化道的刺激，而且简便易行，疗效确切，对于此类患者而言，不失为一种不可或缺的选择。前述经验方中黄芪、当归，乃当归补血汤，益气养血；人参、白术、茯苓、炙甘草取四君子汤之意，有健脾补气之效；鸡血藤活血补血，补骨脂温肾助阳；黄精、熟地黄补肾填精。全方共奏补脾益气养血之功。

央芪汤由猪殃殃、生黄芪、败酱草、白及、白英、蒲公英、党参、白花蛇舌草、半枝莲、猴头菇、蜂蜜等药物组成，全方具有益气健脾活血、扶正抗瘤的作用。"正虚积自成""邪之所凑，其气必虚"，中医学认为肿瘤的病机之一是正虚。中晚期胃癌患者大多正气虚弱，机体免疫功能低下。扶正祛邪是中医治疗肿瘤的基本思路。中医以整体观念和辨证论治为特点，结合中药毒副作用相对较低的优势，可以对肿瘤患者进行整体和局部治疗，提高患者生存质量和延长其生存时间。央芪汤组成药物具有健脾益气活血、清热解毒之功效。临床研究表明，以健脾为主的中药复方治疗无手术或化疗指征的中晚期胃癌，以及术后或化疗后残存的微小肿瘤和微转移灶有一定疗效，不仅能在一定程度上控制肿瘤的发展，延长患者生命，提高生存质量，而且对术后患者具有防止复发和转移的作用。现代医学普遍认为诱导肿瘤细胞凋亡是成功治疗肿瘤的基础和关键。细胞凋亡过程由众多基因共同调控，已报道有30余种基因与细胞凋亡的抑制或增强有关。细胞凋亡，即程序性细胞死亡，在许多生理和病理调节过程中发挥着重要作用，其定性和定量检测无论对于基础研究还是临床用药，都有指导意义。随着对细胞凋亡研究和认识的不断深入，已有多种检测方法得到广泛应用。通过央芪汤干预荷人胃癌细胞 SGC - 7901 裸鼠，应用 TUNEL 法检测细胞凋亡，表明央芪汤流浸膏可以通过促进胃癌细胞的凋亡，达到抗肿瘤的目的，并与已知抗肿瘤药相比，其凋亡率更佳。本方为外敷制剂，临床运用更为方便；与西药抗肿瘤药物相比，虽然抑瘤率没有显著优势，但临床使用的毒副作用明显较西药抗肿瘤药物低，本研究过程中，使用氟尿嘧啶组均发生裸鼠死亡现象，而单纯央芪汤流浸膏和对照组均无裸鼠死亡现象，说明该方在临床运用上具备明显优势，可以进一步研发，并为临床提供指导。

癌痛是癌症常见的并发症，也是影响癌症患者生存质量的主要因素之一，特别是晚期癌症患者大约有80%会出现程度不一的疼痛。癌症让患者焦虑恐惧，甚至丧失生活信心，加速癌症的恶化，给患者带来了难以忍受的痛苦。现在有效止痛，已经是世界卫生组织（WHO）癌症综合规划中四个优先考虑的课题之一，可见其在癌症治疗中的重要性。目前研究表明中医在治疗癌症疼痛方面具有肯定的效果，不论是针灸还是中药内服外敷都取得了满意的疗效。其具有使用安全、毒副作用轻、无依赖性、操作简便等优点，已被临床广为应用。西医目前多采用药物治疗，临床上常用的是三阶梯止痛法，而且也取得了很好的疗效，但是常用阿片类药物有耐受性、刺激性等缺点，对于胃癌患者本身就有明显的胃肠道反应（恶心、呕吐、便秘），造成在服止痛药时出现服药困难等不便。通过临床观察我们可以看出，在治疗胃癌疼痛上中西医相结合治疗具有明显的优势，针灸和外用中药可加强西药的止痛作用，延长止痛时间，减少药物的用量，降低其成瘾性和耐受性。西药可加速针灸和外用中药的止痛起效时间，二者取长补短，相辅相成，达到最佳的止痛效果，其发展前景广阔值得临床推广。

第三节　大肠癌（肠蕈）

一、概述

大肠癌包括直肠癌、结肠癌及肛管癌，是消化道常见恶性肿瘤，其中低位大肠癌（直肠癌）占大肠癌的60%～75%。由于生活方式和饮食习惯的改变，大肠癌的发病率在全世界范围内均呈上升趋势，在西欧、北美大肠癌的发病率占恶性肿瘤的第1、第2位，在我国大肠癌的发病率目前占恶性肿瘤的第4位。据上海的统计，结直肠癌发病率每年递增4.2%。

大肠癌在中医学文献中属肠辟、脏毒等范畴，其发病的内在因素是脾肾不足，正气亏虚，因虚致积，虚实夹杂，治疗上应注意不能恣意药物攻伐，应扶正与祛邪相举。湿热、火毒、瘀滞是其发病的基本病理因素，脾肾功能失调则是其内在根本机制。

大肠癌早期无特别症状或症状不明显，仅感不适、消化不良、大便隐血等。随着癌肿的发展，症状逐渐出现，表现为大便习惯改变、腹痛、便血、腹部包块、肠梗阻等，伴或不伴贫血、发热和消瘦等全身症状。肿瘤因转移、浸润可引起受累器官的改变。大肠癌因其发部位不同而表现出不同的临床症状及体征。

肠癌的活体组织检查对大肠癌，尤其是早期癌和息肉癌变的确诊以及对病变进行鉴别诊断有决定性意义，结肠镜检查可以将纤维结肠镜伸入到结肠起始部位回盲部，检查结肠和直肠肠腔，并在检查过程中进行活检和治疗。结肠镜检查比钡剂灌肠X射线更准确，尤其对结肠小息肉，可通过结肠镜摘除并行病理学确诊。血肿瘤标志物癌胚抗原（CEA）检测也有助于肿瘤的诊断。

肠癌的治疗方案是以手术切除为主的综合治疗方案；晚期不能手术则采取以化疗为主的综合治疗方案，在化疗的基础上酌情联合靶向药物治疗；对于晚期直肠癌患者、局部肿瘤浸润者、有外科禁忌证者，可应用姑息性放疗，以缓解症状，减轻痛苦；术前、术中、术后联合中医药治疗可缓解病情，改善患者生活质量。

二、辨治要点

（一）定性

本病病位在肠，但与脾胃及肾密切相关。湿热、火毒、瘀滞是其发病的基本病理因素；内在因素是脾肾不足，正气亏虚，因虚致积，虚实夹杂；治疗上应注意不能恣意药物攻伐，应扶正与祛邪相举。

（二）辨标本

本病常由饮食不节，恣食肥腻，醇酒厚味，或饮食不洁，久染肠疾，损伤脾胃，运化失司，或情态失调，肝脾不和，湿热内生，邪毒蕴结，乘虚下注，浸淫肠道，导致气滞、血瘀、湿毒凝结，形成癌肿。其脾虚为本，湿热瘀毒为标。

（三）辨症状

1. 湿热蕴结

食欲不振，腹胀腹痛，大便溏薄或里急后重，黏液血便，舌苔黄腻，脉滑数。

2. 瘀毒内阻

腹胀腹痛，腹块拒按，便下脓血黏液，里急后重，舌质紫暗，有瘀斑，苔薄黄，脉弦数或细涩。

3. 脾虚气滞

纳呆腹胀，腹鸣窜痛，倦怠乏力，面色萎黄，大便溏薄，苔厚白，脉濡滑。

4. 脾肾阳虚

面色苍白，消瘦，胃纳减少，腹痛喜按，大便溏泄，次数频多，畏寒肢冷，腰膝酸软，倦怠乏力，苔薄白或腻，脉沉细或濡细尺弱。

5. 肝肾阴虚

头晕目眩，腰酸耳鸣，低热盗汗，五心烦热，口苦咽干，大便燥结，苔少或无苔，舌质红，脉弦细或细数。

三、中医外治

（一）药物外治

1. 常用方法

（1）保留灌肠法。

（2）外搽法。

（3）调敷法。

（4）熏洗法。

2. 经验方推荐

（1）保留灌肠法：①生大黄20g，黄柏15g，栀子15g，蒲公英30g，金银花20g，苦参20g，红花10g。水煎剂保留灌肠。腹痛、脓血便者，易栀子为栀子炭，加罂粟壳15g、五倍子15g；高热、腹水者，加白花蛇舌草30g、徐长卿30g、芒硝15g。②莪黄汤。莪术20g，大黄20g，昆布20g，薏苡仁20g。水煎至100mL滤液备用。于排便后将莪黄汤煎液加温至37℃左右后保留灌肠，早晚各1次，每次约20分钟，治疗2周为1个疗程。

（2）外搽法：明代外科"正宗派"代表陈实功在《外科正宗·脏毒论第二十九》中云："夫脏毒者，醇酒厚味、勤劳辛苦，蕴毒流注肛门，结成肿块……宜四顺清凉饮、内消沃雪汤通利大小二便。痛甚者，珍珠散、人中白散搽之。"陈氏在其书中记载了一则医案："一男子肛门肿突，红紫痛甚。以内消沃雪汤二服，大便已通数次，疼痛稍减；外肿上以珍珠散清蜜调搽，早晚二次，其肿渐消，更以凉血地黄汤而痊愈。"

清代外科"全生派"代表许克昌在《外科证治全书》中云："脏毒者……用四顺清凉饮、内消沃雪汤通利大小便，外用田螺水搽之。"其并指出田螺水的制作方法，"大田螺一个，刀尖挑起螺靥，入冰片末五厘"，平放瓷盘内待片时，螺窍渗出浆水，用鸡翎蘸点患处。

清代名医吴谦在《医宗金鉴·外科心法要诀》指出，脏毒，外治用菩提露或敷金黄膏。菩提露用"熊胆三分，冰片一分，凉水十茶匙"，调化开，搽于患处甚效。

（3）调敷法：调敷法所用的膏药主要有金黄散、阿魏膏、琥珀膏和化痞膏等。如清代祁坤在《外科大成》中云："脏毒者乃肛门肿痛也……初宜贵金丸、冲生散、一煎散之类下之。外用金黄散。以清凉膏调敷。已成……如攻利不应者托之，外用神灯照照之，磨蟾酥锭涂之，其坚硬渐腐。俟有脓时，用珍珠散倍冰片，以猪脊髓调敷。"

清代张璐在《张氏医通·卷三·诸气门上·积聚》中云："肠覃……外用良方阿魏膏，此膏熨贴一切痞积并效。"清代陈梦雷在《古今图书集成医部全录·卷三百十七·积聚门·景岳全书》中云："凡坚痞之积，必在肠胃之外，募原之间，原非药力所能猝至，宜用阿魏膏（羌活、独活、元参、官桂、赤芍药、穿山甲、生地黄、两头尖、大黄、白芷、天麻各五钱，槐枝、柳枝、桃枝各三钱，木鳖子仁二十枚，乱发如鸡子大一团，红花四钱，用香油二斤四两，煎黑去渣，入发煎，发化仍去渣）、琥珀膏（大黄、朴硝各一两，为末，大蒜捣为膏，和匀作片贴之）或水红花膏、三圣膏（石灰末化半斤、大黄一两末之、桂心半两末之）之类以攻其外，再用长桑君针法以攻其内，然此坚顽之积，非用火攻，终难消散，故莫妙于灸。"

清代医家顾世澄在《疡医大全·卷二十一·内痈部·痞积癥瘕门主方》中记载："化痞膏（生大黄一两、半夏、荆三棱、苏木、穿山甲、陈皮、当归尾、全蝎、番木鳖、红花、陈枳壳、厚朴、蓬莪术、血余、大贝母、川乌、天南星、香附、赤芍药、草乌、坚槟榔各三钱，蜈蚣十条，巴豆仁五十粒，大鳖一个切四块，桃枝、杨枝、桑枝、槐枝各十寸，葱十根，水红花子五钱，白凤仙根五根，用麻油三斤同煎，药枯去渣，再入铅丹二十四两收之成膏，取起冷定，筛入后药搅匀）治痞积癥瘕。"

（4）熏洗法：熏洗法是常用的外治法，常与外敷内服药配合使用。如在陈实功治疗脏毒临床医案中，有一妇人产后用力太过，肛门坠肿，痛苦之甚，先以枳壳、紫苏煎汤熏洗，后以珍珠散加冰片、猪脊髓调搽，内以四物汤加升麻、苍术、牡丹皮、枳壳服之而消。

（二）非药物外治

针灸疗法是治疗大肠癌的安全、有效方法之一。陈实功在《外科正宗·脏毒论第二十九》云："夫脏毒者，醇酒厚味、勤劳辛苦……脓胀痛者针之。"祁坤在《外科大成》中云："脏毒者……胀痛者针之。"明代张介宾在《景岳全书》针灸法云："长桑君针积块癥瘕法：先于块上针之，甚者，又于块首一针，块尾一针，讫，以艾灸之，立应……

积痞在上者，宜灸上脘、中脘、期门、章门之类。积块在下者，宜灸天枢、章门、肾俞、气海、关元、中极、水道之类。凡灸之法，宜先上而后下，脐腹之壮用宜稍大，皆先灸七壮，或十四壮，以后渐次增加，愈多愈妙。以上诸穴皆能治痞，宜择而用之。"

四、典型案例

案例一

刘某，男，67 岁，因便秘 1 个月，于 2009 年 10 月 9 日入院。患者 1 个月前无明显诱因出现便秘，在门诊服用泻药后便秘可缓解，但反复发作，出现便中带血，并间中出现腹痛、乏力、体重下降。既往史：冠心病。体格检查：生命体征平稳，消瘦，皮肤无黄染，结膜苍白，浅表淋巴结未及肿大。心肺（－），腹软平坦，右下腹可及约 3cm×5cm 质韧包块，可推动，余未见异常，直肠指诊未及异常。辅助检查：大便隐血（＋＋），血红蛋白（Hb）80g/L，CEA 57ng/mL，CA199 216ng/mL，肠镜提示结肠癌，病理分型为高分化腺癌。其行手术根治治疗，术后未进行化疗，出院后一直在门诊予中医治疗，内外治法兼顾，内治以健脾固肾、行气化瘀为法，以参苓白术散加减，间中以中药灌肠；病情稳定后，中药制为丸剂口服，随诊 3 年，无复发。

案例二

刘某，男，54 岁，陕西咸阳人，因间断性便血 1 年、加重伴脓液样便 10 天，于 2014 年 3 月 13 日就诊于我院。肠镜活检示：（直肠）中分化腺癌。患者于 2014 年 3 月 18 日在我院行直肠癌根治术，术中见肿块位于直肠下段，约 3cm×4cm。术后病理检查：直肠隆起型腺癌 II 级，pT3N1M0（III A 期）。该患者于 2014 年 5 月 11 日开始以 XELOX 方案（奥利沙铂联合卡培他滨）行常规术后化疗 8 周期，并于化疗当天起同步配合使用中药莪黄汤保留灌肠，每天将莪黄汤煎液加温至 37℃ 左右后保留灌肠，早晚各 1 次，每次约 20 分钟，至化疗周期全部结束。治疗结束后，患者自觉一般情况良好，排便习惯明显改善，无黏液脓血样便，无里急后重感，无肛门疼痛坠胀感，食纳可，夜休可。患者术后恢复良好，每年定期复查，随访 2 年余，病情稳定，生活质量较高。

五、研究综述

大肠癌在中医学文献中没有确切称谓，根据其症状和体征，被命名为肠蕈、脏毒、锁肛痔等。如金代窦汉卿《疮疡经验全书》中说："脏毒者，其大肠尽头是脏头……毒者其势凶恶也……肛门肿痛，大便坚硬则殊痛，其旁小者如贯珠，大者如李核，煎寒作热，疼痛难安，势盛肿胀，翻凸虚浮。"

大肠为六腑之一，"大肠者，传导之官，变化出焉"概括了大肠的生理作用。凡影响大肠传导排泄功能的因素，均是导致大肠癌发生的病因，其可分为外因、内因和不内外因。寒温失节，或久坐湿地，寒气客于肠外；或素体正亏，脏腑功能失调，脾气虚弱而运化失调，致湿热邪毒蕴结，浸淫肠道，气滞血瘀，湿毒瘀滞凝结；或饮食不节，恣食肥甘厚味，损伤脾胃，致脾胃运化失司，大肠传导功能失常，湿热内生，热毒蕴结，流注大肠，瘀毒结于脏腑，火热注于肛门，结而为癌肿。

中医对于大肠癌的治疗有内、外治法，治疗时需二者有机结合，内外兼施，以扬长避短，既可从整体论治，调整机体的阴阳气血，又可使药物直接作用于病变处，提高临床疗效。大肠癌是消化系统的常见肿瘤，手术联合化疗是目前主要的治疗方法。但中医药疗法广泛应用于大肠癌的各个阶段，其个性化治疗的疗效得到了学术界的肯定。同时，中医强调整体观念，治疗的目的不仅是消除或抑制肿瘤细胞，而且更注重整体治疗，使机体处于阴阳协调的平衡状态。现代中药药理研究表明，多种中药具有杀灭肿瘤细胞、抑制肿瘤细胞的作用。目前中药复方治疗肿瘤的机制尚不明确，可能与中药复方多方位、多靶点的治疗作用有关。总而言之，中医治疗大肠癌，内外兼施，可改善生存质量，提高生存率，降低复发转移危险，值得进一步探索。

第四节　原发性肝癌（肝积）

一、概述

原发性肝癌为原发于肝细胞或肝内胆管细胞的恶性肿瘤，是人类最常见的恶性肿瘤之一，其发病率在全球居第 5 位，死亡率占第 3 位。我国每年死于肝癌者约 35 万人，占全世界肝癌死亡人数的 55% 以上。

肝癌作为一个现代医学病名，在中医学中并无确切称谓，结合其临床表现，大略为肝积、肥气、脾痞、胁痛、积聚、癥瘕、臌胀、肝水等范畴。其发病或因外邪侵袭，或因七情内伤，或因食饮不节，或因正气亏虚，或因劳逸失度，或因他病传变，导致气血痰郁壅滞于内，造成癥瘕积聚。其临床表现为：肝区疼痛，食欲减退、腹胀等消化道症状，发热，消瘦与乏力，呕血、黑便，出血倾向，腹水，黄疸，转移灶体征等。

肝癌的诊断取决于原发性肝癌或肝外组织病理活检。影像学（超声显像、CT、MRI等）发现占位病变和甲胎蛋白（AFP）阳性也是重要的诊断条件。

肝癌的治疗难度大，探讨的热点也很多，目前对肝癌的治疗已从手术切除为主的综合治疗演变为多学科、多技术、分阶段的综合治疗。中医中药治疗是肝癌综合治疗的重要组成部分，特色显著，辨证论治配合化疗比单纯化疗效果好，具有稳定病情、延长生存期、改善临床症状、提高患者生活质量的作用。

二、辨治要点

（一）辨脉

肝癌的病机有"正虚"和"邪实"两方面，脉象以沉取有力或无力为标准，有力为实，为太过，无力为虚，为不及。左寸实则属太阳，虚则属少阴；右寸实则属阳明，虚则属太阴。双寸浮太过属太阳阳明；双寸不及属太阴少阴；左关实则属少阳，虚则属厥阴；右关实则属阳明，虚则属太阴。左尺实则属膀胱，虚则属肾阴不足；右尺实则属三焦，虚则属肾阳亏虚。

（二）辨标本

肝癌早中期多为标实，治疗应以攻邪为主，兼以扶正；中晚期以本虚为主，治疗应扶正，或兼以祛邪。

（三）辨"六经"病

症见两胁胀痛或刺痛，腹部结块，胸闷腹胀，纳呆乏力，舌淡，边或有瘀点，脉弦者，为少阳夹瘀证；脘腹胀满，口干口苦，乏力，大便溏稀，舌苔白腻，脉左关弦滑右关弱者，为少阳太阴合病；若患者出现发热明显时，面红赤，脉洪滑有力，可断为大热，辨为太阳阳明少阳三阳合病；若肝癌患者症见胸胁胀满，口干口苦，腰酸乏力，舌苔白腻，脉两关弦滑，尺脉弱者，为少阳少阴合病；症见腹胀，呕吐，食欲差，大便或溏或干，舌苔白腻，脉沉弱者，为太阴病；若患者出现头昏、咽痛、口舌生疮、胸闷、心烦、口渴等"上热"表现，腹痛、腹泻、小便淋漓不爽、小便频数、四肢寒等"下寒"表现，局部热全身寒，脉左关弱，舌尖红苔腻等者，为厥阴寒热错杂证；胸胁胀满，乏力腰酸，四肢逆冷，舌淡苔白，脉弦细者，为厥阴虚寒证。

三、中医外治

（一）药物外治

1. 常用方法

（1）中药外敷法：中药外敷法历史悠久，徐灵胎言："若其病既有定所，在于皮肤筋骨之间，可按而得者，用膏贴之，闭塞其气，使药性从毛孔而入。其腠理通经贯络，或攻而出之，或攻提而散之，较之服药尤有力。"中药外敷法是使药物从皮肤黏膜渗入其腠理，通经活络，直达病所而起到消癌止痛的作用。根据敷贴部位与方法的差异，其可以分为肝区外敷、穴位外敷。

（2）中药涂擦法：中药涂擦法是药物外敷法的延伸，是将药物制成膜剂或用适当的溶剂浸泡后，取药液涂擦在特定部位上的止痛方法。该方法制剂简单，使用方便，可反复多次给药，止痛迅速且效果较好，易被患者接受。

（3）中药离子导入法：中药离子导入法以中药外用为基础，结合了现代电子技术，发挥了直流电、脉冲和中药的综合作用，将中药离子通过皮肤、黏膜、伤口或穴位导入体内，延长了药物在体内的停留时间，且此法所形成的药物储存库能逐渐消散而进入血液和淋巴液，不仅避免了内服中药的胃肠道反应，也减少了西药止痛剂的应用剂量，尤其在治疗过程中发现对部分患者肿瘤的抑制起到了一定疗效。

（4）脐疗法：脐疗法就是把药物直接敷贴或用艾灸、热敷等方法施治于患者脐部，激发经络之气，疏通气血，调理脏腑，用以预防和治疗疾病的方法。脐部表皮角质层最薄，屏障功能最弱，药物易穿透扩散，且脐下无脂肪组织，故渗透力强。脐皮肤有丰富的血管，也是药物能迅速被吸收的有利条件。

2. 经验方推荐

（1）蟾酥 100g，白英 100g，丹参 100g，蜈蚣 100g，全蝎 100g，五倍子 100g，马钱子 100g，大黄 180g，石膏 250g，白矾 120g，青黛 500g，铅丹 200g，冰片 200g，夏枯草 200g，黑矾 60g，水蛭 60g，紫草 300g，牵牛子 300g，甘遂 300g，乳香 150g，没药 150g。上药共研细末，制成膏药，外敷肝区，5～7 日换 1 次药。适用于各期原发性肝癌。

（2）制乳香 30g，制没药 30g，密陀僧 30g，干蟾皮 30g，龙胆 15g，铅丹 15g，冰片 15g，公丁香 15g，雄黄 15g，细辛 15g，煅寒水石 60g，生天南星 20g，大黄 50g，姜黄 50g。上药共研细末，和匀，用时取适量药粉调入凡士林内，敷贴肿块部位，隔日一换。适用于中、晚期原发性肝癌。

（3）血竭、地龙、僵蚕、木鳖子、五灵脂、凌霄花、生半夏、生天南星、石菖蒲、龙胆、冰片。上药共研细末，用香油熬制成膏剂，敷于患处，每 5～7 日换药 1 次。适用于肝癌疼痛。

（4）冰片 30g，加入白酒或 75% 酒精 500mL 中密闭备用，用时将药液外涂肝区疼痛部位，每日 10 次。皮肤破溃处禁用。

（5）大黄 30g，雄黄 30g，天花粉 100g，冰片 20g，生天南星 20g，乳香 20g，没药 20g，黄柏 50g，姜黄 50g，朴硝 50g，芙蓉叶 50g。上药共研细末，同时将药末加饴糖调成厚糊状，摊于油纸上，厚 3～5cm，敷贴于疼痛处，隔日 1 次，2 次为 1 个疗程。适用于原发性肝癌疼痛者。

（6）金黄散 50g，大黄 50g，姜黄 50g，黄柏 50g，芒硝 50g，芙蓉叶 50g，冰片 30g，生天南星 20g，乳香 20g，雄黄 30g，天花粉 30g。上药共研细末，瓶装备用。用时取适量药粉，以水调成厚糊状，外敷肝区，隔日 1 次，2 次为 1 个疗程。适用于晚期原发性肝癌疼痛者。

（7）紫草 1250g，大黄 750g，石膏 500g，白矾 500g，蜈蚣 300g，五倍子 270g，黑矾 240g，铅丹 180g，青黛 180g，乳香 150g，没药 150g，冰片 90g，白及 15g，桐油 2000g。除桐油外，上药共研细末，和匀，以桐油调成膏药，装瓶备用。用时依疼痛部位大小，取适量膏药外敷肝区体表，每日 1 次或隔日 1 次。适用于原发性肝癌疼痛者。

（8）蟾酥 10g，冰片 10g，麝香 3g，60% 酒精 50mL。将蟾酥、冰片、麝香溶入酒精内，装瓶备用。用时将药液外搽局部，每日 2～4 次。适用于中晚期原发性肝癌疼痛者。

（9）阿魏消痞膏（由阿魏、马钱子、郁金、延胡索、乌药、樟脑、血竭等药物组成，各药研成细末备用），用时将药末混匀撒在胶布膏上，外敷于患处，同时局部用 60℃ 热毛巾在药膏上外敷半个小时，注意勿烫伤皮肤，每日 2 次，5～7 日换 1 次药。适用于肝癌疼痛。

（10）马钱子 20g，天南星 60g，丁香 30g，乳香 30g，没药 50g，黄连 50g，蟾酥 5g，斑蝥 5g，樟脑 5g。上药除樟脑外，按传统方法熬制成黑膏药，分为 5 帖，将樟脑分散于膏药面上备用。用时贴于患处，10 日换药 1 次。适用于肝癌剧痛者。

（11）取新鲜蟾蜍皮 1～2 张敷贴于肝癌肿块上，每次 6～8 小时，每日 1 次。适用于原发性肝癌疼痛者。

（12）蝼蛄止痛散。肉桂 5g，盐黄柏 10g，盐知母 10g，蝼蛄 20g。上药共为细末，加葱 7 根、生姜少许、麝香 1g，和水成饼，纳脐中，6~8 小时换药 1 次。适用于肝癌中晚期腹水者。

（二）非药物外治

1. 常用方法

（1）针刺：针刺是临床常用手法，其因疗效显著、价格低廉、副作用小而被患者所接受。针刺在治疗肝癌方面有着悠久历史，《内经》中记载："下引脐两胁痛，引膺中脊内痛，治在燔针劫刺，以知为数，以痛为腧。"针刺在临床主要以消除癌肿、镇静止痛、扶正祛邪、解郁调神来达到治疗目的。针刺缓解疼痛的作用机制研究日益完善，已成为缓解癌性疼痛的首选方法之一。

（2）灸法：灸法是利用艾绒等中药烧灼穴位、患处来达到治疗目的。灸法治疗作用效果显著、疗效持久，被认为具有"拔本塞源"之功。灸法可以消除相应的肿瘤包块，张景岳有云"大结大滞者，最不易散，必欲散之，非借火力不能速也，所以极宜用灸"。

（3）穴位注射：穴位注射是将特定药物注入相应穴位从而起到持续刺激效果的治疗方法。选择特异性的药物对治疗有减少药物用量，从而减少毒副反应发生率的作用。穴位注射治疗可以通过经络循行而直达病所，短时即可取效。

（4）耳穴：耳穴是耳郭上与人体各脏腑组织器官相互沟通，并能反映人体生理功能和病理变化的部位。中医学认为"耳为宗脉之聚，十二经通于耳"，通过耳穴治疗，可以反馈性调节脏腑功能平衡，达到防治疾病、改善疼痛症状的目的。

（5）腕踝针：腕踝针是在腕踝部选取相应进针位置，在真皮组织下沿肢体纵轴水平刺入一定距离来治疗疾病的方法。十二皮部是十二经络的体表相应部位，针刺十二皮部可推动皮部气血运行，从而推动十二正经气血运行，达到通络解痛、气血通畅的目的。临床因其留针简便、镇痛显著而广泛使用。

（6）刺血拔罐：一般可在疼痛部位及周围结节处刺血拔罐治疗，往往血出痛减。刺血拔罐对缓解急性疼痛效果很好，起效快、止痛作用强且维持时间长。

2. 常用处方

（1）穴取章门、期门、肝俞、内关、公孙。若疼痛加外关、足三里、支沟、阳陵泉、耳穴（肝区）；若呃逆加膈俞、内关、耳穴（膈区）；若腹水加气海、三阴交、水道、阴陵泉；若上消化道出血加尺泽、列缺、曲泽、合谷；若肝昏迷加少商、涌泉、水沟、十宣、太溪、耳穴（神门、内分泌、肾区）。早期以针刺为主，晚期以艾灸为主。针刺以平补平泻，得气后提插捻转，留针 15~20 分钟；疼痛者可留针 20~30 分钟，每隔 5~10 分钟行针 1 次。每日 1 次，10~15 日为 1 个疗程，休息 3~5 日，再开始另一疗程。

（2）穴取足三里、肝炎点（右锁骨中线上，肋缘下 2 寸处）、阳陵泉、期门、三阴交。缓缓进针，每隔 5~10 分钟行针 1 次；亦可长期留针。每日 1~2 次。适用于肝癌疼痛较甚者。

（3）针刺穴位：百会、双侧胃区（头部皮针）、内关、三阴交。配穴：肝俞、肾俞、命门、阿是穴。注射穴位：足三里、大椎、阿是穴。针刺方法：将所有穴位（包括主穴、配穴）的针刺入皮肤，得气后，将所有刺入的针轮流捻转 3 次后即退针。穴位注射方法：将 20% ~50% 胎盘注射液每穴注射 2 ~4mL，每次可注射总量达 10 ~16mL。针刺与穴位注射每日或隔日 1 次，每 15 次为 1 个疗程，休息 3 ~5 日，再开始另一疗程。适用于晚期原发性肝癌。

（4）足三里、内关。若肝郁脾虚者，加太冲、脾俞；气滞血瘀者，加膻中、膈俞；夹湿热者，加阴陵泉；兼阴虚者，加气海、太溪。主穴每次必取，配穴依辨证每次选 1 ~2 穴，针刺手法按辨证之虚实而补泻，施以手法后加电，用疏密波刺激 20 ~30 分钟，每日治疗 1 次，直至呃逆消失。适用于肝癌插管化疗后呃逆。若患者顽固性持续呃逆，可加耳穴肝、脾、神门、胃，每次选 1 ~2 穴，双侧埋压白芥子，嘱患者或家属每日按压 4 次，呃逆发作时随时按压。

（5）曲池、下巨虚。用维生素 K_3 穴位注射，每穴 1mL，得气为度。适用于肝癌上消化道出血者。注意操作时避免伤及血管。

四、典型案例

贾某，男，44 岁，2015 年 8 月 1 日初诊。现症：肝癌介入术后，右叶内 8.3cm ×7.9cm ×8.3cm 异常密度肿块，肝门区、腹膜后多发小淋巴结，脾大，纳食差，口干，二便正常，舌淡嫩苔薄，脉沉弦。诊为少阳病，治以小柴胡汤加减。处方：柴胡 10g，黄芩 9g，半夏 12g，红参 10g，甘草 6g，平地木 10g，鸡矢藤 30g，谷芽 15g，麦芽 15g，五灵脂 10g，白术 10g，茯苓 30g，干姜 3g，生姜 7 片，大枣 3 枚。

二诊：患者纳食仍差，乏力，短气，口干，口苦，舌淡苔白，脉左关弦细，右关沉。诊为少阳合并太阴，治以柴胡桂枝干姜汤加减。处方：柴胡 10g，黄芩 9g，桂枝 6g，干姜 3g，牡蛎 50g，天花粉 15g，猫人参 50g，龙胆 6g，当归 10g，白芍 10g，鳖甲 10g，白花蛇舌草 30g，半枝莲 30g，党参 10g，白术 20g，五灵脂 10g，枳壳 10g，陈皮 10g，女贞子 20g。

三诊：患者食欲佳，乏力明显好转，无短气，疲劳后腿酸，大便稀，舌淡嫩苔薄，脉左寸关弱，右寸弱。诊为太阴病，治以附子理中汤加减。处方：附子 5g，白术 10g，干姜 5g，甘草 6g，红参 10g，半夏 12g，白英 20g，龙葵 20g，五灵脂 10g，鳖甲 10g，谷芽 10g，麦芽 10g，仙鹤草 100g（单煎）。

四诊：患者口不苦，牙龈时有出血，双下肢易酸，舌淡苔白，脉左关弦细，沉取无力。诊为厥阴虚寒证，治以当归四逆汤加减。处方：当归 10g，桂枝 10g，白芍 10g，细辛 5g，吴茱萸 5g，附子 10g，干姜炭 5g，鳖甲 10g，猫人参 50g，白花蛇舌草 30g，半枝莲 30g，红参 10g，仙鹤草 60g，白术 20g，甘草 10g，鹿角霜 10g，五灵脂 10g。

五诊：患者无不适，精神佳，面色红润，复查 B 超发现肿块明显缩小（2.3cm ×2.9cm）。继续上方巩固治疗。

按：本案患者初诊时以邪聚少阳为主证，故以小柴胡汤打底，以鸡矢藤、平地木、五灵脂配人参化积消癥；木郁土壅，故以白术、茯苓、谷芽、麦芽运脾消积。二诊时患者在少阳病的基础上又出现了纳差、口干、右关沉等太阴病证，故以柴胡桂枝干姜汤为基础，以龙胆、白花蛇舌草、半枝莲清肝经邪火，以猫人参、鳖甲、牡蛎、五灵脂散结，以当归、白芍、女贞子养肝体，以枳壳、陈皮斡旋中焦之气，党参、白术健脾防传。三诊时患者则以太阴虚寒为主证，故以附子理中汤配合散结消积之品治疗。重剂仙鹤草补虚抑癌，由于剂量大，需单煎，取其汤汁煎煮余药。四诊时患者以厥阴虚寒证为主，故以当归四逆汤加减治疗，然则肝肾同源，厥阴虚寒日久必然波及少阴，故以鹿角霜温肾助阳。肿瘤的治疗非一方一法，当谨遵仲景"观其脉证，知犯何逆，随证治之"的辨证思想，根据具体病机的变化而辨证施治，方能取效，本案即是其例，切忌刻舟求剑，一方到底。

五、中医内治

1. 当今肝癌患者根据症状表现以少阳、厥阴、太阴三经病证多见，具体而言可分为以下 7 种类型。

（1）少阳夹瘀证：若患者症见两胁胀痛或刺痛，腹部结块，胸闷腹胀，纳呆乏力，舌淡，边或有瘀点，脉弦，为邪聚少阳，治以小柴胡汤合膈下逐瘀汤。

（2）少阳太阴合病：本类型患者以脘腹胀满，口干口苦，乏力，大便溏稀，舌苔白腻，脉左关弦滑、右关弱（即两关不调）为主要临床表现，治以柴胡桂枝干姜汤合当归芍药散加减。

（3）少阳太阳阳明合病：肝癌患者当出现发热明显，面红赤，脉洪滑有力时，可诊为大热，辨为三阳合病，治以柴胡桂枝汤加生石膏。需要注意的是，发热患者若脉数疾，但沉取无力者，必为虚阳外越，要与三阳实证相区别。

（4）少阳少阴合病：若肝癌患者症见胸胁胀满，口干口苦，腰酸乏力，舌苔白腻，脉两关弦滑、尺脉弱者，为少阳少阴合病，治以柴胡四逆汤。

（5）太阴病：若患者以腹胀，呕吐，食欲差，大便或溏或干，舌苔白腻，脉沉弱等单纯太阴证就诊的，予附子理中汤加减治疗。

（6）厥阴寒热错杂证：若患者出现头昏、咽痛、口舌生疮、胸闷、心烦、口渴等"上热"表现，腹痛、腹泻、小便淋漓不爽、小便频数、四肢寒等"下寒"表现，局部热全身寒、脉左关弱、舌尖红苔腻等厥阴寒热错杂证时，首选乌梅丸。此外肝癌患者常常出现失眠，亦可选用乌梅丸治疗。

（7）厥阴虚寒证：若患者胸胁胀满，乏力腰酸，四肢逆冷，舌淡苔白，脉弦细，为厥阴虚寒证，治以当归四逆汤温经散寒。

2. 专病专药。所谓"专药"，是对某一病证针对性很强的药物，亦所谓"特效药"。在辨证治疗的基础上酌加"专病专药"，可增加方药的对病证的特异性，提高方药的疗效，扩大经方的使用范围。

（1）人参、五灵脂：人参、五灵脂本为中药"十九畏"中的一对，向来为配伍禁忌之一。然张璐《张氏医通》载："人参与五灵脂同用，最能浚血，为血蛊之的方也。"

临床治疗时取其浚破而不伤正之意，酌情加入辨证方药中，取得了良好的效果，亦未发现毒副作用。

（2）猫人参：猫人参为猕猴桃科植物猕猴桃的根，味苦、性寒，归脾、胃经，具有清热解表、祛瘀散结的功效。其用之可以抑制肿瘤的发展与延移，治疗肝癌时常与白花蛇舌草、龙葵等合用。治疗初始用量为50g，可逐渐加用至150g。

（3）半枝莲、半边莲、马鞭草、水红花子：在消腹水的处方中，半枝莲、半边莲、马鞭草、水红花子四味药常联用。半枝莲清热解毒，活血祛瘀，常用量15～30g。半边莲利尿作用显著而药力持久，常用量30～60g。马鞭草活血散瘀，通经利水，常用量30～50g。水红花子散血消瘕，消积止痛，利水消肿，常用量15～30g。四药活血利水而不伤血，切合肝病病机，可在辨证方中加用，疗效优于五苓散。

（4）三叶青：三叶青为葡萄科崖爬藤属植物三叶崖爬藤，以块根或全草入药，其性凉、味甘微苦，无毒，有清热解毒之效。现代药理学发现，其可通过抑制肿瘤细胞增殖、诱导细胞凋亡、调节机体免疫功能等途径发挥抗肿瘤的作用。

（5）海藻、甘草：海藻与甘草属于"十八反"之一，属配伍禁忌，然《医宗金鉴》中海藻玉壶汤即以海藻与甘草同用治疗瘿瘤。其可用于治疗甲状腺功能亢进、甲状腺癌和甲状腺纤维瘤，肝癌也常用，取其相反相激之意。

（6）莪术：莪术辛苦温，具有行气破瘀、消积止痛之功效，除了用于气滞血瘀所致的癥块、经闭痛经、血瘀心痛、饮食积滞、脘腹胀满、跌打损伤等外，对多种肿瘤均有良效，用量为15～30g。黄芪配莪术，黄芪得莪术补气而不壅中，莪术得黄芪攻破并不伤正，两药相伍，行中有补，补中有行，相得益彰，可共奏益气化瘀之功。

（7）鳖甲、龟甲、穿山甲：此为取吴又可《温疫论》三甲散之意，以血肉有情之品入阴分之厥阴肝经，搜邪通络软坚，散结消癥化积。

（8）鸡矢藤：鸡矢藤甘苦平，具有祛风利湿、止痛解毒、消食化积、活血消肿之功效，对于癌症具有很好的化积镇痛作用。常用量为30g，大剂量可用至100g。

3. 治疗时的注意事项如下。

（1）对于肝部肿瘤的治疗，从西医检查结果来看，属于形质变硬；根据《内经》"坚者削之""留者攻之""结者散之"等治则，削、攻、散的治则适用于肝气郁滞或气滞血瘀的阶段。这种病变的形成，多是肝病缠绵日久，患者体质有伤，虚实夹杂。因此选方用药需慎重，理气勿伤正，化瘀勿破血，且莫乱用斩将夺关之品而图速效。长期使用破血之品如三棱、莪术、水蛭、穿山甲等对肿瘤有止痛作用，但会使瘀毒到处乱窜，故用之过久每致肿瘤扩散或转移。

（2）验舌法对肝癌的诊断及观察预后有着重要意义。早期肝癌有时会出现光剥无苔的红舌，这对肝内小肿物良恶性的鉴别，特别是肝癌的早期诊断有一定临床意义。当病情发展恶化时，舌苔都出现花剥苔或光剥苔，此为胃之元阴枯竭，胃气将绝的危候，若病情好转则舌苔重生。原发性肝癌患者的舌左侧或右侧或双侧缘呈紫色或青紫色，呈条纹状或不规则形状的斑块或瘀点，边界分明，易于辨认，称为"肝瘿线"。"肝瘿线"可作为中晚期原发性肝癌患者诊断的辅助体征之一。

（3）无论何种肿瘤，只要出现食欲差，胃气垂败，先救胃气。人得一分胃气，就得一分生机。此时可以附子理中汤治疗。

（4）见肝之病，当先实脾，以党参、白术、干姜、甘草等扶之。

（5）在肿瘤治疗中只要出现太阳表证如咽痛、咳痰等证候，为伏邪外出，以麻黄附子细辛汤透之。

（6）肾为先天之本，久病必伤肾。肿瘤先伤正气后伤肾气，故久病需时时顾护肾气。

（7）降甲胎蛋白需用水蛭、山甲等血肉有情之品。

（8）清热解毒法对于肝癌治疗有一定疗效，正如尤在泾所言"癥坚之处，必有伏阳"，当以苦辛寒药清之开之。但治疗肝癌时应酌选甘寒，而慎用苦寒败胃之品。

（9）凡肿瘤剧烈疼痛代表病邪在进展，发展比较迅猛，转移较快，取效较难，这是正气衰竭之表现。

（10）肝癌导致急性黄疸，可将青黛 5 份、黄柏 4 份、矾石 3 份，按比例研成细末，每次 0.5g，以鸡蛋清调成糊状服用，每日 3 次。方中青黛、黄柏、矾石清热利湿退黄，蛋清保护胃黏膜，防止苦寒伤胃，为急性黄疸专病专方。

（11）腹水的治疗。治疗上攻下逐水是消除腹水、减轻胀满感的直接方法，但此时患者大多食欲差，精神萎靡，体质虚弱，而本法极易耗伤阳气，故配伍上应做到消水而不伤正，以己椒苈黄汤法合用利水化瘀之品如三棱、莪术、泽兰、王不留行、穿山甲等，配合应用经验方蝼蛄止痛散，常有良效。

六、研究综述

针对肝癌的治疗，目前采用的治疗方法主要有外科切除术、肝移植、局部消融、化疗栓塞、分子靶向治疗、生物治疗、中医药治疗等，其中手术治疗仍是目前肝癌最有效的方法，但远期疗效欠满意，即使是根治性切除 5 年复发转移率仍高达60%～70%。中医药治疗特别是中医外治法作为一种施药于外（皮肤、孔窍、腧穴）而力达于内的传统的治疗方法，具有疗效明显、无创、价廉、易接受、易推广、无成瘾性的特点。

（一）中药外敷法

中药外敷法历史悠久，是中医常用外治法之一。中药外敷法是将药物制成传统的黑膏药，或熬成浸膏，或制成水煎液，或将药物研成粉末，用米酒、醋、鸡蛋清、蜂蜜或水调和成糊直接外敷体表或疼痛部位，经皮肤、黏膜、腧穴、孔窍等吸收后，药力直达病所，从而提高药物的利用度。

1. 肝区体表外敷

肝区体表外敷是将薄贴、药物、药膏直接敷贴于肝区体表，经透皮吸收到达深部组织，在局部组织器官形成较高的药物浓度，并随血液循环到达全身，从而发挥治疗作用。李旭英等在内科常规保守治疗的基础上加用神农化瘤克癌膏外敷肝区体表，在镇痛方面也取得了较好疗效。孙以民等应用扶正消积膏外敷（柴胡 10g，三棱 10g，莪术 10g，半枝莲 20g，白花蛇舌草 20g，人参 10g，猪苓 15g，鳖甲 20g，冰片 3g）肝区体表，并联合肝动脉栓塞化疗治疗原发性肝细胞癌，取得了较好疗效。

2. 穴位敷贴

穴位敷贴是以一定的中药在相应的穴位上进行敷贴，以达到控制癌痛目的的一系列外治方法。这一方法发挥了穴位刺激和药物的双重作用疗效，集药物和经穴刺激于一体。刘晓芳应用散结止痛膏外敷穴位（期门、肝俞、阿是穴）治疗肝癌疼痛有较好的临床疗效。张好平等用活血止痛膏外敷肝俞穴及肝癌皮肤映射区治疗肝癌疼痛 80 例，每次持续 24 小时，每日 1 次，7 日为 1 个疗程，3 个疗程后统计疗效发现，完全缓解 42 例，部分缓解 38 例，有效率 100%。

3. 中药涂擦法

王凡星等研究以痛为腧中药外涂治疗癌性疼痛的疗效和作用机制，治疗组 30 例采用以痛为腧中药外涂治疗，对照组 30 例根据 WHO 三阶梯给药原则口服给药，治疗 7 日，有效率 90%，且治疗组在改善生活质量、改善血液流变学指标及不良反应发生等方面均明显优于对照组，从而证明以痛为腧中药外涂治疗癌性疼痛是有效且安全的，其镇痛作用可能与改善血液流变学指标有关。

4. 中药离子导入法

本方法作为新型给药方法，能够延长药物在体内的停留时间，减少内服药物的副作用及西药止痛剂的使用，其对肿瘤亦有一定的抑制作用。黄春波等采用中药离子导入法治疗晚期原发性肝癌疼痛 22 例，并与硫酸吗啡控释片治疗 20 例对照观察，发现治疗组总有效率为 90.9%，对照组总有效率为 60%，两组总有效率比较差异有统计学意义（$P < 0.05$），治疗组疗效优于对照组，且治疗后治疗组副反应除局部皮肤发红外，无其他明显副反应出现，而对照组部分病例出现便秘、恶心呕吐、头昏、排尿困难等副反应。

5. 脐疗法

陆海燕等比较姜末外敷神阙穴（脐部）加恩丹西酮与单用恩丹西酮在预防含铂化疗药介入后恶心呕吐的效果，结果显示：姜末外敷神阙穴（脐部）可明显降低肝癌患者使用含铂化疗药介入后恶心呕吐的发生率，减轻肝癌患者使用含铂化疗药介入后恶心呕吐的反应程度。

（二）针灸治疗

针灸治疗是我国的一种传统止痛方法。崔占义等以风柜斗草为主药联合艾灸百会、中脘、肝俞等穴治疗 46 例中晚期肝癌患者，1 年后缓解总有效率为 91.3%。黄雅各以扶正祛邪为原则，针补肾俞、足三里，泻支沟，3~4 日 1 次，并对症配合中药治疗肝癌，较其之前单用中药治疗疗效有明显提高，症状改善消除较前明显，生存期延长，部分患者血清甲胎蛋白（AFP）明显下降，极少部分甚至达到正常，癌肿瘤生长缓慢或停止生长。

（三）穴位注射

穴位注射是将液体药物注入人体一定腧穴内，从而发挥药物和腧穴双重治疗作用的外治疗法。丁卫亚通过双侧足三里穴位注射山莨菪碱，同时行耳穴膈、胃、肝、脾、神门、皮质下压豆治疗中晚期肝癌顽固性呃逆，取得了较好疗效。

（四）耳穴治疗

临床上有专家对收治的 41 例中晚期原发性肝癌患者运用耳针进行对症止痛治疗，取肝、心、神门、交感、皮质下，耳针刺入后一般 1～3 分钟即开始止痛。该法对于胀痛、隐痛、钝痛及非炎症型放射痛，完全缓解率为 61.1%；对刺痛及炎症型放射痛，缓解率为 0；对 3 期炎症进展型放射痛的缓解几乎无效。

（五）结语

外治肝癌疼痛的机制是施药于外，使药物先在局部即痛处组织内形成较高的浓度，将毒邪拉而出之或攻而散之，使局部气血得以疏通，迅速缓解疼痛症状。其力达于内，使药物在局部发挥效力的同时，又通过皮肤、黏膜的吸收，以及经络的传输，使药物到达病所，以发挥疏通经络、解毒化瘀、调节气血的整体治疗效应，起到单纯内治所起不到的作用。现代研究证明：中药外治能使药物渗透至肿瘤表面血管，改善肿瘤组织中的微循环，溶解和破坏肿瘤组织及瘤内纤维蛋白凝聚，缓解肿瘤对患者痛觉神经的化学刺激或物理性压迫，使刺激的信息下降，疼痛缓解。中药外治肝癌疼痛，虽然文献报道不多，但其无首过效应、毒副作用少、无药物依赖现象、止痛起效相对较快、止痛效果维持时间长的优点已引起广大临床工作者的重视。

第五节　肺癌（肺积）

一、概述

肺癌是最常见的肺原发性恶性肿瘤，绝大多数肺癌起源于支气管黏膜上皮，故亦称支气管肺癌。2015 年全球肺癌死亡率位列所有癌症之首，是世界上发病率和死亡率最高的恶性肿瘤之一。肺癌的 5 年生存率，美国为 15%，欧洲为 10%，包括中国在内的发展中国家不足 9%。

中医肺癌属于肺积范畴。肺癌发病机制主要是由于正气虚损，阴阳失衡，六淫之邪乘虚侵袭肺脏，邪滞胸中，肺气膹郁，宣降失司，气机不利，血行受阻，津液失于输布，聚而成痰，痰凝气滞，瘀阻络脉，于是痰气瘀毒胶结，日久成为肺部肿瘤。肺部肿瘤只是全身性疾病的一个局部表现。本病的总趋势乃由表及里，窜发不定，体表经络、体内诸脏均可受其侵犯。

肺癌的临床表现比较复杂，症状和体征的有无、轻重以及出现的早晚，取决于肿瘤的发生部位、病理类型、有无转移、有无并发症，以及患者的反应程度和耐受性的差异。肺癌早期症状常较轻微，甚至可无任何不适。中央型肺癌症状出现早且重，周围型肺癌症状出现晚且较轻，甚至无症状，常在体检时被发现。肺癌的症状大致分为局部症状、全身症状、肺外症状、浸润和转移症状。其常见临床症状为咳嗽、痰血、胸痛、气急、发热、消瘦等。

肺癌的诊断方法是多学科的，涉及范围广泛，包括临床症状、体征、病理学诊断、影像学诊断、核素检测、内镜诊断、胸腔镜检查、纵隔镜检查、剖胸探查，以及肺癌肿瘤标志物、生物学、基因检测等。

肺癌的治疗一般根据患者年龄、身体情况、病变部位、病理性质、临床分期等采用综合治疗手段。中医药治疗恶性肿瘤有着悠久的历史，是肿瘤综合治疗的重要组成部分，其与手术、放疗、化疗、分子靶向治疗、介入治疗、免疫治疗等共同组成肺癌多学科治疗体系。

二、辨治要点

（一）定性

本病主脏属肺，但与脾、肾密切相关，亦可及肝。初起痰毒瘀滞于肺，由于痰毒易于流窜，或流窜于皮下肌肤，或着于肢节骨骼，或浸淫肝肾，或流窜于脑，蒙蔽清窍。中医学认为"治病必求其本"，因此，对于癌肿的治疗，应根据《内经》"虚则补之""损者益之""坚者削之""结者散之"的原则，正确处理局部与整体、扶正与祛邪的关系，在酌情应用一般的消法（清热解毒抗癌中草药）以外，十分强调扶正法的应用。

（二）辨标本

本病的性质是本虚标实，肺、脾、肾虚为本，气滞、血瘀、痰凝、毒聚为标。肺癌乃因虚而得病，因虚而致实；虚是病之本，实为病之标；是一种全身属虚，局部属实的疾病。

（三）辨症状

肺癌一般以咳嗽、痰血、胸痛、气喘、低热等为基本表现。咳嗽痰多，胸闷气短，腹胀纳少，神疲乏力，面色无华，大便溏薄，舌淡胖有齿印，舌苔白腻，脉濡缓或濡滑，是肺脾气虚的表现；咳嗽无痰，或痰少而黏，或泡沫痰，或痰中带血，口干，气急，胸痛，低热，盗汗，心烦失眠，舌红或暗红，少苔或光剥无苔，脉细数，是阴虚内热的表现；咳嗽少痰，咳声低弱，痰中带血或咯血，神疲乏力或气短，面色苍白，自汗，盗汗，口干咽燥，舌淡红或舌红有齿印，舌苔薄，脉细弱，是气阴两虚的表现；咳嗽气急，动则喘促，胸闷，腰酸耳鸣，神疲乏力，畏寒肢冷，或心烦盗汗，夜间尿频，舌质红或暗红，舌苔薄白，脉沉细，是阴阳两虚的表现；咳痰不畅，痰血暗红夹有血块，胸胁胀痛或刺痛，痛有定处，颈部及胸壁青筋显露，唇甲紫暗，舌暗红或青紫，有瘀点、瘀斑，苔薄黄，脉细弦或涩，是气滞血瘀的表现；咳嗽气短，动则喘促，咳痰无力，胸闷，腹胀，腰酸，耳鸣，自汗，便溏，神疲乏力，舌淡，苔薄，边齿痕，脉沉细无力，是脾肾两虚的表现。

三、中医外治

（一）药物外治

1. 常用方法

（1）艾灸、耳穴、穴位敷贴减轻化疗副作用。

（2）中药外敷治疗肺癌疼痛。

2. 经验方推荐

（1）艾灸、耳穴、穴位敷贴

1）艾灸加耳穴：①艾灸：气海、中脘、足三里穴，每穴5分钟，至化疗后5天结束。②耳穴：一侧取胃、肝、脾、交感、神门、皮质下穴，另一侧取直肠、大肠、腹、三焦穴，采用王不留行贴压。

2）艾灸加穴位敷贴：①隔姜艾灸：将生姜切成薄片，中间针刺数孔，置关元穴施灸，每次15分钟，以温补肾阳。②穴位敷贴：取穴肺俞、肾俞、膻中、足三里、列缺等，以健脾益肺。二者均以10日为1个疗程，每21日为1个周期。

（2）中药外敷

1）蟾乌凝胶膏外敷止痛。

2）山柰、藤黄、乳香、没药、重楼、蓖麻子、茴香各20g，研粉，加醋和温水调和，敷于疼痛部位。

（二）非药物外治

1. 针灸与穴位注射减轻疼痛或化疗副作用

针刺组选择双侧孔最、肺俞、手三里、合谷、风门及局部阿是穴；药物组依据WHO三阶梯疗法分别用药，中度癌痛口服盐酸曲马多片，重度癌痛口服硫酸吗啡控释片；针药并用组联合以上两种方法。经过治疗，针药并用组疼痛缓解总有效率为93.33%，针刺组为76.92%，药物组为78.57%。

针刺足三里穴防治化疗呕吐具有起效快、副作用小、安全可靠等优点，其在减轻肺癌化疗呕吐方面要优于常规西医。隔姜灸中脘、足三里穴治疗非小细胞肺癌化疗后胃肠道毒副反应较治疗前均有所改善，提高了患者的生活质量。足三里穴位注射2%利多卡因2mL治疗肺癌化疗后顽固性呃逆，治愈率为82.4%，明显优于对照组。

艾灸关元穴预防晚期肺癌患者化疗骨髓抑制，每次3炷，隔日1次，2周为1个疗程，以血常规显示白细胞上升或恢复正常水平为有效，结果显示总有效率达93%。

2. 止痛方穴位敷贴加电磁波照射止痛

选择穴位为阿是穴，一般2~5个不等。将制备好的中药止痛方药物袋平铺于穴位上，选用重庆航天火箭电子技术有限公司生产的CQ-29型特定电磁波（TDP）加热，每个部位每日2次，每次30~60分钟。疼痛缓解程度总有效率为96.67%。

四、典型案例

吴某，男，48岁，山西临汾人，2004年来诊，肺癌大小3.2cm×3.6cm，胸腔有积液，咳喘、胸痛、胸闷，自感胸里好似有东西压着，浑身无力。住院治疗时予中药背心热敷，再口服汤剂及饮药茶。

（1）中药背心药物组成：黄芪500g，丹参100g，川芎100g，莪术100g，半枝莲1000g，枳实100g，香附500g，白花蛇舌草1000g，樟脑100g，冰片100g，桂枝100g，石菖蒲100g，麻黄100g，甘草300g。上药共研细末，做成中药背心，治疗时穿上，然后再在中药背心外穿上热敷背心，每次通电治疗40~70分钟，每日做1~3次。

（2）口服汤剂：薏苡仁 30g，香附 12g，桃仁 10g，马鞭草 10g，桔梗 10g，甘草 10g。每日 1 剂，水煎服。

（3）药茶：三七 6g，陈皮 10g，百部 10g，香附 10g，贝母 6g，木香 6g，甘草 10g。每日 1 剂，煎水当茶饮。

做第一次热敷时患者就感觉身体非常舒服，用半个月后咳喘有所减轻，胸闷明显减轻，胸痛缓解。后来患者由于家里经济困难而出院，买产品回家又做了 3 个疗程，之后到医院复查显示病灶全部消失。为巩固疗效，患者又做了 1 个疗程，后痊愈。

药背心装好药后，将背心喷湿，用橙汁或柚汁均可，可加速药物成分分解，促进药物的有效成分进入人体血液中，增强药效，提高疗效。

五、研究综述

中医外治法在肺癌治疗中具有典型的传统医学特色，并取得了肯定的疗效。目前肺癌的中医外治法主要涉及中药外敷、针灸、穴位注射以及综合治疗方面。其主要作用体现在以下几个方面：①增加放化疗的疗效以抑制肿瘤增殖。②缓解放化疗的毒副作用，如恶心、呕吐等上消化道反应。③延长带瘤生存率。④减轻癌性疼痛，改善患者生活质量等。中医药联合外治法综合治疗后，肺癌患者的 $CD8^+$、$CD28^+$ T 细胞水平有所提高，可以初步揭示多元中医综合治疗包括相关外治方法，可以改善肿瘤的微环境，从而提高免疫功能，进一步达到控制肿瘤、延长生存的作用。中医外治法具有取材方便、毒副作用小、无耐药性、操作简洁、疗效好、患者及其家属容易接受等优点，值得在临床上推广运用。

目前，中医外治法治疗肺癌的研究集中在化疗后上消化道不良反应上，多为自选穴位研究，缺乏大样本、多中心的研究，导致可信度不高；一些文章只是个人的经验之谈，缺乏说服力；大多数文章缺乏随访，远期疗效不明确。期待后续发表的相关文章能够在以上方面加以完善，使文献更具参考价值，更好地指导临床应用。

第六节　乳腺癌（乳岩）

一、概述

据国际抗癌联盟的最新统计显示：乳腺癌是世界范围内女性发病率最高的恶性肿瘤，占女性新发恶性肿瘤的 31%，其 5 年生存率仅为 46%，死亡率仅次于肺癌居第 2 位。而根据监测、流行病学和最终结果数据库的数据显示，在 20 世纪 80 年代美国的乳腺癌发病率是 106.07/10 万，到了 2012 年，上升到了 146.02/10 万，至少增长了 35%。2012 年乳腺癌全球范围内的医疗花费达 1370 亿美元，占全球医疗支出的 3.2%。目前我国乳腺癌的防治及其术后转移的治疗形势十分严峻，我国的乳腺癌发病率为 63.6/10 万，5 年生存率仅为 34.7%。现阶段乳腺癌已经成为世界各国必须共同面对的巨大生命威胁。

二、病因

乳腺癌的病因还没有完全明确，绝经前和绝经后雌激素是刺激发生乳腺癌的明显因素；此外，遗传因素、饮食因素、外界理化因素，以及某些乳房良性疾病与乳癌的发生也有一定关系。已知的几种诱发乳腺癌的主要因素如下。

1. 年龄。在我国女性中，乳腺癌的发病率随着年龄的增长而上升，在月经初潮前罕见，20 岁前亦少见，但 20 岁以后发病率迅速上升，到 45～50 岁达高峰，比西方女性足足提前了 10 岁。

2. 遗传因素。家族的妇女有第一级直亲家族乳腺癌史者，其乳腺癌的危险性是正常人群的 2～3 倍。

3. 其他乳房疾病。

4. 月经初潮年龄。初潮年龄早于 12 岁者发病的危险性为年龄大于 17 岁者的 2.2 倍。

5. 绝经年龄。绝经年龄大于 55 岁者比小于 45 岁的危险性增加。

6. 第一次怀孕年龄。危险性随着初产年龄的推迟而逐渐增高，初产年龄在 35 岁以后者的危险性高于无生育史者。

7. 绝经后补充雌激素。在更年期长期服用雌激素可能增加乳腺癌的危险性。

8. 口服避孕药。

9. 食物。摄入大量的脂肪可以增加乳腺癌的危险性。

10. 饮酒。

11. 体重增加可能是绝经期后妇女发生乳腺癌的重要危险因素。

12. 卵巢功能。乳腺受卵巢激素的调节。雌激素是乳腺发育的基本激素，亦是乳腺肿瘤发病的先决条件之一。有人认为，雌酮和雌二醇的异常增加与雌三醇的缺乏是乳腺肿瘤的发病原因之一，其已得到临床检查的支持与动物实验的证明。而且男性乳腺肿瘤患者少见，约为女性患者的 1%，此亦说明可能与男性无卵巢激素有关。

13. 放射线作用。多次反复做放射性检查易提高患乳腺癌的危险性。

14. 精神因素。焦虑、紧张可减低人体免疫力。

三、诊断标准

1. 大多发生在 45～60 岁的女性，尤以未婚或婚后未生育者多见。

2. 初期，乳房内有一肿块，多见于外上方，质地坚硬，表面高低不平，逐渐长大。

3. 中期，经年累月，始觉有不同程度的疼痛。肿块形如堆栗或覆碗，与周围组织粘连，皮核相亲，推之不动，皮肤呈"橘皮样"改变，乳头内缩或抬高。若皮色紫褐，上布血丝，为即将溃烂。

4. 后期，溃后岩肿愈坚，疮口边缘不齐。有的中间凹陷很深，形如岩穴；有的高突，状如翻花，常流臭秽血水。患侧上肢肿胀。

5. 可在患侧腋下、缺盆上下凹处触到质地坚硬的肿块，或转移至内脏或骨骼。可出现发热、神疲、心烦不寐、形体消瘦等症。

6. 乳腺钼靶 X 线检查、液晶热图像检查、乳头血性分泌物细胞学检查有助于诊断。必要时可行组织病理检查。

四、中医病名

在中医古籍中多将乳腺癌称为"乳岩"。明代薛己《校注妇人良方》云："若初起内结小核，或如鳖棋子，不赤不痛，积之岁月渐大，巉岩崩破如熟榴，或内溃深洞，血水滴沥，此属肝脾郁怒，气血亏损，名曰乳岩，为难疗。"明代陈实功《外科正宗》记载："经络痞涩，聚结成核，初如豆大，渐若棋子，半年一年，二载三载，不痛不痒，渐渐而大，始生疼痛，痛则无解，日后肿如堆栗，或如覆碗，紫色气秽，渐渐溃烂，深者如岩穴，凸者若泛莲，疼痛连心，出血则臭，其时五脏俱衰，四大不救，名曰乳岩。"清代李学川《针灸逢源》曰："乳岩……不痛不痒。一二载始溃，或五六年后方见外肿紫黑，内渐溃烂。亦有数载方溃而陷下者，皆曰乳岩。"

五、中医辨证分型

本病依据辨证可分为如下四型。

（一）脾虚痰湿

乳中结块，不痛不痒，或肿物渐大，头眩疲乏，纳呆口淡，腋下有核，大便滞下或溏薄，舌苔白黏腻，舌胖有齿印，脉细缓或弦缓。

（二）肝郁气滞

乳房结块，皮色不变，两胁胀痛，或经前乳房作胀，经来不畅，郁闷寡言，心烦易怒，口苦咽干，舌苔薄白或微黄，或舌边瘀点，脉弦或弦滑。

（三）热毒蕴结

乳房结块迅速肿大，隐隐作痛，或结肿溃破，甚则溃烂翻花，流水臭秽，痛引腋胸，烦热眠差，口干苦，大便干结，苔黄白或厚腻，舌质红，脉弦数或滑数。

（四）肝肾亏虚

乳房肿块硬而不平或翻花溃烂，胸腋掣痛，形体消瘦，短气神疲，头晕目眩，腰膝酸软，月经紊乱，烦躁失眠，不思饮食，舌干少苔，舌质红或舌尖无苔，脉细数或弦数，气血两亏，属本虚标实之证。早期多以痰湿、气滞、血瘀为主，属实；病至后期则出现正气衰微，虚实夹杂，以虚为主的证候。

六、临床表现

1. 部分早期乳腺癌患者虽然在乳房部尚未能够触摸到明确的肿块，但常有局部不适感，特别是绝经后的女性，有时会感到一侧乳房轻度疼痛不适，或一侧肩背部发沉、酸胀不适，甚至牵及该侧的上臂。

2. 早期乳房内可触及蚕豆大小的肿块，较硬，可活动。一般无明显疼痛，少数有阵发性隐痛、钝痛或刺痛。

3. 乳腺外形的改变可见肿块处皮肤隆起，有的局部皮肤呈橘皮状（医学上叫作"橘皮征"，图 7 - 1），甚至出现水肿、变色、湿疹样改变等。

4. 乳头近中央伴有乳头回缩，乳房皮肤有轻度的凹陷（医学上叫作"酒窝征"，图 7 - 2），乳头糜烂，乳头不对称。

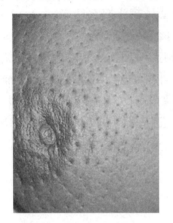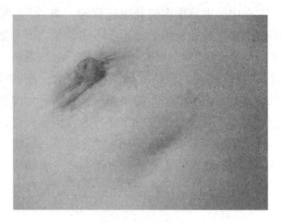

图 7 - 1　橘皮征　　　　　　　　　　图 7 - 2　酒窝征

5. 乳头溢液（图 7 - 3），当溢液呈血性、浆液血性时应特别注意做进一步检查。

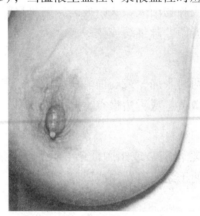

图 7 - 3　乳头溢液

6. 区域淋巴结肿大。乳腺癌的淋巴转移多表现为同侧腋窝淋巴结肿大，初为散在分布，无痛、质硬、数目较少，可被推动；其后肿大的淋巴结数目增多，互相粘连成团，与皮肤或腋窝深部组织粘连而固定。少数患者可出现对侧腋窝淋巴结转移。

7. 乳腺癌远处转移至肺时，可出现胸痛、气促、胸水等；转移至椎骨时，可出现患处剧痛甚至截瘫；转移至肝时，可出现黄疸、肝大等。

需要注意的是，某些特殊形式的乳癌（如炎性乳癌和乳头湿疹样癌），其发展规律和临床表现与一般乳癌有所不同。

七、早期筛查方法

（一）乳腺临床检查

其由乳腺外科医生触诊完成，以了解乳房有无肿块、肿块的性质、相关淋巴结有无肿大，以及乳腺、乳头的皮肤变化。

（二）乳腺自我检查

其可以提高妇女的防癌意识，故鼓励基层医务工作者向妇女传授乳腺自我检查的方法。每月 1 次，绝经前妇女应建议选择月经来潮后 7～10 天进行。但乳腺自我检查的准确性并不高，应配合定期的临床检查。

（三）乳腺钼靶 X 线检查

乳腺钼靶 X 线检查对降低 40 岁以上妇女死亡率的作用已经得到国外大多数学者的认可。乳腺钼靶 X 线检查对 40 岁以上亚洲妇女准确性高，但 X 线对年轻致密乳腺组织穿透力差，故一般不建议对 40 岁以下、无明确乳腺癌高危因素或临床体检未发现异常的妇女进行乳腺钼靶 X 线检查。

（四）乳腺超声检查

该检查对致密型乳腺的筛查有价值，可以作为乳腺钼靶 X 线检查的联合检查措施。鉴于中国人乳腺癌发病高峰年龄靠前，绝经前患者比例高，乳腺相对致密，超声可作为乳腺筛查的辅助手段。

（五）乳腺核磁共振（MRI）检查

由于该检查价格昂贵，检查费时，故可作为乳腺钼靶 X 线检查、乳腺临床检查或乳腺超声检查发现的疑似病例的补充检查措施及乳腺癌高危人群的乳腺癌筛查。

八、影像学诊断方法

（一）乳腺钼靶 X 线检查

该方法是乳腺癌诊断的常用方法。常见的乳腺疾病在 X 线片上表现一般可分为肿块或结节病变，钙化影及皮肤增厚征群，导管影改变等。肿块的密度较高，边缘有毛刺征象时对诊断十分有助。毛刺较长，超过病灶直径时称为星形病变。X 线片中显示肿块常比临床触诊为小，此亦为恶性征象之一。片中的钙化点应注意其形状、大小、密度，同时考虑钙化点的数量和分布。当钙化点群集时，尤其集中在 1cm 范围内，则乳腺癌的可能性很大。钙化点超过 10 个以上时，恶性可能性很大。

图 7-4 箭头处提示：乳腺内可见肿块影，边缘见毛刺，乳头牵拉回缩，皮肤局部增厚，周围可见迂曲的血管影。

（二）超声检查

超声检查无损伤性，可以反复应用。对乳腺组织较致密者应用超声检查较有价值，

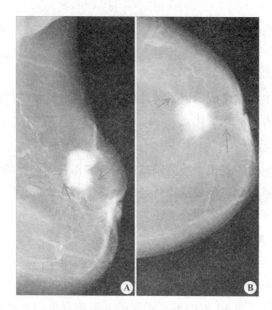

图 7 – 4   乳腺钼靶 X 线检查图像

但其主要用途是鉴别肿块系囊性还是实性。超声检查对乳腺癌诊断的正确率为 80% ~ 85%。癌肿向周围组织浸润而形成的强回声带，正常乳房结构破坏以及肿块上方局部皮肤增厚或凹陷等图像，均为诊断乳腺癌的重要参考指标。

图 7 – 5 提示：右乳可见一低回声肿块，边界不清，形态不规则，呈蟹足状。

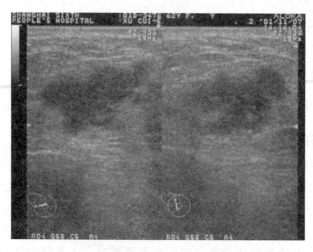

图 7 – 5   乳腺超声检查图像

（三）CT 检查

CT 检查可用于不能扪及的乳腺病变活检前定位，确诊乳腺癌的术前分期，检查乳腺后区、腋部及内乳淋巴结有无肿大，有助于制订治疗计划。

图 7 – 6 提示：右乳可见不规则肿物，内可见纵隔淋巴结肿大。

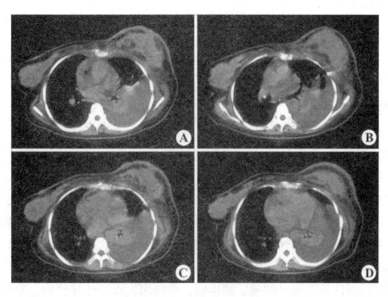

图 7－6　乳腺 CT 检查图像

（四）MRI 检查

MRI 检查可用于乳腺癌分期评估，确定同侧乳腺肿瘤范围，判断是否存在多灶或多中心性肿瘤。其初诊时可用于筛查对侧乳腺肿瘤。同时，该检查有助于评估新辅助治疗前后的肿瘤范围、治疗缓解状况，以及是否可以进行保乳治疗。

图 7－7 提示：双侧乳腺见结节样强化病灶，边缘可见毛刺，周围可见迂曲的血管影。

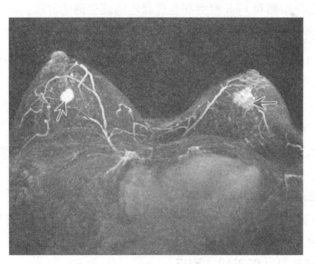

图 7－7　乳腺 MRI 检查图像

九、常用肿瘤标志物

在癌变过程中，由肿瘤细胞产生、分泌，直接释放细胞组织成分，并以抗原、酶、激素或代谢产物的形式存在于肿瘤细胞内或宿主体液中的物质称肿瘤标志物。常见的乳腺癌肿瘤标志物有 CEA、CA125、CA153。

十、病理组织学分类

1. 非浸润性癌
导管内癌、小叶原位癌、乳头派杰病、导管内乳头状癌。

2. 早期浸润性癌
导管癌早期浸润、小叶癌早期浸润、微浸润癌。

3. 浸润性特殊型癌
浸润性乳头状癌、髓样癌伴淋巴细胞浸润、小管癌或高分化腺癌、腺样囊性癌、黏液腺癌、黏液癌、胶样癌、大汗腺癌、鳞状细胞癌、浸润性筛状癌、浸润性微乳头状癌。

4. 浸润性非特殊型癌
非特殊型浸润性导管癌（硬癌、髓样癌、单纯癌、浸润性导管癌、腺癌）、浸润性小叶癌。

5. 其他罕见癌
分泌性癌、富脂质癌、印戒细胞癌、富糖原透明细胞癌、神经内分泌癌、嗜酸细胞癌、腺泡细胞癌、皮脂腺癌、黏液表皮样癌、腺鳞癌、梭形细胞癌、腺纤维瘤癌变、乳头状瘤病癌变。

十一、免疫组化检测和 FISH 检测

乳腺癌免疫组化检测和 Fish 检测都是乳腺癌病理检测的方法。

（一）免疫组化检测

免疫组化检测最常用，是利用特异性抗原抗体反应来观察和研究组织细胞内特定抗原、抗体的定位和定性技术。

1. 激素受体
ER 即雌激素受体，PR 即孕激素受体，乳腺是雌激素和孕激素的靶器官，如果检测受体阳性，则提示该乳腺癌的生长和增殖受激素的调控，成为激素依赖性乳腺癌，可给予相应的内分泌治疗。

2. 人表皮生长因子受体 –2（HER –2）
HER –2 是细胞增殖、分化、移动和存活的重要调节因子，与肿瘤组织学分级高、有淋巴结转移、分期晚、复发率升高呈正相关。

3. 增殖细胞核抗原（PCNA），Ki67
肿瘤细胞增殖率是判断肿瘤患者预后的重要指标之一，是乳腺癌复发的一个重要危险因素。

4. p53 基因
p53 过表达可见于乳腺癌前阶段。

5. M4G3

M4G3 对判断淋巴结转移有实用价值。

6. CK – 19

CK – 19 为微转移诊断的标志物。

7. 平滑肌肌动蛋白（SMA），p63

其是判断早期浸润性癌的重要指标。

（二）FISH 检测

FISH 中文是"荧光原位杂交"，是一种病理诊断技术，可以用于检测乳腺癌组织中 HER – 2 基因的表达。HER – 2 是乳腺癌分子靶向治疗的重要靶点，FISH 检测 HER – 2 表达阳性预示靶向治疗药物赫赛汀治疗有效。

十二、三阴性乳腺癌

三阴性乳腺癌（TNBC）是指雌激素受体（ER）、孕激素受体（PR）和人表皮生长因子受体 – 2（HER – 2）均阴性的一种特殊类型乳腺癌。TNBC 约占所有乳腺癌的 15%，其许多生物学特性和基底细胞样型乳腺癌相似，但两者之间存在某些基因表达谱和免疫表型上的差异，因此亦不能完全等同。TNBC 因缺乏内分泌及抗 HER – 2 治疗的靶点，目前尚无针对性的标准治疗方案。

十三、乳腺癌的治疗方法

手术治疗是乳腺癌的主要治疗方法之一，此外还有化疗、放疗、内分泌治疗、免疫治疗、生物治疗、靶向治疗及中医治疗。

（一）外科手术

手术治疗仍为乳腺癌的主要治疗手段之一，术式有多种，对其选择缺乏统一意见。其总的发展趋势是尽量减少手术破坏，在设备条件允许下，对早期乳腺癌患者尽力保留乳房外形。无论选用何种术式都必须严格掌握以根治为主，保留功能及外形为辅的原则。

（二）化疗

乳腺癌为全身性疾病已被众多的实验研究和临床观察所证实，当乳腺癌癌肿发展到大于 1cm，在临床上可触及肿块时，往往已是全身性疾病，且可存在远处微小转移灶，只是已有的检查方法尚不能发现而已。手术治疗的目的，在于使原发肿瘤及区域淋巴结得到最大程度的局部控制，减少局部复发，提高生存率。但是肿瘤切除以后，体内仍存在残余的肿瘤细胞。基于乳腺癌在确诊时已是一种全身性疾病的概念，全身化疗的目的就是根除机体内残余的肿瘤细胞以提高外科手术的治愈率。

（三）放疗

放疗是治疗乳腺癌的主要组成部分，是局部治疗手段之一，与手术治疗相比，较少受解剖学、患者体质等因素的限制，不过放疗效果受射线的生物学效应的影响，常用的放疗设施较难达到"完全杀灭"肿瘤的目的，效果较手术逊色，因此多数学者不主张对可治愈的乳腺癌行单纯放疗。放疗多用于综合治疗包括根治术之前或后作为辅助治疗晚期乳腺癌的姑息性治疗。近10余年来，乳腺癌以局部切除为主的综合治疗日益增多，疗效与根治术无明显差异，放疗在缩小手术范围中起了重要作用。

（四）内分泌治疗

激素受体测定与乳腺癌的疗效有明确关系，雌激素受体阳性者应用内分泌治疗的有效率为50%～60%，而阴性者效率低于10%，同时测定孕酮受体可以更正确地估计内分泌治疗的效果。如果两者皆阳性者，有效率可达77%以上。受体的含量与疗效的关系是正相关，含量越高治疗效果越好。

（五）生物治疗

生物治疗是调动人体的天然抗癌能力，以恢复机体内环境平衡的治疗方法。该疗法是通过提取人体抗击肿瘤的关键免疫细胞（DC/CIK），通过体外培养、激活、诱导、增殖，回输到患者体内，从根本上改变肿瘤细胞的生长环境以抑制肿瘤的生长和增殖，达到杀灭肿瘤和抑制肿瘤复发转移的目的。

（六）靶向治疗

所谓的靶向治疗，就是通过分子靶向药物抑制这些靶点，阻断肿瘤细胞或相关细胞的信号转导，从而抑制或杀死肿瘤细胞。

（七）中医治疗

中医治疗疾病一向是注重整体，而不是注重局部。中医治疗可改善患者的全身情况，减轻化疗、放疗的反应，常作为手术、放疗的辅助治疗手段，并作为中期乳腺癌的主要治疗方法。其优点是副作用小，患者易于接受。

十四、乳腺癌的中医外治

1. 方药：密陀僧、香油各120g。

用法：将密陀僧与香油一同放在砂锅内，炭火上熬，用筷子搅，熬至滴水成珠为度，将膏药暖后贴至患处。若核已破，则将疮口露出，药贴周围，便于向外流水。

2. 方药：川乌10g，草乌5g，丁香5g，蟾酥5g。

用法：将上述药物共研极细末，瓶装勿泄气，每次以上药末少许，放膏药中间，贴核上，每日1换，连贴1月为1个疗程。

按语：应用本方治疗乳腺癌，效果较好。但川乌和草乌有毒，用时须注意。

3. 方药：草乌15g，大枫子25g。

用法：将上述两药共捣烂，敷患处。

按语：应用本方治疗乳腺癌，效果较好。但上述两药均有毒，用时宜注意。

4. 方药：南瓜蒂（又名倭瓜蒂）。

用法：将南瓜蒂烧炭存性研末，用香油调南瓜蒂灰外敷。

按语：用此方治疗乳腺癌已溃烂者，效果较好。

5. 方药：壁虎1只，冰片少许。

用法：将壁虎纳入鸡蛋内，用纸封固，放在瓦上，用炭火煅存性，研末，加冰片少许，放膏药上敷贴患部。

按语：用本方治疗乳腺癌未溃破者，疗效较好。

6. 方药：过冬犁叶。

用法：用银针将过冬犁叶刺孔，或捣如泥状，贴患处。

按语：用本方治疗乳腺癌数例，连贴5~10次，即能见效。

7. 方药：桉树叶200g，九里明200g（民间方）。

用法：将上药入锅加水2500g，煎开10分钟后过滤外洗患处。

按语：本方治疗晚期乳腺癌出现癌瘤破溃流出黄水并有恶臭者，具有消炎、去腐除臭的作用。

8. 方药：炮姜30g，红花24g，白芥子18g，天南星18g，生半夏21g，麻黄21g，黑附子21g，肉桂15g，红芽大戟6g，红娘虫2.4g，香油2500g。

用法：将上药用香油炸枯后，每500g油加入章丹250g，熬成膏，每500g内兑入麝香4.8g、藤黄面30g。用时将膏药熔化后，摊开敷于布或纸上，外敷患处。

按语：该方具有回阳散寒、活血消肿的作用，适用于阴疽、痰核、皮下包块、乳腺肿核及体表良性肿瘤等。

9. 消岩膏：山慈菇30g，土贝母30g，五倍子（瓦上炙透）30g，川独活30g，生天南星15g，生半夏15g。

用法：共研细末，用醋调膏如糊状，摊布块上。使用时注意贴膏面积不可过小，当视核块的状况略为加宽，必须附着四周，使稳固而不致移动脱落。每日一易，至全消为止（近时用法，将膏涂纱布上，橡皮膏粘上较妥）。切忌时时揭开，时时更换。制醋膏法：用上好米醋，陈久者更好，不拘多少，文火熬煮至1/4为度，冬季可凝结不散，夏天可略加白醋少许（夏宜稍老，冬稍嫩）。膏成，趁热倾入冷水中，以去火毒为要。

按语：对慢性诸外症，如瘰疬、乳岩、瘿瘤等阴证，用消岩膏，效验居多。急性化脓性炎症忌用此膏。

十五、乳腺癌的饮食宜忌

（一）适宜饮食

高蛋白、高维生素及保证热量的食物均适宜，如新鲜蔬菜与水果、鱼、肉、牛奶等。

1. 乳腺癌手术后，可给予益气养血、理气散结之品，巩固疗效，以利康复。如山药粉、菠菜、丝瓜、海带、山楂、玫瑰花等。

2. 乳腺癌放疗时易耗伤阴津，故宜服甘凉滋润之品。如杏仁霜、枇杷果、白梨、乌梅、莲藕、香蕉、橄榄等。

3. 乳腺癌化疗时，若出现消化道反应及骨髓抑制现象，可食和胃降逆、益气养血之品。如鲜姜汁、鲜果汁、粳米、白扁豆、黑木耳、葵花籽等。

4. 无花果炖排骨。鲜无花果 5 个，排骨 500g，枸杞子 20g，陈皮 10g，调料适量。排骨剁成小块，洗净，用沸水烫过；枸杞子、陈皮洗净；无花果洗净切成小块。4 味共置锅中，加水适量，煮至烂熟，加入调料即成。每日 2 次，食量不限。

（二）禁忌饮食

烟熏、霉变、含有亚硝酸盐的食物、生的葱蒜、母猪肉、南瓜、醇酒以及辛温、煎炒、油腻、荤腥厚味、陈腐、发霉等助火生痰有碍脾运的食物均应忌食。忌烟酒。

十六、乳腺癌的食疗药膳

（一）枸杞茉莉鸡

原料：枸杞子 15g，茉莉花（干品）6g，乌骨鸡 1 只（约 500g 左右），食盐少许。

制法：鸡宰后去毛及肠脏，茉莉花用纱布包好，置鸡腹中，缝住切口，然后把鸡及枸杞子放入锅内加水炖至烂熟，去掉茉莉花，调入少许盐即成。

功效：枸杞子为滋肾养肝、补血壮阳要药；茉莉花有理气开郁、辟秽和中、消疽瘤的功效；乌鸡入肝、肾经，养肝补虚劳。本药膳适用晚期乳腺癌体质虚弱，烦闷疼痛者。

（二）五味护乳汤

原料：龙葵、黄毛耳草、白英、大蓟根、凤尾草各 30g，猪瘦肉适量。

制法：把上述各药同猪瘦肉一起置入瓦煲内，加水煲至瘦肉熟烂即可。

功效：本药膳能预防及辅佐治疗乳腺癌。每周服 1~2 次。

（三）胡桃壳煮五香蛋

原料：鸡蛋 10 个，胡桃壳 10 个，食盐 1 汤匙，八角茴香适量。

制法：鸡蛋入锅煮熟后，随即用冷水浸没使之冷却，再敲碎蛋壳，用针刺洞数十个，然后放入锅中，加入胡桃壳、食盐、茴香，再加水上炉煮沸 30 分钟即可。

功效：解毒消痈，健胃敛血。主要适用于乳腺癌疼痛者。

（四）腊味萝卜糕

原料：黏米粉 500g，萝卜 3000g，腊肉 150g，腊肠 2 条，虾米 60g，白糖 2 汤匙，生油 4 汤匙，生酱油 4 茶匙，胡荽 80g，胡萝卜 1 个。

制法：虾米浸透，剁成茸。腊肉、腊肠切粒。烧油锅，把虾米、腊肉炒熟备用。萝卜去皮刨成细丝，倒下烧热之锅中，加油与清水同煮，煮至萝卜完全变色时，加入炒熟的虾米等，再加调味料拌匀，连汁水盛盆内，黏米粉筛于盆中之混合物，不时快手以铲兜匀，倒入已涂油之糕盆内，隔水猛火蒸 1 小时，用筷子插入糕，如无粉黏着即成。

功效：理气通秘，消痰止咳。主要适用于乳腺癌胸胁胀痛者。乳腺癌Ⅰ~Ⅱ期硬性癌常表现为肝郁气滞型，症多见心烦、气闷、精神忧郁、乳房结块质硬，时有口苦、口干或头晕失眠等。本药膳的特点是重用萝卜以理气，以发挥萝卜中吲哚物质的抗癌作用。

（五）素炒四宝

原料：玉米 100g，豌豆 100g，胡萝卜 125g，香菇 20g，味精 3g，盐 5g，花生油 15mL，酱油 2mL，酒 5mL，姜汁 5 滴。

制法：香菇泡好后切丁备用，豌豆、胡萝卜丁分别用开水煮熟。花生油在锅内烧热，先炒香菇丁，再加入玉米粒、姜汁、酒、盐和泡香菇之水（50～60mL）同炒。将锅内食物煮至水将干时，倒入豌豆、胡萝卜丁，再加酱油、味精等翻炒，即成。

功效：调中开胃，利肺宁心。主要适用于乳腺癌早期局部胀疼者。

（六）蒲公英粥

原料：蒲公英 50g（鲜品用量 80g），粳米 100g，清水适量。

制法：蒲公英洗净，切碎，煎取药汁，去渣，入粳米同煮为粥，注意宜稀不宜稠。

功效：清热解毒，消肿散结。主要适用于乳腺癌红肿疼痛者。

（七）囫囵肉茄

原料：大而嫩的紫茄子 1 个，瘦肉 50g，蛋清 1 个，盐、味精、植物油适量。

制法：茄子洗净，留着茄蒂，在另一头切开一 15cm 左右的口子，小心地把茄心挖出。把瘦肉切成肉末，加蛋清、盐、味精调成肉馅，慢慢地塞进茄子里，放入锅内，倒入肉汤烧熟。茄子不破而里面有肉，样子奇特，味道鲜美。

功效：清热活血，止痛消肿。主要适用于乳腺癌血瘀疼痛者。

第七节　恶性淋巴瘤（石疽）

一、概述

恶性淋巴瘤是原发于淋巴结或淋巴组织的一种恶性肿瘤，根据病理组织学特点分为霍奇金淋巴瘤（Hodgkin disease，HD）和非霍奇金淋巴瘤（non-Hodgkin lymphoma，NHL）两类。根据统计，我国淋巴瘤发病率为 6.68/10 万，占全部恶性肿瘤发病的 2.34%，死亡率为 3.75/10 万，占全部恶性肿瘤死亡的 2.08%，并呈逐年上升趋势。

中医古籍文献中并无恶性淋巴瘤的病名，根据淋巴结肿大等症状的描述，常将其归类为失荣（营）、石疽、痰核、恶核等范畴。明代陈实功根据《内经》中的论述，首次提出"失荣"的病名，并在《外科正宗》中进行了详细阐述，即"失荣者……其患多生肩之以上，初起微肿，皮色不变，日久渐大，坚硬如石，推之不移，按之不动"。"石疽"病名最早见于隋代巢元方的《诸病源候论·石疽候》："其寒毒偏多，则气结聚而皮厚，状如痤疬，硬如石，故谓之石疽也。""痰核"病名首见于明代李梴的《医学入门》，泛指体表的局限性包块。"恶核"病名出自东晋葛洪的《肘后备急方》，其曰："恶核病者，肉中忽有核如梅李，小者如豆粒，皮中惨痛，左右走身中，壮热恶寒是也。"

二、病因病机

（一）正气不足

多数医家提出肿瘤的发病与脏腑功能失调、正气不足有关。《内经》曰："正气存内，邪不可干。""邪之所凑，其气必虚。"《景岳全书》曰："凡脾肾不足及虚弱失调之人，多有积聚之病。"《外证医案汇编》曰："正气虚而成癌。"

（二）气机郁滞

肝主疏泄，喜调达而恶抑郁，情志不畅，肝气不疏，致使气机失调，痰湿内停，经脉滞涩，日久郁热内生，痰热互结终成恶核。《外科正宗》曰："忧郁伤肝，思虑伤脾，积想在心，所愿不得志者，致经络痞涩，聚结成痰核。"《马培之医案》曰："操劳思虑，郁损心脾，木失畅荣，气化为火，阳明浊痰，藉以上升，致颈左坚肿，成为失荣。"《圣济总录》曰："忧怒郁闷，朝夕积累，脾气消阻，肝气横逆，遂成隐核。"由此可见，情志不遂是恶性淋巴瘤发生的重要病因。清代高秉钧的《疡科心得集》曰："失营者，由肝阳久郁，恼怒不发，营亏络枯，经道阻滞，如树木之失于荣华……渐渐口大，内腐，形似湖石，凹进凸出，斯时痛甚彻心……此证为四绝之一。"

（三）痰、湿、瘀、毒互结

痰、湿、瘀、毒既是致病因素，又是病理产物，相互结合而为病。《灵枢·百病始生》曰："湿气不行，凝血蕴里而不散，津液涩渗，著而不去，而积皆成矣。"《诸病源候论》曰："此由寒气客于经络，与血气相搏，血涩结而成疽也。其寒毒偏多……谓之石疽也。"

恶性淋巴瘤的发生以肺脾肾亏虚为发病之本，以痰毒瘀郁结为发病之标，"虚""痰""湿""瘀""毒"为病理因素之果，若将其置于整个疾病过程中，则又为临床诸证之因。恶性淋巴瘤多是先有虚，而致脏腑功能失调，代谢产物堆积，而后才出现痰、湿、瘀、毒。总之，本病属于本虚标实。

三、中医外治法治疗肿瘤的理论与方法

中医学认为，人体是一个有机的整体，内脏疾病必然会在体表、经络、五脏、外九窍有所反映，即所谓"有其内必形著于外"，因此外病内治、内病外治历来就是中医治病的一大特色。中医外治法有着数千年的历史，有一套独特的行之有效的治疗方法。

外治法是与内治法相对而言的，即是运用非口服药物的方法，通过刺激经络、穴位、皮肤、黏膜、肌肉、筋骨等以达到防病治病目的的一种传统医学疗法。外治法历史悠久，早在2000多年前《周礼·天官冢宰》就有医生治疗肿瘤一类疾病的记载："疡医掌肿疡、溃疡、金疡、折疡之祝药、劀杀之齐。"其中"祝"的意思就是用药外敷，"杀"是用药腐蚀恶。

历代医家根据中医"寒者热之""热者寒之""坚者削之""结者散之""留者攻之""燥者濡之""虚者补之"的原则对疾病进行辨证施治。凡是有形之积，即具体肿

块，遵从中医治疗原则，皆可外敷，以促使其消散。

晋唐时期，中医学对淋巴瘤的认识主要局限于病变部位，且治疗多以攻伐为主。晋代葛洪所著之《肘后备急方》中记载了恶核治疗的外用的有效方药——丹参膏（丹参、秦艽、独活、乌头、白及），其可活血祛风、通络解毒。唐代孙思邈创野葛膏治疗恶核，奠定了该病治疗的基础。

宋代东轩居士用麝香膏治疗癌发；杨士瀛用蓖麻子、乳香膏、神功妙贴散治疗"癌"症。

明清医家强调气血畅达的重要性，明代医家陈实功首创"和荣散坚丸"治疗本病。清代医家王维德所著《外科证治全生集》明确把中医外科病证分为阴阳两类，提出"痈为阳，疽为阴"和"阴虚，阳实"的观点，对失荣或恶核等病主张采用"阳和通腠，温补气血"的方法进行治疗，研制出阳和解凝膏（牛蒡草、透骨草、生川乌、桂枝、大黄）温阳化湿、消肿散结，化核膏（菜油、壁虎、蜘蛛、蜗牛）软坚散结、化痰消肿等。

朴炳奎教授认为恶性淋巴瘤外用当以活血化瘀、软坚散结、消肿解毒为要旨。其常用半枝莲、白花蛇舌草、夏枯草、玄参、生地黄、山慈菇、三七、莪术、三棱、鸡内金、穿山甲、蜈蚣、天龙、猫爪草、露蜂房、地龙、全蝎、斑蝥、僵蚕、牡蛎、仙鹤草、槟榔等，其中最喜用白花蛇舌草、穿山甲、天龙、猫爪草、露蜂房、地龙、僵蚕、仙鹤草等，认为其毒性相对较小，临床效果好。

四、常用中药外治法

（一）薄贴法

薄贴即为膏药之古称，清代《医学源流论·膏药论》曰："今所用之膏药，古人谓之薄贴。"采用膏药外贴穴位或者肿瘤局部可起到温经散寒、通络解毒、活血化瘀、消肿止痛的目的。

（二）箍围消散法

箍围消散法是将药散与液体调制成糊状敷贴于患部，借助药散具有箍集围聚、收束疮毒的作用，从而使初起之疮疡轻者消散，重者疮毒结聚，疮形缩小，炎症趋于局限，早日成脓破溃。即使破溃后，余肿未消者，亦可用它来消肿，截其余毒。

（三）腐蚀法

腐蚀法顾名思义，即将药性峻猛、具有腐蚀作用的中药，掺布肿瘤表面而侵蚀组织，从而使癌毒外泄，达到肿瘤组织逐渐凝固坏死脱落的目的。

（四）药捻法

药捻法是将腐蚀药加赋形剂制成线香状的药捻，插入细小的疮口中或瘘管、窦道内，以引流祛腐，促其疮口愈合的方法。该法是外科透脓祛腐法的一种，主要用于乳腺癌或肿瘤术后吻合口瘘的治疗。

（五）熨法

熨法多用布包裹炒热的药物或用特制的熨引器，热熨人体体表或者疼痛部位，主要利用温热的作用，达到温通筋络、温运脾胃、理气止痛等功效。

（六）熏洗法

熏洗法是用药物煎汤，趁热在肿瘤局部或者未破溃部位熏蒸、淋洗和浸浴的方法。

（七）灌肠法

抗癌灌肠法通常使用保留灌肠法，使药液能够在肠道中发挥抑制肿瘤增殖或起到消除消化道肿瘤引起的便秘、肠梗阻等并发症的作用。

（八）针灸

针灸包括的内容最为丰富，包括针刺、灸治、拔罐、穴位注射等。古人早有灸法治疗积聚的记载，如《灵枢·官能》曰"结络坚紧，火之所治"，张景岳亦言"凡坚硬之积……然此坚顽之积，非用火攻终难消散，故莫妙于灸"。《本草备要》中记载"艾叶苦辛……以之灸火，能透诸经而治百病"。温灸可通过热效应改善局部循环，促使药物直达患处或疏通经脉而发挥作用，进而取得较满意的疗效。陈云飞等通过研究显示艾灸血清具有明显的抑瘤效应。

五、中医外治法治疗肿瘤并发症

（一）癌性疼痛

许玲等通过动物实验发现通络散结膏可以抑制肿瘤相关的发热和疼痛，其机制可能与抑制破骨细胞的活性有关。Mehling 等对 93 例肿瘤患者在术后进行除常规护理外的针刺和推拿治疗，治疗持续 3 日，并采用 0 ~ 10 数字疼痛强度量表对患者的疼痛程度进行评估。经过治疗，实验组的评分下降 1.4，与仅采用常规护理的对照组（45 例）下降 0.6 相比差异具有统计学意义（$P = 0.038$）。结果证明，针刺结合推拿治疗可明显减轻患者的癌痛症状。

（二）自汗、盗汗

林宥任等报道，将 45 例合并多汗症的肿瘤患者随机分为实验组 24 例和对照组 21 例，分别予以止汗散（药物组成：五味子、五倍子、郁金、冰片）与安慰剂敷脐，结果显示：实验组前额、前胸、掌心部位皮肤电阻用药前后与对照组比较差异均有统计学意义（$P < 0.01$）；用药后自汗、盗汗、口干、手足心热、身热、畏寒肢冷、喘憋气短、太息等症状明显改善（$P < 0.05$，$P < 0.01$）。

六、经验方推荐

（一）消瘰擦剂 1 号外方

组成：青黛 30g，猫爪草 30g，川乌 30g，草乌 30g，瓜蒌子 30g，金针果 30g，蛇倒退 30g，川红花 30g，桃仁 30g，当归尾 50g，川芎 50g，蛇床子 30g，冰片 50g，焦栀子 30g 等。

用法：冰片、青黛用 60°白酒浸泡 12 小时，余药煎浓汁 300mL，凉冷后兑入冰黛酒中，装瓶备用。每日擦于肿大的淋巴结上，反复擦 10 分钟，以微红为度。

（二）消瘰方

组成：露蜂房 15g，山慈菇 30g，僵蚕 10g，穿山甲 10g，土鳖虫 10g，丁香 6g，王不留行 15g，土贝母 15g。

用法：上药物研成细末，以蜂蜜或醋调成糊状，敷于患处，并用普通膏药或纱布固定，每次 8 ~ 24 小时。

第八节　皮肤与附件肿瘤（翻花疮）

一、概述

（一）定义

皮肤癌是皮肤恶性肿瘤的统称，属中医翻花疮、黑疔、石疔、石疽、厉疽、赘瘤、恶疮、癌疮范畴。皮肤癌包括基底细胞癌（简称基癌）、鳞状细胞癌（简称鳞癌）、湿疹样乳头癌、恶性血管内细胞瘤、恶性血管外皮细胞瘤、恶性透明细胞汗腺瘤、汗腺癌、纤维肉瘤、淋巴管肉瘤、恶性黑色素瘤等，临床以基底细胞癌和鳞状细胞癌最为常见。

（二）文献摘要

《外科启玄·癌发》载有"癌发"一证，谓"此疮，初起时不作寒热疼痛，紫黑色不破，里面先自黑烂。二十岁以后，不慎房事，积热所生。四十岁以上血亏气衰，浓味过多，所生十全一二。皮黑者难治，必死"。虽然《外科启玄》将其列为疮疡之一，但从"初起时不作寒热疼痛，紫黑色不破，里面先自黑烂""所生十全一二"等语句来看，可能也包括恶性肿瘤在内。《仁斋直指附遗方论》对癌的症状特征、好发部位和严重后果作了较为详细的描述，指出"癌者，上高下深，岩穴之状，颗颗累赘，毒根深藏，穿孔透里。男则多发于腹，女则多发于乳，或项或肩或臂，外症令人昏迷"。《华佗神方》中记载："翻花疮，疮口内肉突出如菌如蕈，故有此名，虽无痛苦，然久流鲜血，则易致虚损。"《医宗金鉴》亦云："推之不动，坚硬如石，皮色如常，日渐长大……日久难愈，形气渐衰，肌肉消瘦。"明代陈实功《外科正宗》中记载，"多生手足……初生如粟，色似枣形，渐开渐大，筋骨伶仃，乌乌黑黑，痛割伤心，残残败败，污气吞人，延至踝骨，性命将倾……古人有法，截割可生"，此描述似恶性黑色素瘤，可纳入厉疽或脱疽的范畴。

（三）病名溯源

1. 翻花疮

汉代名医华佗首先在《华佗神方》中提出"翻花疮，疮口内肉突出如菌如蕈，故有此名。虽无痛苦，然久流鲜血，则易致虚损"，并根据症状描述提出"翻花疮"这一概念。后续隋代医家巢元方在其著作《诸病源候论》中提出"反花疮者，由风毒相搏所为。初生如饭粒，其头破则血出，便生恶肉，渐大有根，浓汁出。肉反散如花状，因名反花疮。凡诸恶疮，久不瘥者，亦恶肉反出，如反花形"，因"翻"字通"反"，故翻花疮亦称"反花疮"。宋代《圣济总录》也提及论曰："疮生恶肉，久则反出于疮外，故谓之反花疮。其初如饭粒，破之血出，余毒尚炽，恶肉随生，根深而脓溃，此皆风热毒气之所作也。"明清时期百家争鸣，清代何英《文堂集验方》记载"翻花疮……其状疮内如饭粒，破之血出，随生反出"，明代龚廷贤《寿世保元》记载"翻花疮及似花之状"，清代许克昌、毕法合撰的《外科证治全书》记载"一名翻花疮，因其缠绵不已，形如棉花"，以上各医家描述翻花疮的临床表现与现代皮肤科著作《中国临床皮肤病学》中描述的鳞状细胞癌的临床表现"初起为浸润性硬斑，后损害迅速增大，表面破溃出血呈菜花状增生，或是出血结痂后脱落形成的溃疡面呈火山口样，边缘高凸不平，外翻如菜花状"极其相似。

明代李梴《医学入门》中论述"翻花疮因疮将敛，元气虚弱，肝火血燥生风，翻出一肉突如菌"，明代张介宾《景岳全书》记录"翻花疮者，由疮疡溃后，肝火血燥生风所致。或疮口胬肉突出如菌，大小不同，或出如蛇头，长短不一"，说明了翻花疮的病因病机的变化。翻花疮的溃疡面久久难以愈合，是由于病邪长期积聚在人体，导致正气虚衰，无力抵抗外邪，内则肝气郁结日久则化火，火久灼血液则燥，燥太过则易生风。明代王肯堂《证治准绳》记载："一名翻花疮，肉反于外，状如蜡色，有如棉花，故又名棉花疮，此则邪毒盛"，描述了翻花疮外观类似棉花，颜色为蜡色，是由于毒邪炽盛所致。清代魏之琇《续名医类案》记载："一男子患此症已愈，唯一眼翻出胬肉如血（即名翻花疮），三月不愈，乃伤风寒也。"清代吴谦《医宗金鉴·外科心法要诀》记载："翻花疮因溃后生，头大蒂小努菌形，虽无痛痒触流血，血燥肝虚怒气成。注：此证因生疮溃后，胬肉自疮口突出，其状如菌，头大蒂小，愈努愈翻，虽不大痛大痒，误有触损，流血不住，往久则亏损。总由肝虚怒气血燥而成。"以上描述了鳞状细胞癌早期损害为斑块、结节或疣状，质地坚实，后迅速增大，并且肿瘤周围组织充血，边缘呈蜡色暗红色。更有清代医家陈莘田在《陈莘田外科方案》中提及"素有遗泄，阴分内亏，湿下注玉茎，翻花疮腐溃流脓，内肿高突，由来数月，理之棘手"及"郁火湿热交蒸，玉茎翻花疮。起经半载，肉突如菌，腐溃流水，当此春升，最防出血，难许全功，阴中肉凸出如蛇头数寸者，名翻花疮"，顾世澄在《疡医大全》中提及"此疮头大而蒂小，小者如豆，大者如菌，无苦无痛，揩损每流鲜血，久亦虚人"，这些描述与现代生殖器部位的鳞状细胞癌极其相似。

2. 癌疮

癌疮，顾名思义癌症，形似疮者。清代顾世澄在《疡医大全·癌疮门主论》中引《仁斋直指方》云："癌疮上高下深，累垂如瞽眼，其中带青，头上各露一舌，毒孔透里，用生井蛙皮存性，蜜水调敷良。"其描述皮损如火山口样，边缘高凸不平，与现代的基底细胞癌、鳞状细胞癌相似。

3. 石疽

石疽最早见于隋唐时期巢元方记载于《诸病源候论》中的"石疽候"这一章节，"由寒气客于经络，与血气相搏，血涩结而成疽也。其寒毒偏多，则气结聚而皮厚，状如痤疖，硬如石，故谓之石疽也"。其描述了石疽的病因及症状，类似于现代医学中的皮肤霍奇金淋巴瘤，表现的皮损由病变的淋巴结浸润或淋巴管转移而来，常常受累于局部淋巴结引流区域，皮损为单一或多个淡红色、暗红色、紫红或褐色结节，触及坚实或较为硬，无触痛，较固定或可移动，不容易破溃。吴谦在《医宗金鉴·外科心法要诀》中将石疽细分为上石疽，"此疽生于颈项两旁，形如桃李，皮色如常，坚硬如石，臀痛不热。由肝经郁结，以致气血凝滞经络而成。此证初小渐大，难消难溃，既溃难敛，疲顽之证也"；中石疽，"此证由寒气瘀血凝结，生于腰胯之间，缠绵难以收功。其疽时觉木痛，难消难溃，坚硬如石，皮色不变"；下石疽，"此证生于膝间，无论膝盖及左右，俱可以生，坚硬如石，牵筋疼痛，肿如鸡卵，皮色不变，并无焮热，难消难溃，难溃难敛，最属疲顽"。该论述分别阐述了其位置、临床表现及病因病机，表明了皮肤霍奇金淋巴瘤病变淋巴结的不同引流区域。

4. 石疔

唐代孙思邈在其《备急千金要方》中提到"至于疔肿，若不预识，令人死不逮辰。所以养生之士须早识此方，凡是疮痍无所逃遁……石疔，其状皮肉相连，色乌黑如黑豆，甚硬，刺之不入，肉内隐隐微疼，忌瓦砾砖石之属"，指出石疔这种疾病如果不及时诊断或辨别，可在短期内令人死亡，所以作为养生的人或医生要及早诊断或辨别这种疾病。无独有偶，唐代王焘在《外台秘要》里谈及到这个问题"阴阳之气不得宣泄，变成痈疽疔毒恶疮诸肿，至于疔肿，若不预识，令人死不逮辰，若着讫乃欲求方，其人已入木矣，所养生之士须早识此方，凡是疮痍，无所逃矣……石疔，其状皮肉相连，色乌黑如乌豆，甚硬，刺之不入，肉内阴阴微疼"。综二者之言，无不说明了石疔的危害及凶险。宋代陈言在《三因极一病证方论》中所述"世医谓伤寒在诸风之上，痈疽冠杂病之先，言此二病，重大急切。然方论，疔肿又在痈疽之前，其意谓急切甚矣"，着重强调了"石疔"的凶险。明代李梴在《医学入门》中记载"顶硬根突近寸长。变黑肿烂透深孔，形色不一极痛痒，疮头黑硬如钉，四畔带赤如火，盘根突起寸余，随变焦黑，未几肿大而光，转为湿烂，深孔透肌，如大针穿之状。其形初起大小不一，或如水泡，如吴黄，如豆，如石榴子，其色有五。《内经》分应五脏，各有所属部位……石疔，如黑豆甚硬。忌瓦砾、砖石"，描述了石疔的临床表现，其现代医学对"皮角"发生发展变化的描述相似。

二、病因病机

中医学认为皮肤癌是风毒燥热之邪久羁留恋，内耗阴血，夺精灼液，致肝血枯燥，难荣于外，肺气失调，皮毛不润，易招外邪，皮生恶疮。详细分析其发病机制不外乎内外二因，内为脏腑功能失调，外为六淫之邪入侵。至其为病，则无非气血壅滞，营卫稽留之所致。其发病机制主要有正虚邪实、脏腑失调、气滞血瘀、痰结湿聚、毒热内结和外邪入侵等方面。

中医学认为皮肤为人之藩篱，易受外邪侵袭，其为病不仅与外感六淫有关，亦与脏腑功能失调相连。肺主气，外合皮毛，肺气失调则皮毛不润；肝藏血，调节血量，肝阴血不足则皮肤血燥不荣；脾为后天之本，气血生化乏源，肌肤失养，且脾不健运，亦聚津成湿，可与外邪相夹为患，如《医学入门》中指出："郁结伤脾，肌肉消薄，与外邪相搏而成肉瘤"。外感六淫，风毒燥热之邪，久羁留恋，内耗阴血，夺津灼液，或湿毒久留，皆可变生恶疮，发为本病。特别是老年人，脏腑气衰，气血渐亏，加之皮肤暴露于外，年长日久，受风毒燥热之邪，留而不去，变生恶疮。

（一）病因病机的中医文献概述

1. 风邪

风邪具有善动而不居，轻扬而开泄无孔不入的特性，常合并他邪及致病最多，故称为"百病之长"。明代虞抟在《医学正传》中提及"风邪乘虚而客袭之，渐至变为恶候"，说明当人体处于虚弱的时候最容易遭到风邪侵袭，蕴于体内久则成为"恶候"。"又诸疮久不合口，风邪亦能内袭"，若诸疔疮肿毒久久难愈合，都是因为风邪侵袭机体所致。《医学入门》"原因感受恶风，入于脉理"，所谓疔疮为外感恶风导致风邪入侵经络脉理所致。《外科集验方》"感受风热湿毒之气，发为疮疡"，外感风热之邪气与湿毒之邪气郁结而成为疮。

2. 火（热）邪

火（热）邪具有炎热升腾、易致疮痛等特性，火邪进入血分，积聚局部腐蚀血肉而形成痈肿疮疡。清代黄元御《灵枢悬解》云："大热不止，热胜则肉腐，肉腐则为脓。然不能陷，骨髓不为枯，五脏不为伤，故命曰痈，而热气淳盛，下陷肌肤，筋髓枯，内连五脏，血气竭，当其痛下，筋骨良肉皆无余，故命曰疽。"《医学入门》云："恶风积毒血热成，烦躁嗳闷入心腹。"《洞天奥旨》云："疔疮之生，膏粱人居其半，皆因营卫过滞，火毒外发也。"《医学正传》云："湿热之气，聚于下集，阴火炽盛，蓄于八脉，八脉沸腾，逆于经隧，气凝血滞，故其滋养精微之气，不能如常荣于肉理，是以结聚而成痈肿矣。"热邪兼重浊趋下的湿邪集结在下焦，下焦阴火炽盛则容易形成痈肿。

3. 寒邪

寒邪为阴邪，容易伤及阳气，且容易阻滞经络使筋脉收缩而导致凝滞。隋代巢元方则强调了寒邪是导致石疽的重要致病因素，故在《诸病源候论》中云："此由寒气客于经络，与血气相搏，血涩结而成疽也。其寒毒偏多，则气结聚而皮厚……故谓之石疽也。"其记载了寒气为阴邪，寒性凝滞客于经络，与气血相争，寒则气收，致血液收涩，涩结形成疽。若寒极成毒，毒气集聚而厚，则成石疽也。阴阳在某种条件下可互相转换，如《景岳全书》云"冷气所袭，寒邪伏结……若经久不消，极阴生阳，寒化为热而溃也"，提及冷气所袭，寒邪伏结，如果时间太长没有消散，阴极则阳生，寒极则转化为热象，从而导致肌肤、组织溃破。

4. 痰饮

痰饮为脏腑功能失调，气化不利，水液代谢障碍所形成的病理产物。张山雷在《疡科纲要》中记载"疾者，本非吾人体中应有之物质，而以观近人病状，则挟痰之证甚多""顽痰浊饮，有以助长病魔耳""久郁之痰，有年瘤疾，如石疽、乳岩者，则根深蒂固"，说明痰也容易夹其他邪致病，久痰致疾，难以清除。《医学入门》也记载了"流注肿块非等闲，内伤外感湿痰干；跌扑闪挫并产后，气流血注四肢关。流者，行也；注者，住也。或结块，或漫肿，皆原素有痰火，或外感风寒，邪气流行，至其痰注之处而发；或内伤郁怒，以致痰火骤发"，故有"百病多由痰作祟"之说。

5. 七情内伤

七情是机体内外环境变化引起的情志活动，包括喜、怒、忧、思、悲、恐、惊，情志过激可致病，造成内伤，损伤内脏及影响脏腑气机。《素问·举痛论》云，"百病生于气也，怒则气上，喜则气缓，悲则气消，恐则气下……惊则气乱……思则气结"。明代何英《文堂集验方》则提出："一切痈疽……由七情内郁而生，蕴热在内，热气逼人。"《疡医大全》记载："妇人之性多偏而多郁，若有不遂，则心肝肾三经之火，勃然而起，遂致阴内生疮，或生疳疮，或生翻花疮，阴中极痒，名疮，又名阴蚀疮。极痛极痒，状如虫行，淋漓脓汁，皆由湿热与心火相系而生。"

6. 饮食失宜

饮食不节、不洁及偏嗜可导致脏腑功能失调或正气受到损伤而发生疾病。明代赵宜真在《外科集验方》的诸疮论一章谈及"夫诸疮者，谓诸般小疮也。其名证不同，此皆心肾不交，饮食不节，肠胃停留宿滞，风毒与血气相搏，凝滞于肌肉之间而发也"。《医学入门》云："疔疮全是饮食毒……"《素问·生气通天论》曰："高粱之变，足生大丁。"《普济方》云："其候本因甘肥过度，不慎房酒，邪毒蓄结，遂生疔疮……人汗入食肉，食之则生疔疮，不可不慎也。"

7. 经络受损

经络是运行人体气血，联系脏腑孔窍及全身各部的通道，也是感应传导信息的调控系统，故经络受损则导致脏腑功能失调及气机不畅而产生疾病。《诸病源候论》云："此由寒气客于经络，与血气相搏，血涩结而成疽也。"《普济方》所提及"流注经脉，遂使腠理壅隔，荣卫结滞，阴阳之气不得宣泄，变成痈疽、疔毒、恶疮诸肿"，"夫疔疮者，其疮形如钉盖之状者是也。气客于经络，五脏内蕴毒热"。明代龚信纂在《古今医鉴》中记载"夫疔疮者……相搏于经络之间，致血气凝滞，注于毛孔手足头面，各随五脏部分而发也。"《医学正传》云："阴火炽盛，蓄于八脉，八脉沸腾，逆于经隧，气凝血滞，故其滋养精微之气，不能如常荣于肉理，是以结聚而成痈肿矣。"《疡医大全·疔疮门主论》曰："毒发于心经者，生为火焰疔。多生心脏之俞募井之端，唇口手掌指节或手之小指。初生一点红黄小泡，抓破痛痒非常，左右肢体麻木，心烦发躁，言语昏愦……发于肝经者，生为紫燕疔。多生手足腰胁筋骨之间，或足大指。初生便是紫泡，次日破流血水，三日后串烂筋骨，疼痛苦楚，眼红目暗，指甲纯青，睡语惊惕……发于脾经者，生为黄鼓疔。初生黄泡光亮明润，四面红色缠绕，多生口角腮颧，眼胞上下及太阳正面之处。便作麻痒，绷急硬强，重则恶心呕吐，烦渴干哕……发于肺经者，生为白刃疔。多生手大指。初生白泡，顶硬根突，破流脂水，痒痛骤然，易腐易陷，腮损咽焦，毛耸肌热，咳吐脓痰，鼻掀气急……发于肾经者，生为黑黡疔。多生耳窍、胸腹、腰肾，及足小指涌泉偏僻软肉之间。初生黑斑紫泡，毒串皮肤，渐至肌肉，顽硬如钉，痛彻骨髓；重则手足青紫，惊悸沉困，软陷孔深，目睛透露。"

8. 脏腑气机失调

脏即五脏，腑为六腑，五脏作为中心并与六腑相配合，精气血津液作为物质基础，经络将五脏六腑联系起来构成一个整体，脏腑气机失调，五脏六腑之间的平衡遭到破坏，影响总体的运行，则使机体产生疾病。《内经》曰："诸痛痒疮，皆属于心。"又曰："高粱之变，足生大丁……荣气不从，逆于肉理，乃生痈肿。"东垣谓"荣气即胃气也，盖胃气调和，则荣卫之气皆顺流而无逆于肉理耳"。《冯氏锦囊秘录》云："凡内伤酒食，脾胃营运之气有亏，不能上升，乃下流乘其肝肾之佐注于足胫，加之房事不节，邪气柔虚乃为香港脚，久而不愈，遂成痼疾，坚硬如石，谓之石疽。"《医宗金鉴·外科心法要诀》云："石疽生于颈项旁，坚硬如石色照常，肝郁凝结于经络。"

综上所述，皮肤癌的病因病机主要包括风邪、火（热）邪、寒邪、痰饮、七情内伤、饮食失宜、经络受损、脏腑气机失调，概括为"毒、瘀、痰、虚"等。

（二）现代医家对本病病机的认识

李凯将非黑色素细胞瘤的病因病机概括为邪实和正虚，具体包括以下几方面：①疮感风毒：疮疡溃后，日久不敛，风邪外袭。风为阳邪，最易化热耗阴，阴血受伤，不能濡养肌肤，故疮色晦暗，状如菜花外翻，久不收敛或为灰白色或蜡样小结节，质较硬，缓慢增大，出现溃疡。或翻出胬肉，形状如菌，头大蒂小。②肝火血燥：情志抑郁，不能顺其条达之性，于是气郁不伸，化火耗血，血虚则肝风内动。肝风发泄于外，症见疮形干涸，似有痂皮固着难脱，疮面高低不平，形如堆栗，稍有触动则血不止，其色鲜红，或皮损呈褐色或深黑色，边缘部分色较深；中央呈点状或网状。若情志波动，所思不遂或者抑郁不快，则病情明显恶化和加重。③元气虚弱：疮疡溃后，久不收敛，皆由元气虚弱不能载毒外泻，或正虚邪实所致，老年人和平素先天不足者更为明显。正如《疡科纲要·论外疡补益之剂》所说："恶肉不脱，无非气血不充，不能托毒外泄，亦非补剂不为功。而老人虚人，尤需温补。"其疮面板滞少生机，色泽晦淡，疮顶腐溃似岩石，常流腥臭稀薄脓水，同时患者常伴有周身疲惫乏力、食少无味、面目浮肿等全身症状。④肝肾亏损：肝肾同居下焦，肝肾精血素亏，复又疮疡溃烂，脓水不断，使虚之更虚，故见疮形呆滞坚硬而不红活，稀薄脓血渗出而少生气，疮顶腐溃，恶肉难脱，稍有触动则污血外溢，自觉疼痛颇重，同时患者兼有形体消瘦、低热难退、头昏目涩等。

（三）名老中医药专家赵尚华教授对癌症因病机的认识

癌症归属于中医岩证范畴。岩证的病因，迄今还不十分明了。中医学十分重视全身经络脏腑的气血活动和精神因素的影响，认为岩证的发病与情志内伤，肝郁气逆，思虑伤脾，以致经络滞塞，热毒内结等病理变化有关。

赵尚华教授在参考古现代医籍中治癌经验的基础上，依据多年临床实践，结合中医发展规律，总结出了一套治疗癌症的元宗血津复辨证法，将癌症分为元分证、宗分证、血分证、津分证、复元证五个阶段进行治疗。赵尚华教授将该法运用于临床，迄今已有多年，取得了较满意的疗效。

从元宗血津复的角度来讲，癌症的病因，在审证求因的基础上可分为内因和外因。内因以正气亏虚、气机郁滞为主，常见者有元阳亏、元阴虚、气虚、气郁。外因以毒邪攻袭为主，常见者有湿热之毒，如导致宫颈癌、直肠癌之毒邪；有热毒，如导致肝癌、肺癌之邪；有寒毒，如导致白血病、皮肤鳞癌、基底细胞癌及脑胶质瘤之毒邪；有痰毒，如导致淋巴肉瘤之毒邪等。生活习惯、环境因素、辐射毒等也可归于内因。这里要注意："毒"指的是顽固难愈之邪，与传统外科中的"毒"意义不同。

癌症的病机独特而繁复，根据患者体质情况及感受各类邪毒后产生的病理反应，可分为元分证、宗分证、血分证、津分证及复元证五大证候。元分证之病可有元阳不足证、元阴亏损证、气虚证、气郁证、气阴两虚证、冲任失调证，治之十愈七八。宗分证可有心、肺、脾、肝、肾之分，治之十愈三四。血分证可见血热证、暴热似风证、血热伤阴证、气阴两伤证，治之十愈一二。津分证可见五脏衰竭证、津血渐复证、药毒证，治之十愈二三。复元证为已经手术切除癌瘤之后的病证，临床治疗主要以预防复发和治疗并发症为主，可分为实证、虚证、虚实夹杂证，治之十愈三四。

三、中医治法

（一）内治法

内治法可大概分为三大类，即消、托、补三大法，是分别针对癌疮的初起期、形成期、溃后期三个阶段所提供的治疗方法。

1. 消法

消法主要用于癌疮的初期，其以不同的治疗手段及方药使初起的疮疡痈疽等邪毒不能形成脓肿，得以早日消退。明代虞抟在《医学正传》中提及朱丹溪观点云："痈疽因积毒在脏腑，当先助胃壮气，使根本坚固，而以行经活血药为佐，参以经络时令，使毒气外发，施治之早，可以内消，此内托之意也。"此即说明了治疗早期癌疮的内消法。

2. 托法

托法主要用于癌疮中期，即形成期，此期以透脓的药物为主，兼辅以补益药托毒外出，并扶持不伤正气，防止毒邪扩大及内陷。刘河间云："治肿焮于外，根盘不深，形证在表，其脉多浮，病在皮肉，非气盛则必侵于内，急须内托，宜复煎散，除湿散郁，使胃气和平。如或未已，再煎半料与之。如大便秘，烦热，少服黄连汤。如微利及烦热已退，却与复煎散。如此使荣卫俱行，邪气不能内伤微。"《医学入门》记载："石疽肿与皮肉相似，疼痛坚硬如石。二者初起，便宜温热托里补虚，次乃随证调治。"

3. 补法

补法主要用于癌疮的后期，即溃后期，此时应用补益类药物可维护正气并帮助其恢复，使之创面得以愈合。《医学正传》曰："《外科精要》谓排脓内补十宣散，治未成者速散，已成者速溃，诚哉是言也。若用之于些小痈疮，与冬月时令，尽收内托之功。若于冬月肿疡用之，亦可转重就轻，移深居浅。若溃疡于夏月用之，其桂朴之温散，佐防风、白芷，吾恐虽有参，难为倚仗……溃疡内外皆虚，宜以补接为主。"《疡科心得集》曰："脓出而反痛者，此为虚也，宜补之。亦有秽气所触而作痛者宜和解之，风冷所逼者宜温养之……凡疮疡时呕者，当作毒气上攻治之，溃后当作阴虚补之。若年老溃后，发呕不食，又宜参芪白术膏以峻补之，随证加使药。河间谓：疮疡呕者，湿气侵于胃也，宜倍白术。痈疽发渴，乃血气两虚，用参、芪补气，当归、熟地黄以养血，或忍冬丸、黄芪六一汤皆效。加味十全大补汤，治痈疽溃后，补气血，进饮食，实为切要。"以上论述都说明癌疮破溃的后期需要补虚药配合。

（二）外治法

1. 灸法

灸法是通过艾绒或药物为主要材料，点燃后放在穴位或病变部位，使其烧灼或烤或熏、熨，用灸材的热量及药物作用，温通气血、扶正祛邪，以达到防治疾病的一种外治方法。其根据灸材不同可分药笔灸、药线灸、灯火灸等。《医学正传》云："痈疽始发，即以艾多灸之，可使轻浅，骑竹马灸法最妙。盖艾火畅达，拔引郁毒，此从治之意。惟头为诸阳所聚，艾炷宜小而少。"《医学正传》云："十全大补汤、肾气丸主之……外以附子饼灸，或葱熨法，驱散寒邪，补接荣气，则骨自脱，疮自敛。若肾气亏损，其骨渐肿，荏苒岁月，溃而出骨，亦当用葱熨法。"其说明痈疽初起、早期应用艾灸多次治疗，可使病情减轻，因艾灸具有升散的作用，可引毒邪外出，此种方法也是用外治的治疗原则。

2. 针法

针法是用不同的针具进行刺激腧穴或病变部位，使之气血调和，经气通畅，脏腑功能达到平衡协调的操作方法。《医学正传》里记载着"金元四大家"之一刘完素应用针法时所言，治疗疮疡之前需要分清所属的十二经脉或奇经八脉管辖区域、气血充足与否、穴位远端作用与近端作用，这才能起到高效的临床作用。

3. 敷贴法

该法可分为冷敷和热敷，是将药物加工成一定的剂型后直接敷于体表病患处或某些特定的治疗部位上，通过皮肤吸收或激发经络、腧穴的调节作用而产生治疗效应的一种外治疗法。《医学正传》载："谓贴冷药有神效，夫气得热则散，得冷则敛，何谓神效？经曰发表不远热是也。（贴冷药，惟轻小疖毒可也）。"《普济方》指出："疔疮者……其治之法……上用膏药贴之。"《古今医鉴》云："凡疔疔疮……乃药敷之。"《外科心法要诀》云："石疽……外用葱白、蜂蜜，捣泥敷贴。"《经验良方全集》曰："恶疮……疔肿痛者，取菊花叶捣汁敷之，冬月用菊根效同。"《冯氏锦囊秘录》云："即所谓石疽是也……乃用猪脂捣烂，入肉桂细末，葱头食盐杵匀，厚敷患处，使脂膏以治血肉。"

4. 药熨法

药熨法是将药物或药剂加热后置于患处体表某些特定部位（如经络、腧穴等），进行热奄或按摩、熨引，促使其腠理疏通、经脉和调、气血流畅而解除痛苦的一种常用外治方法。如《医学入门》云："十全大补汤、肾气丸主之……外以附子饼灸，或葱熨法，驱散寒邪，补接荣气，则骨自脱，疮自敛。若肾气亏损，其骨渐肿，荏苒岁月，溃而出骨，亦当用葱熨法。"

5. 针挑法

针挑法是使用针或类针类器械挑拨病变部位，或使其内容物钳出，泄其邪气使得气血通畅，消除疾痛的方法。如《医学入门》云"须急看针挑拨其丝，出血以泄其毒气，方可巧生"；《经验良方全集》云"恶疮……用时以银针将疮挑破，填药在内……疔上作泡，急用金银针挑出浮水，更用菊花叶涂之效"。

6. 砭石疗法

砭石疗法是用砭石刺激病变部位或腧穴，使气血通畅，机体脏腑功能达到平衡而消除病痛，从而达到治病目的的疗法。宋朝太医院编撰的《圣济总录》里提及了砭石治疗的方法，"肿在左则割左，在右则割右。血少出则瘥，至疔肿、痈疡、丹毒、瘰疬代指、瘑病、气痛流肿之类，皆须出血者，急以石砭之"。

7. 放血疗法

放血疗法又称"针刺放血法"，是通过针、刀刺破或划破特定的穴位或治疗部位，放出少许血液，从而治疗有关疾病的一种外治方法。《普济方》中多次提及"凡疗疔肿，皆刺中心至痛，又刺四边十余下，令血出，去血敷药，药气得入针孔中佳"；"《内经》曰，膏粱之变足生大疔，此之谓也。其治之法，急于艾法灸之，若不觉痛者，针丁四边，皆令血出，以回疮锭子，从针孔纳之"。《古今医鉴》记载："凡疗疔疮，皆宜刺疮中心至痛处，又刺四边十余下，令去恶血，乃以药敷之，仍服蟾酥丸之类。"

8. 切割法

切割法是通过刀、针等手术器械，在体表特定的治疗部位或经络腧穴上进行切割挑治，通过刺激切口内组织或摘取少量皮下组织、切除多余赘生物等方式达到治疗目的的一种外治法。明代薛己在《外科枢要》中记载"翻花疮者……一男子背疮，敛如豆许，翻出肉寸余，用消蚀割击法"；明代丁毅《医方集宜》记载孙真人云"凡得此疮者，在趾则截去，在肉则割去，庶得其生也"；清代郑玉坛在《郑氏彤园医书四种》中提及"若消之不应，腐臭延开者，则必施割法"；清代时世瑞《疡科捷径》云"肉死疮枯施割法，血流如圣效堪呈"；《医宗金鉴·外科心法要诀》云"遵古法，毒在肉则割，毒在骨则切，然割切之法，须宜早施，乘其未及延散，用头发十余根，紧缠患指本节尽处，绕扎十余转，毋令毒气攻延好肉，随用蟾酥饼放于初起黄疱顶上，加艾灸之，至肉枯疮死为度"。

（三）内外兼治法

内外兼治法，顾名思义，就是使用内治法的同时也应用外治法，共同治疗疾病。如《医学入门》记载："十全大补汤、肾气丸主之……外以附子饼灸，或葱熨法，驱散寒邪，补接荣气，则骨自脱，疮自敛。若肾气亏损，其骨渐肿，荏苒岁月，溃而出骨，亦当用葱熨法。"明代薛己《外科枢要》记载："翻花疮者，由疮疡溃后……此属肝经风热血燥，当清肝热，养肝血……遂内用栀子清肝散，外调藜芦膏而瘥。"《古今医鉴》记载："凡疗疔疮，皆宜刺疮中心至痛处，又刺四边十余下，令去恶血，乃以药敷之，仍服蟾酥丸之类。"《医宗金鉴·外科心法要诀》记载："石疽……初起气实者，宜服舒肝溃坚汤；气虚者，宜服香贝养荣汤。外用葱白、蜂蜜，捣泥敷贴。日久不消者，阳燧锭每日灸之。"

（四）名老中医药专家赵尚华教授对癌症的治法

元分证期的治则有：①补元气。②调冲任。③解郁气。④补气阴。

宗分证期以调五脏，攻毒邪为主。中医强调有胃气则生，无胃气则死。吃好饭，有胃气者存；睡眠好，心神静者胜。

血分证期需攻毒与扶正并重，扶正以助攻毒。主要治法：①凉血攻毒。②养血滋阴，以防后期虚劳。③活血化瘀攻毒。④止咳化痰攻毒。⑤补肾攻毒。

津分证期以扶正为主，兼清余毒。如益气养阴法配合清热、止血、通便、利尿，有减轻痛苦之效。对于药毒诸证，需辨清虚实后以益气养血散风、养血凉血散风、补肾养血散风法治疗。

复元证期主要指术后，所以其证治应分虚实以善后，守成法防复发。实证包括：①术后高热不退腑实者，治以通腑泻热。②术后肿胀不消者，治以活血化瘀，通络渗水（如宫颈癌术后下肢肿胀、乳腺癌术后上肢肿胀者）。虚证包括：①气血大虚者，以益气养血为主。②肾气虚损者，以补肾为主。③甲状腺癌术后月经不调、面色暗淡，治以调理冲任，温阳散结。虚实夹杂证特别注意需预防复发：①术后创口不敛者，以补气血清余毒为主。②预防术后复发，以益气养血为主，兼清余毒。

（五）内治法的具体分类

1. 扶正培本

扶正培本是用扶正气，培植本元的方法来调节人体阴阳气血、脏腑经络的生理功能，以提高患者生理功能。在肿瘤患者中，绝大多数患者属于本虚标实之证，当以扶正培本、抗癌祛邪为主，扶正与祛邪又当辨证应用。一般而言，肿瘤初期，机体正气尚可，多属正盛邪轻之候，治当以攻为主，或兼以扶正，或先攻后补，即祛邪以扶正之法；肿瘤中期，正气多已受损，但正尚能与邪抗争，治当攻补兼施；肿瘤晚期多正气衰弱，正虚邪盛，治当以扶正为主，或兼以祛邪，或先补后攻，即扶正以祛邪。其具体治疗方法包括益气补血、养阴生津、滋阴填精、温阳益肾、健脾养胃、柔肝养肝等，临证应用时首先当辨清阴阳气血盛衰，然后辨别五脏虚损及脏腑间的相互关系。要选择适宜的补益方法，根据患者年龄、性别、体质等情况因人而异；还要考虑补益药的药性偏颇，补气补阳不能过于温燥而伤阴津，补阴养血勿过于滋腻而碍脾胃。肿瘤的发展是一个渐进过程，扶正培本宜缓补而少峻补，有些正气衰竭患者，甚至虚不受补；另外宜平补而慎用温补。还应顾护脾胃，以助于气血化生，正气来复。

2. 理气活血

肿瘤的发病原因多与气滞和血瘀有关，气机不畅，则津、液、血运行代谢障碍，积而成块，以生肿瘤。肿瘤之实质多有血瘀，常见有肿块、刺痛、唇舌发绀、舌下静脉曲张、肌肤甲错，脉涩等瘀血见症。川楝子、八月札、延胡索等理气药还具有一定的抗肿瘤作用。

3. 健脾益肾

肾藏精，乃人体先天之本，脾主运化，乃人体后天之本，先后天相互促进、滋养、补充。肿瘤发病的后期，日久多有脾肾受损，补益脾肾、扶助正气有利于正气的恢复和抗邪。其具体方法有健脾益气、健脾祛湿、补血益气、滋养脾胃、理脾降逆、补脾生血等。脾主运化，脾失健运则可生湿生痰，肿瘤患者中常有脾虚征象，四君子、六君子汤为最常用的健脾代表方。益肾包括了滋养肾阴和温阳固肾，肿瘤患者在晚期阶段常可见到肾之阴阳亏虚，因而必要的益肾药常被佐以用之，以提高机体的抗病能力，六味地黄丸、肾气丸、十全大补汤为常用代表方。

4. 软坚散结

中医学有"坚者削之""结者散之"的治则。皮肤癌又名石疽、石疔等，多为有形之肿块，应软坚散结以图其标，消除肿块。临床上一些化痰、活血化瘀药也具有软坚散结的作用，如瓜蒌、莪术等，处方用药时当因证而异。

5. 化痰祛湿

皮肤癌的成因除了气滞和血瘀外，还有痰凝和湿聚，表现为气机阻滞、痰湿凝聚、血行瘀滞，故治疗当以化痰祛湿为主，处方用药当审因论治，凡有痰湿凝聚征象者皆可用之。痰湿既为病理产物，又为继发性致病因素，痰凝湿聚成核成块，如许多无名肿块，不痛不痒，经久不消，逐渐增大增多，多系痰核所致，治宜化痰散结，常与理气、清热、软坚、通络、健脾、利水等法相合而用。祛湿利水药中，泽泻、木通、竹叶、大戟、芫花、半枝莲、商陆、石见穿、瞿麦、海金沙等亦有一定的抗肿瘤作用。化痰祛湿药，如瓜蒌、半夏、薏苡仁、猪苓、贝母、防己、山慈菇等可以配伍应用。

6. 以毒攻毒

皮肤癌乃瘤恶之疾，邪毒结于体内为肿瘤的根本，毒陷邪深，非攻不克，故常用有毒之品，借其峻猛之性以攻邪，系肿瘤治疗中常用的"以毒攻毒法"。具有毒性的药物，大多具有抗癌、抑癌之功效，故在正气尚未衰竭而能再攻的情况下，可借其毒性以抗癌。由于肿瘤患者正气多已受损，其治不耐一味猛烈功伐，因此以毒攻毒之应用要适可而止，须根据患者的体质状况和耐受力，把握用量、用法及用药时间。有关肿瘤的药物研究报道较多，虫类药中全蝎、蜈蚣、斑蝥、守宫、蛇、蟾蜍、土鳖虫、蜣螂、水蛭等，植物药中常山、毛茛、藜芦、蓖麻、马钱子、蛇六谷、巴豆、生半夏、生南星、乌头、八角莲、独角莲、大戟、芫花等皆有抗癌作用。

7. 养阴清热

热毒乃肿瘤致病原因之一，日久耗伤阴津，另外，肿瘤发展中之并发症，如高热等，又易损伤阴液，故阴虚内热为肿瘤的常见病因，养阴清热法为肿瘤的常用治法。养阴清热法既可用于治疗的某一阶段，也可用于治疗的全程，还能用于肿瘤的并发症，多与益气、养血、软坚、解毒等诸法联用，对证属阴津亏耗之肿瘤多有效验。

8. 清热解毒

恶性肿瘤，特别是中晚期患者常有发热、肿块增大、局部灼热、疼痛、口渴、便秘、舌红苔黄、脉数等症，其皆属邪热瘀毒之候，治疗当以清热解毒法。清热解毒药的抗癌活性强，如白花蛇舌草、山豆根、半枝莲、穿心莲、牡丹皮、青黛、龙葵等均有不同程度的抑癌作用。白头翁、鱼腥草、黄连、穿心莲、大青叶均有一定的排毒作用。夏枯草、山豆根、白鲜皮、红藤、菝葜、漏芦等能阻断细胞在致癌物质作用下发生突变。清热解毒法属于攻邪治法范围，临证时还当辨清正邪之盛衰，慎而投之。

1000 余年来，中医对皮肤癌的治疗积累了丰富的经验，特别是内服与外治相结合。内治宜用滋肝养血、益气培元、补养脾胃、疏肝解郁等治则，如栀子清肝汤、逍遥散、醒消丸等。明代薛立斋认为："翻花疮者……治法当滋养肝补气，外涂藜芦膏，赘肉自入，须候元气渐复，脓毒将尽涂之有效，不然，虽入而复溃。若误用刀针蚀药、灸火，其势益甚或出血不止，必致寒热呕吐等证，须大补脾胃为善。"该论述对本病治法进行了阐述，并提出了内外同治的治疗原则及禁忌。

四、分型证治

皮肤癌的治疗以养血滋肝为主。有血热风燥者，养血润燥，疏风解毒；有湿毒瘀结者，祛湿解毒，化瘀散结；有气血双亏者，投以八珍汤之属；脾虚中气不足，毒疮下陷者，投以补中益气；有肝热气郁者，则给予丹栀逍遥散等。

（一）脾虚痰湿

证候：皮肤中呈囊肿状，内含较多黏液，色呈蜡黄，逐渐增大，亦可破溃流液，其味恶臭，食少纳差，或有腹胀消瘦。舌暗红，苔腻，脉滑数。

治法：健脾利湿，软坚散结。

方药：羌活渗湿汤加减。常用药物加减：羌活、独活、白芷、防风、川芎、白术、白芥子各 10g，茯苓、薏苡仁、白花蛇舌草各 30g，紫河车、夏枯草、莪术、山慈菇各 15g 等。

（二）血瘀痰结

证候：皮肤起丘疹或小结节，硬结，逐渐扩大，中央部糜烂，结黄色痂，边缘隆起不规则，有蜡样结节，边界不清，发展缓慢，或可长期保持完整之淡黄色小硬结，最终破溃。舌暗红，苔腻，脉沉滑。

治法：活血化瘀，软坚散结。

方药：活血逐瘀汤加减。常用药物加减：当归、桃仁、牡丹皮、苏木、莪术、白僵蚕各 10g，瓜蒌、赤芍、海藻、野百合各 15g，山慈菇 20g，丹参、牡蛎、白花蛇舌草各 30g 等。

（三）肝郁血燥

证候：皮肤起小结节，质硬，溃后不易收口，边缘高起，色暗红，如翻花状或菜花状，性情急躁，心烦易怒，胸胁苦满。舌边尖红或有瘀斑，舌苔薄黄或薄白，脉弦细。

治法：疏肝理气，养血活血。

方药：丹栀逍遥散加减。常用药物加减：牡丹皮、当归、柴胡、香附、三棱、莪术、桃仁、白术各 10g，栀子 12g，赤芍、白芍、茯苓各 15g，白花蛇舌草、草河车各 30g 等。

（四）血热湿毒

证候：初起皮肤为一隆起，米粒大至黄豆大小丘疹或小结节，呈暗红色，中央可结黄褐色或暗灰色痂，边缘隆起坚硬，日久病损可逐渐扩大，甚至形成溃疡，流液流血，其味恶臭或为渗液所盖，久久不愈。亦有形成较深溃口，如翻花状或外突成菜花样。舌红，苔腻，脉弦滑。

治法：清热凉血，除湿解毒。

方药：除湿解毒汤加减。常用药物加减：白鲜皮20g，生薏苡仁、土茯苓、白花蛇舌草、仙鹤草各30g，大豆黄卷、栀子、牡丹皮、连翘、紫花地丁、金银花、半枝莲各15g，生甘草10g等。

五、中药外治

（一）外治常用中药

中药外治主要是利用药物透过皮肤、黏膜等部位，使其直接吸收，发挥整体和局部的调节作用。清代徐灵胎指出，"若其病既有定所，在于皮肤筋骨之间，可按而得者，用膏贴之，闭塞其气，使药性从毛孔而入其腠理，通经贯络，或提而出之，或攻而散之，较之服药尤有力"。现将外治常用中药举例如下。

1. 蟾酥

蟾酥为蟾蜍科动物中华大蟾蜍或黑眶蟾蜍的耳后腺及皮肤腺分泌的白色脓浆，经加工干燥而成。蟾蜍辛温，有毒，归心经，具有解毒止痛、消肿散结、开窍醒神的功效，常用于治疗痈疽疔疮、瘰疬等。蟾酥具有极强的抗肿瘤作用，历来为临床常用抗肿瘤药物之一，既能内服又可外用。《本草汇言》曰蟾蜍"能化解一切瘀郁壅滞诸疾，有攻毒拔毒之功"。《济生方》中记载蟾酥治疗痈疽疔毒，"蟾酥（一枚），上为末，以白面和黄丹，丸如麦颗状，针破患处，以一粒纳之，神效"。《经验广集》记载蟾灵膏治肿毒，"蟾酥、石灰各等份，和匀成小饼，贴疮头上，以膏盖之即破"。

2. 白及

白及为兰科植物白及的块茎。其苦甘涩寒，归肺、胃、肝经，具有收敛止血、消肿生肌的作用。白及最早记载于《神农本草经》中，"白及，味苦，平。主痈肿，恶疮，败疽，伤阴，死肌，胃中邪气贼风，鬼击，痱缓不收"。《本草纲目》中指出，白及"性涩而收，故能入肺止血，生肌治疮也"。

3. 金黄散

该方由陈实功所创，首载于《外科正宗》，组方为姜黄、大黄、黄柏、白芷、苍术、厚朴、陈皮、甘草、生天南星等。陈实功曰其治"外科一切诸般顽恶肿毒"。现代用法：先消毒容器，待干后，取适量如意金黄散置于容器中，据病情不同配以浓茶汁或食醋调成糊状，摊敷于患处，面积宜稍大于患处，每日换药3~4次。

4. 三品一条枪

该方载于《外科正宗》，由白砒、明矾、雄黄、生乳香四味药组成，比例为1∶2∶

0.2 : 0.1。使用前先将白砒、明矾研细置于罐中，煅烧至青烟尽、白烟出时，加入雄黄、生乳香研细，待备用。用时取适当药物撒于患处表面；或将制备药物制成三品锭用锥切法放入患处，患处贴黑膏药，2～4 天使用 1 次即可。

5. 蟾酥膏

蟾酥膏组方为巴豆、乳香、蓖麻子、蟾酥、雄黄、冰片等。用时取适当大小的棉布，涂抹烊化的膏药于棉布上，敷于患处，每日 1 次，换药时需将患处内分泌物擦净。

6. 苍耳草膏

苍耳草膏由夏日嫩苍耳草茎叶、冰片组成。用时先将苍耳草洗净，研成细末，以武火煎至浓度较高时去渣，加入适量研成细末状的冰片调匀。将所制成的药膏涂于纱布，覆盖于体表癌肿局部，1～2 天使用 1 次，平均 2 个月为 1 个疗程。

7. 五烟丹

本方由外科名医张雁庭老先生所创，由石胆、丹砂、雄黄、矾石、磁石各 30g，共研细末，置瓦罐内，然后用另一瓦罐，将口扣严，并用泥密封，罐下用炭火烧三天三夜后，去火冷却，隔日后打开瓦罐，见上罐附有灰白色之粉末，此即为五烟丹，取粉末，研细，封存备用。用药前需先用皮癌外洗方清洁患处，然后根据肿瘤形态取适宜的上药形式，如肿瘤底大者可选择从上方入手，肿瘤底小者可选择从下方入手，肿瘤坏死液化者选取插入组织的方式等，1～2 天使用 1 次。

8. 五虎丹

本方组成为水银、白矾、青矾、牙硝等。使用前先用升华法制丹药备用，同时用广丹、黄芪、枸杞子、麻油煎熬成神仙膏备用。根据肿瘤的溃烂程度，选择适宜的方法。若肿瘤未溃烂者，将五虎丹研细，与米浆调匀后搓成钉状干燥后备用，用药时以三棱针直刺肿块内 1cm～2cm；若肿瘤已溃烂，将五虎丹研细，与糯米浆调匀制成糊剂，涂于患部 0.2cm 厚。

9. 皮癌净

红砒 50g，指甲 2g，大枣 70g，头发 5g，碱发面 172g。制法：将大枣去核，红砒研成粉末，头发剪短，指甲切碎，将红砒、指甲、头发混装于大枣内，外用碱发面包裹为丸，置于炭火中烧烤，翻转不令焦糊，烧成后研成粉末过筛，分装密封备用。用法：若肿瘤破溃后，分泌物多者，可将药粉直接撒在瘤体表面。若瘤体表面干燥，用香油调敷或用皮癌净油纱布覆盖。每日或隔日换药 1 次，药量每次 0.5～1g（粉剂）。待疮面焦痂四周翘起，推之能动（约需 10 日左右）时，即可停药，数日后自行脱落。病变大于 5cm 者，可分批分区上药，以免中毒。用药后分泌物应及时擦去。注意此药不要敷于正常皮肤上。若皮肤癌形成浸润型溃疡或外呈菜花样肿瘤，感染流脓流汁、恶臭者，可在敷药前，以下方煎汤泡洗：蛇床子 30g、龙葵 30g、苦参 20g、五倍子 15g、败酱草 30g、蒲公英 30g、白鲜皮 30g，煎汤浸洗患处，每日 2～3 次。

（二）注意事项

1. 大多数外用药物具有很强的腐蚀作用，用药后患者疼痛，因此用药次数及用药时间不宜频久，见效即止。

2. 必须严格掌握有些药物的剂量。如白砒条中，白砒的每次用量为 2～3mg，《中华人民共和国药典》（以下简称《药典》）规定其口服极量每次为 5mg，故白砒条不致引起中毒反应。

3. 治疗皮肤癌，在辨证论治的基础上，临床常用一些有毒外用药。凡具有解毒消肿、化腐排脓、生肌敛疮、杀虫止痒作用，以外用为主，又易引起毒副反应的药物，称有毒外用药。

有毒外用药的药性特点：①作用强而治疗范围广：本类药是毒药中数量较多且十分常用的一类有毒药，由于疗效确切，起效快，作用强，故为外科、皮肤科治疗肿瘤临床常用。②毒性大而用法较局限：本类药物有大毒或有毒者占多数，皆取"以毒攻毒"之用，其使用方法较局限，多数药仅作外用（如涂搽、熏洗、膏贴等）。

有毒外用药使用时须注意以下几点：①辨证配伍，视证而用。外用药亦有四气五味之别，主证亦有八纲（寒、热、虚、实、表、里、阴、阳）之异，故治疗需根据病情注意辨证使用。②控制用量，注意禁忌。由于本类药毒性很大，使用时一定严格控制剂量，用量勿太大，使用时间不宜太长，尤其有溃烂者更应注意。③依法炮制，严格掌握煎服法。有毒中药的依法炮制，不仅是增强药物疗效及扩大应用范围的必要手段，也是确保用药安全的重要措施；而适当的煎服方法也是避免中毒、提高药效的重要一环，不可忽视。④密切观察用药后的反应，发现问题，及时处理。尤其对于一些须用到轻度中毒剂量时才有疗效的毒药，应事先告诉患者，以免惊慌失措。⑤必须掌握毒药的功效、主治、药理作用、毒副反应及解救方法。

六、近现代名医名家治疗皮肤癌经验

（一）萧梓荣诊治经验

萧氏采用五虎丹系列制剂，配合口服经验方菊藻丸治疗皮肤癌。萧氏认为治疗体表恶性肿瘤，应内服与外治相结合，且以外治为主。外用药物可以毒攻毒，拔除病灶，内外夹攻，才能彻底清除潜伏在肌体内的余毒，以绝后患。五虎丹制剂，善于去腐拔毒，除作用于病灶局部外，还可清除潜伏或残留在周围组织甚至已向淋巴转移的毒素。口服菊藻丸能活血化瘀，软坚散结，清热解毒，祛风止痛。

五虎丹由水银 180g、白矾 180g、青矾 180g、牙硝 180g、食盐 90g 组成，按降丹法炼制，炼成白色结晶者为佳。以上配料可炼五虎丹 150～180g。

1. 五虎丹糊剂

五虎丹结晶 1.2g、蟾酥 0.5g、红娘子 0.5g、斑蝥（去头足）0.5g、洋金花 1g、糯米浆糊 2g，调成糊状，涂于溃疡面，以普通膏药覆盖。

2. 五虎丹针剂（又名拔毒钉）

药物组成及分量同上，用米饭赋形，搓成两头尖的梭状药钉，每支长 4cm，中间直径 0.3cm，重约 0.72g，阴干备用。其多用于突出皮肤的癌肿，应用时在癌肿的基底部平插于癌肿的中央，示癌肿的大小可分别插入 2～5 个半支，癌肿大的可分期插药，待第一次肿块组织坏死脱落后，再上第二次，然后用药膏覆盖。

3. 红升丹（又名三仙丹）

水银 30g、白矾 24g、火硝 21g，按升丹法炼制，研末待用。癌瘤组织上涂五虎丹部分坏死脱落，改用此丹，每次以少许撒于疮面，外贴普通膏药保护，每 2 天换药 1 次，直至创面愈合。

4. 菊藻丸

菊花 100g，海藻 100g，三棱 100g，莪术 100g，党参 100g，黄芪 100g，金银花 100g，山豆根 100g，山慈菇 100g，黄连 100g，重楼 75g，马蔺子 75g，制马钱子 50g，紫草 25g，熟大黄 15g。诸药共研细末，用紫石英 1000g，煅红置于 2000g 黄醋水中，冷却后将其滤过，以此醋为丸，每日 2~3 次，每次 25~30 粒，饭后 1 小时温开水，禁食刺激性食物。

（二）刘申诊治经验

刘申等以三品一条枪为主药，配合黑膏药、红升丹和艾灸疗法，并根据患者全身状况及癌灶色泽、质地、脓液的不同状况，辨证施用中药内服，疗效显著。药物组成：三品一条枪（白砒、明矾、雄黄、生乳香，比例为 1∶2∶0.2∶0.1），黑膏药（又称万应膏，含当归、穿山甲、白芷、广丹等 19 味中药），红升丹（氧化汞为其主要成分）。治疗方法：视病灶局部情况，用三品一条枪粉适量撒于癌灶表面，或用锥切疗法将三品锭放入癌灶内部，外贴黑膏药，每 2~4 天换药 1 次。若局部感染严重或脓液清稀者，或癌灶脱落缓慢者，改用红升丹细末外撒 2~3 次，坏死组织脱落或液化明显加快后，再改用三品一条枪。若癌灶周围组织色暗淡，皮肤发凉，脓少质稀者，除应用红升丹外，可局部配合艾灸，灸至局部发热为止，每日 1 次，一般 3~5 次可使皮肤变红润发温，后改用三品一条枪。若体质弱，癌灶边缘组织僵硬、色暗、脓少者，加服人参养荣汤或香贝养荣汤（白术、人参、茯苓、陈皮、熟地黄、川芎、当归、贝母、香附、白芍、桔梗、甘草等）。治疗结果：19 例患者首次治疗均有明显效果，包含皮肤愈合者 11 例，癌灶明显缩小而未达愈合者 8 例（其中 4 例为中断治疗者）。

（三）胡慧明诊治经验

胡氏认为头部皮肤癌多见于年老体弱者，正如《医宗必读》所云"积之成者，正气不足，而后邪气踞之"，故临床多采取局部与整体相结合的治疗方法。整体治疗予内服扶正为主、解毒散结、化瘀为辅的方子；局部治疗早期用祛腐为主的五烟丹，待肿瘤腐蚀脱落后，外用具有生肌敛口之生肌象皮膏。药物组成：五烟丹（石胆、丹砂、雄黄、矾石、磁石），生肌象皮膏（象皮、头发、全当归、生龟甲、生石膏、煅炉甘石、黄蜡、白蜡、芝麻油）。治法：肿瘤呈溃疡型者，先以生肌象皮膏涂抹于肿瘤四周，以保护正常皮肤，然后用五烟丹均匀地撒在肿瘤表面，外敷生肌象皮膏纱条并包扎，隔日或 3 天换药 1 次。肿瘤呈菜花型者，先以 75% 的酒精五烟丹调成糊状，然后将其涂抹于肿瘤上，外敷生肌象皮膏并包扎，3 天后改用棉签蘸药粉插入瘤体内，外敷生肌象皮膏纱条并包扎，隔日或 3 天换药 1 次。胡慧明等用五烟丹治疗头部皮肤癌患者 4 例，其中有 2 例患者在治疗的同时，按辨证施治的原则，内服扶正为主、解毒化瘀散结为辅的中药，选用的药物主要为黄芪、太子参、白术、白芍、赤芍、当归、陈皮、野菊花、蒲公英、白花蛇舌草、乳香、没药、牡丹皮等，结果4例患者全部治愈。五烟丹源于《周礼·天官冢宰》。《本草纲目》记载，丹砂可治"疮痂恶肉"，石胆可疗"恶疮"，"矾石"可"蚀恶肉，生好肉"，磁石可"止金疮血"，雄黄可治"恶疮"，五药合用，可蚀恶肉，生好肉，疗恶疮。生肌象皮膏可以加速创面愈合。

（四）王沛诊治经验

王氏认为本病的发生是风、毒、燥之邪久羁留恋，内耗阴血，灼液夺精，肝血燥枯，难荣于外；脾胃虚弱，皮肤失其所养；肺气失调，皮毛不润所致。其将皮肤癌辨证分为以下3个证型。

1. 痰瘀互阻

疮形结聚隆凸，坚硬而肿，未溃，形状不规整，无痛，伴胸闷胁痛，脘腹不舒，苔白，脉弦。治以解瘀化痰，软坚散结。方以开郁散或阳和汤加减：柴胡10g，当归10g，白芍30g，茯苓15g，香附10g，郁金15g，天葵草10g，全蝎3g，白芥子10g，海藻30g，昆布30g等。

2. 毒热蕴结

肌肤破溃，时流血水，肌肤浸润不休，胬肉翻花，败脓腐臭，伴有发热，纳呆，乏力，渐瘦，舌质红，苔黄，脉弦滑或数。治以清热解毒，散结祛瘀。方以散肿溃坚汤加减：柴胡10g，升麻6g，龙胆6g，黄芩10g，黄连10g，昆布15g，三棱15g，莪术15g，土鳖虫10g，黄柏10g，赤芍30g，土茯苓30g等。

3. 正虚邪实证

疮形日见增大，脓血平流，可有臭味，形体日见消瘦，身疲乏力，面色失华或灰暗，舌质淡，少苔，脉细弱。治以益气培元，托里解毒。方以保元汤加减：生黄芪20g，炙黄芪20g，太子参30g，当归15g，肉桂6g，猪苓15g，茯苓15g，生何首乌15g，川芎10g，鸡血藤30g，仙鹤草30g，水红花子15g，赤芍30g，半枝莲15g，生草15g等。局部以皮癌净、蟾酥膏、农吉利制剂及三品一条枪进行治疗。局部治疗的目的在于破坏癌组织，使之坏死干枯脱落，适用于小而浅者，或放疗后的残存损害者。

（五）王品三诊治经验

王氏用中药白砒条治疗皮肤癌中早期无转移者，临床疗效满意。白砒条：以白砒少许、白及30g、甘草20g等，研末制成长为10cm、直径为0.1cm的线条状，待自然干燥后备用。局部常规消毒后于肿瘤边缘刺入白砒条，深达肿瘤基底部，每个药条间隔1cm左右，外敷一效膏（滑石、炉甘石冰片3：2：1比例，研末后麻油调成膏状），72小时后肿瘤组织形成坏死灶，与健康组织分离，剪除坏死组织，疮面每日换一效膏1次，直至愈合。方中白砒对肿瘤有去腐作用，可使肿瘤组织坏死、脱落，再配合一效膏的生肌长肉之功，以达到愈合创面之目的。白砒的功能在中医古籍中早有记载，如《备急千金要方》谓其"大热大毒，蚀疮瘰疬"，《本草纲目》中记载白砒性味辛、大热，有大毒，外用蚀疮祛腐，内服祛痰平喘。王氏认为白砒条的插入方法是整个治疗过程中的重要一环，如果不能一次使肿瘤组织彻底坏死脱落，则容易出现转移。因肿瘤组织坚韧，故一般在药条插入肿瘤基底部时有一种绵软感，待局部坏死组织形成后，须及时剪除，再用镊子探查基底部是否还有残留的肿瘤组织，如果有需要即补插药条。同时王氏强调在治疗过程中需加强无菌观念，坚持无菌操作，以防感染变生他症。另外，为减轻患者的痛苦及健康组织的损伤，操作时应将药条从肿瘤边缘插入。田素琴对 10 例患者治疗前及治疗中、治疗后进行了病灶局部超微结构改变观察，经电镜观察证实，白砒条具有抑制肿瘤组织生长、杀死癌细胞的作用，与中医"去腐蚀疮"的作用一致。

典型病案：金某，男，51 岁，农民，1970 年 11 月 19 日初诊。患者口唇上方生一肿物 40 余年，近 1 年因经常碰破出血，肿物逐渐增大，无痒痛。查体：一般状态良好，口唇右上方肿物 2.5cm×4cm 大小，高 2cm，触之坚硬，触痛，拨去痂皮可见有凹凸不平的粉红色糜烂面，有臭味，右侧下颌淋巴结肿大。血、尿常规及肝功检查均正常，胸透未见异常。临床及病理诊断为基底细胞癌，局部常规消毒后插入白砒条，外敷一效膏，每日换药 1 次，3 天后复诊，肿瘤变黑坏死，坏死组织与健康组织分离，局部消毒剪除坏死组，露出新鲜创面，外敷一效膏，12 月 21 日复诊时创面愈合平坦，肿大的下颌淋巴结消退，随访 10 年无复发。

（六）顾松筠诊治经验

顾氏等采用信枣散治疗颜面部皮肤癌，疗效显著。22 例患者经病理确诊，其中鳞状细胞癌 14 例，基底细胞癌 6 例，汗腺癌 1 例，老年角化恶变 1 例。治法：取大枣 10 枚，去核后，将信石置于大枣内，置恒温箱内烤干，研细混匀（以含信石 0.2g 为宜），密封于瓶中备用，用时与麻油调成糊状外敷。根据肿瘤大小，可采用分次敷药，依次递减的方法。直径 2cm 以内者，一次用药 0.2~0.3g 即可治愈。直径 2~5cm 者，可酌情分次敷药，第一次用 0.5g，间隔 2~3 周（最好待第一次药痂脱落后）再涂 0.25~0.3g。直径 5cm 以上者，第一次用 1g，2~3 周后再涂 0.1~0.5g。如药痂脱落，边缘尚有肿瘤残留，第三次用药 0.1~0.25g。如肿瘤组织脱落创面较大者，可采用游离植皮覆盖创面，以缩短疗程和避免感染。敷药范围应达癌缘外健康组 0.5cm。敷药后一般药物与癌肿组织黏合成干燥的药痂，癌肿逐渐坏死，与正常组织分离，疮缘光滑整齐，如刀割样切缘，同时上皮组织向创面中心生长。结果：22 例经敷药后，癌肿组织脱落时间分别为 20~60 天不等，经随访，20 例创面愈合良好，局部无复发，其中获得 5 年以上治愈者 7 例。

顾氏认为信石（砒石）系金石矿物类药物，主要成分是三氧化二砷，具有细胞原毒性，局部敷药后对癌细胞中细胞酶蛋白巯基有很强的亲和力，可抑制癌细胞的氧化过程，干扰其正常代谢，导致癌细胞发生变性坏死而脱落。但其对正常组织仅发生轻度或极少量的坏死，并保持了上皮组织的再生和修复功能。以上 22 例患者敷药后均出现局部疼痛、充血、水肿、渗出，并有食欲减退、恶心、乏力等，3~5 天即消失。患者可照常参加劳动，血常规及肝肾功能用药前后无变化，个别患者尿中出现微量蛋白及少许红细胞，1 例用量较大者有少许颗粒管型，5 天后转为正常。该结果说明本药可导致局部和全身中毒反应，故有消化、泌尿系疾患或肝肾功能不良者禁用本药，以免发生严重反应。

（七）夏玉卿诊治经验

夏氏采用电热针疗法，将皮肤癌患者皮损的临床症状及全身表现辨证分为以下 3 个证型。

1. 肝郁血燥

疮型干涸，边缘高起，创面高低不平，痂皮固着难脱，稍有触动则出血不止，或痛或痒，气味恶臭，若性情波动或所思不遂则症状加重，伴抑郁易怒、胁肋胀满等症。舌体干红瘦小，舌苔薄白或浅黄，脉弱细沉涩。

2. 脾虚湿阻

创面晦暗，疮顶腐溃，形如堆栗，或边缘高起坚硬，或溃疡不愈，胬肉翻出，分泌物腥臭稀薄，伴周身乏力，纳呆腹胀，大便溏泻。舌质淡或边有齿痕，苔厚腻，脉缓而濡。

3. 疮感风毒

原患疮疡或曾外伤，日久不愈，胬肉高出，色泽灰暗，时流腥臭脓水，痛痒明显，时轻时重。舌质暗或有瘀斑、瘀点，脉弱涩。

治疗方法：器具采用内蒙古中蒙医研究所研制的 DRI-1 型电热针仪、6 号电热针和北京 1412 所研制的半导体测温计。皮肤部位常规消毒，除去脓血，然后以 2% 利多卡因局部麻醉，用量根据瘤体大小而定，一般 2mL 左右。根据瘤体大小、部位、形状，将电热针平刺、直刺、斜刺、围刺入瘤体，连接电热针仪，接通电源。根据病情和患者耐受程度，将瘤体温度控制在 43℃~45℃之间，每日或隔日 1 次，10 次为 1 个疗程，疗程间休息 3~5 天。属于肝郁血燥者，以毫针加刺太冲（双）、阳陵泉（双）；脾虚湿阻者，加刺足三里（双）、丰隆（双）；疮感风毒者，加刺风府、血海（双）。一般治疗 2~3 个疗程。治疗结果：100 例患者，完全缓解率为 56%，有效率为 92%。临床症状改善情况：不同程度疼痛者 88 例，经电热针治疗后缓解 83 例，缓解率为 94.32%；疼痛的改善程度与疼痛的轻重程度有关，疼痛程度越重，改善幅度越大。实验室指标：75 例患者治疗前后免疫球蛋白含量和玫瑰花环形成率差异非常显著，说明治疗后患者的免疫功能一定提高。

夏氏认为电热针继承了传统火针治疗的独到之处，又使这一传统疗法得以升华。电热针治疗皮肤癌，其针热效应直接作用于肿瘤局部，具有恒定、持久、可以调节的优点，散寒除湿、疏经通络、行气活血、破坚散结之功优于火针。在皮肤肿瘤的加温治疗中，与目前常用的超声、射频等方法相比较，电热针具有简单易行、安全可靠、无电磁干扰、测温误差小的特点，显示了传统医学与现代医学相结合的独特优势。

电热针为治疗皮肤肿瘤，特别是皮肤恶性肿瘤提供了新的手段，并取得了较好疗效。这种方法在抑制、杀灭瘤细胞的同时，保持和依靠机体自身修复能力，达到治愈目的。其对组织器官损伤性小，愈后组织恢复良好，无瘢痕或瘢痕很小，一般不影响组织器官功能，特别适用于病变发生在面部、外阴等特殊部位者。

（八）张修森诊治经验

张氏采用微波治疗中晚期皮肤癌，应用 WR-Ⅱ型微波热疗治癌机微机自动控制治疗，频率915MHz做体外照射，温度42℃~45℃，每次40分钟，3~5日治疗1次，8次为1个疗程，每个疗程间隔1周，通常需要治疗3个疗程。治疗后患者癌肿缩小，疼痛减轻，生存质量较治疗前有不同程度的改善。微波热疗治疗肿瘤是利用微波辐射生物效应及癌肿组织与正常组织的微循环差异，选择性地作用于肿瘤组织，杀死癌细胞。其局部加热直接作用于肿瘤细胞，选择性地使其溶酶体活性增高，产生新的溶酶体，造成细胞内不可逆的破坏，抑制瘤细胞的再生，从而达到治疗的目的。另一方面，由于癌肿组织的血流量仅为正常组织的2%~5%，但其含水量明显高于正常组织，微波热疗产生的热量易被癌瘤组织吸收蓄积，而正常组织含水量较癌瘤组织少，故吸收少，且大部分热能易被血流带走、疏散，影响生理代谢小。所以当进行微波治疗时，癌瘤细胞易升温被杀死、破坏，正常组织则不易受损，患者的痛苦小，且及治疗后不良反应少。

七、结语

皮肤癌是发生于皮肤的恶性肿瘤，现代医学通过手术、放疗、化疗以及冷冻疗法，临床疗效明显提高。但西医治疗本病副作用用较大，往往给患者带来很多痛苦，中医治疗本病不仅副作用小而且手段多，特别是对早期患者，能极大地延长其生存时间，提高其生活质量。中医治疗皮肤癌主要采取辨证与辨病、外治与内服、整体与局部相结合的原则。尤其中医外治具有疗效好、操作方便、安全可靠等特点，用于治疗颜面部的癌损可以免除手术，不形成瘢痕，不影响美容，是皮肤癌的主要治疗方法之一。

第九节　胰腺癌（瘅积）

一、概述

近年来，胰腺癌的发病率在全世界范围内均有增加趋势。最新数据显示，在我国，胰腺癌居恶性肿瘤发病的第8位、死亡的第4位，近20年来发病率上升6倍，而且年轻人的发病率显著增加。胰腺癌预后极差，中位生存期6个月，5年生存率仅3%~5%，其发病率基本等同于死亡率，故有"癌王"之称。41~70岁患者占胰腺癌患者的80%。男性较女性高发。

胰腺癌为消化道较常见的恶性肿瘤，其的发生部位以胰头部位最多见，占60%~70%左右，胰体次之。胰腺无包膜，胰腺组织周围有丰富的血管、淋巴管及疏松结缔组织，故早期即可出现周围组织的浸润和转移，最常侵犯到胆总管、十二指肠、肝、胃、横结肠及上腹部大血管等，胰头癌常压迫胆总管下端出现梗阻性黄疸。胰腺癌疗效差的主要原因有三：一是早期症状不典型，容易误诊及漏诊，初诊晚期占到85%；二是手术难度大，切除率低；三是对化疗、放疗不敏感。

二、胰腺癌的病因

中医学认为胰腺癌的发生发展与后天失养、饮食不节、情志不遂、寒温失调等因素有关。以上因素导致肝脾功能失调，肝胆气机受阻，或脾胃功能失调，近一步形成湿热、瘀毒结聚，正气愈虚而发为本病，湿热、瘀毒、正虚是胰腺癌发病的基本病理因素。

现代研究认为，胰腺癌的病因尚不十分清楚，但与吸烟、饮酒、高脂肪和高蛋白饮食、过量饮用咖啡、环境污染等因素有关，其发病与糖尿病、慢性胰腺炎及胃切除术有一定联系，另有约 10% 与遗传有关。

三、胰腺癌的诊断标准

胰腺癌的诊断主要包括临床症状、体征、影像学诊断及肿瘤标志物诊断。应用磁共振胰胆管成像（MRCP）、经内镜逆行性胰胆管造影（ERCP）、胰管镜、胰液细胞学及肿瘤定位穿刺活检获得的组织病理学诊断最有临床意义。

胰腺癌的危险因素：包括吸烟、酗酒、慢性胰腺炎等，接触萘胺及苯类化合物者罹患胰腺癌的风险显著增加。糖尿病是胰腺癌的风险因素之一，特别是老年、低体重指数、无糖尿病家族史的患者，新发 2 型糖尿病时应注意随访并警惕胰腺癌的可能。胰腺癌具有遗传易感性，约 10% 的胰腺癌患者具有遗传背景，患有遗传性胰腺炎、Peutz－Jeghers 综合征、家族性恶性黑色素瘤及其他遗传性肿瘤疾患的患者，胰腺癌的风险显著增加。

诊断方法的选择：胰腺癌患者的主要症状包括上腹部不适、体重减轻、恶心、黄疸、脂肪泻及疼痛等，均无特异性。对临床上怀疑胰腺癌的患者和胰腺癌的高危人群，应首选无创性检查手段进行筛查，如血清学肿瘤标志物、超声、胰腺 CT 或 MRCP 等。肿瘤标志物联合检测并与影像学检查结果相结合，可提高阳性率，有助于胰腺癌的诊断和鉴别诊断。

胰腺癌的病理诊断：可以选择在 B 超、超声内镜（EUS）、ERCP 和 CT 等多种途径引导下的细针穿刺针吸细胞学检查。来源于导管上皮的胰腺癌属外分泌细胞来源的肿瘤，约占 90%，其中包括胰腺泡细胞癌、胰岛细胞癌等；来源于内分泌细胞的肿瘤主要有胰岛素瘤和胃泌素瘤等。

胰腺癌分期见表 7－1。

表 7－1　胰腺癌 TNM 及病理分期系统［美国癌症联合委员会（AJCC）第 7 版］

T－原发肿瘤		M－远处转移			
Tx	原发肿瘤无法评估	M0	无远处转移		
T0	无原发肿瘤的证据	M1	远处转移		
Tis	原位癌（包括 PanIN－3）				
T1	肿瘤局限于胰腺内，最大径≤2cm	分期			
T2	肿瘤局限于胰腺内，最大径＞2cm	0 期	Tis	N0	M0
T3	肿瘤浸润至胰腺外	ⅠA 期	T1	N0	M0
T4	肿瘤累及腹腔干或肠系膜上动脉	ⅠB 期	T2	N0	M0

续表

T – 原发肿瘤	M – 远处转移			
N – 区域淋巴结	Ⅱ A 期	T3	N0	M0
Nx 区域淋巴结无法评估	Ⅱ B 期	T1，T2，T3	N1	M0
N0 无区域淋巴结转移	Ⅲ期	T4	任何 N	M0
N1 有区域淋巴结转移	Ⅳ期	任何 T	任何 N	M1

四、胰腺癌的中医病名

胰腺癌应属中医积聚、伏梁、痞气、结胸、黄疸等范畴。

积聚，《灵枢·百病始生》中记载："积之始生，得寒乃生，厥乃成积也。"其说明积证的成因由寒而生。《诸病源候论》中云："积聚者，由阴阳不和，脏腑虚弱受于风邪，搏于脏腑之气所为也。"《诸病源候论·虚劳病诸候》中又云："积聚者，脏腑之病也……虚劳之人，阴阳伤损，血气凝涩，不能宣通经络，故积聚于内也。"其论述说明脏腑虚弱、阴阳亏损之人易感受外邪而生积聚。《诸病源候论·积聚病诸候·积聚痼结候》曰："积聚痼结者，是五脏六腑之气已积聚于内，重因饮食不节，寒温不调，邪气重沓，牢痼盘结者也。"其再次强调了饮食不节、寒温不调、邪气外袭使积聚痼结。《兰室秘藏》中云"脾病，当脐有动气，按之牢若痛，动气，筑筑然坚牢，如有积而硬，若似痛也，甚则亦大痛，有是则脾虚病也"，描述了胃肠道肿瘤的症状，并指明病因的关键是脾虚。《证治汇补·腹胁门·积聚》中曰"积之始生，因起居不时，忧患过度，饮食失节，脾胃亏损，邪正相搏，结于腹中，或因内伤外感气郁误补而致"，全面概括了积证的病因。《医宗必读》"积之成也，正气不足，而后邪气居之"，说明了正气衰而邪气盛导致积证的形成。

伏梁，《素问·腹中论》中云："帝曰：病有少腹盛，上下左右皆有根，此为何病？可治不？岐伯曰：病名曰伏梁。"其指出了伏梁的病名及特点。《灵枢·邪气脏腑病形》中记载："心脉……微缓为伏梁，在心下，上下行，时唾血。"《难经·五十六难》云："心之积名曰伏梁，起脐上，大如臂，上至心下。久不愈，令人病烦心。"《济生方》曰："伏梁之状……犹梁之横架于胸膈者，是为心积。诊其脉，沉而芤，其色赤，其病腹热面赤，咽干心烦，甚则吐血，令人食少肌瘦。"以上论述说明了伏梁的病位、脉象及伴随症状。《林氏活人录汇编》中云："心之积为伏梁……乃胆中之气积累而成耳，苟因心境不畅，情志郁结，气逆胆中……久则形容憔悴，饮食日减，食亦无味，虚寒晨热。"

痞气、黄疸，《难经·五十六难》中载："脾之积名曰痞气，在胃脘，覆大如盘。久不愈，令人四肢不收，发黄疸，饮食不为肌肤。"《诸病源候论·黄病诸候》中云："气水饮停滞结聚成癖，因热气相搏，则郁蒸不散，故胁下满痛而身发黄，名为癖黄。"以上论述说明了黄疸的成因及伴随症状，与胰腺癌的表现有相同之处。

五、胰腺癌的中医辨证分型

其形成主要归因于肝脾功能的失调，其中中焦脾胃功能失调最为关键，其次为肝胆疏发肃降功能失调；在正虚的基础上，湿热、瘀毒结聚而形成本病。故其基本治则包括健脾疏肝、清热化湿、祛瘀解毒。临床上往往而以某一证型为主，多种证型兼夹为病，证情复杂，典型的单一证型并不多见，辨证施治当分清主次，标本兼顾，辨病与辨证相结合，充分发挥中医优势，提高疗效。其证候类型根据辨证一般分为以下4种。

（一）气滞血瘀

证候：上腹胀痛，扪之有块，疼痛发作有时，或痛处固定，疼痛彻背，攻及两胁，夜间尤甚，面色黧黑，羸瘦乏力，纳少。舌质紫暗，或见瘀斑，苔薄或腻，脉细弦或弦数。

分析：或因七情郁结，气滞日久，气血运行不畅，瘀血内积，不通则痛，痛处固定；入夜血行较缓，瘀阻加重，故夜间痛甚；积瘀不散，凝结日久而成癥块；瘀阻经络，肌肤失于濡养温煦，故面色黧黑。

（二）肝胆湿热

证候：黄疸，恶心呕吐，上腹部胀满疼痛，乏力，口干口苦，甚则口臭，便溏或黏腻，小便黄赤。舌红，苔黄腻，脉滑数。

分析：脾运不健，湿困中焦，或嗜食肥甘辛辣，湿热合邪，熏蒸肝胆，胆汁不循常道而外溢，则身目发黄，口干口苦；湿热郁阻，脾胃运化失司，胃失和降，故腹胀，纳呆，恶心呕吐，舌苔黄腻，口中异味，大便干结或黏滞；湿性重着，脾为湿困，故肢体疲乏困重。

（三）脾虚湿阻

证候：上腹疼痛，按之痛减，痛引两胁，面色无华，乏力，胸闷气短，纳呆，便溏。舌淡，苔薄或白腻，脉濡或沉滑。

分析：脾主运化，脾气虚弱，则运化失职，散精无力，而水湿内蕴，故纳呆；饮食不消，注入肠道，故大便溏薄或黏腻不爽；脾为气血生化之源，脾虚则化源不足，肢体肌肉失于濡养，故面色无华黄；土虚木乘，木克脾土，故上腹隐痛，牵及两胁。

（四）肝肾阴虚

证候：低热不退，精神疲惫，上腹隐痛，脾气急躁，口咽干燥，大便干结。舌红少津，脉细弱或细数。

分析：疾病后期，伤及阴液，气阴亏损，诸脏不足，虚火内升，故低热缠绵；脾气亏虚，运化失职，气血乏源，故神疲乏力；肝阴不足，疏泄失职，肝火内生，故心烦易怒，上腹隐痛；阴液不能上承，故口干津少；阴液亏虚，大肠失于濡润，故便干；正气渐损，邪毒渐盛，故脉细弱或细数。

胰腺癌发病的根本是脾虚，气滞，痰瘀交阻，故多见气滞、湿困、郁热，湿热瘀毒交阻的症状，治疗中强调理气、通下、消导、化痰、散结，治疗的基点是扶脾化结，不宜专事攻下。

六、胰腺癌的临床表现

胰腺癌的临床表现包括腹痛，无法解释的消瘦，黄疸和瘙痒。70%的患者会发生糖尿病，通常糖尿病病史不超过 2 年。晚期的体征与肝转移和（或）周围器官（如胃、结肠）或是腹腔（如腹水）受侵有关。少数情况下，患者会表现为急性胰腺炎、游走性血栓性静脉炎、低血糖或高钙血症。体重减轻是一种非特异性的症状，通常是渐进性的，在确认胰腺癌数月前即开始发生。

（一）腹痛

80%的患者有腹痛，腹痛是胰腺癌最常见的首发症状，常于夜间更为严重，平卧位和坐位可使疼痛加重。初期疼痛常常模糊不清，难以言明，这种情况往往延误诊断约 2 个月以上。进一步发展则上腹连及季肋、腰背的疼痛，疼痛较顽固，进行性加重。胰腺癌的疼痛多由于肿瘤压迫胰管或胆管，导致胆汁、胰液引流不畅，胆管、胰管扩张。晚期则肿瘤侵入或压迫腹腔神经丛，引起剧烈的腹痛和腰背痛。

（二）黄疸

黄疸也是最常见的症状，肿瘤部位越接近壶腹部，出现黄疸越早，故胰头、颈部癌较早出现，多为阻塞性黄疸，特征为黄疸持续不退并逐渐加深，伴皮肤瘙痒，大便呈陶土样，尿呈浓茶样。但也有呈自然波动状态的，临床 10% ~ 20% 的患者由于肿瘤组织的坏死、脱落，胆道梗阻暂时减轻而出现黄疸暂时性减退。黄疸常伴有上臂、小腿和腹部瘙痒，特别是在夜间加重。瘙痒与皮肤胆盐潴留有关，皮肤中胆盐水平与瘙痒程度的关系比血清胆红素的水平更加密切。不是所有患者都主诉瘙痒，偶尔可能见到瘙痒出现在临床上黄疸发生之前。

（三）恶心呕吐、食欲不佳

恶心呕吐、食欲不佳往往与胆管、胰管的阻塞，胆汁、胰液引流不畅有关。少数患者因肿块压迫胃和十二指肠出现梗阻性呕吐，必须给予胃肠减压和姑息手术方可改善。

（四）消瘦、乏力

消瘦、乏力是胰腺癌的重要临床表现，出现率为 70% ~ 90%，常常是首发、唯一的症状。其原因除癌肿的慢性消耗外，胰液、胆汁排泄受阻导致消化吸收功能不良，食欲减退，以及癌性疼痛的长期折磨、精神因素等常常也是重要原因。

（五）腹部肿块

肿块多在上腹部，呈结节状或硬块状，为增大的胰腺肿瘤，也可能是腹腔内转移的癌灶。

（六）发热

发热约占 10%，表现为低热、高热、间歇热或不规则热，一旦出现高热，多提示合并急性胆管炎，应及时给予抗感染治疗。

（七）血栓性静脉炎

胰腺癌晚期患者可出现游走性血栓性静脉炎，或动脉血栓形成，这可能与癌肿分泌某种促血栓形成的物质有关。

（八）腹水

腹水多见于胰腺癌晚期，由于腹膜肿瘤转移所致。

胰腺癌的非特异性体征和症状还包括厌食、上行性胆管炎，以及排便习惯的改变如便秘、腹泻，吸收不良，胃胀气或肠胀气。糖尿病可伴随发作。中年人可出现抑郁症、疑虑病和癔症，一般认为是由胰腺癌引起的。这种有精神症状的患者半数以上其精神症状比生理体征和症状还要早 6 个月出现。

胰腺癌生长较快，且胰腺血管、淋巴管丰富，胰腺又无包膜，易发生转移。其转移方式有直接蔓延、淋巴转移、血行转移和沿神经鞘转移 4 种：①直接蔓延：胰头癌局部浸润发生早，常早期压迫并浸润邻近的脏器和组织，如胆总管、十二指肠、门静脉、腹膜后组织、结肠等。腹膜转移和癌性腹水在胰尾癌多见。②淋巴转移：胰头癌常经淋巴结转移至幽门下淋巴结，也可累及胃、肝、腹膜、肠系膜、主动脉周围，甚至纵隔及支气管周围淋巴结，还可沿肝镰状韧带的淋巴结而转移至锁骨上淋巴结。③血行转移：胰体尾癌易早期发生血行转移，经门静脉转移至肝最为常见，并可经肝静脉侵入肺部，再经体循环广泛转移至骨、肾、肾上腺、脑等脏器。

七、胰腺癌的早期筛查方法

胰腺癌的高危人群：40 岁以上，尤其是男性，长期吸烟、饮酒者，如出现下列 6 项中的一项者，应高度怀疑为胰腺癌。

1. 不明原因的上腹闷胀或腹部隐痛，消炎治疗效果不好。
2. 食欲减退，或进食后腹胀，并伴有乏力。
3. 不明原因的消瘦，体重进行性下降，腰围越来越小。
4. 眼球结膜白色部分发黄，伴有皮肤瘙痒、大便色泽变淡。
5. 不明原因的腰背痛，夜间更明显。
6. 近期体检发现血糖升高，血淀粉酶高于正常值，或大便隐血出现阳性。

对高危人群应配合 B 超、CT 及肿瘤标志物等检查。

八、胰腺癌的影像学诊断方法

其包括超声、CT、MRCP、ERCP 等，其中超声、CT 常作为高危人群初筛的检查手段。

（一）超声检查

超声检查可显示直径 >2cm 的胰腺肿瘤。超声图像表现为胰腺局限性增大，轮廓不规则，回声强弱不均或结节状低回声区，胰管扩张、狭窄或中断，胰头癌尚可见肝内胆管扩张，胆总管增粗和胆囊增大，胰管阻塞所致的液性暗区等。胰头癌的诊断符合率可高达94%，体尾癌为70%。超声检查应作为本病首选的初筛检查。

（二）CT 检查

CT 检查的诊断率为75% ~ 88%，能观察到胰腺癌的部位和累及范围，可显示直径 >2cm 的癌肿。主要表现：局部肿块，呈局灶性密度减低区；胰腺局部或外形轮廓异常扩大；胰周脂肪消失；胰管扩张或狭窄；大血管、淋巴结或肝内转移灶。增强后低密度影显示更清。美国一些学者报道 CT 诊断的准确率超过70%，且对判断血管受侵和能否手术切除有一定帮助，螺旋 CT、电子束 CT 和三维成像技术用于胰腺癌的术前分期，准确性高，在评价血管受侵方面甚至优于血管造影。

（三）MRCP

MRCP 对胰腺癌的诊断具有高敏感性和准确性。本检查非侵入性，无创伤，无严重并发症，检查时间短，不需注入造影剂，无 X 射线损害，能够清楚地显示胆管及胰管情况。

（四）ERCP

ERCP 能同时显示胰管、胆管和壶腹部，对不明原因的阻塞性黄疸很有价值，此外还能直接观察十二指肠乳头，并收集胰液做细胞学检查。该检查的诊断率为85% ~ 90%，较 B 超或 CT 高。ERCP 表现可分为阻塞型、局部狭窄型、进行性狭窄型、异常分枝型等。但在已有阻塞性黄疸的情况下做 ERCP 有引发胆道感染的危险，故应控制好注入造影剂的数量、速度和压力。

（五）PET－CT

PET－CT 不可替代胰腺 CT 或 MRI，作为补充，在排除及检测远处转移方面具有优势。对于原发病灶较大、疑有区域淋巴结转移及 CA19－9 显著升高的患者，推荐应用。

（六）内镜超声（EUS）

EUS 为 CT 及 MRCP 的重要补充，可准确描述病灶有无累及周围血管及淋巴结转移，在诊断门静脉或肠系膜上静脉是否受累方面，敏感性及特异性优于对肠系膜上动脉的检测。EUS 的准确性受操作者技术及经验水平的影响较大。

九、胰腺癌的肿瘤标志物

胰腺癌早期诊断困难，进展到晚期时缺乏有效的治疗手段是胰腺癌所面临的两个突出问题。因此，寻找有价值的胰腺癌分子标志物是开展胰腺癌早诊断、早治疗以改善胰腺癌患者预后研究中的关键一环。近年来，人们除了对传统的胰腺癌标志物进行系统和深入的分析外，还利用基因组学和蛋白质组学技术手段从分子水平揭示胰腺癌发生和发展过程中所出现的分子标志物，这不仅促进了人们对胰腺癌发病机制的正确和全面理解，更重要的是为寻找胰腺癌早期诊断标志物和药物治疗的靶标带来了希望。胰腺癌的肿瘤标志物包括 CEA、CA19－9、CA242 等。

CEA：约70%的胰腺癌患者可出现 CEA 升高，但这种结果也见于其他消化道癌症。

CA19 - 9：多种肝胆胰疾病及恶性肿瘤患者 CA19 - 9 增高，虽非为肿瘤特异性，但血清 CA19 - 9 的上升水平仍有助于胰腺癌与其他良性疾病的鉴别。作为肿瘤标志物，CA19 - 9 诊断胰腺癌的敏感性为 79% ~ 81%，特异性为 82% ~ 90%。CA19 - 9 水平的监测是诊断胰腺癌的重要指标，也是判断术后肿瘤复发、评估放化疗效果的重要指标。

其他肿瘤标志物包括 CA50 及 CA242 等，联合应用有助于提高诊断的敏感性及特异性。

十、胰腺癌的病理组织学分类

胰腺是兼有外分泌和内分泌功能的器官，起源于胰腺外分泌腺的肿瘤占 95%，如导管腺癌、黏液性囊腺癌、腺泡细胞癌等；起源于胰岛细胞和其他内分泌细胞的肿瘤，如胰岛素瘤、胃泌素瘤等，预后较胰腺上皮癌相对好。

十一、胰腺癌的治疗方法

目前西医治疗胰腺癌首选治疗方法仍然是外科手术，包括根治性切除术、姑息切除术或改道术等；其次为局部适形放疗、经动脉区域性灌注化疗、全身化疗、靶向药物治疗等，但治疗效果均不理想。经动脉区域性灌注化疗由于具有局部药物浓度高、全身毒副作用小等诸多优点，近来成为胰腺癌化疗的主要途径，在一定程度上能减轻疼痛，提高生存质量，但总体生存数据仍然欠理想。

早期手术切除是治疗胰腺癌最有效的措施，但因早期诊断困难，手术切除率不高，且手术死亡率高，因此胰腺癌需要综合治疗。对于 Ⅰ 期、Ⅱ A 期胰腺癌患者，根治术后应随诊，有高危倾向者可行术后辅助化疗；对于 Ⅱ B 期、Ⅲ 期患者，可术后辅助化放疗，或者手术联合新辅助化疗；对不能手术切除的 Ⅳ 期患者，可选择联合化放疗。

十二、胰腺癌的中医外治

辨证论治是中医治疗的基本原则，古代医家吴师机说："外治之理，即内治之理……所异者法耳。"胰腺癌疼痛的辨证，寒证以局部皮肤漫肿，或有结节包块，而皮色不变，局部喜温，遇冷加重为主要表现；热证者疼痛，局部常有红肿偏温的表现；虚证者多表现为发作时间持续较长，以隐痛为主，喜按等；气滞者表现为胀痛，痛处不固定；血瘀者表现为刺痛，痛处固定，疼痛剧烈、拒按。

胰腺癌病位在肝胆、脾胃，肝藏血主疏泄，脾在阴阳属性中为至阴，故胰腺癌治法上以活血通络、温阳散寒、解毒散结、止痛为治则，使经络得以温通，气血运行，荣养局部肌肤经络，从而使疼痛局部的血瘀、寒凝得以化解。具体药物多选用芳香开窍、辛温走窜的药物及虫类药。一方面，辛辣、芳香、气味较浓的走窜性药物止痛疗效好，且多能透皮吸收，使药物直达病所。现代研究表明，芳香中药所含的挥发油成分，经离体和动物模型实验证实具有促渗作用，能更好地使药物透皮吸收，发挥药效，如丁香、木香、乳香、没药、香附、延胡索、干姜、细辛、肉桂、桂枝、乌药、花椒、薄荷、冰片等。另一方面，虫类药则药性善走窜，剔邪搜络，攻坚破积。清代吴鞠通言"以食血之虫，飞者走络中气分，走者走络中血分，可谓无微不入，无坚不破"，故虫类药最善祛除瘀毒，并可随经走窜，使药达病所。常用药有全蝎、水蛭、土鳖虫、白花蛇、穿山甲、干蟾、蜈蚣、地龙、僵蚕等。

（一）药物外治

1. 常用方法

根据病情可选择敷贴疗法、中药泡洗、中药熏药治疗等外治法。

（1）膏贴法：以缩瘤为主要目的者，可选阳和解凝膏或阿魏化坚膏掺黑退消敷贴。以止癌痛为主要目的者，可选宝珍膏经烘热软化后，以白酒 1 份、冰片 2 份调匀涂膏中，外敷肝区。亦可选活血解毒镇痛之品，如蟾酥、冰片、生半夏、生天南星、全蝎、蜈蚣、水红花子、土鳖虫、木鳖子、地龙、大蒜等研末调膏外敷。

（2）中药离子导入法：该疗法通过仪器施加电磁作用，增加药物的吸收量。如万冬桂等用自制药液浸湿 BG 型电子止痛仪的电极套，使电极紧贴于穴位皮肤，有效率为 84%。

2. 经验方推荐

（1）宋氏用平痛散：由川乌、草乌、蟾酥、生天南星、生半夏、麝香、冰片、穿山甲等组成。功效：活血散结，通窍舒痉，消肿止痛。用法：诸药同研细末密封贮存，在患者疼痛最剧烈的部位或反映于体表的疼痛部位用药。若疼痛部位不定，可选取疼痛范围内的穴位敷药。每次 5g，低度酒调或糊状处敷，每次 6～12 小时。

（2）消癥止痛膏：该膏剂由中药阿魏、木鳖子、生大黄、冰片按一定比例配制而成。方中阿魏疏通经络，辛香走窜，渗透力极强，能减轻痛觉神经受到的刺激，现代药理研究显示该药有消炎、增强免疫力之功；大黄与木鳖子相伍能荡涤邪气，软坚散结；配以冰片清热消肿，香窜作引，能更好地发挥全方的止痛作用。冰片的用量取决于疼痛的程度与肿瘤范围的大小，一般一次用量 5～10g，最大用量可用至 20g。

（3）癌痛宁巴布剂：由川乌、魔芋、山豆根、丹参、莪术、红花、麝香、冰片组成。每日给予癌痛宁巴布剂 1 剂，连续用药 7 日，敷贴于病痛部位或脐部。

（4）冰砂止痛酊：朱砂 15g，硼砂 15g，枯矾 15g，乳香 10g，没药 10g，雄黄 20g，冰片 30g，95% 酒精 500mL。将上药捣碎后放入酒精瓶内密闭浸泡（药液放置时间越久则效果越好）待用。使用时取沉淀后少量澄清液，用棉签或毛笔蘸药液涂擦于癌性疼痛部位，涂擦范围应比疼痛部位略大些，稍干后再重复，每天可反复应用数次。

（二）非药物外治

1. 针法

根据病情及临床实际应用，可选择应用体针、头针、电针、耳针、腕踝针、眼针等方法。

（1）主穴：胰腺俞（经外奇穴）、三焦俞（背俞穴）。配穴：足三里（足阳明经下合穴）、阳陵泉（足少阳经下合穴）、阿是穴、尺泽、天枢、内庭、公孙、三阴交、胆俞、胃俞、中脘等。

（2）取梁门、关门、石门、幽门、悬枢、脊中、阴陵泉、阳陵泉，各穴一次留针15~20分钟，平补平泻。

2. 艾灸

虚者加艾灸1~5壮，每日或隔日1次。

3. 穴位注射

根据病情需要选择，如足三里穴位注射治疗化疗后白细胞减少症。管氏治疗一晚期胰腺癌疼痛患者，取耳穴神门、耳迷根，用一次性皮试注射器抽取杜冷丁0.1mL行穴位注射，剩余杜冷丁药液仍行肌内注射。每次取一侧耳穴1个，双耳4穴交替使用。结果显示：取耳穴注射配以肌内注射镇痛剂治疗癌肿疼痛的效果显著，具有用药量少、镇痛时间长等特点。耳穴神门具有镇痛、安神、止痛、消炎等作用，是耳针麻醉的常用穴；耳迷根穴对内脏疼痛的止痛效果较佳。

4. 穴位辐照

吴氏采用高功能密度辐射头，将毫米波导入穴位，再通过经络的循经传导效应，将毫米波的能量施加到肿瘤上，同时配合其他疗法，共治疗61例，与常规肿瘤治疗组对照，结果表明：前者在缓解癌痛、改善症状及促进白细胞生长等方面均较对照组有明显作用。

十三、胰腺癌的饮食宜忌

胰腺癌的预防与调护也很重要，饮食要有规律性，一日3~5餐，尽量不吃零食，吃零食会引起胰腺不停地分泌胰液，加重胰腺功能的负担。膳食要合理搭配，注意糖类、脂肪和蛋白质的比例，要以糖类为主，脂肪和蛋白质的量要适宜，要食用易消化的蛋白质，如瘦肉、鸡蛋等，少吃海鲜类。要采用合理的烹调方法，以煮、炖、熬、蒸、溜、氽等方法为宜，不要用油煎、炸、爆炒等方法，以防止胰腺过度地分泌胰液。另外，要戒烟，减少饮酒量。

第十节　宫颈癌（五色带下）

宫颈癌是最常见的妇科恶性肿瘤之一，在世界妇女恶性肿瘤中居第2位。据WHO报道，在世界范围内，宫颈癌每年新发病例大约有50万例，80%的病例在发展中国家，其中我国达13.5万，约占全世界宫颈癌新发病例的27%。宫颈癌以鳞状细胞癌为主，高发年龄为50~55岁。近40年来，宫颈细胞学筛查的普遍应用，使宫颈癌和癌前病变得以早期发现和治疗，目前在全球开展宫颈癌和癌前病变的防治，宫颈癌的发病率和死亡率有明显下降。中医学认为，辨证治疗宫颈癌和癌前病变，通过整体观念，把人体有机地结合起来，调整人体的抗病能力，是治疗和改善本病的重要环节。在中医辨证和循证医学的指导下，运用中医外治法治疗癌症的效果显著，前景良好。

一、病因病机

中医学认为，本病属崩漏、五色带下、经断复来等证的范畴，多由情志内伤、饮食不节、房劳多产、不洁房事等因素，导致肝脾肾功能失调。脾虚运化失常，水湿内生；肾气虚衰，气化失常，水湿内停；肝郁侮脾，肝火夹脾湿下注，冲任气血损伤，湿热毒邪瘀结于胞宫，久之血肉腐败而致本病。《内经》认为"任脉为病，妇女带下瘕聚"及"盖冲任失调，督脉失司，带脉不固，因而带下"。《医宗金鉴·妇科心法要诀》谓："带下者，由于劳伤冲任，风邪入于胞中，血受其邪，随人脏气湿热、湿寒所化。"现将宫颈癌的病因归纳为：①外邪侵袭：或行经时湿热内袭，或不洁性生活，或毒邪久留影响气血运行，瘀毒阻于胞宫而发病。②饮食内伤：或饮食无节制，或嗜食肥腻，或过度饮酒伤脾，损伤脾气则中阳运化失司，水湿下注，凝聚胞宫而成。③七情内伤：过怒伤肝、多思伤脾，肝脾损伤致气机失于正常疏泄，血行不畅日久形成血瘀，气滞与血瘀相互影响，恶性循环而发病。④脏腑气血虚弱：或因先天禀赋不足，或久病耗伤气血，或劳累过度耗气，或房劳多产伤肾，致脏腑虚衰，阴阳气血不调，冲任带脉失约发为本病。总之，宫颈癌的发生主要与外邪、七情、饮食等因素直接相关，众多因素联合作用引起脏腑功能、气血、冲任督带损伤，痰瘀毒内生，郁积胞宫，积结不解而成。宫颈癌的病机从外感邪毒、湿热蕴毒—肝经湿热、阴虚夹湿—脾肾阳虚的演变，患者初期表现以标实为主，随病变进展，逐渐表现为虚实夹杂。

西医学认为宫颈癌的发病并不是单一因素作用的结果，而是多个致病因素协同作用的结果。目前认为宫颈癌的促发病因素可分为三类。第一类是行为学因素，如初次性生活过早、性行为异常如多个性伴侣等、高危男子的影响（高危男子是指患有阴茎癌、前列腺癌或其妻患有宫颈癌的男子）、吸烟、不洁性行为、多次阴道分娩、长期服用避孕药等。第二类是生物学因素，如细菌、病毒等微生物的感染，其中人乳头瘤病毒（HPV）的感染是宫颈癌的主要病因，特别是高危型别（HPV16、18、45、31、33、52、58）的持续性感染是引起子宫颈癌前病变和宫颈癌的基本原因。第三类是遗传因素，其中只有少部分宫颈癌存在家族遗传现象。另外细胞生长因子参与了宫颈癌的发病，如血管内皮细胞生长因子（VEGF）、转化生长因子（TGF）、表皮细胞生长因子（EGF）、成纤维细胞生长因子（FGF）参与了肿瘤细胞的增殖、分化、凋亡等一系列活动。总之宫颈癌的促发因素众多，如营养因素、行为因素、遗传因素、环境因素等对宫颈癌的发生均有一定的作用。当然在预防宫颈癌的发生中需做到早期检查、早期诊断，防患于未然。

二、辨证分型

（一）外感邪毒

阴道流血，带下量多，黄绿如脓，或赤白相兼，或五色杂下，质黏腻，臭秽难闻，小腹疼痛，腰骶酸痛，烦热头晕，口苦咽干，小便短赤，大便干结。舌红，苔黄或黄腻，脉滑数。

（二）湿热蕴毒

阴道流血或夹少许血块，带下量多，色黄或呈脓性，质黏稠，有臭气，或带下色白质黏，呈豆渣样，外阴瘙痒，小腹作痛，口苦口腻，胸闷纳呆，小便短赤。舌红，苔黄腻，脉滑数。

（三）肝经湿热

下腹胀痛坠胀感，带下量多，色黄或黄绿或伴如米泔，质黏稠，或呈泡沫状，有臭气，阴痒，烦躁易怒，口苦咽干，头晕头痛。舌边红，苔黄或黄腻，脉弦滑或弦数。

（四）阴虚夹湿

阴道少量流血，色暗或鲜红，带下量多，色黄或赤白相兼，质稠，有气味，阴部灼热感，或阴部瘙痒，腰酸腿软，头晕耳鸣，五心烦热，咽干口燥，或烘热汗出，失眠多梦。舌质红，苔少或黄腻，脉细数。

（五）脾肾阳虚

精神疲乏，腰膝酸冷，阴道流血色紫暗，少腹坠胀，白带清稀量多，四肢困倦，畏寒肢冷，纳少便溏，面色㿠白，小便清长或夜尿多，大便溏薄。舌质胖淡，苔白润，脉沉细或缓。

三、病理分型与临床分期

（一）病理分型

1. 宫颈鳞状细胞浸润癌

该型占宫颈癌的 80%～85%，以具有鳞状上皮分化（即角化）、细胞间桥，而无腺体分化或黏液分泌为病理诊断要点。其多数起源于鳞状上皮和柱状上皮交接处移行带区的非典型增生上皮或原位癌。

巨检：镜下早期浸润癌及极早期宫颈浸润癌肉眼观察类似宫颈糜烂，无明显异常。随病变发展，有以下 4 种类型。

（1）外生型：最常见。癌灶向外生长呈乳头状或菜花样，组织脆，易出血。癌瘤体积较大，常累及阴道，较少浸润宫颈深层组织及宫旁组织。

（2）内生型：癌灶向宫颈深部组织浸润，宫颈表面光滑或仅有轻度糜烂，宫颈扩张、肥大变硬，呈桶状，常累及宫旁组织。

（3）溃疡型：上述两型癌组织继续发展合并感染坏死，脱落后形成溃疡或空洞，似火山口状。

（4）颈管型：指癌灶发生于宫颈管内常侵入宫颈及子宫下段供血层或转移至盆腔淋巴结。

显微镜检：

（1）镜下早期浸润癌：指在原位癌基础上镜检发现小滴状、锯齿状癌细胞团突破基底膜，浸润间质，诊断标准见临床分期。

（2）宫颈浸润癌：指癌灶浸润间质范围已超出镜下早期浸润癌，多呈网状或团块状浸润间质。根据癌细胞分化程度可分为：①Ⅰ级：高分化鳞癌（角化性大细胞型），大细胞，有明显角化珠形成，可见细胞间桥，瘤细胞异型性较轻，少或无不正常核分裂（<2/HPF）。②Ⅱ级：中分化鳞癌（非角化性大细胞型），大细胞，少或无角化珠，细胞间桥不明显，异型性明显，核分裂象较多（2～4/HPF）。②Ⅲ级：低分化鳞癌即小细胞型，多为未分化小细胞，无角化珠或细胞间桥，细胞异型性明显，核分裂多见（>4/HPF），常需做免疫组织化学检查（如细胞角蛋白等）及电镜检查确诊。

2. 宫颈腺癌

该型占宫颈癌的15%～20%。

巨检：大体形态与宫颈鳞癌相同。其来自宫颈管内，浸润管壁；或自颈管内向宫颈外口突出生长，常可侵犯宫旁组织；病灶向宫颈管内生长时，宫颈外观可正常但因宫颈管向宫体膨大，宫颈管形如桶状。

显微镜检：主要组织学类型有3种。

（1）黏液腺癌：最常见，来源于宫颈管柱状黏液细胞，镜下可见腺体结构，腺上皮细胞增生呈多层，异型性明显，可见核分裂象，腺癌细胞可呈乳突状突入腺腔。其可分为高、中、低分化腺癌，随分化程度降低而腺上皮细胞和腺管异型性增加，黏液分泌量减少。低分化腺癌中癌细胞呈实性巢、索或片状，少或无腺管结构。

（2）宫颈恶性腺癌：又称微偏腺癌（MDC），属高分化宫颈内膜腺癌。腺上皮细胞无异型性，但癌性腺体多，大小不一，形态多变，呈点状突起伸入宫颈间质深层，常伴淋巴结转移。

（3）宫颈腺鳞癌：较少见，占宫颈癌的3%～5%，是由储备细胞同时向腺癌和鳞状上皮非典型增生鳞癌发展而形成。癌组织中含有腺癌和鳞癌两种成分。两种癌成分的比例及分化程度均可不同，低分化者预后极差。

（二）临床分期

宫颈癌的分期是临床分期，采用国际妇产科联盟（FIGO）2009年的分期标准（见表7-2）。分期应在治疗前进行，治疗后分期不再更改。

表7-2　宫颈癌的临床分期

期别	肿瘤范围
Ⅰ期	癌灶局限在宫颈（扩展至宫体可以被忽略）
ⅠA	肉眼未见癌灶，仅在显微镜下可见浸润癌
ⅠA1	间质浸润深度≤3mm，宽度≤7mm
ⅠA2	间质浸润深度>3～5mm，宽度≤7mm
ⅠB	肉眼可见癌灶局限于宫颈，或显微镜下可见病变>IA2
ⅠB1	肉眼可见癌灶最大直径≤4cm
ⅠB2	肉眼可见癌灶最大直径>4cm

期别	肿瘤范围
Ⅱ期	癌灶已超出宫颈，但未达盆壁。癌累及阴道，但未达阴道下 1/3
ⅡA	无宫旁浸润
ⅡA1	肉眼可见病灶最大径线 ≤4cm
ⅡA2	肉眼可见病灶最大径线 >4cm
ⅡB	有宫旁浸润
Ⅲ期	癌肿扩展至盆壁和（或）累及阴道下 1/3，导致肾盂积水或无功能肾
ⅢA	癌累及阴道下 1/3，但未达盆壁
ⅢB	癌已达盆壁，或有肾盂积水或无功能肾
ⅣA	癌播散超出真骨盆或癌浸润膀胱黏膜或直肠黏膜
ⅣB	远处转移

四、转移途径

宫颈癌转移途径主要为直接蔓延及淋巴转移，血行转移少见。

（一）直接蔓延

直接蔓延最常见，癌组织局部浸润，向邻近器官及组织扩散。癌灶向下可累及阴道壁；向上可由宫颈管累及管腔；向两侧扩散可累及主韧带及阴道旁组织直至骨盆壁；晚期可向前、后蔓延侵及膀胱或直肠，形成癌性膀胱阴道瘘或直肠阴道瘘。癌灶压迫或侵及输尿管时，可引起输尿管阻塞及肾积水。

（二）淋巴转移

癌灶局部浸润后可累及淋巴管，形成瘤栓，并随淋巴液引流进入局部淋巴结经淋巴引流扩散。淋巴转移一级组包括宫旁、宫颈旁、闭孔、髂内、髂外、髂总、骶前淋巴结；二级组为腹股沟深浅、腹主动脉旁淋巴结。

（三）血行转移

血行转移极少见，晚期可转移至肺、肝或骨骼等。

五、诊断

（一）病史

病史包括吸烟史、性行为异常史、早婚早育、多孕多产等。

（二）临床表现

早期宫颈癌常无症状和明显体征，宫颈可光滑或与慢性宫颈炎无区别。宫颈管癌患者，常宫颈外观正常，易漏诊或误诊。病变发展后可出现以下症状和体征。

1. 主要症状

（1）阴道出血：早期多为接触性出血，发生在性生活后或妇科检查后，后期为不规则阴道出血。

（2）阴道排液：多数有阴道排液增多，可为白色或血性，稀薄如水样或米泔状，有腥臭。晚期血肉腐败，可有大量米泔样或脓性恶臭白带。

（3）晚期症状：根据癌灶的累及范围可出现不同的继发症状。邻近组织器官受累，可出现尿频尿急、便秘、下肢肿胀疼痛等症状；癌肿压迫或累及输尿管，可引起输尿管梗阻、肾积水及尿毒症；晚期可出现贫血、恶病质等全身症状。

2. 体征

早期宫颈癌，局部无明显病灶，宫颈光滑或轻度糜烂。随宫颈浸润癌生长可出现不同体征。外生型宫颈可见息肉状、菜花状赘生物，常伴感染，质脆易出血；内生型表现为宫颈肥大，质硬，颈管膨大。晚期癌组织坏死脱落形成溃疡或空洞伴恶臭。阴道壁受累时可见赘生物生长；宫旁组织受累时，三合诊可扪及宫颈旁组织增厚、结节状、质硬或形成冰冻盆腔。

3. 辅助检查

根据病史和临床表现，尤其有接触性阴道出血者，可通过"三阶梯"诊断程序，或对宫颈肿物直接进行活体组织检查以明确诊断。病理检查确诊为宫颈癌后，应由两名有经验的妇科肿瘤医生通过详细的全身检查和妇科检查，确定临床分期。根据患者的具体情况，结合影像学检查评估病情。对诊断不明确的患者，下列检查有助诊断。

（1）宫颈刮片细胞学检查：为宫颈癌筛查的主要方法，应在宫颈移行带区取材，行染色和镜检。

（2）碘试验：正常宫颈阴道部鳞状上皮含丰富糖原，碘溶液涂染后呈棕色或深褐色，不能染色区说明该处上皮缺乏糖原，可为炎性或有其他病变区。在碘不染色区取材行活检，可提高诊断率。

（3）阴道镜检查：宫颈刮片细胞学检查巴氏Ⅲ级以上、TBS法鳞状上皮内病变，均应在阴道镜下观察宫颈表面病变情况，选择可疑癌变区行活组织检查，提高诊断准确率。

（4）宫颈和宫颈管活组织检查：为宫颈癌及其癌前病变确诊的依据。宫颈无明显癌变可疑区时，可在鳞柱交接部的3、6、9、12点4处取材，或在行碘试验、阴道镜观察的可疑病变处取材，所取组织应包括一定的间质及邻近的正常组织。若宫颈有明显病灶，可直接在癌变区取材。

（5）宫颈锥切术：宫颈刮片检查多次呈阳性，而宫颈活检呈阴性，或活检为 CIN 3（原位癌）需确诊者，均应做宫颈锥切送病理组织学检查。

（6）宫颈摄影：据观察其诊断准确率为93.1%。方法是将图像投射在屏幕上，在距离1m处察看。判断标准是阴性为鳞柱交界全部可见且无异常，有异常为可疑，若不可见鳞柱交界则不满意。

（7）荧光检查法：对于吸收荧光素，癌灶和正常组织不同，显示的颜色也不同，癌组织多产生深黄色的荧光，而正常组织为紫蓝色。

（8）其他检查：①生化诊断：乳酸脱氢酶、己糖激酶在宫颈癌患者体内含量比正常人显著增多，尤为显著的是宫颈浸润癌者，对临床诊断有一定帮助。②端粒酶测定：出生后不久，端粒酶即在正常人体内不再表达，与肿瘤细胞有表达形成差异。临床上检测端粒酶的活性可辅助诊断癌肿。③HPV－DNA 检测：对 HPV－DNA 序列的检查需要严格，因为它不能在体外培养。随着逐渐深入的 HPV 相关研究，检测 HPV 的方法越来越多，定量检测成为可能，如原位杂交、细胞学法等。④肿瘤标志物：包括磷癌抗原（SCC），并选择性地动态观察，CA125、血管内皮生长因子等，对诊治疾病有一定的指导性。

六、鉴别诊断

本病应与有临床类似症状或体征的各种宫颈病变鉴别，主要依据是活组织病理检查，包括宫颈良性病变如宫颈糜烂、息肉、宫颈内膜异位、宫颈腺上皮外翻和宫颈结核性溃疡等，宫颈良性肿瘤如宫颈黏膜下肌瘤、宫颈管肌瘤、宫颈乳头瘤，宫颈恶性肿瘤如原发性宫颈恶性黑色素瘤、肉瘤及淋巴瘤、转移性癌（以子宫内膜癌、阴道癌多见），应注意原发性宫颈癌可与子宫内膜癌并存。

七、治疗

本病患者就诊时多属中晚期，以放疗和手术治疗或二者的综合治疗为主，化疗为辅。选择治疗方法的基本模式是：手术治疗适用于Ⅰ～ⅡA 期宫颈癌，放疗则适用于各期宫颈癌，化疗常联合上述两种方式综合治疗。近年来宫颈癌的中医治疗重点为：一是辨证施治，控制病灶发展，延长生存期，提高治愈率；二是辅助治疗，配合西医手术、放化疗，减轻不良反应及毒副作用，且能增敏放化疗作用，提高长远疗效，降低复发率，提高生活质量。中医治疗带下范畴的宫颈癌，可兼用内治和外治法，其中中药外治法具有直达病所、起效快速、简便易行而副作用少的优势。现将常见外治法介绍如下。

（一）针灸

1. 普通针刺

主穴：带脉、中极、子宫、血海、三阴交、天枢、关元。

配穴：外感邪毒证加大椎、曲池、合谷；湿热蕴毒证加水道、阴陵泉；肝经湿热证加行间、太冲、阴陵泉；阴虚夹湿证加肝俞、肾俞、水道；脾肾阳虚证加足三里、气海。

操作要点：采用平补平泻的手法，留针 30 分钟，每日 1 次，10 日为 1 个疗程。

2. 电针

主穴：中极、子宫、血海、三阴交、足三里、阴陵泉、关元。

配穴：外感邪毒证加大椎、曲池、合谷；湿热蕴毒证加水道、带脉；肝经湿热证加行间、太冲；阴虚夹湿证加肝俞、肾俞、水道；脾肾阳虚证加脾俞、肾俞、气海。

操作要点：使用消毒毫针针刺穴位得气后，连接电针仪，根据患者病情、耐受性选择波形、强度，一般连续30分钟，每日1次，10日为1个疗程。

3. 温针灸

取穴：①中极、关元、气海。②脾俞、肾俞、大肠俞、子宫穴（双）、足三里（双）、三阴交（双）、太冲（双）、白环俞（双）、次髎（双）。上述2组穴位交替温针灸。

操作要点：针刺穴位得气后并给予适当补泻手法，留针时将纯净细软的艾绒捏在针尾上，或用艾条一段（长1~2cm）插在针柄上，点燃施灸。待艾绒或艾条烧完后除去灰烬，将针取出。每日1次，每次30分钟，10次为1个疗程。

4. 火针

主穴：关元、中极、归来、水道、三阴交、次髎。

配穴：肝经湿热证加肝俞、行间、太冲；湿热蕴毒证加大椎、合谷。

操作要点：烧针是使用火针的关键步骤。使用火针前必须将针烧红，先针身后针尖。火针烧灼的程度有三种，根据治疗需要，可将针烧至白亮、通红或微红。若针刺较深的穴位，如三阴交，需烧至白亮；若针刺较浅，可烧至通红；若针刺表浅，烧至微红便可。医者左手持酒精灯，右手持针，尽量靠近施治部位，烧针后对准穴位垂直点刺，速进速退，无菌棉球按压针孔。

5. 耳针

取穴：子宫、卵巢、内分泌。外感邪毒证加大椎、曲池、合谷穴；湿热蕴毒证、肝经湿热证加肝、三焦、神门或耳背静脉放血；阴虚夹湿证加肝、肾；脾肾阳虚证加脾、肾。每日1次，10日为1个疗程。

6. 艾灸法

（1）普通灸法

取穴：关元、子宫（双）、次髎（双）、肾俞（双）。

操作要点：将艾条的一端点燃，对准所选取的穴位，距离皮肤2~3cm，进行熏烤，使患者局部有温热感而无灼痛为宜，一般每穴灸20~30分钟，至皮肤红晕潮湿为度。

（2）隔蒜灸

取穴：带脉（双）、关元、子宫（双）、气海。

操作要点：有隔蒜片灸和隔蒜泥灸两种。前者是将独头大蒜横切成约0.3cm的薄片，用针扎孔数个，放在患处或施灸穴位上，用大、中艾炷点燃后放在蒜片中心施灸，每施灸4~5壮须更换新蒜片后继续灸治。后者是将大蒜捣成蒜泥状，置患处或施灸穴位上，在蒜泥上铺上艾绒或艾炷，点燃施灸。以上两种方法，每穴每次宜灸足7壮，以灸处泛红为度。

（二）推拿

1. 整体推拿

整体推拿主要以一套固定的推拿操作方案为主，在整体观念的指导下，遵循上病下治、俞募配穴、前后配穴等原则，以病位为主、其他相应治疗部位为辅进行操作，突出诊疗思路的整体性和手法效果的全面性。

先令患者仰卧位，医者分 5 步进行操作：①顺时针摩腹。②压揉任脉上脘穴至曲骨穴。③压揉胃经双侧梁门穴至气冲穴。④点压中脘穴、梁门穴（双）、下脘穴、神阙穴、天枢穴（双）、关元穴、气海穴、大巨穴（双）、曲骨穴。⑤以神阙穴为中心顺时针揉腹，分别揉气海穴及两侧 1.5 寸处。

再令患者俯卧位，医者仍分 5 步操作：①沿足太阳膀胱经第一侧线的大杼穴至关元俞穴之间、骶部八髎穴做掌根揉法。②沿足太阳膀胱经第一侧线同时压揉双侧大杼穴至肾俞穴。③轻点双侧第 3 腰椎横突。④捏脊。⑤双掌连拍腰骶关节处。治疗后静卧 5 分钟后起身，推拿治疗全过程约 40 分钟。

2. 辨证推拿

辨证推拿是在整体推拿的基础上，注重"辨证论治"的思想，以此为主导进行针对性的治疗。其根据病因病机的不同，把握病势、病性，根据辨证分型，选用相应手法配合对证穴位进行治疗，突出中医辨证论治、同病异治的特点。

本病多涉及肝脾肾三脏，故以调脏腑、理气血、和冲任等为妇科常用治疗大法。其中调脏腑法包括补肾固本、疏肝解郁、健脾益胃三种方法：补肾固本法指用一指禅推或按揉关元、气海、丹田，擦八髎、命门，按揉肾俞、关元俞、气海俞；疏肝解郁法为摩腹，搓摩胁肋，按揉期门、太冲、日月、章门，一指禅推肝俞、膈俞、胆俞；健脾益胃法为摩腹，揉脐，揉中脘，捏脊，按揉足三里，点按脾俞、胃俞、三焦俞。理气血法为分推并揉膻中，揉内关、曲泽，按揉肺俞、心俞、膈俞、肝俞，捏脊。和冲任法为掌颤腹，指颤关元，捏脊，叩击八髎。

（三）中药外治

1. 熏洗法

此法是将煎好的中药趁热用蒸气向需要治疗的部位进行熏蒸，并用温度适宜的药液对病变部位进行淋洗和浸浴的一种外治法。常用方剂如下：①蛇床子散：蛇床子、苦参、花椒、百部、枯矾各 10～15g，煎取汤液 1000～2000mL，趁热置于盆器内，患者先熏后坐浸于药液中，每日 1 次，10 日为 1 个疗程。②塌痒汤：鹤虱 30g，苦参、威灵仙、归尾、蛇床子、狼毒各 15g，煎汤，趁热先熏后洗，每日 1 次，10 日为 1 个疗程。临洗时加猪胆汁 1～2 枚，效果更佳。以上两种方剂适用于证型夹湿的患者。③孙氏清带汤：蛇床子 15g、百部 12g、金银花 12g、白花蛇舌草 10g、絮苏叶 10g、煅龙骨 15g、煅牡蛎 15g、生薏苡仁 15g，水煎，坐浴 5～10 分钟，先熏后洗，每日 1 剂，早晚各 1 次，适用于证型夹湿热的患者。

2. 阴道纳药

此法是以中药研成细末或制成栓剂、胶囊、膏剂等剂型，纳入阴道以达到治疗目的的方法。该法利用药物留置于阴道内，使局部药物浓度增高，作用时间延长，且接触阴道、宫颈外口等部位，药物发挥直接治疗作用。应用时可选用黄柏、黄连、大黄、苦参、地肤子、白鲜皮、青黛、虎杖等清热除湿解毒药物，根据不同证型酌情加减，制成栓、片、泡腾剂等阴道纳药。

3. 阴道灌洗

中药阴道灌洗可使局部病灶内药物浓度高，且直达病灶。常用药物组成方为：冰片5g，穿心莲、蛇床子各10g，黄芩、白花蛇舌草各12g，重楼15g，紫花地丁、蒲公英、野菊花、大青叶各20g，百部25g，煎煮后加适当的温水，再加入灌洗器内进行阴道灌洗。每日1次，10日为1个疗程。该法适用于宫颈癌早期的患者。

4. 肛门导入

此法将药物制成栓剂纳入肛内，或煎煮后行保留灌肠。药物在直肠内吸收，增加了盆腔血液循环中的药物浓度。常用方剂如下：红藤、败酱草、蒲公英、金银花、连翘、野菊花、白花蛇舌草、紫花地丁各15g，三棱、莪术、延胡索各10g，浓煎至100mL，保留灌肠，每日1次，10日为1个疗程，连用3个疗程。操作要点：灌肠前嘱患者先排便，用中药无菌包装袋，药液温度为39℃～41℃，嘱患者取左侧卧位，一次性输液器直接接通无菌包装袋，下端剪断，末端石蜡油润滑10cm左右，轻柔地插入肛门10～15cm，将药液缓慢滴入，压力要低，液面距肛门不超过30cm，灌完后嘱患者保持原位，避免平躺，缓解便意，保留2小时以上，以利于肠黏膜充分吸收药物。

5. 外敷法

此法是将药物加工成细末，用时加水或水与蜜糖等量，调成糊状敷于治疗部位。临床上常用白芷配合补虚药、温里药、活血化瘀药研为细末调成糊状敷于神阙穴，每3日换药1次，15日为1个疗程。有学者采用当归50g、川芎50g、肉桂30g、桂枝50g、赤芍30g、盐巴戟天50g加工成药粉，根据医嘱，分别用冷水或热水加适量蜂蜜，调制成膏状，用一次性医用贴制成药贴，敷贴相应穴位，一般取双侧子宫穴，4小时后取下，根据病情，间隔2小时再敷，以局部无红肿、无水疱为恰到好处。

6. 中药热奄包

将制吴茱萸100g、炒芥子200g、盐小茴香200g放入袋中，缝好后放干燥处待用。使用方法：将热奄包放入微波炉中加热，中火，加热2～3分钟，罩一次性外罩，放置于患者下腹部及腰部，20分钟后取下。

（四）其他疗法

1. 穴位注射

临床采用鱼腥草注射液注射子宫穴（双），每次选取一侧注射，交替使用，隔日1次，10次为1个疗程。

2. 穴位埋线

取带脉、关元、子宫（双）、次髎（双）、肾俞（双），交替埋线，每日埋线1～3穴，间隔2～4周治疗1次。选取特制埋线针埋线，局部皮肤消毒，局部浸润麻醉后取大约1cm长的羊肠线套在埋线针尖缺口上，两端用止血钳夹住，右手持针，左手持钳，针尖缺口向下以15°～40°方向刺入，针尖缺口进入皮内后，左手将血管钳松开，右手持续进针直至羊肠线头完全埋入皮下，再进针0.5cm，将针退出即可。

八、小结

宫颈癌为最常见的妇科恶性肿瘤，多见于 50～55 岁妇女，近年来有年轻化的趋势。西医研究认为高危型 HPV 的持续感染是引起子宫颈癌前病变和宫颈癌的基本原因。中医学认为该病的发生主要与外邪、七情、饮食等因素直接相关，众多因素联合作用引起脏腑功能、气血、冲任督带损伤，痰瘀毒内生，郁积胞宫，积结不解而成。宫颈癌的主要病理类型为鳞癌和腺癌，常见症状包括接触性阴道流血和阴道排液增多。其确诊依赖于宫颈病灶的活体组织病理学检查，对病变程度的判断采用 FIGO 的临床分期。对于宫颈癌的治疗目前多采用中西医结合的方法，早期以手术为主，中晚期结合放化疗，配合中药内服外治（针灸、推拿、中药外治、穴位敷贴、穴位埋线等）综合治疗，并重视个体差异，体现治疗的个体化。

第十一节　卵巢癌（癥瘕）

一、概述

卵巢癌是指发生于卵巢表面体腔上皮和其下方卵巢间质的恶性肿瘤，是常见的妇科肿瘤，是目前女性生殖系统三大恶性肿瘤之一。其缺乏早期特异性症状，隐匿性强，发现时大约有 2/3 已经处于中晚期，至今仍缺乏有效的早期诊断方法，5 年存活率较低，徘徊在 25%～30%。病理类型主要包括上皮性卵巢癌、生殖细胞肿瘤和卵巢间质肿瘤三大类，其中 80% 以上为上皮性卵巢癌。卵巢上皮性肿瘤好发于 50～60 岁的妇女，且有 70% 的患者在手术时发现肿瘤已不局限于原发病灶，大多数已扩散到子宫、双附件、大网膜及盆腔内的其他器官，治疗效果一直未能改善，已成为严重威胁妇女生命和健康的主要肿瘤。随着宫颈癌和子宫内膜癌诊断及治疗的进展，卵巢癌现已成为严重威胁妇女生命的恶性肿瘤，死亡率已居女性生殖系统肿瘤的首位。卵巢位于盆腔深部，早期病变不易发现，一旦出现症状多属晚期，应高度警惕。

中医古籍本无卵巢癌之名，根据其临床特点，当属中医癥瘕、瘕积、积聚等疾病的范畴。《素问·骨空论》云："任脉为病，男子内结七疝，女子带下瘕聚。"《灵枢·水胀》云："石瘕生于胞中，寒气客于子门，子门闭塞，气不得通，恶血当泻不泻，衃以留止，日以益大，状如怀子，月事不以时下。"《金匮要略》云："妇人素有癥病，经断未及三月，而得漏下不止，胎动在脐上者，此为癥痼害……所以血不止者，其癥不去故也……桂枝茯苓丸主之。"《诸病源候论》中提到"由饮食不节，寒温不调，气血劳伤，脏腑虚弱，受于风冷，冷入腹内，与血气相结所生……瘕者假也，其结聚浮假而痛，推移而动"。《备急千金要方》中叙述"治妇人产后十二病，带下无子，皆是冷风寒气，或产后未满百日，胞络恶血未尽，便立于悬圊上，寒湿入胞里，结在小腹，牢痛为之积聚"。《医学源流论》谓"妇人之疾，与男子无异，惟经期胎产之病不同，并多癥瘕之疾，其所以多癥瘕之故，亦以经带胎产之血易于凝滞，故较之男子为多"。《医学正传》

提到"积者迹也。挟痰血以成形迹，亦郁积至久之谓尔"。

二、病因病机

本病的形成，主要是由于机体正气不足，风寒湿热之邪内侵，或情志因素、房事所伤、饮食失宜、生育产伤等致病因素导致脏腑功能失常，气机阻滞，瘀血、痰饮、湿浊等有形之邪凝结不散，停聚于胞宫，日月相积，积于胞宫逐渐形成。病程日久，正气虚弱，气血痰湿相互影响，互相兼夹而有所偏重，极少只有单纯的气滞、血瘀或痰湿因素。西医则认为该病与性激素、癌基因、细胞凋亡、血管生成、遗传等因素相关。

三、辨证分型

（一）气滞血瘀

面色晦暗，形体消瘦，肌肤甲错，少腹胀痛，神疲乏力，腹部包块坚硬固定。舌紫暗或有瘀点，脉细或涩。

（二）痰湿瘀结

形体肥胖，乏力肢肿，胸闷腹满，月经不调，腹部肿块，带下量多。舌体胖，边有齿痕，苔白腻，脉濡缓或滑。

（三）湿热毒蕴

身重困倦，腹胀有块，口干口苦不欲饮，尿黄灼热，大便干或腹泻，肛门灼热。舌红，苔厚腻，脉弦滑或濡数。

（四）寒凝血瘀

少腹积块，按之痛甚，得温痛减，肢冷色青，月经后期，痛经，经色紫暗有血块。舌紫暗，苔白，脉沉迟而涩。

（五）气血亏虚

腹痛绵绵，少腹有包块，面色少华或无华，精神萎靡，心悸气短，头晕目眩，消瘦纳呆。舌质淡，苔薄白，脉细弱。

（六）气阴两虚

面色萎黄，气短声微，全身疲乏，精神不振，腰膝酸软，头晕目眩，耳鸣，咽干口燥或渴不多饮，五心烦热。舌淡，苔少或无苔，脉沉细。

（七）脾肾阳虚，水湿停聚

腹大胀满，入暮尤甚，面色苍白或苍黄，脘闷纳呆，神疲懒言，肢冷或下肢浮肿，小便短少，大便稀溏。舌淡暗或淡紫，胖大有齿痕，苔白滑，脉沉细无力。

四、分类与分期

卵巢癌的分类方法多，最常用和最实用的分类是建立在卵巢组织发生学基础上的卵巢肿瘤组织学分类法。

（一）上皮性肿瘤

上皮性肿瘤占原发性卵巢肿瘤的50%～70%，其恶性类型占卵巢恶性肿瘤的85%～90%。其来源于卵巢表面的生发上皮，而生发上皮来自原始的体腔上皮，具有分化为各种苗勒上皮的潜能。其若向输卵管上皮分化，则形成浆液性肿瘤；若向宫颈黏膜分化，则形成黏液性肿瘤；若向子宫内膜分化，则形成子宫内膜样肿瘤。

（二）生殖细胞肿瘤

生殖细胞肿瘤占卵巢肿瘤的20%～40%。生殖细胞来源于生殖腺以外的内胚叶组织，在其发生、移行及发育过程中，均可发生变异，形成肿瘤。生殖细胞有发生多种组织的功能，未分化者为无性细胞瘤，胚胎多能者为胚胎癌，向胚胎结构分化为畸胎瘤，向胚外结构分化为内胚窦瘤、绒毛膜癌。

（三）性索间质肿瘤

性索间质肿瘤约占卵巢肿瘤的5%。性索间质来源于原始体腔的间叶组织，可向男女两性分化。性索向上皮分化形成颗粒细胞瘤或支持细胞瘤，向间质分化形成卵泡细胞瘤或间质细胞瘤。此类肿瘤有内分泌功能，故又称功能性卵巢肿瘤。

（四）转移性肿瘤

转移性肿瘤占卵巢肿瘤的5%～10%，其原发部位多为胃肠道、乳腺及生殖器官。现多采用FIGO 2000年手术－病理分期（表7－3），用以估计预后和比较疗效。

表7－3 原发性卵巢癌的手术－病理分期（FIGO，2000）

期别	肿瘤范围
Ⅰ期	肿瘤局限于卵巢
Ⅰa	肿瘤局限于一侧卵巢，包膜完整，表面无肿瘤，腹水或腹腔冲洗液中未见恶性细胞
Ⅰb	肿瘤局限于两侧卵巢，包膜完整，表面无肿瘤，腹水或腹腔冲洗液中未见恶性细胞
Ⅰc	肿瘤局限于一侧或双侧卵巢，伴有以下任何一项者：包膜破裂、卵巢表面有肿瘤、腹水或冲洗液中含恶性细胞
Ⅱ期	肿瘤累及一侧或双侧卵巢，伴盆腔内扩散
Ⅱa	肿瘤蔓延和/或转移到子宫和/或输卵管，腹水或冲洗液中无恶性细胞
Ⅱb	肿瘤蔓延到其他盆腔组织，腹水或冲洗液中无恶性细胞
Ⅱc	Ⅱa或Ⅱb病变，但腹水或冲洗液中查见恶性细胞
Ⅲ期	一侧或双侧卵巢肿瘤，镜检证实有盆腔外的腹腔转移和/或区域淋巴结转移，肝表面转移
Ⅲa	淋巴结阴性，组织学证实盆腔外腹膜表面有镜下转移
Ⅲb	淋巴结阴性，腹腔转移灶直径≤2cm
Ⅲc	腹腔转移灶直径>2cm和/或腹膜后区域淋巴结阳性
Ⅳ期	远处转移（胸水有癌细胞，肝实质转移）

注：Ⅰc及Ⅱc如细胞学阳性，应注明是腹水还是腹腔冲洗液；如包膜破裂，应注明是自然破裂或手术操作时破裂。

2009 年 FIGO 对原发性卵巢恶性肿瘤分期的修订建议为：①Ⅰ期者，应对细胞分级进行描述，对于未进行全面分期的Ⅰ期病例列为Ⅸ。②Ⅲ期，需描述手术后残留病灶情况，无残留者列为Ⅲ－R0，最大残留直径 <1cm 为Ⅲ－R1、最大残留直径 >1cm 为Ⅲ－R2，Ⅲ－N 为Ⅲc 中仅有腹膜后淋巴结转移，而无腹膜种植灶。③Ⅳ期者，仅有胸水细胞学阳性为Ⅳa，远处脏器实质转移为Ⅳb。

五、转移途径

卵巢癌的转移特点是外观局限的肿瘤，可在腹膜、大网膜、腹膜后淋巴结、横膈等部位有亚临床转移。癌细胞主要通过直接蔓延、腹腔种植，可直接侵犯包膜，累及邻近器官，并广泛种植于盆腹膜及大网膜、横膈、肝表面。其淋巴转移有 3 种方式：①沿卵巢血管经卵巢淋巴管向上到腹主动脉旁淋巴结。②沿卵巢门淋巴管达髂内、髂外淋巴结，经髂总至腹主动脉旁淋巴结。③偶有沿圆韧带入髂外及腹股沟淋巴结。横膈为转移的好发部位，尤其右膈下淋巴丛密集，最易受侵犯。血行转移少见，晚期可转移至肺、胸膜及肝。

六、诊断

（一）临床表现

卵巢癌早期多无症状，出现症状时往往已到晚期，可见腹胀、腹部肿块及腹水。肿瘤向周围组织浸润或压迫神经可引起腹痛、腰痛或坐骨神经痛，压迫盆腔静脉可出现下肢浮肿。一般无月经紊乱，若双侧卵巢被癌组织破坏可引起月经失调和闭经。此外，若为功能性肿瘤，可引起雌激素或雄激素过多的症状，如功能失调性子宫出血、绝经后阴道出血或男性化。晚期常表现为明显消瘦、严重贫血等。妇科检查：在阴道后穹窿可触及散在的坚硬结节或肿块，多为双侧性，表面凹凸不平，固定不动。有时在腹股沟、腋下或锁骨上可触及肿大的淋巴结。

（二）辅助检查

1. 影像学检查

（1）超声检查：可判断肿瘤的大小，囊性或实性，肿瘤与子宫的关系及有无腹水等。肿瘤直径 <1cm 者超声诊断较困难。阴道超声检查，特别是经阴道彩色多普勒超声检查可以显示肿瘤内血流状况，对鉴别肿瘤的良恶性有重要参考价值。

（2）CT、MRI、正电子发射断层显像（PET）或 PET/CT 检查：对判断肿瘤的大小、性质、转移部位及盆腔和主动脉旁淋巴结的增大有一定价值，可用于确定临床分期、制订治疗方案、评估治疗效果和复查监测等。

（3）腹腔镜检查：可直接观察肿块状况，对盆腔、腹腔及横膈部位进行窥视，并在可疑部位进行多点活检，抽吸腹腔液进行细胞学检查。

2. 细胞病理学检查

其包括腹水细胞学、阴道后穹窿吸液细胞学及细针穿刺抽吸（FNA）细胞学检查等。

3. 组织病理学检查

行腹腔镜检查或剖腹探查时，对盆腔肿块或可疑部位可取样活检。卵巢癌的组织学分型复杂，以上皮性卵巢癌最常见。组织学分为 G_X（分级无法评估）、G_B（恶性边界）、G_1（高分化）、G_2（中分化）、G_3（低分化）和 G_4（未分化）。

4. 实验室诊断

血清肿瘤标志物检测对卵巢癌的诊断有重要参考价值。CA125 诊断卵巢上皮性癌，特别是浆液性囊腺癌的阳性率在 80% 以上，还可在治疗和随访时检测。甲胎蛋白（AFP）是检测卵巢生殖细胞肿瘤的重要指标，绝大多数内胚窦瘤患者的 AFP 升高，部分未成熟畸胎瘤、混合性无性细胞瘤及胚胎癌患者的 AFP 也可升高。此外，AFP 可作为生殖细胞肿瘤治疗前后及随访的重要标志物。绒毛膜促性腺激素（HCG）在卵巢绒癌及含绒癌成分的生殖细胞肿瘤患者血中常异常升高。乳酸脱氢酶（LDH）在部分卵巢恶性肿瘤，特别是无性细胞瘤患者血清中常升高，并非特异性指标。癌胚抗原（CEA）在一些晚期卵巢癌，特别是黏液性囊腺癌患者血清中常升高。

七、鉴别诊断

（一）子宫内膜异位症

子宫内膜异位症形成的粘连性肿块及直肠子宫陷凹结节与卵巢恶性肿瘤很难鉴别。前者常有进行性痛经、月经多、经前不规则阴道流血等。B 超检查、腹腔镜检查是有效的辅助诊断方法，必要时应剖腹探查确诊。

（二）结核性腹膜炎

结核性腹膜炎常合并腹水，盆腹腔内粘连性肿块形成；多发生于年轻、不孕妇女，伴月经稀少或闭经；多有肺结核史，有消瘦、乏力、低热、盗汗、食欲缺乏等全身症状。妇科检查示肿块位置较高，形状不规则，界限不清，不活动。叩诊时鼓音和浊音分界不清。X 线检查、B 超检查、胃肠检查多可协助诊断，必要时行剖腹探查取材行活体组织检查确诊。

（三）生殖道以外的肿瘤

本病需与腹膜后肿瘤、直肠癌、乙状结肠癌等相鉴别。腹膜后肿瘤固定不动，位置低者使子宫、直肠或输尿管移位。大肠癌多有相应的消化道症状。B 超、钡剂灌肠、乙状结肠镜检等有助于鉴别。

（四）转移性卵巢肿瘤

本病与卵巢原发恶性肿瘤不易鉴别。对于双侧性、中等大、肾形、活动的实性肿块，应疑为转移性卵巢肿瘤。若患者有消化道症状应做胃镜检查，有消化道癌、乳腺癌病史者，更要考虑转移性卵巢肿瘤诊断。但多数病例无原发性肿瘤病史，应做剖腹探查。

（五）慢性盆腔炎

慢性盆腔炎有流产或产褥感染病史，有发热、下腹痛，妇科检查附件区有包块及组织增厚、压痛，有片状块物达盆壁，用抗生素治疗后症状缓解，块物缩小。若治疗后症状、体征无改善，或块物增大，应考虑为盆腔或卵巢恶性肿瘤的可能。B超有助于鉴别。

八、治疗

治疗原则是以手术为主，辅以化疗、放疗及其他综合治疗。另外中医治疗卵巢癌可辨证论治，其配合现代医学技术，在增强疗效、减少毒副反应、延长生存期、提高生存质量上取得了良好效果。但目前由于治疗中存在局限性，卵巢癌患者的病情较重，如单纯的中医治疗必定有风险，患者也不易接受，故提倡中西医结合治疗。

（一）手术

手术是卵巢癌早期的重要治疗手段。

早期卵巢癌指国际妇产科协会手术病理分期中的Ⅰ－Ⅱ期，应行全面确定分期的手术，包括：①盆、腹腔腹膜表面探查。②横膈、左右腹腔及盆腔冲洗液进行细胞学检查。③横结肠下大网膜切除。④盆腔及腹主动脉旁淋巴结选择性切除。⑤可疑病灶或肿瘤粘连处组织学检查。⑥膀胱反折、左右结肠旁沟、直肠子宫陷凹及左右盆壁处腹膜的随机活检。⑦全子宫及双附件切除（卵巢动静脉高位结扎）。⑧黏液性肿瘤应行阑尾切除。一般认为，对卵巢癌施行保留生育功能（保留子宫和双侧附件）的手术应是谨慎和严格选择的，必须具备以下条件方可施行：①患者年轻，渴望生育。②Ⅰa期。③细胞分化好（G_1）。④对侧卵巢外观正常、剖探阴性。⑤有随诊条件。亦有学者主张完成生育后根据情况行手术切除子宫及对侧附件。

晚期卵巢癌的术式与全面确定分期的手术相同，应行肿瘤细胞减灭术，手术的主要目的是尽最大努力切除卵巢癌原发灶和转移灶，使残余肿瘤直径小于1cm，必要时可切除部分肠管或脾脏等。对于手术困难的患者可在组织病理学确诊为卵巢癌后，先行1～2个疗程的先期化疗后再进行手术。

复发性卵巢癌的手术治疗价值尚有争议，目前主要用于以下几方面：①解除肠梗阻。②对二线化疗敏感的复发灶的减灭。③切除孤立的复发灶。对于复发癌的治疗多数只能缓解症状，而不是为了治愈，生存质量是最应该优先考虑的因素。

（二）化疗

化疗是主要的辅助治疗。

1. 辅助化疗

随着各项随机实验的展开，卵巢癌的化疗方案不断更新，以铂类和紫杉醇类联合的方案成为当前首选方案，顺铂＋紫杉醇或卡铂＋紫杉醇成为新一线治疗的金标准。

2. 新辅助化疗

新辅助化疗又称先期化疗，指在恶性肿瘤患者行肿瘤细胞减灭术前先给予的全身化疗。新辅助化疗包括以下2种主要形式：①患者经组织学活检证实为卵巢癌后，先给予若干个疗程的化疗，然后再行间隔减瘤术。②患者肿瘤细胞减灭术后并未按预期达到满意的肿瘤细胞减灭术标准，术后先辅助化疗几个疗程后再予手术。晚期卵巢癌患者手术前先行有限疗程的化疗，可缩小肿瘤负荷，控制腹水，减轻病灶与周围正常组织的粘连，使手术更彻底。目前术前化疗主张 1~2 个疗程为宜。

3. 腹腔灌注化疗

卵巢癌基本局限于腹腔，且很少浸润，主要沿腹膜种植生长。腹腔灌注化疗，化疗药物可直接接触肿瘤，使肿瘤细胞长时间暴露在药物环境中，同时能干扰腹腔内环境。腹腔灌注化疗通过腹膜微淋巴管吸收药物，因此即使存在腹膜后淋巴结转移，疗效也仍较好。肿瘤细胞减灭术后，残留癌灶直径小，化疗药更易渗透发挥疗效，所以腹腔灌注化疗更适合运用于达到满意效果的卵巢癌术后患者。根据病情可采用静脉化疗或静脉腹腔联合化疗，化疗疗程一般为 6~9 个疗程。

4. 二线化疗

二线化疗主要用于复发和难治性卵巢癌。选择化疗方案前应了解一线化疗用什么药物及药物的累积量；一线化疗疗效如何，毒性如何，反应持续时间及停药时间。患者一线治疗中对铂类的敏感性对选择二线化疗具有重要参考价值。了解上述问题后按下列原则用药：①以往未用铂类者可选用含铂类的联合化疗。②在铂类药物化疗后 6 个月以上出现复发，用以铂类为基础的二线化疗通常有效。③难治性患者不应再选用以铂类为主的化疗，而应选用与铂类无交叉耐药的药物，如紫杉醇、异环磷酰胺、脂质体阿霉素等。

（三）放疗

放疗对卵巢癌的治疗价值有限，可用于锁骨上和腹股沟淋巴结转移灶和部分紧靠盆壁局限性病灶的局部治疗。对卵巢癌不主张以放疗作为主要辅助治疗手段，但在 I c 期，或伴大量腹水者经手术后仅有细小粟粒样转移病灶或肉眼看不到有残留病灶的可辅以放射性同位素^{32}P 腹腔内注射提高疗效，减少复发，腹腔有粘连者禁用。

（四）免疫治疗

免疫治疗为综合治疗之一。目前临床应用较多的是细胞因子治疗，如白细胞介素 -2、干扰素、胸腺肽等。近年来以肿瘤浸润淋巴细胞（TIL）和树突状细胞（DC）为代表的细胞免疫治疗及各种抗体治疗的研究取得了很大进展，但仍处于临床试验阶段，要明确其临床价值需要循证医学的证据。

（五）靶向治疗

近年来，肿瘤的靶向治疗成为国内外学者的关注焦点。卵巢癌的靶向治疗药物尤其是表皮生长因子受体（EGFR）抑制剂、血管内皮生长因子（VEGF）抑制剂的研究显示出很好的应用前景。

（六）中医辅助治疗

卵巢癌患者多病情复杂，证候纷繁，很少表现为单一证型，治疗上应圆机活法，灵活加减，将化痰除湿、祛瘀软坚贯穿治疗始终。一般采用中药内服、外用，配合针灸、推拿等法，辨证与辨病相结合施治。中药内服发挥了重要作用，强调使用抑瘤药物，如山慈菇、半枝莲、肿节风、龙葵草、白英草、守宫、苦参、露蜂房等，常选取数味配合抗癌解毒消肿，并随证加减。且近年来，化疗成为卵巢癌的主要辅助治疗手段，但化疗会给患者带来一系列的不良反应，如恶心呕吐、心情焦虑、失眠等。针对患者食欲不振、恶心呕吐、便秘、腹泻等消化道不良反应，中医外治法（如针灸、推拿等）有不可替代的优势。现将常用中医外治法如下。

1. 中药外治

（1）中药灌肠法：此法将药物制成栓剂纳入肛内，或煎煮后行保留灌肠。药物在直肠内吸收，增加了盆腔血循环中的药物浓度。常用方剂如下：黄芪30g，补骨脂15g，桃仁10g，红花10g，牡丹皮15g，桂枝10g，半枝莲10g，赤芍15g，茯苓25g，当归10g，甘草9g。每剂水煎2次混合，共200~300mL，保留灌肠。每日1次，3~4周为1个疗程，连用3个疗程。操作要点：灌肠前嘱患者先排便，用中药无菌包装袋，药液温度为39℃~41℃，嘱患者取左侧卧位，一次性输液器直接接通无菌包装袋，下端剪断，末端石蜡油润滑10cm左右，轻柔地插入肛门10~15cm，将药液缓慢滴入，压力要低，液面距肛门不超过30cm，灌完后嘱患者保持原位，避免平躺，缓解便意，保留2小时以上，以利于肠黏膜充分吸收药物。化疗后配合扶正祛邪中药保留灌肠，可提高机体免疫力，配合活血化瘀软坚散结，有利于瘤体缩小。

（2）中药外敷法：此法是将药物加工成细末，用时加水或水与蜜糖等量，调成糊状敷于治疗部位。有学者采用生薏苡仁、制附子、败酱草、滑石、猪苓、车前子、大腹皮、半枝莲、夏枯草、三棱、莪术、海藻、鸡内金、缩葫芦加工成药粉，根据医嘱，分别用冷水或热水加适量蜂蜜，调制成膏状用一次性医用贴制成药贴，敷贴于患处，4小时后取下，根据病情，间隔2小时再敷，以局部无红肿、无水泡为恰到好处。

（3）中药热奄包：将制吴茱萸100g、炒芥子200g、盐小茴香200g放入袋中，缝好后放干燥处待用。使用方法：将热奄包放入微波炉中加热，中火，加热2~3分钟，罩一次性外罩，放置于患者下腹部及腰部，20分钟后取下。

2. 针灸

（1）普通针刺

主穴：中脘、梁门（双）、幽门（双）、足三里（双）。

配穴：气滞血瘀证加膈俞、膻中；痰湿瘀结证加丰隆；湿热毒蕴证加大椎、水道；气血亏虚证加肺俞、脾俞、胃俞；气阴两虚证加脾俞、肾俞、照海；脾肾阳虚、水湿停聚证加足三里、气海。

操作要点：采用平补平泻的手法，留针30分钟，每日1次，10日为1个疗程。

（2）电针

主穴：中脘、梁门（双）、幽门（双）、三阴交（双）、足三里（双）、阴陵泉（双）。

配穴：气滞血瘀证加膈俞、膻中；痰湿瘀结证加丰隆；湿热毒蕴证加大椎、水道；气血亏虚证加肺俞、脾俞、胃俞；气阴两虚证加脾俞、肾俞、照海；脾肾阳虚、水湿停聚证加足三里、气海。

操作要点：使用消毒毫针针刺穴位得气后，连接电针仪，根据患者病情、耐受性选择波形、强度，一般连续 30 分钟，每日 1 次，10 日为 1 个疗程。

（3）温针灸

取穴：①中极、关元、气海。②脾俞、肾俞、大肠俞、子宫穴（双）、足三里（双）、三阴交（双）、太冲（双）、白环俞（双）、次髎（双）。上述 2 组穴位交替温针灸。

操作要点：针刺穴位得气后给予适当补泻手法，留针时将纯净细软的艾绒捏在针尾上，或用艾条一段（长 1 ~ 2cm）插在针柄上，点燃施灸。待艾绒或艾条烧完后除去灰烬，将针取出。每日 1 次，每次 30 分钟，10 次为 1 个疗程。

（4）火针

主穴：中脘、关元、中极、三阴交、足三里、次髎。

配穴：气滞血瘀证加气海、膈俞、膻中；痰湿瘀结证加丰隆、脾俞、胃俞；湿热毒蕴证加大椎、水道；气血亏虚证加肺俞、脾俞、胃俞；气阴两虚证加脾俞、肾俞、照海；脾肾阳虚、水湿停聚证加足三里、气海。

操作要点：烧针是使用火针的关键步骤。使用火针前必须将针烧红，先针身后针尖。火针烧灼的程度有三种，根据治疗需要，可将针烧至白亮、通红或微红。若针刺较深的穴位，如三阴交，需烧至白亮；若针刺较浅，可烧至通红；若针刺表浅，烧至微红便可。医者左手持酒精灯，右手持针，尽量靠近施治部位，烧针后对准穴位垂直点刺，速进速退，无菌棉球按压针孔。

（5）耳针

主穴：子宫、卵巢、内分泌。

配穴：气滞血瘀证加肝；痰湿瘀结证加脾、胃；湿热毒蕴证加脾、胃；气血亏虚证加肺、脾、胃；气阴两虚证加脾、肾；脾肾阳虚、水湿停聚证加脾、胃、肾。每日 1 次，10 日为 1 个疗程。

（6）灸法

1）普通灸法：取穴中脘、关元、中极、三阴交（双）、足三里（双）、次髎（双）、肾俞（双）。将艾条的一端点燃，对准所选取的穴位，距离皮肤 2 ~ 3cm，进行熏烤，使患者局部有温热感而无灼痛为宜，一般每穴灸 20 ~ 30 分钟，至皮肤红晕潮湿为度。

2）隔蒜灸：取穴中脘、关元、中极、次髎（双）、肾俞（双）穴。其有隔蒜片灸和隔蒜泥灸两种。前者是将独头大蒜横切成约 0.3cm 的薄片，用针扎孔数个，放在患处或施灸穴位上，用大、中艾炷点燃后放在蒜片中心施灸，每施灸 4 ~ 5 壮须更换新蒜片后继续灸治。后者是将大蒜捣成蒜泥状，置患处或施灸穴位上，在蒜泥上铺上艾绒或艾炷，点燃施灸。以上两种方法，每穴每次宜灸足 7 壮，以灸处泛红为度。

3. 推拿

（1）整体推拿：整体推拿主要以一套固定的推拿操作方案为主，在整体观念的指导下，遵循上病下治、俞募配穴、前后配穴等原则，以病位为主，其他相应治疗部位为辅进行操作，突出诊疗思路的整体性和手法效果的全面性。

临床上分4步完成操作：使用㨰法放松腰、骶、臀及下背部肌肉、筋膜，在痛点、肌肉痉挛或有条索结节处施以指揉或肘揉法，以酸胀痛感可以耐受为度；触诊胸腰椎棘突，棘突偏歪并有触痛者，患侧在上施行侧卧位定点斜扳法；全掌按揉下腹部，自下而上按揉下腹部白线，自下而上弹拨腹直肌，弹拨腰大肌，以拇指深入对侧髂骨内侧按揉髂肌，以酸胀为度，重点治疗指下酸胀痛感明显或有条索、结块处；点按阴陵泉、足三里、三阴交穴。

（2）辨证推拿：辨证推拿是在整体推拿的基础上，以辨证论治为主导进行针对性的治疗。其根据病因病机的不同，把握病势、病性，根据辨证分型，选用相应手法配合对证穴位进行治疗，突出中医辨证论治、同病异治的特点。

活血化瘀法：令患者仰卧，医者一指禅推关元、中极、气海，顺时针揉少腹，点压两侧三阴交、阴陵泉。清化湿热法：令患者俯卧，医者平推膀胱经，点按肾俞、气海俞，向下擦八髎，以热透为度。疏肝理气法：令患者端坐，医者坐其背后，斜擦两胁肋，并点揉肝俞、章门、日月、期门。温经散寒之法则需长时间摩小腹及擦八髎、肾俞、命门。

4. 其他疗法

（1）穴位注射：临床采用艾迪注射液（药物组成为斑蝥、人参、黄芪、刺五加）注射，每次选取一侧阿是穴注射，交替使用，隔日1次，10次为1个疗程。

（2）穴位埋线：取中脘、关元、中极、三阴交（双）、足三里（双）、次髎（双）、肾俞（双）进行穴位埋线。交替埋线，每日埋线1～3穴，间隔2～4周治疗1次。选取特制埋线针埋线，局部皮肤消毒，局部浸润麻醉后取大约1cm长的羊肠线套在埋线针尖缺口上，两端用止血钳夹住，右手持针，左手持钳，针尖缺口向下以15°～40°方向刺入，针尖缺口进入皮内后，左手将血管钳松开，右手持续进针直至羊肠线头完全埋入皮下，再进针0.5cm，将针退出即可。

九、小结

卵巢是全身各脏器中肿瘤类型最多的器官，由于肿瘤来源和组织病理学不同，卵巢癌的生物学行为存在很大差异，其中卵巢恶性上皮性肿瘤是死亡率最高的妇科恶性肿瘤。由于卵巢位于盆腔深部，早期病变不易发现，大部分患者诊断时已属晚期，治疗效果一直未能明显改善。中医学认为本病为内外因结合导致脏腑功能失常，气机阻滞，瘀血、痰饮、湿浊等有形之邪凝结不散，停聚于胞宫，日月相积，积于胞宫逐渐形成。其临床上主张西医辨病与中医辨证相结合，故治疗上以手术和化疗为主配合中医内外治疗法，取得了良好的临床效果。

第十二节　肾癌（肾积）

一、概述

肾癌，又称肾细胞癌，是泌尿系统常见的恶性肿瘤之一，约占成人全身恶性肿瘤的

3%，居泌尿系统肿瘤第 2 位。其发病率、恶性程度及转移率均较高，预后较差，早期肾癌以手术治疗为根治方法，但大部分患者确诊时已发展至晚期，丧失手术最佳机会，且肾肿瘤对放疗、化疗均不敏感。晚期肾癌临床上主要以手术切除肿瘤病灶联合生物治疗、内分泌治疗、免疫治疗等，效果欠佳，且患者易发生不耐受反应。临床上其高发年龄是 50～70 岁，并且呈逐年上升的趋势及发病呈年轻化。

中医文献中虽然无肾癌的记载，但根据本病出现的血尿、肿块、腰痛等症状，多将其归于血尿、癥瘕、肾积、腰痛等范畴。另外中医学的肾岩是指阴茎癌，并非本病。肾癌的中医病因主要有素体肾气亏虚、房事不节或久病致肾气亏虚、外邪侵袭等。其临床表现为血尿，腰痛，肿块，精索静脉曲张，下肢水肿，形体消瘦，体重明显减轻，全身乏力等。

肾癌的临床诊断主要依靠影像学检查，确诊则需要病理学检查。X 线诊断是常用的诊断方法。CT 能精确地测量肾细胞癌病变的范围和大小，从而了解肾周有无浸润及淋巴结转移情况，为临床分期提供依据。MRI 对肿瘤侵犯范围的显示优于 CT，可用于肿瘤的术前分级及术后随访。

临床治疗根据患者的一般身体情况、年龄、分期、病变部位采用综合治手段。中医药治疗肾癌是综合治疗的重要组成部分。中医药在治疗肾癌方面可扶助正气，抗癌解毒，减少其症状及化疗、放疗反应，延长生存期，提高生存质量等。

二、辨治要点

（一）定性

肾癌是由于肾气亏虚，气化不利，水湿滞留，瘀结成毒，久而成块，乃致肾癌。其病性是本虚标实，本虚乃肾虚，标实乃湿、热、瘀、毒蕴结，病机关键是肾虚。病位在肾，与肝脾相关。初期多以湿热瘀毒、肾虚毒聚、阴虚火旺表现为主；随着病程的延长，本虚之象逐渐加重，渐则气损及血，久则阴损及阳；中晚期病情严重，多为气血两亏为主，又久病入络，故久病多兼夹血瘀。

（二）辨标本

初期属邪实，应以祛邪消散为主；中期邪实正虚，应消补兼施；末期以正虚为主，应扶正祛邪。在此基础上，配合活血止血止痛等对症治疗的方法以减轻痛楚，充分发挥中医的优势。

（三）辨症状

血尿、腰痛、肿块称为肾癌的"三联征"。一般而言，腰痛或坠胀不适，腰部或上腹部肿块，血尿，色多鲜红，或尿频、尿急、尿灼热疼痛，伴有低热，倦怠乏力，纳呆，恶心呕吐，口干苦，渴喜冷饮，舌质红，苔白腻或黄腻，脉滑数或细数者，证属湿热蕴结；腰部肿块，疼痛乏力，或有血尿，面色苍白或萎黄，形体消瘦，低热，心悸自汗，头晕失眠，食欲不振，舌质淡，苔白腻或薄白，脉细弱者，属于气血亏虚证；腰部或腹部肿块，腰痛剧烈，痛有定处，多呈刺痛或钝痛，血尿，或尿中有血块，面色晦暗，舌质紫暗，舌边尖有瘀点或瘀斑，苔薄白，脉细涩或结代者，为瘀血内阻；腰腹部肿块，腰痛、腹胀，血尿加重，面色㿠白无华，四肢不温，消瘦乏力，纳差，大便溏，小便清长，舌质淡，苔薄白，脉沉细者，为脾肾阳虚证；腰膝酸软，腰腹肿块日渐增大，血尿频发，消瘦，低热，五心烦热，耳鸣头晕，双目干涩，视物模糊，口干渴，虚烦失眠，大便秘结，舌质红，少苔，苔薄黄或黄腻，脉弦细或细数者，一般为肝肾亏虚证。

三、中医外治

(一) 药物外治

1. 敷贴法

（1）癌痛散

适应证：肾癌血瘀之疼痛。

方药：冰片 3g，姜黄 10g，生天南星 20g，乳香 20g，没药 20g，小茴香 15g，丁香 15g，麝香 0.3g。

用法：上药共研细末，酒、醋各半调成糊状，涂布于腰部瘤块处，药干则另换之。

（2）三生散加味

适应证：肾癌疼痛。

方药：生天南星 20g，生川乌 20g，生附子 20g，生半夏 20g，冰片 20g，生马钱子 10g。

用法：上药共研细末，加生芙蓉适量，捣烂混合，调成糊状，敷贴疼痛部位体表区域，再贴油纸固定，每日 1 次。

（3）金黄散

适应证：肾癌热毒壅滞之疼痛。

方药：大黄 50g，姜黄 50g，黄柏 50g，皮硝 50g，芙蓉叶 50g，冰片 20g，生天南星 20g，乳香 20g，没药 20g，雄黄 30g，天花粉 100g。

用法：上药研成极细末，和匀，加水调成糊状，摊于油纸上，敷贴于腰部肿痛处，每日 1 次。

（4）桂椒外敷散

适应证：肾癌术后肾虚腰部冷痛。

方药：肉桂 30g，吴茱萸 90g，生姜 120g，葱白 30g，花椒 60g。

用法：上药共炒热，以布包裹，熨腰痛处，冷则再炒热，每日 1~2 次。

（5）新蟾蜍皮

适应证：肾癌。

方药：新蟾蜍皮（具有攻毒散结之功）。

用法：将新蟾蜍皮外敷肿瘤患处皮肤，每日 1 次，7 日为 1 个疗程。

（6）独角莲三角膏

适应证：肾癌。

方药：独角莲 1500g，核桃枝 1500g，参三七 1500g，甘遂 2500g，生甘草 1500g。

用法：上药加水适量，中火煎熬，煎至药渣无味，滤液去渣，浓缩收膏，盛陶瓷器内，加冰片少许，密封高温消毒。用时在纱布上涂药膏于患处部位，胶布固定。每 2 日换 1 次。

（二）非药物外治

1. 针法

（1）肾癌各期虚证与实证

实证：主穴：膀胱俞、中极、阴陵泉。配穴：昆仑。

虚证：主穴：肾俞、命门、腰阳关、足三里、三阴交。配穴：关元、气海。

操作：实证主、配穴用泻法，虚证主、配穴用补法，留针时间 30 分钟。每日 1 次，7~14 日为 1 个疗程。

（2）尿血

实证：中极、太冲、膀胱俞。

虚证：肾俞、脾俞、气海、三阴交、足三里。

操作：实证穴用泻法，虚证穴用补法加灸，三阴交穴可平补平泻，留针时间 20~30 分钟。每日 1 次，7~10 日为 1 个疗程。

（3）腰痛

实证：肾俞、腰阳关、跗阳、阿是穴。

虚证：命门、志室、太溪、三阴交、委中。

操作：实证穴用平补平泻，虚证穴用平补平泻或加灸，留针时间 20~30 分钟。隔日 1 次，10 日为 1 个疗程。

（4）针灸配合穴位注射

适应证：肾癌疼痛和血尿有条索血块，排尿困难者。

取穴：足三里、三阴交、昆仑。

操作：复方丹参注射液 2mL 稀释在 5mL 生理盐水中，在上述穴位每次分别注入 1mL。每 1~2 日 1 次，连续 10 次为 1 个疗程。

（5）针灸治疗仪治疗

用韩氏治疗仪，将电极板接在疼痛处，以副极放在疼痛对侧，以中低频刺激，适用于肿瘤疼痛。

2. 灸法

适应证：肾癌虚证，或肾癌术后、化疗后、放疗后虚证者。

取穴：神阙、关元、气海、足三里、肾俞。

操作：每次用艾条悬灸 20 分钟，每日 1~2 次，连续 10~15 日为 1 个疗程。

3. 推拿疗法

适应证：肾癌气机不畅之腰痛、尿血。

取穴：曲池、合谷、肾俞、三阴交。

操作：采用擦、拿、抹、摇、滚、拍、击等手法。每个穴位操作时间为 5 分钟，每日 1~2 次，连续 10~15 日为 1 个疗程。

4. 情志疗法

（1）阐释疗法：通过言语描述等方法，帮助患者消除顾虑，树立信心，提高心理抗病能力，争取患者积极主动地配合医护人员进行治疗。

（2）集体疗法：把癌症患者组成特定的集体，在集体中通过互相交流，相互影响，相互帮助，进而稳定情绪，消除顾虑与恐惧心理，增强心理抵抗能力，达到治疗癌症的良好效果。

（3）暗示疗法：医护人员通过语言、表情及环境间接含蓄地影响患者的心理和行为，进而达到医治癌症的方法。

（4）想象疗法：临床上身患癌症而悲观厌世者，病情恶化特别快，相反，明知身患绝症仍保持乐观情绪者，其病情发展较为缓慢。

（5）音乐疗法：音乐能激活癌症患者曾受抑制的正常细胞，使免疫细胞处于最佳状态，以挫败癌细胞，使机体从"正不胜邪"转为"正胜邪祛"状态。

四、典型案例

王某，男，68 岁，左肾癌术后（腹腔镜手术）11 个月，左侧腹壁感觉减退，收腹力弱（手术造成的肋间神经损伤）。查体：立位时见左侧腹壁向外侧膨隆，最大腹围 101cm，感觉减退范围为自神阙穴至手术切口在脐下约 4cm 宽的水平条带。取穴：第 9~12 胸椎华佗夹脊穴，手术切口阿是穴，天枢，大横，水道，关元。电针用断续波，40 分钟，周一至周五治疗。10 次后患者感觉收腹力弱改善，测最大腹围 98cm。患者较为满意，继续上述方案治疗。

五、研究综述

肾癌，是一种起源于肾小管上皮细胞的恶性肿瘤，可发生在肾实质的任何部位，是肾脏最常见的实质肿瘤。在中国，肾癌的发病率居泌尿系统肿瘤第 2 位，仅次于膀胱癌，20%~30% 的患者术后出现复发或转移，男女发病之比约为 2∶1，可见于各个年龄段，高发年龄 50~70 岁，临床可见血尿、腰痛、腹部肿块。因肾癌中有多种耐药蛋白过度表达，故常规化疗收效甚微，对放疗也不敏感。

中医学并无肾癌病名，因其临床主要表现为痛性血尿、腰痛、腰部或上腹部肿块，故常将肾癌归属于中医学尿血、癥积、肾积、中石疽等范畴。早在《灵枢·百病始生》中就有类似肾癌的相关记载，"其著于膂筋，在肠后者，饥则积见，饱则积不见，按之不得。其著于输之脉者，闭塞不通，津液不下，孔窍干壅"。《诸病源候论》对"积"的论述大致符合肾癌的发生发展，"癥者，由寒温失节，致脏腑之气虚弱，而食饮不消，聚结在内，渐染生长，块瘕盘牢不移者，是癥也，言其形状，可征验也。若积引岁月，人皆柴瘦，腹转大，遂致死"。而《疡医大全》中对肾癌的症状也有所描述："石疽生腰胯之间，肉色不变，坚硬如石，经月不溃……若黑陷不起，麻木不痛，呕哕不食，精神昏乱，脉散或代者死。"

（一）病因病机

历代文献指出，肾元亏虚是肾癌发生的内在因素，湿热下注、劳累过度、饮食不节是肾癌发生发展的重要因素。正如《灵枢·百病始生》所云："壮人无积，虚人则有之。"《灵枢·口问》云："故邪之所在，皆为不足。"《温疫论》曰："本气充实，邪不能入。"肾癌多见于中老年人，由于肾为先天之本，肾元为先天之气，故肾元不足，肾脏功能衰退是引起邪客于肾导致发病的基本原因和决定因素。疾病的发生与否主要取决于正气的盛衰。刘丽坤等认为病机之关键为阴阳失调，脾肾阳虚，肝血肾阴不足，最终导致痰瘀毒互结。崔虎军认为此病多由以下病因所致：①嗜食肥甘辛辣、烟酒而致酿湿生热，湿热内盛蕴结于肾。②房事不节、劳累过度，损伤脾肾，或年老体弱或久病及肾，而致脾肾气虚。③情志不遂，肝失疏泄，气滞血瘀，瘀痰互结于肾。④湿热邪毒入里蓄积于肾。肾癌病机可分为虚实两类：实证多为湿热、气滞、血瘀、痰凝等；虚证为肾阴虚、肾阳虚；虚实之证可互为因果。肾癌病位在肾，与肝、脾相关。

（二）中医辨证论治

《证治汇补·腰痛》对腰痛的治疗指出："唯补肾为先，而后随邪之所见者以施治，标急则治标，本急则治本，初痛宜疏邪滞，理经隧。久痛宜补真元，养血气。"这说明培补肾元是治疗肾癌的基本法则。邹燕勤认为，疾病早期，一般正气充足，血瘀痰凝，瘤毒轻浅，此时应以祛邪为要务，如有虚象可酌加扶正之品。进一步发展则痰湿结聚，邪毒日盛，脾肾不足，正气益虚，则祛邪兼顾扶正。晚期常脏腑功能失调，气血衰弱，邪气壅盛，瘤毒走窜，故宜扶正祛邪并重。肾癌转移多为肺转移和会阴转移，其辨证为癌毒走注，下焦湿毒浊瘀互结，肺肾两伤，故以攻为主，扶正佐之为佳。湿热蕴结兼肾气虚、肝脾不和及脾肾阳虚是肾癌的主要证型，故清热利湿、补肾气、温补肾阳及疏肝和胃对证治疗，可从根本上减轻症状，提高生活质量，延长生存期。王俊如将肾癌分为五个证型：湿热蕴结证，治宜清热利湿；瘀血内阻证，治宜活血化瘀，兼以补虚；脾肾气虚证，治宜温补脾肾；气血两虚证，治宜补气养血。邓宏等报道晚期肾癌戴阳证患者，治以温阳散寒、补火潜阳，治疗后患者症状明显好转。褚玉槐认为肿瘤的形成为邪毒炽盛、气滞血瘀、痰浊积聚，因此主张以祛除病邪为主，再依据各脏腑的功能特点用药。

（三）中医外治

1. 中药外敷法

管氏治疗肾癌痛用冰片3g、藤黄3g、麝香0.3g、生天南星20g，共研为细末，用酒、醋各半调成糊状，外敷肾区疼痛处，可收迅速止痛之效。董氏报道取朱砂15g、乳香15g、没药15g、冰片30g，诸药捣碎，装盛入有500mL米酒的瓶中，密封2天，取上清液，用棉签或毛笔蘸液外涂疼痛处，治疗肝癌痛及肾癌痛，可收迅速止痛之效。李培文用肉桂30g、吴茱萸90g、生姜120g、葱头30g、花椒60g，共炒热，以布包裹，熨腰痛处，冷则再炒热，适用于肾癌术后肾虚腰部冷痛者。姜氏等根据内病外治的理论，用冰片、蟾酥、珍珠粉、血竭、鳖甲组成冰蟾消肿止痛膏，外敷于疼痛部位，治疗癌性疼痛 40 例，总有效率为 85%。

2. 针灸治疗

李培文认为取肾俞、委中、命门、太溪、气海、三阴交等，每次取穴 3~5 个，用平补平泻法或补法，每日 1 次，10 次为 1 个疗程，适用于肾癌肾虚腰痛者。孙长岗认为主穴取足三里、三阴交、肾俞，配穴取内关、昆仑，耳穴取肾、输尿管、膀胱等，补泻兼施，每日 1 次，每次留针 20~30 分钟，适用于各期肾肿瘤、输尿管肿瘤患者。

（四）不足与展望

中医外治法是中医治疗学中的重要组成部分，应用范围极广。从上述内容可以看出肾癌的中医外治研究已有一个良好的开端，但尚缺乏系统深入的临床疗效机制探讨。今后应加强外治中药的制剂和基础实验研究，借鉴现代透皮吸收制剂技术，做成理想适用的剂型，结合中医经络腧穴理论和声、光、电、磁等现代技术进行敷贴用药，使药物兼具局部与全身治疗作用。

第十三节　膀胱癌（胞积）

一、概述

膀胱癌是指发生于膀胱黏膜的恶性肿瘤，是泌尿系统最常见的恶性肿瘤，占我国男性泌尿生殖系恶性肿瘤发病率的第 1 位。2012 年全国肿瘤登记地区膀胱癌的发病率为 6.61/10 万，列恶性肿瘤发病率的第 9 位。膀胱癌可发生于任何年龄，甚至于儿童。其发病率随着年龄的增长而增加，高发年龄为 50~70 岁。男性膀胱癌发病率为女性的 3~4 倍。膀胱癌的病理类型最常见的是膀胱尿路上皮癌，约占膀胱癌患者总数的 90% 以上，通常所说的膀胱癌就是指膀胱尿路上皮癌。

膀胱癌的主要临床表现为血尿，大约有 90% 以上的患者最初的临床表现是血尿，通常表现为无痛性、间歇性、肉眼全程血尿，有时也可为镜下血尿。镜下血尿出现在肉眼血尿之前，病期相对早，但患者往往不能察觉镜下血尿的存在，多通过体检发现。血尿可能仅出现 1 次或持续 1 天至数天，可自行减轻或停止，有时患者服药后与血尿自止的巧合往往给患者"病愈"的错觉。有些患者可能在一段时间后再次出现血尿。出血量与血尿持续时间的长短，与肿瘤的恶性程度、大小、范围和数目并不一定成正比。另有 10% 的膀胱癌患者可首先出现膀胱刺激症状，表现为尿频、尿急、尿痛和排尿困难，而患者无明显的肉眼血尿。这多由于肿瘤坏死、溃疡，膀胱内肿瘤较大或数目较多，或膀胱肿瘤弥漫浸润膀胱壁，使膀胱容量减少或并发感染所引起。膀胱三角区及膀胱颈部的肿瘤可梗阻膀胱出口，而出现排尿困难的症状。

中医称膀胱癌为"胞积"。"膀胱者，州都之官"，位于下焦，贮存和排泄尿液，为水液代谢之通道。《素问·太阴阳明论》有"伤于湿者，下先受之"之说，水湿停留为其主要的病理因素。正虚邪实，气血阴阳失调，湿瘀互结，郁而化热，痰浊复与湿、热、瘀等合邪，蓄积于下焦，长期停留浸淫，使局部组织内环境改变而恶变，从而促使"胞积"的发生。血尿的生成责之于"气"与"火"。《金匮要略·五脏风寒积聚病脉证并治》谓"热在下焦者，则尿血"。《慎斋遗书·尿血》谓："尿血者，精不通行而成血，血不归经而入便。然其原在肾气衰而火旺……"脾不统血，肾气不固，肾虚火旺，热伤血络，瘀血内阻均可导致血尿。膀胱癌晚期可致癃闭，多由湿热蕴结、脾气不升、肾元亏虚、肝郁气滞所致。综上所述，其病机为机体正气不足，脏腑气血阴阳失调，脾肾亏虚是发病之本，痰、湿、瘀、毒凝结于下焦为致病之标。

对于年龄 40 岁以上无明显诱因出现无痛性肉眼血尿的患者，应考虑到泌尿系统肿瘤的可能性，特别是膀胱癌。此时应综合患者既往史、家族史，结合症状和查体做出初步判断，并进一步进行相关检查。检查方法包括尿常规检查、尿脱落细胞学、尿肿瘤标志物、腹部和盆腔 B 超以及泌尿系统 X 线等初步筛选检查，根据上述检查结果决定是否行膀胱镜、盆腔 CT 或盆腔 MRI、血管造影等检查，进一步明确出血的部位和病变性质。其中，膀胱镜检查是诊断膀胱癌的最主要方法，其确诊取决于膀胱镜下的病理活检。

临床治疗根据患者的一般身体情况、年龄、分期、病变部位采用综合治疗手段。治疗手段主要有各类型手术、全身静脉化疗、局部膀胱灌注化疗以及中医药治疗等。中医药治疗可逆转癌前病变，扶助正气，并可减轻患者的痛苦和缓解临床症状，在提高生存质量、延长生存期等方面疗效确切。

二、辨治要点

（一）定性

膀胱癌是正虚邪实，气血阴阳失调，湿瘀互结，郁而化热，痰浊复与湿、热、瘀等合邪，蓄积于下焦，长期停留浸淫，使局部组织内环境改变而恶变，从而促使"胞积"的发生。其病机为机体正气不足，脏腑气血阴阳失调，脾肾亏虚是发病之本，痰、湿、瘀、毒凝结于下焦为致病之标。针对膀胱癌的病机，治法大致可总结归纳为补益脾肾、清热利湿、化瘀解毒等，治疗时以其中一法为主，其他治法为辅，攻补兼施，辨证论治。

（二）辨标本

初起多以标实为主，中期虚实夹杂，晚期则以本虚为主。

（三）辨症状

无痛性、间歇性、肉眼全程血尿是膀胱癌最常见、最典型的症状。属湿热下注者，症见小便淋漓涩痛，尿色红赤，苔黄或黄腻，脉细数或细濡；属脾不统血者，症见小便红赤或有血块，伴面白乏力，消瘦食少，舌淡脉弱等；属气滞血瘀者，症见排尿时下腹胀痛，舌质紫暗，或有瘀斑，脉细涩等。其各证型分别予以清热利湿、补益脾肾、行气化瘀等治疗。本病晚期可见下腹持续胀痛，进行性加重，下腹膨隆、压痛等症状，多因湿热瘀毒蕴结，阻塞水道所致。伴烦躁口渴、夜寐不安、舌红、苔黄腻、脉滑数者，治宜清热利湿、行气利小便；伴消瘦、乏力、气短、神疲、面白、肢冷、舌淡苔白、脉细弱无力者，治宜健脾补肾、化气行水。

三、中医外治

中药是中华民族的瑰宝，外治疗法更是中医治疗肿瘤方法中的优势之一。古籍有云："外治之理，即内治之理，外治之药，即内治之药，所异者法尔，用之得法，其响立应。"外治分为通过药物外治和非药物外治法。

（一）药物外治

1. 常用方法

（1）中药提取物灌注

1）羟基喜树碱注射液：其主要成分为从植物喜树碱中提取出的微量天然生物碱，有显著的抗癌活性，对耐药肿瘤有治疗作用。膀胱内灌注此药适用于表浅膀胱癌或膀胱癌术后预防复发。首次剂量为 10mg/次，可逐渐加到 20mg/次，每周 2 次，10～15 次为 1 个疗程。

2）华蟾素注射液：其是由中华大蟾蜍阴干全皮制成的水溶性注射液，具有清热解毒、利水消肿、化瘀溃坚等作用，已广泛用于多种恶性肿瘤的治疗。应用时以 0.9% 氯化钠 100mL + 华蟾素注射液 20mL 膀胱冲洗，每周 3～4 次，持续 2 周，可显著改善膀胱局部症状。

（2）中药外敷法：其是在中医辨证论治原则的指导下，将所选的止痛中草药施于皮肤、孔窍、腧穴的方法。根据膀胱癌患者疼痛部位的不同，该法又有局部（疼痛处）敷药、腧穴敷药和脐部敷药的不同。

1）局部（疼痛处）敷药：是治疗癌痛最常选用的给药途径。将配伍精当的中药研成细粉，用蜂蜜或陈醋调成糊状，外敷于膀胱投射于体表的部位或疼痛部位，通过药物的局部透皮吸收而起到消肿止痛、化瘀散结的作用。桃红乳没散：桃仁、红花、生乳香、生没药各 30g，血竭 20g，阿魏 10g，冰片 6g，共研细末，用酒、醋各半调成稠糊状，敷于痛处，24 小时换药 1 次，7 日为 1 个疗程。其可反复应用，适用于膀胱癌疼痛。

2）腧穴敷药：腧穴是脏腑、经络、气血输注之处，也是疾病在体表的反映部位。采用具有祛瘀止痛、温阳散结的中药外敷于腧穴，可通过局部刺激经络以及经络传导途径，发挥调理脏腑、活血化瘀、祛毒止痛的作用。常用穴位主要有中极、膀胱俞、三阴交、肾俞、肝俞、三焦俞、关元等。

3）脐部敷药：脐部又名神阙，总理人体诸经百脉，联系五脏六腑、四肢百骸。脐部敷药后，其药气迅速渗透入里，通过经络的转输到达病所，以调节气血阴阳，驱毒外出，理气止痛。现代研究证明，脐部表皮角质层及皮下脂肪层较薄，脐下有腹壁下动脉和静脉及丰富的毛细血管网，故药物易于穿透、弥散而被吸收入血以发挥全身治疗效应。常用药物主要有温阳散结、活血祛瘀以及健脾益肾等类别。

（3）中药熏洗法：该法是把所配伍中药煎汤，趁热在患部熏蒸、淋洗和浸浴的方法。药物通过皮肤、黏膜等途径吸收入血，遍达全身而起到局部或全身治疗作用。针对膀胱癌所致之小便淋漓涩痛，通过中药汤剂熏洗可促使药物局部吸收，起到杀虫止痒、止痛等作用。

1）陈义文应用中药熏洗方：木通30g，路路通30g，野葡萄藤60g，萹蓄30g，瞿麦30g。煎水后，倒入盆内，嘱患者蹲在盆上，先熏，至水温合适后坐浴。

2）李岩应用中药外敷方：蜈蚣10g，全蝎10g，铅丹30g，斑蝥1g，白果皮1g，生石膏15g。研末蜜调外敷膀胱区或疼痛部位。

（二）非药物外治

1. 针法

现代医学对针刺治疗肿瘤进行了大量研究，取得了一定成效，表明针刺是通过提高机体免疫功能，减轻癌性疼痛，改善药物不良反应等作用途径治疗肿瘤。

（1）毫针：中极、膀胱俞、三阴交、肾俞、三焦俞、关元。气血亏虚证加足三里、血海、脾俞；气滞血瘀证加太冲、血海行气散瘀；湿热下注证加内庭、丰隆、阴陵泉、大都清热祛湿；肝肾阴虚证加肝俞、气海、照海、太溪滋补肝肾。

（2）耳针：耳穴是指分布在耳郭上的腧穴，也是人体各部分的生理病理变化在耳郭上的反应点。耳针临床适应证较广，对于疼痛性疾病、功能紊乱性疾病、内分泌代谢紊乱性疾病疗效显著。耳针在膀胱癌的治疗中主要在于止痛治疗。主穴有膀胱、神门、交感、肾、三焦等。

（3）梅花针：取小腹部任脉、肾经、胃经，寻找压点，进行压痛点叩刺或循经局部叩刺。

（4）穴位注射：又称"水针"，是选用中西药物注入有关穴位以治疗疾病的一种方法。其对人体的消化、呼吸、循环、泌尿系统等均有不同程度的调整作用。如对消化系统的调整作用，主要表现在可解除胃肠平滑肌痉挛、调整消化液分泌、调整胃肠蠕动等方面。其调节作用是双向的，当功能亢进时，通过穴位注射又可使其功能减缓；当功能低下时，通过穴位注射可使其功能增强。结合药物及非药物治疗手段而应用，既可以针刺穴位起作用，又可以通过药物作用进一步提高疗效。常用穴位主要有足三里、关元、三阴交。注射药物主要有丹参注射液、当归注射液、黄芪注射液、柴胡注射液、参附注射液等，临床亦有用西药注射液者，如地塞米松、丙酸睾丸酮、粒细胞集落刺激因子、复合维生素B等。用维生素B_1注射液，每穴注入0.2~0.3mL。

2. 灸法

灸法可以激发人体正气，增强抗病能力，可起到温通经络、驱散寒邪、扶助阳气、举陷固脱、行气活血、消瘀散结、引热外行等作用。针对膀胱癌症状所见的局部疼痛、小便涩痛、小便点滴不畅等，艾灸可选主穴有关元、中极、腰阳关、次髎、三焦俞、三阴交。结合兼证的不同可选用如下配穴：百会、肾俞、小肠俞、膀胱俞、委阳、阴陵泉、至阴等。

四、典型案例

案例一

田某，男，65 岁，北京人。患者膀胱癌术后，反复膀胱药物灌注，出现膀胱麻痹、小便失禁，每日 24 小时穿戴尿不湿。治疗以艾灸长强穴，每日 1 次，每次 30 分钟。2日后患者白天小便已自知，可控制，夜晚仍小便失禁；继续艾灸 10 日后，小便失禁症状消失，从此之后小便正常。

案例二

夏某，女，55 岁，山东人。患者膀胱癌电切术后，行化疗药物灌注 6 次后现出现膀胱炎，时有小腹疼痛，小便时加重，不能憋尿。治疗以水道、归来、横骨、关元、中极等穴位毫针针刺，平补平泻，每日 1 次，每次 30 分钟，10 分钟行针 1 次。2 次后患者症状大减，5 次后症状消失，随访未再反复。

第十四节　前列腺癌（精癃）

一、概述

前列腺癌是指发生于男性前列腺组织中的恶性肿瘤，是男性泌尿生殖系统常见的恶性肿瘤。其发病率和死亡率分别位居全球男性全部恶性肿瘤的第 2 位和第 6 位。与欧美发达国家相比，中国前列腺癌的发病率和死亡率处于相对较低水平。但近年来，随着中国人口老龄化步伐的加快、生活方式的转变等多种原因，我国前列腺癌的发病率呈现明显的持续增长趋势。前列腺癌常发生于中老年男性，已婚男性发病高于未婚男性，70 ~ 90 岁为本病的高发年龄段。

前列腺癌在中医古籍中未见系统描述，散见于"癃闭""淋证""血证"等记载中。其病因不外乎内外两大因素。中医学认为风寒暑湿燥火等外邪易侵袭五脏，日久不散，瘀而化热，热灼津伤，久成痰结瘀块而致癌瘤；同时患者素体虚弱、饮食劳倦、七情太过或不及等内因导致体内湿热蕴结，酿成痰浊，或热炼津液，瘀血内阻，经脉不通而发病。该病早期无明显临床症状，随着肿瘤的发展，会出现排尿困难、尿频、尿急、尿痛，甚至尿失禁、阴部疼痛等压迫症状，或出现血尿、双下肢水肿等转移症状。

前列腺癌的诊断主要依靠直肠指诊、血清前列腺特异性抗原（PSA）、经直肠前列腺超声和盆腔 MRI 检查，CT 对诊断早期前列腺癌的敏感性低于 MRI。因前列腺癌骨转移率较高，故在决定治疗方案前通常还要进行核素骨扫描检查。膀胱癌的确诊需要通过前列腺穿刺活检进行病理检查。

前列腺癌的治疗手段包括手术、内分泌治疗、放疗、化疗、微创治疗及生物靶向治疗、中医药治疗等，临床上常根据患者的一般身体情况、年龄、临床分期、预期寿命等采用综合治疗手段。中医药治疗是前列腺癌综合治疗的重要组成部分。中医药在治疗前列腺癌方面有其独特的优势与思路，通过辨证论治给予患者个体化治疗，在改善临床症状、延缓病情发展、提高生活质量、延长生存期等方面疗效确切。

二、辨治要点

（一）辨脏腑病位

前列腺癌的辨证常着眼于膀胱、肝、肾。前列腺位于膀胱颈部，肝脉绕阴器、循少腹，肾与膀胱相表里，故其病变表现在膀胱，病之根源在肝、肾。若湿热邪毒蕴结膀胱，气化失调，则见小便滴沥不畅，甚或闭而不通；若肝气郁结，脉络瘀阻，气火结聚下焦，则见小便短涩赤痛；若肾气不足，命门火衰，膀胱气化无权，则见小便不畅、排尿无力等。

（二）辨标本虚实

膀胱癌为正虚标实，虚实夹杂之证，正虚以肾气亏虚为主，标实以湿热、痰浊、瘀血、火毒为患。早期以标实为主，中期虚实并存，晚期气血、阴阳俱损，正气大虚。

（三）辨症状

若湿热阻滞，下注于膀胱，导致气化不利，可见尿频、小便不利等，或热盛伤络，迫血妄行而致小便涩痛或夹有血块；若瘀血阻结成块，阻塞于内，可见小便点滴而下，或尿如细线，甚则闭塞不通；若肾气亏损，命门火衰，气化不及州都，而见小便不能或点滴不爽、排尿无力、神气怯弱、腰膝酸软无力等。

三、中医外治

（一）药物外治

1. 常用方法

（1）穴位敷贴法：中药贴膜剂是伴随中药现代化应运而生的一种新剂型，它可在病灶周围形成较高的药物浓度，避免了口服、注射给药所引起的血药浓度的峰谷现象，并且其有效成分可经皮肤吸收直接进入体内，避免了肝脏的首过作用，故其吸收总量和生物利用度均比口服药物高。前列腺癌患者在相关腧穴如神阙、中极、命门、气海、关元、水道、肾俞、膀胱俞等，选用适当中药进行敷贴，能较好地改善患者尿频、尿痛、尿闭等症。而对于前列腺癌骨转移患者出现的癌性疼痛，通过外用膏剂敷贴于疼痛局部体表，可利用药物作用达到消肿止痛、抑癌缩瘤的目的。其止痛作用迅速，维持时间长，基本无毒副作用，且无依赖性、成瘾性及间断性，临床较常用。

（2）保留灌肠法：该法是将中药药液灌入直肠后保留一定的时间，使局部形成有效的药液浓度，从而使药物更容易穿透前列腺包膜，加之温热效应可促进局部血液循环，从而达到缓解症状的目的。中药保留灌肠直接通过静脉和淋巴系统进入体内，不仅药效发挥快，而且还保持了传统汤剂的特点，可根据病情的变化选取具有清热解毒、清热利湿、活血化瘀、消肿开结功效的药物，灵活变通地调节组方及用量，安全有效。

（3）坐浴法：该法是药物治疗与物理治疗相结合的治疗方法，主要适用于前列腺癌导致的会阴不适、疼痛。中药坐浴可通过药物与物理的双重温热作用，结合中药中特有的活性成分，使皮肤附属器如汗腺、毛囊、皮脂腺等开放，促使局部代谢产物的排出，提高中药活性离子的透皮功效，故可迅速改善临床症状。另外，中药本身具有清热利湿、活血化瘀、消肿止痛、温经通络等功效，作用于前列腺周围区域，可使局部血管扩张，促进组织修复，使疼痛不适等症状较快改善或消除。

（4）脐疗法：脐疗法是指经脐中（神阙穴）给药或在脐部给以某些物理刺激（艾灸、热敷等），用于治疗人体疾病的方法。中医有"脐通百脉"之说，故选取适当药物或灸法刺激脐部，可通过经络传导内调五脏，外调四肢百骸，达到通调三焦、行气和血、温经通络的功效。该法对于尿频、尿急、尿痛，放疗、化疗引起的腹泻、便秘、骨髓抑制，以及癌痛等具有良好疗效。

2. 经验方推荐

（1）车前利尿膏

方药：鲜车前草 300g，车前子 30g，细辛 10g，吴茱萸 10g。

用法：车前草洗净，捣烂成泥状，车前子、细辛、吴茱萸研成细末，与车前草混合，外敷于耻骨联合上（约关元下 2 寸），每日 1 次，每次约 2 小时，可反复使用 2 ～ 3 日。

功效：通阳利水，用于改善前列腺癌患者排尿不畅、排尿刺痛等。

（2）阿魏化痞膏

方药：三棱、莪术、穿山甲、大黄、生川乌、生草乌、木鳖子、当归、蜣螂、白芷、厚朴、胡黄连、大黄、阿魏、樟脑、雄黄、肉桂、乳香、没药、芦荟、血竭、大蒜、蓖麻子。

用法：用火将阿魏化痞膏烘烊，贴神阙、中极、命门、气海、关元、水道、肾俞、膀胱俞等腧穴。

功效：消痞散癥。

（3）骨痛方

方药：蜈蚣 2 条，白屈菜、徐长卿、延胡索各 15g，麝香 3g。

用法：上述药物粉碎后研末，过筛，黄酒调匀成膏，敷于脐部或关节部位，外以伤湿止痛膏封闭固定，24 小时一换，7 日为 1 个疗程。

功效：化瘀止痛，适用于腹部或会阴疼痛以及前列腺癌骨转移疼痛患者。

（4）蟾蜍膏

方药：蟾蜍、生川乌、重楼、红花、莪术、公丁香、薄荷脑、冰片、两面针、肉桂、细辛。

用法：外敷疼痛部位。用药前清洁疼痛部位皮肤，然后再将膏药贴上，每日 1 次，每 24 小时一换，7 日为 1 个疗程。

功效：活血化瘀，消肿止痛。

（5）双柏水蜜散

方药：侧柏叶、黄柏、大黄、薄荷、泽兰。

用法：用药前清洁疼痛部位皮肤，然后再将水蜜散敷上，每日1次，每24小时一换，1周为1个疗程。

功效：凉血解毒，消肿止痛。

（6）生髓散

方药：当归10g，血竭4.5g，附子10g，干姜10g，黄芪10g，冰片3g。

用法：上述药物研末，取适量敷脐，每日1次，每24小时一换，1周为1个疗程。

功效：温肾助阳，益气养血，适用于前列腺癌放化疗后出现的骨髓抑制。

（二）非药物外治

1. 针法

（1）小便淋漓不畅或癃闭

取穴：肾俞、膀胱俞、关元、中极、三阴交、承山、阴陵泉。

操作：用泻法，留针15分钟，间歇运针。每日1次，10次为1个疗程。

（2）内分泌失调

取穴：三阴交、肾俞、天宗。

操作：留针15分钟，每日1次，10次为1个疗程。

（3）前列腺疼痛

取穴：肾俞、三阴交、肝俞、足三里、委中。

操作：轻刺激，留针15分钟，每日1次，10次为1个疗程。

2. 灸法

（1）放化疗后骨髓抑制：艾灸关元、足三里、气海，每日1次，每次2小时，2日后可使白细胞升高；艾灸肾俞、脾俞、关元、膈俞、血海穴，每日1次，每次2小时以上，可升红细胞；艾灸肾俞、肝俞、脾俞、中脘、足三里，每日1次，每次2小时以上，可升血小板。

（2）尿失禁：艾灸长强穴可壮元阳、滋肾阴，每日1次，每次30分钟，既可治疗尿失禁，又可增强机体抵抗力。

（3）疼痛：对疼痛部位的阿是穴及督脉进行艾灸，每日2次，每次30～45分钟。艾灸能温经散寒、扶阳固脱、消瘀散结、激发正气，前列腺癌骨转移患者配合艾灸之法，可激发人体正气，使得气机通达，营卫调和，瘀结自散，达到增强免疫力、缓解疼痛的目的。

3. 刺络拔罐

使用毫针在肾俞、膀胱俞等骶尾椎旁相关穴位上针刺，留针2～3分钟，再刺血拔罐，对于改善膀胱癌患者排尿困难等症颇具成效。

四、典型案例

案例一

患者，男，70岁，2013年6月17初诊。患者因"前列腺癌1年余"来我院就诊，自诉 1 年前于山东省肿瘤医院确诊为前列腺癌，未予治疗。近半月以来，患者出现腰骶部及脊柱区疼痛难忍，为寻求中医药治疗而来我院就诊。刻诊：患者慢性病容，自诉腰骶部及脊柱区疼痛难忍，伴排尿不畅，尿道灼热涩痛，舌质红，苔黄腻，脉滑数。全身骨扫描提示：前列腺癌腰骶部及脊柱骨转移。血清 PSA：68ng/mL。患者拒绝放化疗及口服阿片类药物止痛。

西医诊断：前列腺癌。

中医诊断：淋证，热淋。

治则：清热利湿，通淋止痛。

治疗：中药配合针灸。方药：瞿麦 15g，萹蓄 10g，车前子 10g，滑石 10g，黄柏 9g，炒苍术 15g，生薏苡仁 30g，白花蛇舌草 30g。上药以水 1L，煮取 400mL，日服 2 次，每日 1 剂，连服 7 日。针刺足三里、三阴交、膀胱俞、肾俞、委中、承山、阴陵泉及腰骶部疼痛最为明显的阿是穴，留针 30 分钟，每周 3 次。

2013 年 6 月 30 日二诊：患者自诉针灸治疗后腰骶部及脊柱区疼痛较前明显缓解，服中药后尿道灼热涩痛症状已基本消失，排尿仍有不畅，量少，舌质红，苔腻，脉滑数。应用车前利尿膏（鲜车前草 300g，车前子 30g，细辛 10g，吴茱萸 10g）外敷耻骨联合上（约关元下 2 寸），每日 1 次，每次约 2 小时，可反复使用 2~3 日。针刺疗法同上。

2013 年 7 月 14 日三诊：患者面呈愉悦之色，自诉腰骶部及脊柱区疼痛明显缓解，基本不影响正常生活，偶有排尿不畅，舌淡红，苔白腻，脉微数。嘱患者继续针刺，并用车前利尿膏治疗至今，现患者一般情况良好，腰骶部及脊柱区疼痛暂未见明显复发。

案例二

患者，男，75 岁，于 2008 年 5 月发现骨盆骨髓转移癌，进一步检查提示前列腺占位，遂在当地医院行双侧睾丸切除术，术后予内分泌治疗，未行放化疗，2008 年 8 月发现前列腺癌全身多处骨转移，遂至山教授处就诊。当时患者腰部酸痛甚，面色少华，多梦少寐，胃纳差，二便尚调，舌淡红，苔薄白，脉细弱，诊断为"前列腺癌骨转移术后"，证属脾肾亏虚、痰毒内结，治予补肾壮骨、健脾益气。方药予金匮肾气丸合四君子汤加减（熟地黄 25g，怀山药 20g，茯苓 15g，枸杞子 15g，山茱萸 15g，党参 15g，白术 12g，甘草 6g，露蜂房 10g），同时针刺足三里、合谷、三阴交及阿是穴，并选取相应的耳穴进行耳穴压豆。3 个月后，患者腰部酸痛感明显改善，夜寐安，胃纳可；患者症状缓解之后停服中药，坚持针刺及耳穴压豆，定期复查病情稳定，患者仍健在，生活能够自理。

五、研究综述

由于前列腺的位置特殊和药物屏障的生理特点，许多药物难以穿透前列腺包膜进入前列腺组织中。中医外治凭借其独特的优势，运用各种不同的方法将药物施于皮肤、孔窍、腧穴等部位，通过透皮吸收而直达病处，达到有效浓度，或通过穴位刺激、经络传导，发挥其调和气血、疏通经络、平衡脏腑阴阳的作用，在缓解前列腺癌患者症状、减轻术后及放化疗副作用、增强免疫力、提高生活质量等方面取得了很好疗效。

（一）消瘤抗癌，提高机体免疫力

大部分前列腺癌患者处于正气亏虚、邪毒炽盛的状态，由于体质较差，常不耐攻伐，通常采取保守治疗抑制肿瘤生长。中医外治通过药物，或通过器具，或两者结合，透皮作用于特定腧穴或病灶而达到消灭肿瘤之目的，具有简、便、廉、效等优势，与此同时也提高机体免疫力，加强抗癌疗效。陈铭等采用消瘀散结抑癌灌肠剂（山慈菇、夏枯草、莪术、虎杖、吴茱萸等）联合雄激素全阻断治疗晚期前列腺癌患者 15 例，发现灌肠给药能降低患者血清 PSA，提高尿流率，其疗效优于对照组（单纯最大限度雄激素阻断治疗组）。殷向怡临床运用穴位敷贴治疗前列腺癌：①药物组成：当归、阿胶、人参、白术、川芎、丹参、鸡内金、全瓜蒌、鳖甲、皂角刺、水蛭、全蝎、细辛、透骨草、冰片、明矾、麝香。②用法：将皮肤洗净擦干，先快速揭去膏面塑料防粘膜，微火将膏药烘软，反复黏转均匀，再揭去膏片周围的防粘纸和边条，将膏贴于患处及相关穴位。每帖贴 5 天，孕妇、皮肤破损处及皮肤过敏者禁用。徐建国用自拟"前列腺癌汤"配合针刺，发挥扶正、抑制癌细胞生长、活血化瘀、增强免疫力之功效，提高患者机体免疫力，减轻症状及改善一般状况，治愈前列腺癌 1 例。

（二）缓解癌痛

癌性疼痛是晚期前列腺癌患者最常见的症状，严重影响患者的生存质量。目前治疗癌性疼痛临床上常采用的治疗方案有药物治疗、中医治疗、放射治疗、神经阻滞治疗等。药物治疗是最常用的方法，其通过系统的、正确地使用药物，能使 90% 的癌性疼痛患者得到满意缓解，也能使 75% 以上的晚期肿瘤患者的疼痛得到较好的控制，但由于其普遍存在具有毒副作用、成瘾性等问题，限制了其应用。中医治疗，尤其是外治法因具有止痛迅速、使用安全、毒副作用小、无成瘾性及戒断性等优点而逐渐得到重视。山广志教授认为肾虚是前列腺癌骨转移的基本病机，并伴脾胃亏虚及机体气机逆乱，故治疗时应从内外两方面入手。其中内治法以滋补肾气、填精固本为根本，同时注重调理脾胃，疏通机体气机；外治以通络活血为治则。外治法中的热熨法是将热熨袋放置于骨转移疼痛部位的阿是穴及督脉穴位上，每日 2 次，连续 7 日为 1 个疗程。督脉总督六阳经，调节全身阳经脉气，为"阳脉之海"。以热刺激督脉，可激起督脉的脉气，充分发挥其"阳脉之海"的作用，临床疗效显著。周鹏发现中药熏蒸治疗前列腺癌后骨转移癌痛效果较好。其方药由补骨脂、透骨草、伸筋草、细辛、威灵仙、川乌、草乌、马钱子、三七、血竭、三棱、乳香、没药、土鳖虫、骨碎补等组成，具有消肿止痛的作用，可以减轻西药治疗的毒副作用，延续作用效应。

（三）减轻术后及放化疗副作用

前列腺癌患者术后及放化疗后可出现疲倦乏力、局部疼痛、出血、腹胀、纳呆等全身虚弱症状，同时中医视为西医相关治疗属祛邪手段，但祛邪就不免耗气伤血，减弱患者的抵抗力与康复能力，加上此类患者多属年老体弱，生活质量都较低，因而采用中医整体辨证与综合治疗的方法可起到增效减毒作用，在提高患者生活质量、延长生存期方面显示了较好的治疗前景。李勇敬等认为运用康复护理联合温针灸（取穴：关元、中极、气海、天枢、足三里、阴陵泉、三阴交、太冲等）可有效改善前列腺癌根治术后尿失禁患者的控尿功能，提高术后幸福指数及生活质量，改善前列腺癌患者的最终预后。李卫军等运用^{125}I粒子植入术后配合中药（黄芪、红参、黄精、天门冬、女贞子、茯苓、猪苓、当归、砂仁、土鳖虫、小茴香、麝香等）脐贴治疗前列腺癌效果理想，具有安全性高、疗效显著等优点，值得临床推广。

由此可见，中医外治法已全方位地参与到前列腺癌的临床治疗当中，贯穿于恶性肿瘤的早、中、晚三期，既有直接针对肿瘤的治疗，也有相关的辅助治疗。一般来讲，在肿瘤的早期治疗中，中医外治多起着辅助治疗的作用，其目的是恢复体质，减轻毒副反应。例如术后患者可以使用外治法缓解术后并发症，放化疗的患者可以使用外治法减轻毒副反应等。此时外治法属于辅助治疗，其目的是让患者尽可能地减少痛苦，以便手术、放化疗等治疗顺利完成。而当疾病产生发展变化时，外治法则有可能成为主要治疗手段。目前，中医外治的剂型也有很大的发展，从传统的膏剂、膜剂、针灸到现代的离子导入法等，进一步显示出中医外治法在恶性肿瘤临床中大有可为。

参 考 文 献

1. 马静，孔振芳，汪俏俏，等．腹部中药外敷结合口香糖对食管癌患者术后消化道功能的影响 [J]．世界华人消化杂志，2017，25（16）：1497－1501.

2. 缪卫华，唐爱琴，汪荫华，等．中药外敷对食管癌术后胃肠功能的影响 [J]．山西中医，2014，30（2）：33－34.

3. 左明焕，孙韬，姜敏，等．中医外治法治疗肿瘤术后胃瘫综合征31例 [J]．世界中医药，2011，6（2）：124－125.

4. 王交莉，张慧．中药外敷治疗放射性皮肤溃疡100例 [J]．实用中医药杂志，2011，27（4）：255.

5. 李晶，张玉双，高静，等．凉血解毒膏防治放射性皮肤损伤的临床研究 [J]．河北中医药学报，2011，26（4）：13－14.

6. 李俊荣，李晓阳．加味三生散外敷联合化疗治疗食管癌颈部淋巴结转移30例 [J]．中医研究，2015，28（9）：26－28.

7. 徐明．行气通腑汤保留灌肠促进食管癌患者术后胃肠功能恢复的随机对照研究 [J]．成都中医药大学学报，2016，39（4）：44－46.

8. 汪寄岩．公开食管癌"开关"验方——开导散 [J]．安徽医学，1973，（2）：23－24.

9. 郑玉玲．食管癌的中医外治法 [J]．实用中医内科杂志，1994，（4）：44.

10. 沈红，沈长兴．针刺天突治疗晚期食管癌吞咽困难120例 [J]．浙江中医杂志，1996，（12）：561.

11. 冯如珍．针刺改善食管癌梗阻症状简介 [J]．中医杂志，1982，（8）：39.

12. 赵文生．针刺配合治疗食管癌303例临床观察 [J]．北京中医，1987，（1）：36－37.

13. 谢守泳．针刺联合益气养阴汤治疗晚期食管癌的临床价值研讨 [J]．中医药临床杂志，2016，28（2）：242－244.

14. 周建松，高晔，杨忠义，等．六君疏肝方配合针刺治疗食管癌切除术后反流性食管炎疗效研究 [J]．河北中医药学报，2013，28（4）：8－9.

15. 郭亚雄，王继勇，黄丽娜．针刺治疗胸部手术后伤口疼痛32例 [J]．现代中西医结合杂志，2011，20（19）：2406－2407.

16. 张惠玲，杨玉杰，李社改，等．针刺联合中药外敷治疗晚期食管癌疼痛53例临床观察［J］．河北中医，2015，(5)：742－744.

17. 邝慧芳．艾灸对食管癌放疗患者白细胞介素 2、白细胞、红细胞的影响［D］．南京：南京中医药大学，2006.

18. 韩辰燕，朱渊．藿香正气丸联合艾灸疗法对食管癌患者术后功能性腹泻的影响［J］．中华胸部外科电子杂志，2017，4 (2)：92－95.

19. 吴淑华．择时艾灸足三里、天枢穴促进食管癌术后胃肠功能恢复的探讨［J］．光明中医，2015，30 (4)：805－807.

20. 付立萍，张玉芬，张荣泽，等．艾灸对食管癌患者术后生活质量的影响［J］．陕西中医，2014，35 (3)：360－361.

21. 王建楠，张卫星，顾群浩，等．隔药灸对胃癌化疗期间骨髓抑制保护作用的临床观察［J］．中华中医药学刊，2014，32 (12)：2922－2925.

22. 吴慧芬，王建梅，余锟，等．温阳逐水法外治癌性腹水 30 例临床观察［J］．浙江中医杂志，2017，52 (6)：420.

23. 李佑民，刘祖发．中药敷脐治疗消化系肿瘤腹胀的疗效观察［J］．中医外治杂志，1999，8 (1)：40.

24. 唐万和，孙易娜，赵雷，等．央芪汤流浸膏敷贴剂对胃癌动物模型的凋亡作用研究［J］．湖北中医药大学学报，2012，14 (5)：24－26

25. 范景宽．针刺配合外用中药辅助三阶止痛法治疗胃癌疼痛的临床观察［J］．辽宁中医杂志，2017，44 (2)：371－372.

26. 贾建伟，戚淑娟．浅谈大肠癌的内外兼施中医治法［J］．中国现代药物应用，2013，7 (9)：184.

27. 张宏，王晓戎．明清时期"大肠癌"外治法浅析［J］．中医药临床杂志，2012，24 (5)：392－393.

28. 张锐，董斐斐，权文娟，等．侯俊明教授运用茇黄汤保留灌肠辅助治疗大肠癌经验探析［J］．内蒙古中医药，2016，35 (8)：53－55.

29. 李佩文，赵建成．恶性肿瘤并发症实用疗法［M］．北京：中国中医药出版社，1995.

30. 潘敏求．中华肿瘤治疗大全［M］．石家庄：河北科学技术出版社，1996.

31. 陈锐深．现代中医肿瘤学［M］．北京：人民卫生出版社，2003.

32. 周岱翰．临床中医肿瘤学［M］．北京：人民卫生出版社，2003.

33. 王居祥，徐力．中医肿瘤治疗学［M］．北京：中国中医药出版社，2014.

34. 杨运宽，刁灿阳，胡幼平，等．针灸防治肝癌概况［J］．中国针灸，2002，(9)：63－66.

35. 叶险峰，周艳丽．肝癌中医外治法的临床研究概述［J］．时珍国医国药，2006，(3)：430－431.

36. 林青，李民杰，李海强，等．肝癌的中医外治法研究概况［J］．湖南中医杂志，2016，(5)：188－190.

37. 翁美玲，施美，吴文泽，等．肝病顽固性呃逆中医临床治疗研究［J］．中医药临床杂志，2017，(2)：168 - 171.

38. 张磊，李换男，杨岚．肺癌中医外治法研究进展［J］．亚太传统医药，2016，12 (20)：54 - 56.

39. 朱丽华，陈尚雅，李和根，等．晚期非小细胞肺癌中医药联合外治法的临床研究［J］．世界中医药，2017，12 (1)：34 - 36，41.

40. 王惠琴，李天浩，雷琰，等．止痛方穴位贴敷加电磁波照射治疗肺癌骨转移痛临床观察［J］．西部中医药，2014，27 (3)：112 - 114.

41. 朱国清．中草药热敷治疗肺癌的疗效研究［J］．现代养生，2008，(9)：16 - 17.

42. Siegel R，Naishadham D，Jemal A. Cancer statistics，2013［J］．CA Cancer J Clin，2013，6 (1)：11 - 30.

43. DeSantis C，Ma J，Bryan L，et al. Breast cancer statistics，2013［J］．CA Cancer J Clin，2014，64 (1)：52 - 62.

44. 何俊安．乳腺癌的患病因素与中医未病先防的相关性研究［J］．现代中西医结合杂志，2014，23 (14)：1551 - 1553.

45. 薛娜，杨国旺，王笑民．乳腺癌中医证候研究现状及思考［J］．中医杂志，2014，55 (2)：168 - 171.

46. 张俊庭．古今外治灵验单方全书［M］．北京：中医古籍出版社，1993：96.

47. 胡国臣．新编偏方秘方汇海．北京：中医古籍出版社，1991.

48. 赵建成，谢继增，杨建宇．肿瘤方剂大辞典［M］．北京：中医古籍出版社，2009：999.

49. 张玉玲．中国2009年恶性淋巴瘤发病与死亡分析［J］．中国肿瘤，2013，22 (5)：338 - 343.

50. 王学谦，林洪生，刘杰．恶性淋巴瘤古代文献分析［J］．中医杂志，2015，56 (24)：2121 - 2124.

51. 周岱翰．中医肿瘤学［M］．广州：广东高等教育出版社，2011：1.

52. 陈云飞，赵粹英，吕琪泳．艾灸血清抑瘤效应的实验观察［J］．上海针灸杂志，2000，19 (6)：39 - 41.

53. Wang J，Zhang R，Dong C，et al. Topical treatment with Tong - Luo - San - Jie gel alleciates bone cancer pain in rats［J］．J Ethnophar - macol，2012，143 (3)：905 - 913.

54. Wofl E. Mehling，Bradly Jacobs，Michael Acree，et al. Symptom Management with Massage and Acupuncture in Postoperative Cancer Patients：A Randomized Controlled Trial［J］．Journal of Pain and Symptom Management，2007，33 (3)：258 - 266.

55. 林宥任，贾立群，李丽亚，等．中医外治法治疗肿瘤患者多汗症临床观察［J］．疑难病杂志，2010，9 (3)：168 - 170.

56. 田艳松，储真真．储真真二期七型辨治恶性淋巴瘤经验［J］．中华中医药杂志，2016，11，31 (11)：4578 - 4580.

57. 李凯. 非黑素细胞瘤性皮肤肿瘤的中医分型与人类乳头瘤病毒的相关性研究 [D]. 武汉：湖北中医学院, 2006.

58. 周洪进. 肿瘤中医实用疗法 [M]. 北京：金盾出版社, 2014：114 – 115.

59. 高学敏. 中药学 [M]. 北京：中国中医药出版社, 2007：512.

60. 唐静. 蟾酥制剂在抗肿瘤方面的应用 [J]. 中国药业, 2008, 17 (20)：15 – 16.

61. 黄泰康. 中医皮肤性病学 [M]. 北京：中国中医药科技出版社, 2000：556.

62. 李时珍. 本草纲目 [M]. 北京：人民卫生出版社, 2006：620.

63. 王京红. 如意金黄散治疗皮肤疮疡肿毒 32 例 [J]. 中国现代药物应用, 2009, 3 (6)：78.

64. 陈孟溪, 黄立中, 何英红, 等. 复方蟾酥散外敷治疗癌痛 60 例临床观察 [J]. 湖南中医学院学报, 2004, 24 (3)：37 – 39.

65. 胡慧明, 陈宝元. 五烟丹治愈头部皮肤癌 4 例介绍 [J]. 中医杂志, 1982, 10 (24)：47 – 49.

66. 肖毅良. 五虎丹治疗皮肤癌 162 例 [J]. 中国中西医结合外科杂志, 1997, 3 (3)：208.

67. 郑伟达, 郑东英, 许鹏飞. 郑伟达中医治疗肿瘤经验集 [M]. 北京：中国医药科技出版社, 2011：319.

68. 张玉珍. 中医妇科学 [M]. 北京：中国中医药出版社, 2007：183 – 190, 311 – 317.

69. 孙飞达, 王东文, 米振国. 肾癌分子靶向治疗的现状及研究进展 [J]. 现代泌尿生殖肿瘤杂志, 2012, 4 (1)：1 – 3.

70. 叶璐, 何若苹. 中医治疗肾肿瘤 [J]. 浙江中西医结合杂志, 2010, 20 (10)：603 – 604.

71. 王辉, 孙桂芝. 孙桂芝教授治疗肾癌经验 [J]. 吉林中医药, 2011, 31 (11)：1066 – 1067.

72. 汪欣文, 李宜放, 刘丽坤. 王日希星教授应用二仙汤治疗肾癌的经验 [J]. 中国民间疗法, 2008, 16 (8)：6 – 7.

73. 崔虎军. 中药治疗肾癌浅探 [J]. 实用中医内科杂志, 2008, 22 (3)：39 – 40.

74. 王钢, 陈以平, 邹燕勤. 现代中医肾脏病学 [M]. 北京：人民卫生出版社, 2003：748 – 778.

75. 李英英, 贾晓玮, 郭立中. 周仲瑛教授辨治肾癌转移 1 例 [J]. 吉林中医药, 2011, 31 (9)：903 – 904.

76. 王安阳, 张宁苏, 唐广义. 肾癌辨证规律系统综述 [J]. 实用中医内科杂志, 2015：29 (5)：1 – 2.

77. 王俊茹. 辨证治疗肾癌 [J]. 河北中医, 2007, 29 (2)：134.

78. 葛芳, 徐国平, 马秀格, 等. 中药穴位贴敷治疗反复呼吸道感染疗效观察 [J]. 医学理论与实践, 2012, 23 (12)：1464 – 1465.

79. 黄金昶, 田桢. 中医肿瘤外治心悟 [M]. 北京：中国中医药出版社, 2014.

80. 吴云峰，张传方，姜启 . 中医外治法治疗尿潴留进展 ［J］. 实用中医药杂志，2013，29（11）：978 – 979.

81. 冯旭，马鸣 . 膀胱癌的综合治疗 ［J］. 中国医学创新，2013，10（6）：161 – 163.

82. 梁繁荣，赵吉平 . 针灸学 ［M］. 北京：人民卫生出版社，2013.

83. 杨金坤 . 现代中医肿瘤学 ［M］. 上海：上海中医药大学出版社，2004.

84. 李家庚，原松柏 . 中医肿瘤防治大全 ［M］. 北京：科学技术文献出版社，1994.

85. 陈锐深 . 现代中医肿瘤学 ［M］. 北京：人民卫生出版社，2003.

86. 郁仁存 . 中医肿瘤学 ［M］. 北京：科学出版社，1997.

87. 周继昌 . 实用肿瘤内科学 ［M］. 北京：人民卫生出版社，2003.

88. 李生洁，山广志 . 山广志教授治疗前列腺癌骨转移的临证经验 ［J］. 浙江中医药大学学报，2016，40（2）：131 – 133.

89. 肖俐，何秀兰，胡凯文，等 . 中医外治法在恶性肿瘤临床治疗中的位置和作用 ［J］. 中国中医基础医学杂志，2011，17（2）：198，200.

90. 殷向怡 . 中医穴位贴敷治疗肿瘤的机制研究和临床应用 ［J］. 世界最新医学信息文摘，2015，15（77）：104 – 105.

91. 徐建国 . 前列腺汤配合针刺治愈前列腺癌验案 ［J］. 吉林中医药，2004，24（9）：55.

92. 李勇敬，杨云云，何霞 . 康复护理联合温针灸对前列腺癌根治术后尿失禁患者控尿功能及生活质量的影响 ［J］. 中医药导报，2017，23（12）：98 – 100.

93. 李卫军，吴楠，吴毅伟，等 . $^{(125)}$I 粒子植入术后加用中药贴脐治疗局限型前列腺癌 25 例临床疗效观察 ［J］. 中国煤炭工业医学杂志，2013，16（5）：803 – 804.

第八章　肿瘤并发症的中医外治

第一节　癌性疼痛

癌性疼痛是癌症患者最常见的临床症状之一，也是影响患者生活质量的重要因素。癌症疼痛多发生于癌症进展期和晚期，不仅给患者躯体方面造成痛苦，而且对患者的精神、心理、社会关系方面产生不同程度的影响。现代医学治疗癌痛主要采用 WHO 推荐的"三阶梯"疗法，但长期使用阿片类镇痛剂毒副作用大，容易造成胃肠道抑制，成瘾依赖性强。中药内服对于癌痛虽有疗效，但癌症患者后期脾胃受损严重难以耐受，且可能具有肝肾毒性，而中医外治法控制癌痛起效迅速，疗效确切，不良反应轻，对正气已虚不耐攻伐，脾胃吸收功能减弱，或内服药效果不佳，或不能服药的晚期癌痛患者更具优势。

下面从癌痛的原因、病机、辨治法则、中医外治法在癌痛中的应用等几方面展开论述。

一、癌痛的原因

癌痛的原因大概有以下三方面：①肿瘤本身引起：有肿瘤压迫，肿瘤浸润软组织、内脏、神经，或骨转移，或肿瘤溃烂引起感染等。②针对肿瘤的治疗引起的疼痛：也可称为副作用。如手术相关的疼痛，包括手术切口疤痕、脏器粘连、神经损伤、幻肢痛；化疗引起的黏膜损害、口腔炎、周围神经病变；放疗引起的局部损害、周围神经损伤、纤维化、放射性脊髓病等。③癌症相关疼痛：如病理性骨折、空腔脏器穿孔、肠梗阻、褥疮等。中医治疗也要参考癌痛的原因，做到审病求因，治病求本。

二、癌痛的病机

癌痛的病机也可根据"不通则痛、不荣则痛"总体分为虚实两种。实证多为气机阻滞、寒邪凝滞、热毒郁结、瘀血阻滞、痰湿阻滞五类。虚证多为脏器虚衰，失却濡润，功能失调。这些病机不是独立的，而是互相夹杂、相互影响、相互转化的，如气滞日久会引起血瘀，寒凝日久夹杂痰湿，可能会出现寒凝血瘀、气滞血瘀、痰热互结等。

同时虚实之间也会互相转化，如气机失调、毒热内结、瘀血阻滞又可致脏腑阴阳失调，气血亏虚，脏腑肢体经络失去濡养，形成不荣则痛。另外脏气虚衰，正气衰弱，易受邪侵，寒邪凝滞，痰瘀互结，不通则痛。此正所谓"正虚之所即为留邪之处"。

三、辨治法则

根据上述病机选方用药，即"寒者热之，热者寒之，微者逆之，甚者从之，坚者削之，客者除之，劳者温之，结者散之，留者攻之，燥者濡之，急者缓之"等，分别采用活血化瘀、通络散结、通腑理气、清热解毒、软坚散结、清热化痰、温通气血、补益虚劳之药物或针灸方法来平衡阴阳，缓解癌痛。

四、外治方法

中医外治法是中医治疗的重要组成部分，其历史悠久，方法众多，大概分为外敷法、外涂法、针刺法、艾灸法、其他外治法五个方面。

（一）外敷法

外敷法又称敷贴疗法，分为局部敷贴（疼痛局部）及穴位敷贴两种。其是将鲜药捣烂或将干药研成细末，配合适当的赋形剂、透皮吸收剂，制成膏药、药饼，直接涂敷于患处或穴位上的一种外治法。早在《内经》就有"内者内治，外者外治"的记载。敷贴法使药物从皮肤黏膜渗入腠理，通经活络，直达病所，从而止痛。

1. 局部敷贴

该法一般将药物直接敷贴于痛处局部。临床验方摘录如下：①冰虫止痛膏：丁香10g，细辛5g，乳香15g，没药15g，血竭15g，全蝎10g，生半夏10g，干蟾皮8g，穿山甲10g，大黄10g，芒硝20g，冰片1g。以上药物除冰片外，制成配方颗粒剂，后加入冰片1g、蜂蜜3mL、食用油3mL，调成膏状待用。在患者最疼痛的部位予以冰虫止痛膏（直径10cm，厚5mm饼状）外敷，每日1次，每次4~6小时，7日为1个疗程。②马钱止痛贴（简称癌痛贴）：将马钱子、生川乌、生天南星、白芷、姜黄、薄荷脑等与其他基质制成贴剂，贴于痛处，24小时换药1次，7日为1个疗程。③速效止痛膏：将马钱子、制川乌、蟾酥、冰片等制成巴布剂，先以温水清洁局部皮肤，每天每个部位一贴，每贴10小时休息2小时，后再次贴用，休息期间药物按原包装保存，再次贴用时用温水湿润皮肤后敷贴。疗程为7天。适应范围为骨转移疼痛及肝癌疼痛。④温经通络、解毒散结中药外敷：胡凯文教授以温经通络、解毒散结中药打粉，以蜂蜜和姜汁调和后外敷于疼痛部位，可根据患者的疼痛部位大小调整药物的用量及外敷的面积，每天根据患者敷药的反应外敷1~2次，每次4~8分钟。敷药时可以超声中频导药仪帮助药物透入疼痛部位，每日1次；或可用艾灸熏灸于疼痛局部，手法如回旋灸法、雀啄法等，每日1次。7日为1个疗程。温经通络、解毒散结中药方剂如下：干姜10g，细辛10g，附子10g，干蟾皮10g，丁香10g，全蝎6g，浙贝母10g，生半夏10g，延胡索10g，白芍30g，炙甘草10g。⑤镇痛膏：由川乌、草乌、细辛、花椒、乳香、没药、丹参、急性子、姜黄、丁香、延胡索、冰片等20余味组成，采用传统油膏制备工艺加工而成。

适用于气滞血瘀型癌痛，胁肋部疼痛效果最佳。⑥癌痛宁散：由乳香、没药、三七、生蒲黄、白花蛇舌草等组成，按比例研成粉末，100g 为 1 包，储存备用。痛时用蜜、醋调成稠糊状，摊于纱布上，约 15cm×15cm 大小，敷贴于肿块或痛点局部，每日敷 6～10 小时，每日更换 1 次，连用 7 日为 1 个疗程。⑦麝冰膏：由麝香、冰片、蟾酥、血竭、田七、乳香、没药、马钱子、细辛、明矾、黄药子、生川乌、生草乌、桃仁、红花、木鳖子、土鳖虫、鸦胆子、徐长卿、胆南星、全蝎、蜈蚣 22 味药组成，按比例研成粉末，过 40 目筛，加赋形剂调制成膏备用。治疗时将药膏 5g 均匀摊于油布上，直接敷贴在患处（或痛处），药厚 1mm，其面积大小可较疼痛范围稍大，周围用胶布固定，每 8 小时更换 1 次，疗程为 7 天。皮肤有皮疹、溃疡及感染者禁用，外敷 7 天后评定疗效。

2. 穴位敷贴

经络内属脏腑，外络肢节，沟通表里，贯穿上下，是人体营卫气血循环运行出入的通道，而穴位则是上述物质在运行通路中的交汇点。根据中医脏腑经络相关理论，穴位通过经络与脏腑密切相关，不仅有反映各脏腑生理或病理的功能，同时也是治疗五脏六腑疾病的有效刺激点。药物敷贴于穴位，通过一定介质或方法渗透入里，可调节相关脏腑或经络的气血阴阳，流通气血，从而起到止痛的效果。

（1）疏络膏：白芥子 10g，甘遂 5g，延胡索 10g，细辛 5g，麝香 0.3g，姜汁适量。将上述药物磨成药粉混匀装瓶密封备用，用时用鲜姜汁将药粉调成膏状，即为疏络膏。原发性肝癌及肝转移癌选择期门、肝俞、胆俞为主穴，足三里及脐周全息穴为配穴；肺癌选择肺俞、云门为主穴，全息穴、大肠俞为配穴；骨转移癌、骨肉瘤及多发性骨髓瘤根据疼痛部位不同进行选穴；胰头癌选胰俞、中脘为主穴，足三里及合谷穴为配穴。穴位选择视病情有所增减。

（2）消癥镇痛散：由蜈蚣、麝香、全蝎、斑蝥、明矾、天南星、蟾酥、铅丹、红砒、乳香、没药、醋鳖甲、玉桂 13 味药物组成，将上药共研细末过 120 目筛。取转移灶疼痛部位阿是穴，配以辨证主穴和配穴 4～6 个，将上药末适量摊于烤软的狗皮膏（北京同仁堂产）上，循经贴敷，48 小时加药末 1 次，96 小时更换膏药。选取足太阳膀胱为主经。主穴为肺俞、肝俞、阳陵泉、肾俞、委中、承山。肝郁脾虚血瘀型配三阴交、血海、章门；气滞痰凝血瘀型配膏肓、大杼、俞府；肝肾不足血瘀型配三阴交、涌泉、足三里。

（3）蟾乌凝胶膏：主要成分有蟾酥、川乌、重楼、两面针、关白附、三棱、莪术、细辛、丁香、肉桂、乳香、没药、冰片、薄荷脑等 24 味中药。使用前清洁疼痛部位，将蟾乌凝胶膏按照 1cm×1cm 的尺寸裁成药物敷贴片，用其辅助黏贴材料按照 2cm×2cm 的尺寸裁成固定加强贴。根据患者癌症的脏器及疼痛部位选择穴位，主穴为合谷、丘墟（均双侧）。肝癌加肝俞；肺癌加肺俞；胃癌加胃俞；肾癌加肾俞；膀胱癌加膀胱俞；大肠癌加大肠俞；小肠癌加小肠俞；胰腺癌加胃脘下俞；胸痛取内关、膻中、阿是穴；腰腿痛取环跳、肾俞、阳陵泉、昆仑；肩背痛取天宗、肩髃、阿是穴；内脏痛取相应脏腑的俞穴、募穴、原穴；血瘀明显配血海、膈俞；痰凝配丰隆；气滞配行间或太冲。每日 1 次，每次敷贴时间为 5～6 小时。

3. 脐疗

脐疗就是把药物直接敷贴或用艾灸、热敷等方法施治于脐部，激发经络之气，疏通气血，调理脏腑，用以预防和治疗疾病的一种外治疗法。脐疗在癌痛的治疗中发挥着重要的作用。

蟾香膏：蟾蜍5g，半夏10g，山慈菇10g，龙葵10g，莱菔子20g，枳实20g，乌药20g，延胡索10g，乳香10g，没药10g，小茴香20g，吴茱萸10g。上药研粉状，入熟蜂蜜100g调拌均匀，平铺于边长约15cm的正方形无纺布上备用，先用碘伏对脐部行常规消毒、清除污物，后用生理盐水拭干，将备用的蟾香膏敷于脐上，无纺布四周用胶带固定。一般隔日换药1次，如敷药过程中出现过敏等症状应及时行对症处理。治疗1周后评定疗效。

4. 癌痛围腰带

癌痛围腰带由围腰带、药袋组成。药袋内药物：白花蛇舌草15g，半枝莲15g，三棱10g，莪术10g，蜈蚣5条，土鳖虫10g，乳香10g，没药10g，丹参10g，红花10g，大黄10g，麝香1.5g。药物研末，药袋采用透气性较好的无纺布和棉布缝制，既可保证药物分子的正常扩散，又不使药末漏出。围腰带采用棉布缝制，其尺寸大小及松紧度应根据患者腰围的长度制作，做到患者佩戴舒适。将其置于脐部，每10日更换药袋1次，连续使用。

5. 外涂法

外涂法是将药物用适当的溶剂浸泡后，取药液涂抹疼痛处以达到治疗癌性疼痛的方法，一般用乙醇浸泡者居多。

（1）乌芎止痛酊：生川乌、生草乌、川芎、乳香、没药、土鳖虫和冰片各20g。将上药研末浸入75%乙醇溶液500mL中，浸泡1周后回流提取，外涂于癌痛相应的体表治疗部位，每日5~8次。有皮肤破溃及创面时禁用。

（2）外用止痛酊：丹参50g，红花30g，乌药30g，山慈菇50g，乳香30g，没药30g，松香30g，延胡索40g，细辛20g，土鳖虫20g，血竭10g，冰片50g。上药捣碎后放入75%乙醇溶液3000mL内，密封浸泡2周后备用。用时取浸出的澄清药液，以棉签蘸药液搽于痛处，液干后再重复3~5次，也可用纱布浸药液后湿敷痛处。

6. 鼻吸入法

鼻吸入法是将药物经鼻吸入，通过鼻黏膜及呼吸系统吸收，进入血液循环系统，从而达到局部或全身治疗止痛的方法。

（1）辛香止痛吸入剂：由细辛、丁香、川芎、薄荷、冰片等药物组成，由江苏省江阴天江药业有限公司生产。用法：每次1支，塞入一侧鼻孔内，轻压对侧鼻孔，前5分钟适当深吸气，连续吸入15分钟，每日3~6次，连用3周。其对各种癌痛均具有一定疗效，对鼻咽癌、上颌窦癌所致之头颈部疼痛疗效尤为显著。

（2）癌痛欣滴鼻剂：由细辛、冰片、防风、荆芥、葛根、白花蛇舌草、五味子、枸杞子等组成，每毫升含生药4g。以癌痛欣滴鼻剂滴鼻，1次2滴，每6小时滴1次。

7. 灌肠法

灌肠法亦是一种重要的中医外治法，主要适用于肠道肿瘤所引起的疼痛，或者肠梗阻所引起的腹胀、腹痛。其优势为直接作用于病灶，可以使用一些有口服禁忌的毒性药物，不仅有良好的止痛效果，还能在不同程度上杀死肿瘤细胞，使肿块缩小。

镇痛散积液：鼠妇150g，生马钱子7.5g，生天南星50g，蜈蚣10条，重楼、延胡索、黄芪、党参各75g，乳香、没药各30g。用自动煎药机煎成汤液，取药汁1500mL，置于5℃以下冷藏保存。使用时热水浸泡加热，用注射器抽药液适量，取小号导尿管并用导管连接注射器，按照灌肠常规操作规程，将小号导尿管插入肛门内约15cm，然后用微泵控制进药速度（以2～3mL/分为宜），每次给药100～150mL，每日2～3次，每日给药总量控制在150～300mL。门诊患者可改为直肠内滴注给药。

8. 针灸疗法

针灸疗法包括针刺、放血、艾灸等中医传统治法，亦属于广义的中医外治法范畴。针刺治疗癌痛选穴多为局部取穴，以痛为腧，结合经络辨证，远端取穴。特别指出的是，耳穴在癌痛的治疗中也具有举足轻重的地位。放血疗法多选择疼痛局部，结合刺血拔罐效果更佳，亦可选择病灶局部或所属经络上迂曲怒张较为明显的静脉点刺放血。

中晚期肝癌疼痛患者可考虑用耳针治疗，取肝、心、神门、交感、皮质下穴位，用28号0.5寸毫针进针，一般取右侧耳穴，肝区痛剧或针入1分钟疼痛无变化者加取左侧耳穴。临床上亦有采用针刺加耳穴贴压治疗癌症疼痛的有效报道：针刺取穴内关、合谷、足三里、太冲穴，均取双侧，平补平泻，得气后留针30分钟，每日1次，10次为1个疗程；耳穴贴压取穴为神门、皮质下、枕、交感、三焦、压痛点，以王不留行放于小胶布中贴于上述穴位，癌症疼痛发作时患者自行按压耳穴15分钟，每日按压3～4次，每日贴一侧耳穴，两耳穴轮换，10次为1个疗程。足三里为人体强壮要穴、胃的下合穴，亦是治疗消化系统疾病非常重要的穴位。治疗消化系统肿瘤所引起的疼痛可采用足三里注射杜冷丁、华蟾素注射液等药物，亦可以痛为腧，在疼痛部位周围找3～5个最明显的压痛点作为针刺点留针。

中医外治法拓宽了中医治疗癌痛的思路，极大地丰富了治疗手段。中医治疗癌痛要从单纯中药口服的方法中走出来，综合运用中药外敷、喷涂、艾灸、针刺等中医外治方法以尽快减轻患者痛苦。上述诸外治方法临床应圆机活法，综合考虑患者的身体状态，疼痛的部位、程度，经济成本等因素，选择最适合患者的治疗方法。同时也需要说明，上述方法并非一次只能选择一种，可以多种外治方法综合运用，同时结合内服中药。

第二节　癌性胸水

一、概述

癌性胸水是由肺癌、乳腺癌等转移胸膜所引起的并发症。患者除有胸水的临床表现外，也可并见原发癌灶引起的症状。癌性胸水常呈进行性加重，不易控制和消除，主要是胸膜转移结节侵犯和阻塞毛细血管和淋巴管所致，故胸水中含有大量的蛋白质和血液有形成分，血性胸水约占 75%。如大量胸水压迫心、肺、纵隔，可引起呼吸循环功能不全甚至衰竭。

癌性胸水在中医学文献中属悬饮范畴。癌症引起的水肿病机较为复杂，主要为正气虚弱，邪毒乘虚而入，以致肺、脾、肾三脏及三焦膀胱功能失调，津液输布失常，水湿内停。

癌性胸水最初可能对生活质量影响不明显，但随着病程进展，会引起呼吸困难、咳嗽、胸痛等症状，对患者的危害甚至超过了肺癌本身。肿势严重时兼见气粗喘满，痰涎壅盛，大量粉红色泡沫样痰，坐位，不能躺卧，呼吸困难，甚至可见三凹征，因水在胸中，压迫肺脏，患者会有濒死感，极为痛苦。

癌性胸水做胸部 X 线检查是最基础的检查，超声检查对确定胸水的含量、胸水是否包裹、知道穿刺进针方向和进针深度等均有重要意义。CT 检查不但可以确定胸水的存在，而且可以了解肿块、淋巴结情况以及胸腔形态结构变化等。癌性胸水涂片细胞学检查常可找到恶性肿瘤细胞。

癌性胸水的治疗为全身与局部相结合治疗。全身治疗着重癌性本身治疗，如化疗和中医药治疗；腔内用药，其毒副作用较全身用药轻，已成为治疗恶性胸水的重要手段之一。其出发点在于排出胸腔积液，恢复受损的呼吸循环功能，并试图直接杀灭癌细胞或造成胸膜无菌性粘连，闭锁胸膜腔以防胸水的复增。

二、辨治要点

（一）定性

发病机制主要责之中阳素虚，复感外邪，三焦气化失宣，肺脾肾对津液的通调转输蒸化失职，阳虚阴盛，水饮内停。

（二）辨标本

病机特点是本虚标实，本虚为脏腑虚弱、气化失调，标实为痰浊瘀毒聚结，水饮停蓄，治疗当急则救标，缓则治本，内外并治。

（三）辨症状

寒热往来，身热起伏，汗少或发热不恶寒，有汗身热不解，咳嗽少痰，气急，胸胁刺痛，呼吸转侧时疼痛加重，心下痞硬，干呕口苦，咽干，舌苔薄白，或黄，脉弦数，是邪犯胸肺的表现；咳嗽，胸胁胀闷，咳唾引痛，呼吸困难，甚则气喘息促不能平卧，或仅能偏卧于停饮一侧，病侧肋间胀满，甚则偏侧胸廓隆起，舌苔薄白腻，脉沉弦或弦滑，是饮停胸胁的表现；胸胁疼痛，胸闷不舒，胸痛如灼，或感刺痛，呼吸不畅，或有闷咳，甚或迁延日久不已，天阴时更为明显，舌苔薄，舌质暗，脉弦，是络气不和的表现；呛咳时作，咳吐少量黏痰，口干咽燥，或午后潮热，颧红，心烦，手足心热，盗汗或伴胸胁闷痛，病久不复，形体消瘦，舌质偏红，少苔，脉小数，是阴虚内热的表现。

三、中医外治

（一）药物外治

1. 常用方法

（1）胸腔内注入治疗：主要有中药制剂单独注入及中西药物联合治疗方案。

目前临床上常用且疗效突出的单独注入中药制剂有胸腔内注入康莱特注射液、榄香烯乳剂、鸦胆子油乳剂、夏枯草注射液、艾迪注射液及岩舒注射液等，均具有较好的疗效。

目前临床上常用的中西药联合治疗有胸腔内注入顺铂联合康莱特注射液、艾迪注射液、丹参注射液、岩舒注射液、鸦胆子油乳剂，榄香烯乳剂联合高聚金葡素，榄香乳剂联合凝血酶等，均具有较好的疗效。

（2）中药外敷联合胸腔内注入治疗：目前临床上有用中药攻癌利水散外敷联合重组 p53 基因腺病毒胸腔内注入；胸腔内注射顺铂与地塞米松的同时给予中药外敷；胸腔内注入化疗药物（顺铂 80～100mg 加入 NaCl 溶液 100mL 中）后，采用中药外敷配合深部热疗治疗癌性胸水。

2. 经验方

攻癌利水散由葶苈子、大枣、椒目、泽兰、蜈蚣、瓜蒌、黄芪、太子参、白芥子、附子、干姜、桂枝等药物组成。诸药研细末，过 200 目筛备用。使用前清洁局部皮肤，然后将药末用开水调成糊状，平摊于石膏棉垫上，厚度约 0.5cm，面积直径大于胸水部位皮肤 2cm，药膏上顺序敷盖一层纱布、一层塑料薄膜，并用脱敏胶布封闭固定。

有研究在胸腔内注射顺铂与地塞米松的同时给予中药外敷，药物组成为黄芪 30g，薏苡仁 30g，莪术 15g，茯苓 15g，当归 10g，桂枝 10g，桃仁 10g，葶苈子 10g。诸药研细加蜂蜜外敷于胸部，患者胸腔积液得到明显缓解，总有效率为 80%。

有研究在胸腔内注入化疗药物（顺铂 80～100mg 加入 NaCl 溶液 100mL 中）后，采用中药外敷配合深部热疗，药物组成为生黄芪 15g，乌药 15g，蛇莓 15g，茯苓皮 15g，桑白皮 15g，葶苈子 15g，生姜皮 15g，桂枝 12g，大戟 2g，冰片 5g，硼砂 5g。诸药浓缩成颗粒，加水调和成糊状敷于患侧胸壁，总有效率为 83.33%。

四、研究综述

肺癌属于中医学中的肺积、息贲范畴，而合并恶性胸腔积液者则称为悬饮、痰饮等。《金匮要略·痰饮咳嗽病脉证并治》中则指出了悬饮发病的原因，"饮后水流在胁下，咳唾引痛，谓之悬饮"。其基本病机为正气虚弱、阴毒内盛、痰湿内停等，治疗时需急则治标，兼以扶正。

中医药治疗肺癌胸腔积液具有独特优势，能明显缓解症状，提高患者生活质量，延长生存期且毒副作用小，但同时也普遍存在一些问题，如中药制剂种类少，剂型单一，远期疗效有待进一步提高。

第三节　癌性腹水

一、概述

癌性腹水又称恶性腹腔积液，是恶性肿瘤发生远处转移和侵袭浸润后表现出的一个突出特征，是在腹腔内液体的异常积聚，是晚期恶性肿瘤常见的并发症。癌性腹水导致腹内压增高，引起喘憋（随腹水量多少而严重程度不同）、咳嗽、疼痛、咽部不适、恶心、食欲下降和早饱、乏力不适感、双下肢水肿及活动受限等，不仅影响了患者生活质量，也加速了癌症的发展进程。

腹腔积液中医当属臌胀范畴。臌胀的发生，病因比较复杂，虚虚实实并见，无外乎内、外因。其包括情志不遂，气机不畅；饮食不节，损伤脾胃；房劳过度，伤及脾肾；血吸虫感染；外感六淫，疫毒侵袭；黄疸、胁痛、积聚日久迁延，引起肝脾肾三脏受损，气、血、水在腹部沉积，临床表现为腹胀如鼓，皮肤苍黄，腹壁静脉显露，或腰部或腹部肿块，四肢消瘦等。本病迁延日久，反复难愈，随着疾病加重可出现呕血、便血、昏迷等。

目前临床常用的影像诊断方法为超声，见到腹腔超声声像图上有回声暗区，即可诊断为腹腔积液，此为 B 超的直接声像特征。CT 检查可通过对原发病灶的直接观察、积液量的估测及积液 CT 值的判定等多途径对腹膜腔积液进行综合性评估。通过测量腹腔内的 CT 值，可以确定腹腔积液的组成。对于恶性腹水的诊断，找到恶性癌细胞是关键，对于疾病早期诊断具有很大的价值，因此可行脱落细胞学检查。

目前对于恶性腹水的西医治疗手段包括常规利尿治疗、腹腔灌注化疗、腹穿穿刺置管引流，另外也对患者进行腹腔内放射性同位素治疗。这些治疗手段有一定的弊端，如常规利尿治疗可能引起患者的电解质紊乱及长期使用可能出现的利尿剂抵抗，且血浆肾素－醛固酮水平的高低与患者应用利尿剂的效果密切相关，一般血浆肾素－醛固酮水平高，则利尿剂效果好，然而恶性腹水中不多见，因此目前应用利尿剂多为缓解症状；腹穿置管引流最直接迅速，可快速缓解症状，减轻腹内压力过高的问题，但可能出现液体外渗、腹水增长过快等困扰患者及临床医生的问题；腹腔灌注化疗及腹腔热灌注化疗目前越来越多地应用于临床，给予化疗药物腹腔灌注，可以使化疗药物在腹腔内保持相对高的浓度，同时药物直接与腹膜接触，可以减少肿瘤细胞的增殖，但可能出现腹膜炎及腹膜分隔，造成下一步治疗的困境；另外，因目前新生血管学说的兴起，血管内皮生长因子（VEGF）受体抑制剂在恶性腹水的治疗中占越来越多地比重，临床有一定疗效，但费用相对昂贵。

在癌性腹水的治疗过程中，中医药起着非常重要的作用。但恶性腹水患者多已伴有腹胀、腹痛、少尿、纳差、胸闷、憋气等不适，口服中药往往可能造成胃肠道负担的加重，因此临床可考虑应用中药外敷。中医外治，不仅可以减轻因口服药物造成的胃肠道负担，还可以降低药物的毒性和不良反应，同时中药外用具有简单、便捷、经济、有效的特点。

二、辨治要点

臌胀为肝、脾、肾三脏功能失调，致气滞、血瘀、水停，壅滞腹中而成。由于肝气郁结，导致气滞血瘀，因此致脉络瘀阻，此为形成臌胀的基本因素。另外脾失健运，水湿不化，停聚一处，肾阳不足，气化失司，不能气化水液而导致水湿停滞，从而形成臌胀。臌胀发生在初期时实证居多，如果疾病发展到晚期时则虚证居多，临床上经常虚实共存。病机特点为本虚标实，虚实并见，所以该病治疗以攻补同施为原则，补虚不忘泻实，泻实不忘补虚。实证为主者则应以攻邪为主，依据病情，加用行气、活血、健脾利水之方，若腹水较重，可结合实际情况给予攻伐的同时补虚；虚证为主者则应注重标本兼治，扶助正气，根据证候的不同，分别给予健脾温肾、滋补肝肾等方法，同时辅以祛邪。

三、中医外治

（一）药物外治

1. 常用方法

（1）膏贴法：中药单方或复方经熬制或加工后敷于腹壁。

（2）穴位敷贴法：中药外用于穴位，如神阙穴。

2. 经验方推荐

（1）实脾消水膏（消水Ⅱ号，国家中医药管理局中医外治恶性胸腹水的临床研究）：黄芪、牵牛子、猪苓、桃仁、薏苡仁、冰片等。

（2）自拟消水膏（湖北省黄石市第四医院）：大黄10g，甘遂6g，黄芪50g，附子15g，桂枝15g，细辛10g，川椒目10g，牵牛子15g，龙葵15g。

（3）增效脐贴膏敷贴神阙穴（中国中医科学院广安门医院）：黄芪、土茯苓、白花蛇舌草、赤芍、三七、生晒参、防己等。

（4）活血利水方敷贴神阙穴（云南省中医医院）：甘遂、木香、桂枝、槟榔、黑丑、巴豆、芒硝（另包）、生大蒜、老陈醋等。

（5）皮硝：外敷。

（6）化气行水方敷贴神阙穴（任林军等经验）：牵牛子、党参、甘遂、半夏、茯苓等。

（7）腹水消外敷神阙穴（许建新等经验）：生黄芪、牵牛子、桃仁、大腹皮各50g，莪术、甘遂各40g，细辛、公丁香各20g，乳香、没药各30g。

（8）药物外敷神阙穴后隔姜灸（黄金昶经验）：烧干蟾50g，黄芪120g，老鹳草60g，附子30g，细辛30g，川椒目90g，牵牛子30g，大戟30g，五倍子20g，阿胶40g，冰片2g等。

（9）消水方外敷神阙穴（北京中医药大学第三附属医院肿瘤科）：厚朴20g，半夏

20g，干姜 20g，党参 20g，炙甘草 20g，枳壳 20g，炒白术 20g，猪苓 20g，茯苓 30g，泽泻 20g，桂枝 20g，益母草 30g，车前子 20g，五加皮 20g，大腹皮 20g，桑白皮 20g，葶苈子 20g，槟榔 20g，川乌 15g，紫草 10g，冰片 10g，王不留行 25g。

（二）非药物外治

1. 穴位艾灸

艾灸关元穴。

2. 隔姜灸

神阙穴外敷中药后隔姜灸。

四、典型案例

陈某，女，60 岁，2015 年 6 月出现腹胀，在当地医院诊断为"腹腔积液"，后就诊于北京某医院，2015 年 6 月 10 日全麻下行全子宫、双附件切除，大网膜、阑尾切除，肿瘤细胞减灭术，术后病理诊断为卵巢浆液性腺癌Ⅲ期，术后化疗 6 个周期，其间出现骨髓抑制，对症治疗后症状稍有减轻，2015 年 11 月腹胀腹痛加重，伴进食减少，双下肢重度可凹性水肿，后为进一步对症治疗收入北京中医药大学第三附属医院肿瘤科。

入院后查腹水超声（2015 年 11 月 6 日）：探及大量液性暗区，最深约9cm，平脐腹围 100cm。中医辨证为肝郁脾虚、痰瘀互阻，治以疏肝健脾、化痰活血，方选柴胡疏肝散合二陈汤加减，同时予以外用消水方神阙穴敷贴消胀。

外用消水方：厚朴 20g，半夏 20g，干姜 20g，党参 20g，炙甘草 20g，枳壳 20g，炒白术 20g，猪苓 20g，茯苓 30g，泽泻 20g，桂枝 20g，益母草 30g，车前子 20g，五加皮 20g，大腹皮 20g，桑白皮 20g，葶苈子 20g，槟榔 20g，川乌 15g，紫草 10g，冰片 10g，王不留行 25g。

2015 年 11 月 29 日：患者腹胀有所改善，腹围逐渐缩小，测平脐腹围约92cm。

按：该患者腹水形成责之于肝郁脾虚，阳虚水泛，气滞血瘀痰阻，加之癌毒内阻。方用二陈汤燥湿化痰理气，五苓散温阳化气行水，五皮散理气健脾、利水消肿，益母草、王不留行活血化瘀散结，车前子利水渗湿，槟榔利水消肿，枳壳、白术调理中焦气机。吴师机言"借猛药、生药、香药，率领群药，开结行滞，直达其所"，故加入川乌、葶苈子、冰片。有研究表明冰片透皮效果甚好，并可抗癌解毒、消肿止痛。吴氏言"气血流通即是补"，全方配伍使脾阳得温，气滞得顺，血瘀得通，湿痰得化，则水肿自消。

五、研究综述

（一）概述及历史沿革

腹腔积液患者多表现为腹部胀大如鼓，根据此症状，腹腔积液中医当属臌胀范畴。臌胀系因肝脾肾三脏受损，气、血、水在腹部沉积，临床表现为腹胀如鼓，皮肤苍黄，腹壁静脉显露，或腰部或腹部肿块，四肢消瘦等。

臌胀病名最早见于《内经》。《素问·腹中论》中有臌胀的记载。《灵枢·水胀》中也有记载："臌胀何如？岐伯曰：腹胀，身皆大，大与肤胀等也，色苍黄，腹筋起，此其候也。"东汉张仲景《金匮要略·水气病脉证并治》中虽未提臌胀病名，但提到"肝水""脾水""肾水"等，与《内经》所述之臌胀相当。宋代杨士瀛之《仁斋直指方·胀满方论》中提到水胀，也属臌胀范畴，另外血吸虫等所引起的臌胀成为"虫鼓"，又称"蛊胀"，或简称"蛊"，亦属臌胀之列；明代李中梓提出病名有臌胀与蛊胀之区别，前者多属气，后者非虫即血。历代典籍尚有其他名称记载者，如虫胀、肤胀、蜘蛛胀、水鼓、气鼓、血鼓等，都与《内经》所述的臌胀病相似，故《伤寒杂证保命歌括》中指出，虽然各书上提到不同的病名，包括臌胀、水胀、气胀、血胀，但其原本都是同一个病。

（二）病因病机

1. 臌胀的病因

臌胀的发生，病因比较复杂，虚虚实实并见。

（1）情志不遂，气机不畅：肝属木，主藏血，性喜调达。若思虑懊恼，致肝不调达，气机阻滞，则血行不畅，经络痹阻，不通则痛，而致胁痛；伤肝气滞，导致血瘀，气血长期停滞，肝脾损耗，积久则胁痛，迁延病久则成臌胀。肝郁不畅，肝木过盛乘脾土，致脾胃失于运化，引起水湿不化，停于一处，气、血、水搏结亦可形成臌胀。

（2）饮食不节，损伤脾胃：饮酒不节，损伤脾胃，脾胃失于运化，无法化湿排浊，湿邪留聚，土壅木郁，致肝失疏泄，肝脾同病，或胆汁浸淫肌肤而发黄疸；另外，湿浊阻滞，郁久成痰，气机受阻，损伤气血，三者胶结，留于腹中，结积成聚。黄疸、积聚迁延日久可成臌胀。

（3）房劳过度，伤及脾肾：脾肾为生命之根。脾虚则水谷运化不利，化源不足，气血亏虚，则内生水湿；肾虚无法温化阳气，水液清冷，失于温化，则日久聚而成痰、气滞血瘀，成为臌胀。

（4）血吸虫感染：疫水地区，遇血吸虫侵袭，如得不到及时治疗，经络受虫邪所阻，肝脾受损，气血失和，脉络痹阻，脾伤无法健运而致痰浊生于内，病久则气、血、痰相互搏结，胶结不化，成为臌胀。隋代巢元方《诸病源候论》中提到在三吴以东等沼泽地带的水中有"水毒"（溪毒）等结聚，引起虫生腹内而成"水蛊"，这就是历史上早期的记载"寄生虫致臌"的文献。

（5）外感六淫，疫毒侵袭：六淫之中，湿热之邪致病最多。湿热之邪侵袭，缠绵不去，湿热困脾，脾气损耗，脾升降失司，则水湿停聚而成臌胀。《素问·至真要大论》云："诸湿肿满，皆属于脾……诸胀腹大，皆属于热。"

（6）黄疸、胁痛、积聚日久迁延：凡有其他原因造成肝、脾受损，迁延日久，累及于肾，肾开阖不利，最终气、血、水互结则成臌胀。

2. 关于臌胀病机的各家学说

历代医家以及现代学者从不同方面阐述了臌胀的病机。

（1）脾胃亏虚为本，湿热为标：金元四大家之一、养阴学派的创始人朱丹溪对臌胀深有研究，他提出湿热壅滞之说，认为各种病因使"湿热相生，遂成胀满"。他认为臌胀的根本病机是湿热之邪壅滞一处致气机不利，升降失常，而中间环节是气血痰郁，脾是病变中心。他认同《内经》中的观点，脾之健运关系着心肺之降的功能及肝肾升之作用，如果脾胃运化好，则不易生病。他认为，臌胀属本虚标实证，疾病根本是脾胃亏虚，疾病标证主要是患湿热之邪。

（2）阴虚为本，气滞、血瘀、水停为标：陈广梅等提出，基于气、血、水三者，臌胀同时还合并阴虚。水液停聚，水停日久，阴液匮乏，形成阴虚。水湿停聚，湿邪郁久化热，形成湿热，湿热加重气滞血瘀，使阴液更亏，致虚实错综复杂。早期邪盛明显，气滞、血瘀、水停、湿热胶结；后期则正气亏虚，阴津阳气不足，阴阳互根互用，从而阴阳俱损，阴虚臌胀以后期为多。

（3）肺为关键：总结清代王旭高的医案中关于臌胀的病机，得出结论，臌胀关键在肺脏。"盖肺主一身治节，统领五脏六腑之气。肺气一伤，则周身治节不行，而致脾失健运，肝木横逆而为气臌；肾失枢转，膀胱水道不利而为水臌；肝失疏泄，气滞血瘀而为血臌"，认为臌胀以肺肝脾肾四脏疾患为多。

（4）正气亏虚为本，脾虚、气虚、阴虚为标：汤建光认为，臌胀的形成根本在于正气亏虚，主要表现在脾虚、气虚、阴虚等方面，临床上以标实证腹水为主要表现。另外三焦在腹水形成过程中具有重要作用。三焦为决渎之官，主水液排泄，其功能与肺、脾、肾密切相关。汤建光提出臌胀的病机有两方面：一是湿热疫毒之邪困阻脾胃，而脾健运不利，气血运化不足，化源不充，正气亏虚，无法温化湿浊，与顽痰搏结聚集；二是血分有热，热邪入内，耗伤气阴，气血亏虚，停滞不行，瘀积一处，痰瘀相互搏结一处，血络阻滞而成痞块，阻滞脉道，则青筋暴露，络脉怒张。

（5）本虚标实，虚实夹杂：徐云生提出，臌胀的病机为本虚标实，虚实错杂，虚是本质，实是现象。本虚主要是脾虚，日久肺、肝、肾、心等脏腑功能低下，气血不足，阴阳失衡。标实指感受邪气，或脏腑功能失调而产生的病理产物，如六淫邪气、水湿、痰饮、瘀血等。初起以标实为主；中期虚实夹杂，混合一处；后期主要是本虚。

（6）木郁克土及土壅木郁：李振华认为，臌胀形成的病机常见有木郁克土、土壅木郁两种形式。如由肝起病，肝郁导致脾失健运，肝脾失和，水停于腹中的臌胀，此为木郁克土。如病起于脾，脾虚致肝郁气滞，肝脾失调，水停腹中的臌胀，此乃土壅木郁。根本病机为肝、脾、肾三脏功能失调，致气滞、血瘀、水停，壅滞腹中而成臌胀腹水。

臌胀病因繁多，病位各不同，但病机相同，皆因肝、脾、肾功能失调为关键，所涉及的脏腑主要为肝、脾、肾。其中肝郁气机不畅、气血瘀滞，是臌胀形成的根本条件；脾之功能损坏，失于运化，可致水液停滞，湿邪凝聚；肾脏气化不利，水液无法蒸化则加重水湿之邪停滞，是形成臌胀的关键因素。其中，邪实主要为气滞、血瘀、水停互相搏结，相互加重。正虚是必然趋势。

（三）臌胀的外治法

1. 腹壁外用

中药外治用于腹水，对于无法口服的患者，可以减轻因口服药物造成的胃肠道负担，另外可以降低药物的毒性和不良反应，同时中药外用具有简单、便捷、经济、有效的特点。研究证明，药物在皮肤内经溶解分配后由角质层进入真皮，而后通过毛细血管利用吸收在体循环内被应用。

任林军等认为因神阙为经络之总枢，以药物外敷脐部，通过脐部吸收药物，可起到利水消肿、化气行水的作用。方中采用化气行水治法，组成为牵牛子、党参、甘遂、半夏、茯苓等，外敷后，控制腹腔积液的有效率可达90%，相对于无中药外用的常规治疗的66.7%的有效率，有显著性差异。

李德琼等通过常规治疗基础上联合活血利水方剂敷贴神阙穴治疗恶性腹水瘀结水留证的观察中，得出结论，相对于未用中药外敷的西药常规治疗组，联合中药外敷组的有效率可达88.89%。

安徽省立医院以龙蝎消水膏（地龙2g，全蝎1.5g，甘遂3g，生半夏2g，生大黄3g，制马钱子1.5g，芫花3g，丹参3g，大腹皮3g）外用联合腹腔灌注化疗治疗恶性腹水，可以提高患者生活质量。龙蝎消水膏外用可活血化瘀，通络利水。

许建新等以腹水消外敷神阙穴以治疗晚期恶性腹水，治疗后，腹水消组患者穿刺率低于对照组，穿刺间隔时间延长，说明腹水消外敷神阙穴可以延缓腹水的增长，同时可以提高患者生活质量，改善腹胀腹痛、纳差等症状。

2. 穴位艾灸

蔡焦生等通过艾灸关元穴治疗恶性腹水。艾灸具有通经活络、祛除阴寒、回阳救逆的功效。现代医学理论研究提示，艾灸可以提高机体的免疫功能，调整机体的整个内环境。关元穴位于任脉，为小肠募穴、保健的重要穴位，可培肾固本，调气回阳。经实验研究证明，艾灸关元穴可以提高机体的心输出量，减轻外周血管阻力，提高有瘤细胞机体的存活率。

黄金昶教授认为臌胀总属肺、脾、肾功能失调，导致阳虚水泛，气滞血瘀痰结，因此治疗以温阳利水、活血化瘀散结为主。黄教授以自拟方药浓煎适当处理后，敷于神阙穴，隔姜片置艾绒于上进行灸疗，观察50例患者，前后自身对照，结果61%的患者1次治疗后症状即有改善，同时小便增加，排气较前增多，腹水开始逐渐消退。观察病例药物起效时间平均为1.5天，多在2~4天之间。

詹梦熊等通过应用健脾温阳利水药饼隔姜灸神阙穴，同时外敷中药，临床观察有效率为77.8%。健脾温阳利水中药饼组成：制附子25g，川椒目12g，细辛6g，甘遂10g，大戟5g，桂枝10g，茯苓皮20g。

综上所述，目前治疗恶性肿瘤所致的癌性腹水，中医药已占有越来越多重要的地位，目前对于中医证型规律及治疗尚未形成统一的观点，因此亟须开展临床研究及实验基础研究，以提供更多的临床依据。将来的发展方向还有待我们继续努力去寻找更多的治疗手段，最终目标是改善患者的生活质量，提高控制概率，延长生存时间。

第四节　肿瘤食欲不振

一、概念

食欲不振，是指各种原因所致的进食欲望降低的一种临床表现，本节主要指因恶性肿瘤所致的食欲不振，即指肿瘤患者进食欲望下降，引起食物摄取减少，和（或）体重丢失。肿瘤患者或由于肿瘤本身的消耗，或由于手术、放疗、化疗等治疗后，导致脾胃功能虚弱，进而引起食欲不振，严重者甚至出现肿瘤厌食恶病质综合征（CACS）。

食欲不振是肿瘤患者常见的症状之一，发生率因肿瘤类型、临床分期而异，发生率在6%～74%之间，尤其在消化道肿瘤及晚期肿瘤中较为常见。接受姑息治疗的晚期恶性肿瘤患者食欲不振发生率为25%～45%，且常伴有营养不良甚至恶病质状态。

二、发病原因

本病发病原因尚不十分清楚，但被认为是由多种因素所致。恶性肿瘤疾病本身因素以及各种抗肿瘤治疗（手术、放疗、化疗）的不良反应，如恶性肿瘤本身释放的一些细胞因子具有抑制食欲的作用，放疗、化疗也对胃肠黏膜具有损伤等，引起胃肠道功能紊乱，胃排空减弱延迟，吸收功能下降，导致食欲不振。具体因素有肿瘤性消化道梗阻、恶病质、大量胸腹腔积液以及疼痛、焦虑、乏力等肿瘤伴随症状，常常是复杂性多因素导致中枢神经系统的进食调节功能紊乱，涉及中枢神经系统释放促炎性神经肽及其他神经递质之间的复杂关联，神经内分泌通路失调，导致饱腹感和厌食。此外，疾病本身的无助、绝望、焦虑、失眠等社会心理因素亦不容忽视。

三、西医治疗

西医对于恶性肿瘤食欲不振的治疗主要包括针对原发病的治疗、药物治疗、营养支持治疗及心理治疗等。

1. 针对原发病的治疗

食欲不振与恶性肿瘤疾病本身密切相关，甚至是肿瘤恶病质的伴随症状，故在客观条件允许的情况下，针对肿瘤本身有效的原发病的治疗是改善恶性肿瘤食欲不振的根本方法。

2. 药物治疗

其治疗药物主要包括孕激素类药物（甲羟孕酮、甲地孕酮等）、糖皮质激素类药物。前者下调细胞因子合成，促进合成代谢，起到改善食欲、短期内稳定患者体重的作用；后者通过抑制促炎介质表达，可明显提升患者食欲，但不能增加患者体重，且不宜长期使用。另外，胰岛素联合适量葡萄糖、钾离子静脉给药，以及其他抑制促炎介质表达的药物，如沙利度胺等，均可在一定程度上改善食欲不振的状态。

3. 营养支持治疗及胃肠功能调节

对于肿瘤食欲不振的患者，应首先实施饮食＋营养教育，或者饮食＋营养教育＋口服营养补充（ONS），疗效不佳者，选用肠内营养（EN）、肠外营养（PN）以及 EN ＋ PN，但均应联合代谢调节治疗（葡萄糖代谢调节、脂代谢调节、蛋白质代谢调节等）。胃肠功能调节药物包括胃肠动力药及胃肠道黏膜保护药等。

4. 心理干预及运动调整

良好的心理支持、释放焦虑紧张情绪以及有氧运动计划的合理实施，对于改善食欲不振状态具有辅助作用，必要时可加用抗焦虑、改善睡眠以及镇静药物治疗。

四、中医认识

肿瘤相关性食欲不振在古籍中并无相关病名的记载，但根据肿瘤属消耗性疾病的特点及食欲不振等相关症状，该病可归属于中医的虚劳、纳呆、食少、纳差等范畴。中医学认为，该病与脾胃关系最为密切，脾胃之气健旺，升降自如，则能纳能化。脾胃之气虚弱或郁滞，则出现食少纳呆。陈修园曰："不能食者，胃中元气虚也。"恶性肿瘤患者往往病程较长，久病虚损，脏腑功能失调，气血阴阳不足，但因肿瘤疾病又常夹杂瘀、毒、痰、湿等实邪停滞积聚因素，故该病常表现为本虚标实、虚实夹杂之态。

五、辨证分型

肿瘤疾病早期引起的食欲不振当辨虚实，重视调治气机，兼顾扶正与祛邪。但晚期肿瘤食欲不振甚至出现肿瘤厌食恶病质综合征者，多为虚性证候，临床应以扶正为主。如有学者研究肿瘤相关性厌食主要症状及证候群特点，得出结论为：样本整体是以乏力为主要伴随症状的虚性证候群表现，重度厌食肿瘤患者以乏力、腹胀腹痛、睡眠较差所组成的证候群为主。本病临床常见中医证型主要有以下几种。

（一）饮食停滞

纳呆不欲食，脘腹胀满，食后嗳气频作，气味酸腐，或恶心呕吐，或腹痛不舒，大便或溏滞不爽臭秽，或秘结不通，舌苔厚腻，脉滑。方药可选保和丸化裁（清半夏、陈皮、茯苓、焦神曲、焦山楂、焦麦芽、连翘、炒莱菔子等）。

（二）肝胃不和

腹胀不思饮食，两胁时有胀痛不定，情志不舒，舌苔腻，脉弦。中药内服可选柴胡疏肝散化裁（陈皮、柴胡、川芎、枳壳、香附、芍药、甘草等）。

（三）痰湿阻滞

食欲不振，胃脘痞满不舒，身重乏力，口中黏腻不爽，或咳吐痰涎，舌苔白腻，脉滑。中药内服可选二陈汤合三仁汤化裁（陈皮、清半夏、茯苓、杏仁、薏苡仁、白豆蔻、厚朴、淡竹叶、滑石粉、炒莱菔子等）。

（四）脾胃虚弱

纳呆不欲食，形体消瘦，面色萎黄，乏力气短，倦怠少言，腹胀便溏，舌淡苔白，脉细。中药内服可选参苓白术散或香砂六君子汤化裁（木香、砂仁、党参、白术、茯苓、甘草、清半夏、陈皮、白扁豆、砂仁、山药、薏苡仁等）。

（五）脾胃阴虚

食欲不振，口干口渴，肌肉羸瘦，手足心热，乏力汗出，舌红少苔或无苔，脉细数。中药内服可选麦门冬汤或益胃汤化裁（清半夏、麦冬、党参、甘草、大枣、沙参、生地黄、玉竹等）。

（六）肝郁脾虚

厌食腹胀，便溏不爽，肠鸣矢气，情志失调，郁郁寡欢或烦躁易怒，舌苔白腻，脉弦或弦细。中药内服可选逍遥丸化裁（柴胡、当归、白芍、茯苓、白术、甘草等）。

（七）脾胃阳虚

食欲不振或食后胃脘痞满，腹痛绵绵，乏力，面黄神疲，畏寒喜暖，舌质淡苔白腻，脉沉弱。中药内服可选黄芪建中汤或理中汤化裁（黄芪、桂枝、白芍、生姜、大枣、甘草等）。

六、中医外治

（一）穴位敷贴

1. 普通穴位敷贴

主穴：曲池、内关、足三里。

配穴：大椎、中脘。

操作：取砂仁20g，木香20g，冰片3g，研末调膏，每次取适量，制成贴剂，厚度为3~5mm，备用。每日敷贴时间为6~8小时，10日为1个疗程。

注意事项：除外皮肤及药物过敏史；所选穴位局部皮肤完好无破损；注意防水及防止出汗过多；治疗期间饮食宜清淡；如局部皮肤出现水疱、瘙痒及皮疹，应立即取下。

相关研究：穴位敷贴配合中西医护理改善肿瘤放疗后食欲不振的临床分析，将90例接受放疗后出现食欲不振的肿瘤患者随机分为两组，对照组给予常规护理，治疗组在对照组基础上加穴位敷贴及中西医护理，放疗1周后观察两组效果。结果显示：治疗组患者食欲不振减轻，总有效率为93%，与对照组相比，具有统计学差异。

2. 耳穴贴压

耳穴：脾、胃、神门、脑、下脚端。伴有便秘、大便黏滞者加大肠、小肠；肝胃不和者加用肝穴；泛酸、呃逆者加用耳中（膈）；失眠加心穴；乏力加用交感。

操作：常规消毒后，使用0.5cm×0.5cm的医用胶布将王不留行贴于敏感穴位上，单次选耳穴6~9个，两耳轮换取穴，隔日1次，治疗周期为10~14日，同时嘱患者每日三餐前及睡前用手按压所贴穴位，每次1~2分钟，以所压部位出现酸、麻、胀、痛、热等感觉为宜。耳穴24小时更换1次，两耳交替治疗，5次为1个疗程，治疗2~3个疗程。

注意事项：注意胶布不要沾水，一旦沾水应即刻揭下，以防耳郭部位发生感染。

相关研究：耳穴贴压治疗肿瘤患者相关性食欲不振的临床观察，选取肿瘤患者发生食欲不振者 20 例，采用上述方法治疗，结果显示食欲不振好转者 15 例，无效 5 例，总有效率 80%。

3. 经验方外敷

方药：青皮 10g，陈皮 10g，半夏 30g，大黄 30g，当归 30g，莪术 30g，重楼 30g，三棱 15g，苦参 15g，白花蛇舌草 60g。

用法：上药研末，用黄酒等混合调成稠膏装入纱布袋内，每次用 50g，平摊于患者神阙穴部位，用脱敏胶布封盖固定。每日 1 次，敷贴时间为 8~12 小时，连续敷贴 1 周为 1 个疗程。

注意事项：该方外敷主要用于手术或放化疗后出现的胃肠功能紊乱，包括食欲不振等症状。该外敷方偏于祛邪，适宜于辨证属于邪盛正未虚的肿瘤患者，应在有经验医生的指导下使用。

4. 吴茱萸盐炒外敷

方药：吴茱萸 250g，粗盐 100g。

用法：吴茱萸加粗盐炒微黄（以减轻毒性），装于布袋中，每次用时加热至 35℃ 左右，外敷于神阙穴，4~6 小时更换 1 次。5 天为 1 个观察周期。

相关研究：吴茱萸盐炒外敷神阙穴预防恶性肿瘤化疗性胃肠功能障碍的临床观察，将 80 例恶性肿瘤化疗患者随机分为两组，对照组给予常规西医治疗，治疗组在对照组的基础上加用吴茱萸盐炒外敷神阙穴，观察 5 天后患者胃肠道功能障碍及胃肠道症状情况。结果显示：其在预防和治疗化疗性胃肠功能障碍（包括食欲不振、恶心呕吐、胃脘胀满等）方面具有一定疗效。

（二）针刺疗法

1. 针刺疗法一

取穴：足三里、上巨虚、下巨虚、阳陵泉。

操作：诸穴均为双侧取穴，消毒后直刺进针 0.8~1.2 寸，得气之后行提插捻转补法，以患者耐受为度，留针 20 分钟，每日 1 次，每周治疗 6 次，4 周为 1 个疗程。

相关研究：针刺治疗晚期消化道肿瘤厌食症 27 例的疗效观察，将 50 例晚期消化道恶性肿瘤出现厌食症的患者随机分为两组，对照组给予营养支持治疗，治疗组在对照组的基础上给予针刺治疗（方法同上），疗程为 4 周。结果显示：治疗组食欲状况改善总有效率为 96.3%，对照组为 69.57%，且治疗组体重增加高于对照组，两者有统计学差异。

2. 针刺疗法二

主穴：中脘、足三里、梁门、三阴交。

配穴：脾胃虚弱者加胃俞、脾俞、公孙；痰湿阻滞者加丰隆、下脘；饮食积滞者加内庭、建里；肝胃不和者加太冲、章门、期门；胃有痰火者加合谷、内庭、丰隆。

操作：针刺手法据证采取虚实补泻，每日 1 次，每次留针 30 分钟，7~10 次为 1 个疗程。也可采用子午流注低频电疗法，取穴同上，采用子午流注低频电治疗仪，治疗时将电极片贴于相应的穴位上，调整至患者能适应的强度，每日治疗时间为 30 分钟，每日 1 次。

3. 针刺疗法三

主穴：足三里、三阴交、中脘、内关、关元。

配穴：失眠焦虑加印堂、合谷、太冲；便秘加天枢；疲劳加阴陵泉、阳陵泉。

操作：主穴采取捻转补法，其他穴位根据病情采用合适的针刺手法。针刺得气后留针 30 分钟，其间行捻转补法 2 次，每次约 1 分钟，每日针刺 1 次，连续针刺 7 日。

此外，针刺四缝穴也具有一定的消食导滞、开胃醒脾的功效，被广泛用于小儿厌食症，临床可根据肿瘤相关性食欲不振的具体情况而辨证选用。

（三）刺血拔罐

黄金昶教授临床对于恶性肿瘤食欲减退的患者，常采取背俞穴刺血拔罐，即对肝俞、胆俞、胃俞、脾俞、大肠俞等穴位及其周围皮下结节刺血拔罐，3 日 1 次，一般 1 次见效。该方法对于脏腑虚损、经脉不通者效果明显，可达到疏通经络、振奋脏腑的作用。

（四）芒针沿胃四周围刺

此为黄金昶教授经验治法，即沿着胃的体表投影边缘围制，用芒针深刺，间距 2cm，该方法一般 1 分钟内就会使患者出现饥饿感。该法建议在有经验医生的指导下操作。其有促进胃肠道蠕动，增强胃纳、脾运之功。

（五）舌下静脉点刺

此为黄金昶教授经验治法，即在口腔内相关部位点刺，嘱患者尽量闭口撮血。该法亦建议在有经验医生的指导下操作。

（六）灸法

1. 隔姜灸疗法

取穴：上脘、中脘、下脘、梁门、天枢、神阙、胃俞、脾俞等。

操作：每穴灸 3~5 壮，每日 1 次，7 日为 1 个疗程。

2. 麦粒灸疗法

取穴：双侧足三里。

操作：双侧足三里穴位消毒后涂抹少量的黄芩油膏，将 1∶35 的艾绒反复搓捻为麦粒大小，重约 6g，将其置于油膏上，线香点燃所置艾绒，待艾绒完全燃尽后将艾炷移除，每穴 7 壮，灸毕用干棉签擦拭，持续施灸 2 周为 1 个疗程。

相关研究：麦粒灸对肿瘤患者生活质量及其外周血中 IL-10 表达的影响，将 42 例肿瘤患者随机分为对照组和治疗组，治疗组在对照组的基础上加用麦粒灸 2 周，结果显示：麦粒灸治疗能改善肿瘤患者的生活质量，尤以乏力和纳差改善最为明显。

（七）穴位埋线法

主穴：脾俞、胃俞、中脘、足三里。

配穴：合并胆汁反流性胃炎者加胆俞、幽门；合并反流性食管炎者加巨阙；腹胀者加下巨虚。

(八) 推拿法

推拿法包括穴位推拿和经络推拿，是指通过特定手法作用于人体的经络循行部位或体表穴位的一种治疗方法。其具有疏通经络、健脾助运、扶正祛邪等作用，临床上已被较常用于小儿厌食症的治疗，肿瘤相关性食欲不振可据证参考选用，现举例如下。

1. 穴位推拿

揉脾经、胃经、板门各 200 次，运内八卦、推四横纹、揉双侧足三里各 100 次，揉中脘 50 次，按摩腹部 6 分钟，捏脊 6 遍。

2. 消食膏按摩

消食膏组成及制备：人参、白术、山药、茯苓、陈皮、鸡内金、山楂、砂仁、炙甘草各 20g，上药研细末，浸泡于 75% 的乙醇中，24 小时后加入适量凡士林，用微火加热，待色变微黄过滤后冷却备用。

操作方法：膏摩治疗，推拿补脾经，运内八卦，掐揉四横纹，摩中脘，按揉脾俞、胃俞、肝俞、足三里，捏脊。每日 1 次，每次 20 分钟，10 次为 1 个疗程，每疗程间隔 3 日，连续 3 个疗程。

3. 捏脊法

患者俯卧位，露出整个腰背，医生上下按摩背部使肌肉放松，从患者尾椎下的长强穴开始，依次沿着督脉自下而上到大椎穴，此为 1 遍，重复 6 遍，2 周为 1 个疗程。

因肿瘤相关性食欲不振原因复杂，故在防治上应采取多种手段相结合的治疗策略。如杨国旺等人采取针药并用外治法治疗消化道肿瘤术后胃瘫引起的影响进食等症状，针刺选用金针王乐亭"老十针"加减，包括双侧内关、双侧足三里、双侧天枢、气海，中药敷贴选取神阙穴和涌泉穴，结果显示该法可改善消化道肿瘤术后胃瘫患者消化道症状。

第五节 癌性发热

一、概述

癌症患者伴有发热是恶性肿瘤最常见的临床症状之一。医学所讲的发热是指病理性的体温升高，是人体对于致病因子的一种全身性的反应。中医所指的发热是指患者自觉全身发热，有的体温升高，有的体温并不升高。癌性发热应属内伤发热范畴，其病因常为正虚邪实，津液大伤，瘀毒蕴结，化而发热。其临床表现以长期或反复低热为主，也有持续高热，热型往往不规则，以下午或夜间发热为主。发热时患者多不伴有恶寒或寒战症状，仅自觉身热。

癌性发热的诊断较为简单，首先要有明确原发恶性肿瘤的诊断，凡有以下症状者，即可诊断为癌性发热。

1. 体温每日至少一次超过 37℃，持续 2 周以上。

2. 热型以不规则热及弛张热为主，也可以低热为主。

3. 发热与中毒症状不成比例，即体温高而乏力、头晕头痛、肌肉酸痛、纳差恶心等中毒症状不明显。

4. 抗感染治疗无效，但非甾体类抗炎药及抗肿瘤治疗有效。

5. 多见于血液系统、淋巴系统肿瘤，见于进展期、晚期实体瘤。

其次，影像学及实验室检查排除其他疾病也可作为确诊的参考依据。

临床治疗根据患者的一般身体情况、年龄、病变部位采用综合治疗手段。中医药治疗癌性发热是综合治疗的重要组成部分。中医药治疗在治疗发热，扶助正气，延长生存期，提高生存质量等方面疗效确切。

二、辨治要点

癌性发热当分虚实两端。外感六淫、七情、外伤等因素长期作用于机体，从而产生某种病理性的痰滞，或痰湿，或瘀血，日久引发癌症。癌肿为有形之邪，阻碍气血的运行，进而使气机郁滞而化热，其为机体正气奋起与邪争的实性表现。癌肿生长于人体，乖戾没有节制，损伤机体正气，产生气血阴阳虚衰，从而引起虚性发热；现代医学的一些治疗手段如手术及化疗、放疗等耗气伤阴也会损伤人体正气，进而引起虚性发热。癌性发热虚证多由脏腑功能失调、气血阴阳亏虚而引发。

（一）定性

癌性发热与患者体内有形之癌肿密切相关。癌肿病久，人体气血阴阳久亏，脏腑阴阳失调，痰湿瘀毒内聚，蕴结日久，化火化热，引起癌性发热。

（二）辨标本

癌性发热，其以虚为本，以发热为标，是正虚邪实亦即本虚标实的一种病理现象。其在不同时期可表现为实证、虚证或虚实夹杂，在中、晚期患者中尤为多见。

三、中医外治

（一）药物外治

1. 栓剂纳肛

临床上可以用癌热宁栓（由银柴胡、地骨皮、虎杖、白花蛇舌草等药物组成）纳肛。

2. 中药灌肠（纳肛）

以紫雪丹、安宫牛黄丸、新癀片等直肠灌注（纳肛），具有方便、吸收快、效果好、不伤胃等优点。

（二）非药物外治

1. 针法

（1）取大椎、十宣、尺泽、委中等穴位，用三棱针放血。

（2）针刺双侧大椎、合谷、曲池等穴位，强刺激，用泻法。

（3）主穴选取双侧曲池、合谷、内庭和大椎，配穴取中脘、气海、关元、血海、足三里、三阴交、丰隆、阴陵泉、阳陵泉、曲泽、外关、委中，进行穴位埋线。

（4）取大椎、曲池、合谷、鱼际、外关等穴，进行穴位封闭。例如临床上以柴胡注射液 2～4mL 曲池穴位封闭治疗癌性发热，汗出热解效果佳。

2. 灸法

取穴：天枢、气海、关元、合谷、血海、梁丘、足三里、阳陵泉、脾俞、胃俞、至阳、阿是穴。

操作：若患者虚证明显，可选用隔姜、隔盐、隔附子饼灸。每穴宜灸 5～10 分钟，7～10 日为 1 个疗程。

3. 拔罐

取穴：大椎、肺俞、风门、脾俞、胃俞。

操作：用闪火法在上述穴位拔并留罐，拔罐时及拔罐后注意保暖，勿造成再次受凉。每日 1 次，一般治疗 7～10 次。

4. 推拿

基本方：开天门，推坎宫，清天河水，退六腑，分手阴阳，推脊柱，推涌泉。

推拿介质：虚证取葱白汁水，姜汁；实证则取滑石粉或 75% 乙醇溶液加少量凉水。

辨证方：若热象明显，加挤捏大椎，引水上天河，顺运外八卦，掐十王，掐仆参。

5. 按摩

方法：①上肢部：补脾经 3 次，清肺经 1 次，揉内劳宫、外劳宫、板门 2 次，清天河水 2 次，推六腑 1 次，按揉曲池穴。②颈背部：医生蘸取 75% 乙醇溶液以中指揉大椎 3 次，拿风池、肩井 3 次，力度稍重，动作快速、连续；配合点肺俞、风门、脾俞、胃俞，每穴 3 次；沿脊柱从大椎推到至阳 3 遍。③胸腹部：按揉中脘、天枢，顺时针摩腹 3 遍。④下肢部：按揉足三里。

6. 食疗

针对肿瘤患者化疗、放疗后出现低热、手足心热、口干苔剥等伤阴伤津之象，可予滋阴生津、清热化痰中药结合生藕汁、甘蔗汁、荸荠汁、鲜芦根汁等甘寒之品饮服，或用百合、银耳、莲子、龟、鳖等性凉之品作羹汤为辅食，可达退热止痛、缓解病情之效。

7. 情志疗法

（1）阐释疗法：通过言语描述等方法，帮助患者消除顾虑，树立信心，提高心理抗病能力，争取患者积极主动地配合医护人员进行治疗。

（2）集体疗法：把癌症患者组成特定的集体，在集体中通过互相交流，相互影响，相互帮助，进而稳定情绪，消除顾虑与恐惧心理，增强心理抵抗能力，达到治疗癌症的良好效果。

（3）暗示疗法：医护人员通过语言、表情及环境间接含蓄地影响患者的心理和行为，进而达到医治癌症的效果。

（4）想象疗法：临床上身患癌症而悲观厌世者，病情恶化特别快，相反，明知身患绝症仍保持乐观情绪者，其病情发展较为缓慢。

（5）音乐疗法：音乐能激活癌症患者曾受抑制的正常细胞，使免疫细胞处于最佳状态，以挫败癌细胞，使机体从"正不胜邪"转为"正胜邪祛"状态。

四、典型案例

刘某，女，48岁，北京人，为肺腺癌患者，同时伴有类风湿关节炎，体弱不能手术、放疗、化疗，遂求中医药治疗。患者手足关节变形，膝关节变形，行走困难。来诊时患者发热，下午两三点开始，最高39°C，无汗，无畏寒，发热时关节疼痛，夜晚九十点钟热自退，嘱其回家后艾灸百会、大椎。2周后复诊，患者诉说开始艾灸百会、大椎时半小时后退热，身体变得舒适，可3天后退热效果不明显了。仔细询问得知，患者开始数日由其丈夫艾灸，后来丈夫忙，遂用灸盒自行艾灸。故告知患者不能用灸盒艾灸，一是用灸盒艾灸温度不能达到要求，二是应用灸盒穴位定位不太准，再次嘱咐回家后用灸条直接灸。患者回家后认真艾灸5天后未再出现发热。

按：肿瘤患者发热很常见，癌性发热、放化疗后白细胞低下引起的发热可用艾灸百会、大椎穴退热，效果理想。

五、研究综述

癌性发热是指癌症患者在排除感染、抗生素治疗无效的情况下出现的直接与癌症有关的非感染性发热和患者在肿瘤发展过程中因治疗而引起的发热，是恶性肿瘤患者常见的临床症状之一，中医药治疗癌性发热具有独特优势，且作用持久，无明显毒副作用。其临床表现为：以长期或反复低热为主，也有持续高热，热型往往不规则。

癌性发热属于中医学内伤发热范畴，多为低热，病程较长，缠绵难愈。本病病机总属本虚标实，虚实夹杂。《医宗必读》云："正气不足，而后邪气踞之。"正虚为气、血、阴、阳虚损，邪实多见痰湿，血瘀。《医林改错·气血合脉说》有云："后半日发烧，前半夜更甚，后半夜轻，前半日不烧，此是血府血瘀。血瘀之轻者，不分四段，惟日落前后烧两时；再轻者，或烧一时。此内烧兼身热而言。"

（一）病因病机

中医学认为癌性发热主要由于气血阴精亏虚，脏腑功能失调，邪实痰瘀阻滞等导致。如《诸病源候论·虚劳客热候》说："虚劳之人，气血微弱，阴阳俱虚，劳则生热，热因劳生。"肿瘤患者到了晚期出现的身体极度虚弱，与虚劳的证候十分相似。《丹溪心法》说："气有余，便是火。"气之有余，皆由七情所伤，气不调达，郁而化火所致。这与绝大多数的肿瘤的发生都与情志因素有关一致。气滞血瘀，瘀血阻滞经络，气血运行不畅，壅遏不通，因而发热，这是瘀血发热的主要病机。气滞血瘀，进而瘀血阻滞，形成癥瘕。诚如《灵枢·痈疽》所说："营卫稽留于经脉之中，则血泣而不行，不行则卫气从之而不通，壅遏而不得行，故热。"这些都是癌性发热发生的原因。

其病因病机复杂，大体可分为虚实两端。气滞、血瘀、痰湿阻滞经络，郁而发热或热毒内结所致者属实；气血阴阳亏虚，脏腑功能失调所致者属虚。其可由单一病因所致，亦可由多个病因相互兼夹致病，如气滞血瘀、热毒血瘀、阴虚夹痰湿、气阴两虚等。其表现为实证、虚证或虚实夹杂证，而以虚实夹杂多见。张霆坦认为，肺癌癌性发热的根本原因在于伏气化热。陈凯、焦中华等亦认为其病因病机特点为人体气血阴阳久亏，脏腑功能失调，加之热、毒、痰（湿）、瘀相互为病，在不同时期可表现为实证、虚证或虚实夹杂之证。

（二）中医辨证论治

胡陵静等按照中医辨证论治的原则，临床上将癌性发热分为毒热炽盛、湿热内蕴、肝经郁热、阴虚发热、瘀毒内阻5型，而分别予以清热解毒、清热利湿、清肝解郁、养阴清热和化瘀解毒等法治疗。此外还应根据肿瘤发生部位的不同、发热时伴随症状的各异，辨病与辨证相结合，随证加减用药，并注重引经药的应用。《中医癌性发热诊疗指南（草案）》将癌性发热分为阴虚发热证、气虚血亏证、热毒炽盛证、湿热蕴结证、瘀毒内阻证、肝经郁热证6型。虽然各家对癌性发热的病因病机、辨证分型各有不同，但总不外乎虚证、实证、虚实夹杂证。陈孟溪认为癌性发热的治疗应从毒、瘀入手，针对热入营血为癌性发热重要病机这一特点，结合临床经验，以犀角地黄汤加味自拟组成清热散瘀解毒方治疗癌性发热，屡获疗效，周思薇通过随机对照的科学方法研究此方治疗此型癌性发热患者，结果治疗组总有效率达80%，明显优于对照组。

六、结语

中医药在治疗此病方面有显著优势，其治标与治本相结合，辨证与辨病相结合，针对癌性发热产生的原因分别采用滋阴清热、化痰清热、甘温除热、疏肝利胆、利湿清热、活血化瘀、清热解毒等法，这样标本兼治，对缓解症情及控制肿瘤的生长、发展、转移，延缓病情发展，起到了积极作用，可大大提高生存质量，延长患者生存期且无明显的不良反应，临床具有很大的优势。目前中医药作为治疗肿瘤必不可少的方法，如何形成一整套的辨证辨病论治方案，更客观地评价其治疗作用，尚需进一步挖掘、探索，以期取得更好的临床效果。

第六节　癌因性疲乏

一、概述

癌因性疲乏是肿瘤患者普遍存在，却容易被忽视的常见症状。引起癌因性疲乏的主要原因有：①恶性肿瘤的治疗因素：如手术治疗、化疗、放疗、靶向治疗、免疫疗法、生物治疗等，镇痛药、抗组胺类药物、部分抗抑郁药物的使用等。②恶性肿瘤的并发症因素：如肝肾功能损害、心脏衰竭、肠梗阻、骨髓抑制等，可使患者出现癌因性疲乏。③心理因素：癌症患者压力巨大，五脏主五志，各种不良情绪都能引起相应脏腑盛衰，导致脏腑阴阳不调，进而出现疲乏。

现代医学治疗癌因性疲乏有很多手段，如渐进性有氧运动治疗、渐进性活动治疗、康复治疗、睡眠疗法、心理行为干预疗法、营养疗法、癌症和副肿瘤综合征的治疗、药物治疗、免疫疗法等，非药物疗法与药物疗法相结合共同发挥作用，往往能起到一定的效果。

中医学认为，癌因性疲乏与肿瘤的发生发展及治疗关系密切。肿瘤作为新生物大量消耗人体的气血，同时肿瘤的某些治疗手段也相当消耗人体气血，气血不足，人体脏腑筋骨肌肉不得滋养，自然产生疲乏。此外肿瘤作为异物阻碍人体气血运行，而其某些治疗手段同样也会造成人体气血运行障碍，产生痰湿瘀血等病理代谢垃圾，增加机体负担，也可产生疲乏。中医治疗癌因性疲乏效果良好，其外治法更是独具特色，通过对肿瘤患者的疲乏进行中医外治，可以达到祛邪不伤正的目的，具有不增加机体及肠胃负担、针对性强、疗效确切、副作用小的优点。

二、辨证治疗

（一）气血虚型

病因：手术，放化疗后。

病机：恶性肿瘤患者多需经过手术治疗，而手术必然损伤脉络，致血不循经而溢出，血能载气，气亦随血而外溢，导致气血不足。而化疗药物导致的贫血、白细胞减少症，放疗导致的免疫功能下降、细胞损伤也是导致气血不足的重要因素。气之不足，血之不充，四肢筋肉不得濡养，则引起乏力等症状。

外治法：因其气血亏虚，当健脾养肝、补气养血。因腹部为中焦之所在，为气血生化之源及气机升降之枢纽，任脉又从腹部经过，为"阴脉之海"，故温灸腹部任脉诸穴可资生化之源，即"善补阴者，必欲阳中求阴，则阴得阳升而泉源不竭"。故首选补气养血药物配伍做成药包熨贴，或艾灸任脉诸穴都是绝佳选择。针刺也可采用补法，取任脉诸穴、脾胃二经诸穴，但针刺对医生的操作手法要求较高，故次之。

1. 中药热奄包

党参20g，茯苓15g，白术15g，白芍10g，熟地黄15g，当归15g，川芎10g。以上药物研细末，使用时装入10cm×20cm的小布袋制成药包，使用前先蒸10分钟，烫敷于特定穴位。穴位选择：神阙、气海、关元、三阴交、足三里、脾俞、血海。每日1次，20次为1个疗程。

2. 艾灸法

将燃烧的艾条置于穴位上方，以患者耐受为度，每穴半小时，每次选用4~5穴，每日1次，20次为1个疗程。必要时可隔药灸。穴位选择：神阙、气海、关元、三阴交、足三里等。

3. 针刺法

关元、气海、脾俞、足三里、胃俞、肺俞、太渊、膈俞等。患者采取平卧位，暴露四肢。穴位常规消毒，毫针补法，留针30分钟，每日1次，20次为1个疗程。

（二）气滞血瘀型

病因：各种不良情绪。

病机：肿瘤患者常常出现抑郁、焦躁、恐惧、紧张等不良情绪，导致肝气郁结，气为血帅，气滞则血瘀。气血不行则无法濡养四肢百骸，且能导致局部慢性疼痛等疲乏症状。

外治法：患者是因焦虑、恐惧、悲伤而致气滞血瘀型癌因性疲乏，当以心理疏导为先。外治中配伍行气解郁诸穴为主施以针刺，"怒则伤肝，喜则伤心，忧则伤肺，思则伤脾，惊恐伤肾"，根据患者表现出的各种情志异常，配伍相应脏腑经络上的穴位。推拿按摩、中药足浴亦能疏通经络，放松身心，使气机通常，气行则血行，促进癌因性疲乏患者的状态恢复。

1. 针刺法

血海、膈俞、合谷、关元、气海、脾俞。患者采取适宜的体位，暴露四肢。穴位常规消毒，毫针平补平泻法，留针 30 分钟，每日 1 次，20 次为 1 个疗程。

2. 推拿按摩法

部位以督脉、膀胱经、阳明经为主，涉及头面部、腰骶部及四肢部。穴选风府、命门、腰阳关、心俞、脾俞、肝俞、肾俞、合谷、太溪等。

首先进行头面部推拿。患者取仰卧位，闭目，覆治疗巾于额部。术者位于患者头侧，以一指禅偏峰推百会穴，四指摩印堂穴，推揉百会穴、两侧太阳穴，约 5 分钟；以一指禅推上睛明及上下眼眶，分抹额头及头部，约 5 分钟。

其次是腰背部。患者取俯卧位，覆治疗巾于腰背部。术者立于一侧，沿两侧膀胱经上下往返用滚法；按揉心俞、脾俞、肝俞、肾俞、命门等约 5 分钟；用右手中指、食指指腹循督脉自大椎至长强穴轻抹 3 遍；在督脉及膀胱经行捏脊法，反复提捏多次至皮肤微红，约 5 分钟。

最后是四肢部。患者可取仰卧位或俯卧位，覆治疗巾于上下肢。术者施滚法于肌肉丰厚处，以手阳明大肠经、足阳明胃经和足太阳膀胱经为主，约 10 分钟；配合按揉曲池、合谷、神门、血海、足三里、太溪等，治疗 10 分钟。

每次治疗约 40 分钟，每日 1 次。每次治疗后注意防寒保暖，以防外邪侵入，20 次为 1 个疗程。

3. 中药足浴法

以桂枝汤类方加减（黄芪建中汤）为基础方，取黄芪 9g，白芍 18g，桂枝 9g，炙甘草 9g，生姜 9g，大枣 9g，饴糖 10g，加清水约 1500mL，常规煎煮，煎好取汤药约 1000mL 置于自动控温足浴桶中，加温水至药液没过双小腿 1/2 处，每次浸泡 30 分钟，以微微汗出为度，每日 1 次，持续 4 周为 1 个疗程。

（三）阴虚火旺型

病因：放疗，热性化疗药物的使用。

病机：多见于晚期肺癌及晚期肝癌放化疗后，因放疗射线、热性化疗药物损伤阴津，阴虚则火旺，患者除了出现疲乏之外，还有午后潮热、夜间发热、手足心发热等阴虚火旺之证候。

外治法：因病机为阴虚火旺，故治法不外乎滋阴清热。选用滋阴清热药物穴位敷贴无疑是最好选择，其次针刺疗法也是上佳选择。任脉为"阴脉之海"，采用泻法艾灸任脉诸穴虽可，但艾灸大抵偏补火助阳，故应慎用。

1. 穴位敷贴法

药物选用滋阴清热方剂为主，取生地黄 10g，牡丹皮 10g，泽泻 10g，知母 10g，茯苓 10g，青蒿 10g 等，诸药共研细末，用蜂蜜调和，敷于特定穴位上，用无纺医用胶布固定。穴位选择：三阴交、阴陵泉、涌泉、神阙、气海、关元等。每日 1 次，12 个小时更换 1 次，20 次为 1 个疗程。

2. 针刺法

阴陵泉、太溪、关元、气海、三阴交、脾俞等。患者采取适宜的体位，暴露四肢。穴位常规消毒，毫针平补平泻法，留针 30 分钟，每日 1 次，20 次为 1 个疗程。

（四）痰湿型

病因：寒性化疗药物的使用，恶性胸腹水的产生。

病机：本证属本虚表实。肿瘤患者伴恶性胸腹水，肺主气，司呼吸，水停胸中则影响肺之宣降。水停腹中，影响中焦气机升降及气血生化，导致疲乏。寒性化疗药物使用后的四肢水肿，痰湿黏腻，阻碍气血到达四末，导致四肢疲乏。且寒主收引，寒凉性质化疗药物重伤人体阳气，亦阻滞脉道。痰湿不除，气血不行。

外治法：因病机为痰湿凝聚，本虚标实，故外治法亦当为祛痰除湿、活血行气等法。能祛瘀生新之刺血拔罐法可为首选，使祛痰外出，邪祛以助正气恢复。灸法温阳散寒，可助恢复阳气，阳复则痰湿得化。针刺泻法亦能祛痰除湿，活血行气。

1. 刺血拔罐法

上肢穴选手三里、曲池、青灵、肩贞、肩髎、肩髃及局部选穴；下肢穴选丰隆、委中、阴陵泉、承扶、殷门、承山及局部选穴；腰背部选取膀胱经穴及脏腑背俞穴。皮肤常规消毒后，用三棱针点刺出血，立即在出血处施以火罐，留罐 10 ~ 15 分钟。隔日 1 次，20 次为 1 个疗程。

2. 艾灸法

选穴以丰隆、阴陵泉之祛痰要穴为主，配以局部选穴。将燃烧的艾条置于穴位上方，以患者耐受为度，每穴半小时，每次选用 4 ~ 5 穴，每日 1 次。必要时可隔药灸。20 次为 1 个疗程。

3. 针刺法

选穴以丰隆、阴陵泉之祛痰要穴为主，配以局部选穴。患者采取适宜的体位，暴露四肢。穴位常规消毒，毫针泻法，留针 30 分钟，每日 1 次，20 次为 1 个疗程。

（五）脏腑亏虚型

病因：恶性肿瘤终末期。

病机：恶性肿瘤晚期患者因各种因素，逐渐积损成劳，日久不复，病入膏肓，最终导致各脏腑亏虚，表现为一派疲乏虚象。《素问·痿论》云："阳明者，五脏六腑之海，主润宗筋，宗筋主束骨而利机关也。"脾为后天之本，为气血生化之源，主肌肉；肝藏血，主筋，筋主运动。故四肢筋肉的正常功能有赖于脾胃、肝气的濡养。肾为先天之本，肾藏精，肾之精气是脏腑气血阴阳之根本，且"肾主骨生髓"，《灵枢·海论》曰"髓海不足，则脑转耳鸣……目无所见，懈怠安卧"，可见恶性肿瘤脏腑亏虚，尤以肝脾肾论治。

外治法：脏腑亏虚，尤以肝脾肾论治，故治法以健脾补肾养肝为主，治疗时以健脾补肾养肝之方剂施以穴位敷贴为首选。《素问·痿论》曰"治痿独取阳明。"针刺能调和脏腑阴阳，操作手法采用补法又遵从虚则补之的治疗原则。艾灸以其温热之力以及药性，又能阴中求阳，阳中求阴，补脏腑之亏虚。穴位埋线虽能持续刺激穴位，但其刺激较强，对于身体羸弱的晚期出现癌因性疲乏的肿瘤患者不予考虑。耳穴、足浴等效力较弱，不复赘言。

1. 穴位敷贴法

药物选健脾补肾养肝方剂为主，取菟丝子9g，肉苁蓉9g，熟地黄9g，当归9g，白芍9g，川芎9g，党参9g，茯苓9g，白术9g，炙甘草9g，诸药研细末，蜂蜜调和，敷于特定穴位上，用无纺医用胶布固定。穴位选择：三阴交、涌泉、神阙、气海、关元、脾俞、肝俞、肾俞、血海等。每日1次，12个小时更换1次，20次为1个疗程。

2. 针刺法

选穴以关元、气海、足三里、三阴交、脏腑背俞穴之为主，配以辨证取穴。患者采取适宜的体位，暴露四肢。穴位常规消毒，毫针补法，留针30分钟，每日1次，20次为1个疗程。

3. 艾灸法

选穴以神阙、关元、气海、足三里、三阴交、脏腑背俞穴为主，配以辨证选穴。将燃烧的艾条置于穴位上方，以患者耐受为度，每穴半小时，每次选用4-5穴，每日1次。必要时可隔药灸。20次为1个疗程。

第七节　癌因性便秘

一、概述

便秘作为肿瘤患者常见的并发症之一，发生率约占15%。引起肿瘤患者便秘的主要原因有：①治疗因素：可分为放射线型与药物型，而药物型又可细分为化疗药＋止呕药型、止痛药型。②非治疗因素：包括单纯的运动减少、饮食结构不合理及心理因素等。③肿瘤自身因素：如结肠癌肿瘤占位、肿瘤患者机体各方面功能紊乱、病理产物堆积等。便秘的发生发展会使患者的脾胃功能进一步受损，加重患者的心理负担，严重影响患者的治疗与生存质量。

西医针对不同原因引起的便秘有着不同的治疗手段。如对于运动量减少、饮食减少、精神焦虑抑郁的肿瘤患者，采取适当增加运动锻炼、合理膳食、心理卫生辅导等手段进行干预。针对止吐药如格拉司琼、昂丹司琼等5－羟色胺受体抑制剂引起的便秘，则减少药物用量或不用，或使用胃肠动力药物替代等。针对放化疗及止痛药物引起的便秘，则减轻用量并配合乳果糖口服、开塞露纳肛、清洁灌肠等进行治疗。但西医干预便秘的疗效差，副作用大，难以长时间维系。

中医早在汉代《伤寒论·辨阳明病脉证并治》就有用外治法治疗便秘的记载，如蜜煎导、土瓜根和大猪胆汁等。肿瘤患者的便秘病因复杂，除了与患者本身的气血阴阳失调、痰湿瘀血内停等基本病因相关外，放化疗的寒热偏性也会加重机体阴阳的失衡和气血津液的失调，从而影响大肠的传导功能，进而导致便秘。中医治疗癌因性便秘效果良好，中医外治法更是独具特色，它具有祛邪不伤正、不增加机体及肠胃负担、针对性强、疗效确切、副作用小的优点。

二、辨证治疗

（一）寒湿型

病因：寒性化疗药的使用，寒湿型结肠腺癌占位。

病机：化疗药物药效强大，往往能有效杀伤癌毒，但也因其效力强大，副作用也更加严重，其中寒凉性质的化疗药物如顺铂等能重伤人体阳气，气机为之困顿，大肠之津亦停滞不行，出现便秘。而寒湿型的结肠腺癌则因寒邪湿浊久聚成团，阻塞肠道，大肠传导受阻，亦出现便秘。

外治法：因其病机为阳虚湿滞，故其治法亦不能出温阳散寒、行气除湿之列。《素问·异法方宜论》曰："北方者，天地所闭藏之域也。其地高陵居，风寒冰冽。其民乐野处而乳食，脏寒生满病，其治宜灸焫。"故灸法因其火力雄壮，当为散寒首选，同时热性药物的敷贴法、熨贴法亦是上佳选择；而针刺法虽有烧山火等温热类手法，但在疗效上与前三者比稍差，且手法操作相对复杂，故次之；至于按摩、耳穴等治法温散之力则更弱也，不赘言也。

1. 隔姜灸神阙穴法

患者取仰卧位，充分暴露脐部，经酒精擦洗干净，取约5g的食盐将脐窝填平，再取生姜切厚约2mm的薄片，上戳数小孔，放于脐眼，放上艾炷点燃，持续烧10炷左右，出现皮肤潮红时即可停止，每日1次，20次为1个疗程。在治疗期间，应当密切注意皮肤的颜色并实时询问患者感觉是否良好。

2. 热敏灸法

穴取天枢、气海、关元、上脘、大肠俞、足三里、上巨虚、大横、支沟，预热以后皮温在42℃，在穴位及其附近寻找热敏点进行艾灸，常常表现为透热，有部分病例表现为传热。每日1次，每次以患者感觉透热、传热等热敏现象消失为度（为20～40分钟），连续灸5日。

3. 中药热奄包

附子25g，桂枝20g，小茴香20g，川芎15g，吴茱萸10g。以上药物制作成散剂，使用时装入 10cm×20cm 的小布袋制成药包，喷水后，放入微波炉中加热 2 ~ 3 分钟，再用药包烫熨特定穴位，如天枢、足三里、腰阳关、神阙、气海、关元。每日 1 次，20次为 1 个疗程。

（二）津伤型

病因：放疗，热性化疗药物的使用，镇痛药的使用。

病机：放疗后皮肤常常出现红斑、溃烂，其热毒之烈可知。部分化疗药使用后会出现口渴、便秘等症状，其热伤津可知。而阿片类止痛药能使胃蠕动减弱，同时使肠道处于高渗状态，肠液分泌减少，加之对中枢系统又有很强的抑制作用，致粪便硬结而便秘。又有文献指出，阿片类药物性辛香燥热，久服致气阴两亏，又因敛涩之功甚强，阻遏气的运行，引起肠腑气机不畅而致便秘。以上三者因其热性致肠道津液干涸，无水则舟停，而致便秘。

外治法：因其病机为热盛伤津，故其治法不出清热导滞、润肠通便之列。灌肠法因其能直达病所、祛除邪气以及补充肠道津液，现已广泛运用于各种便秘。刺血拔罐法可通过刺血排出热邪，加拔罐则力道更强，亦有良效。穴位敷贴法可使用寒凉导滞、润肠通便之药敷贴于穴位，疗效亦佳。《内经》中有热病五十九刺之法，后世亦有透天凉等热性手法，故针刺法亦有佳效。余如洗浴、按摩、耳穴等法或清热润肠之力稍逊。或操作不易，不复赘言。

1. 灌肠法

芒硝 12g，生大黄 20g（后下），枳实 15g，厚朴 15g，蒲公英 15g，赤芍 10g，甘草 6g。上药水煎去渣取液 200mL，温度为 39℃ ~ 41℃，倒入可调节的灌肠装置连接 16 号单硅胶导尿管。患者每日午饭后 2 小时，排空小便，取左侧卧位，屈膝，臀下垫 10cm 软枕。将导尿管前端涂石蜡油后，轻轻插入肛门 20 ~ 25cm，用胶布固定在一侧臀部，打开调节开关缓缓灌入药液，约 25 分钟左右灌完。灌完后拔管，清洁肛周，保留 30 ~ 60 分钟。每日 1 次，持续 7 日。

2. 刺血拔罐法

穴选腹结、大横、足三里、脾俞、八髎、腰俞，皮肤常规消毒后，用三棱针点刺出血，立刻在出血处拔罐，留罐 15 分钟。隔日 1 次，7 日为 1 个疗程。

3. 穴位敷贴法

郁李仁、火麻仁、生地黄、黄芪、冰片研细末，混匀后过筛，佐以适当比例的蜂蜜制成二仁地芪膏，进行神阙穴敷贴。敷贴前用温水将局部洗净，或用乙醇棉球擦净，取二仁地芪膏约 5g（用 5g 量勺定量），脐内填满，轻按压，用宽胶布呈十字形固定，每日 1 次。定时了解大便次数及不良反应，7 日为 1 个疗程。

4. 针刺法

天枢、足三里、支沟、三阴交。患者采取平卧位，暴露四肢。穴位常规消毒，选 28 号 3 寸毫针，依序进针。采用泻法，得气后双手同时施提插捻转手法，强刺激。留针 3 分钟，1 分钟行针 1 次。每日 1 次，5 日为 1 个疗程。

（三）痰食气滞型

病因：运动量少，饮食结构不合理，止呕药的使用。

病机：癌症患者的卧床时间延长，运动量减少，所谓动则生阳，久卧伤气，患者全身气机不畅，肠道气机则缓，肠之蠕动减缓，而成便秘。癌症为了增加营养而进食高脂肪、高蛋白质、低纤维素食物，造成饮食结构不合理，痰湿宿食停聚，粪便在肠道内移动缓慢，而形成便秘。止呕药可抑制胃肠蠕动，抑制消化道消化液的分泌，并作用于中枢系统，使排便意识减弱，可造成肠道气滞，而致便秘的发生。

外治法：其基础病机为痰食气滞，其治法不外化痰消食、行气导滞。《素问·异法方宜论》曰"中央者，其地平以湿，天地所以生万物也众。其民食杂而不劳，其病多痿厥寒热，其治宜导引按跷"，故按摩当为首选。《灵枢》又曰"用针之类，在于调气"，故针刺亦是上佳之选。耳穴法也可调节脏腑气机功能，疗效亦佳。穴位敷贴法采用化痰消食、行气导滞之法，亦有良效。其余如艾灸、火罐、刺血、灌肠等法虽亦有效，但此证无明显寒热偏性，用之不当，反生祸端，故不赘言。

1. 按摩法

患者取仰卧位，两膝屈曲，腹部放松。操作前检查患者腹部皮肤。术者温暖双手，蘸少量甘油涂抹手掌，用一只手掌以掌心贴附肚脐，另一只手叠在上面，顺时针按摩全腹，约5分钟左右。用下面手掌拇指以外的四指指腹，顺时针方向以画陀螺的方式轻轻边按边摩擦，当按摩至左下腹时，适当加强指的压力，以不感疼痛为度。按压时嘱患者呼气，放松时嘱其吸气，约5分钟。两手合掌用力，依结肠解剖位置按升结肠、横结肠、乙状结肠方向。自右下腹向上推至右上腹，再向左推至左上腹，再向下推至左下腹，如此重复推按20次。用中指分别点按腹结（大横下1.3寸，距前正中线4寸）、神阙、关元（位于脐下3寸处）、天枢（位于脐中旁开2寸处），每穴位1~2分钟，以患者产生酸胀为宜。操作后给予温热毛巾擦拭腹部皮肤，每日1次，7日为1个疗程。

2. 足底指压法

取胃、小肠、大肠、结肠、直肠、腹腔神经丛、十二指肠、肛门反应区为主反射区，肾、输尿管、膀胱反应区为辅反射区，每日按摩1次，力度以患者能忍受为度，每次30~50分钟，按摩后即刻饮白开水300~500mL，10次为1个疗程，休息3~5日后再进行第2个疗程，一般进行1~3个疗程。

3. 针刺法

天枢、足三里、支沟、三阴交。患者采取平卧位，暴露四肢。穴位常规消毒，选28号3寸毫针，依序进针。采用平补平泻方法，得气后双手同时施提插捻转手法，中等力量刺激，留针20分钟，10分钟行针1次。每日1次，5日为1个疗程。

4. 耳穴法

大肠、直肠、交感、便秘点、皮质下。用探棒在耳部相应穴位上按压，找到敏感点，用75%乙醇棉球消毒后，左手固定耳郭，右手持镊子将王不留行敷贴于上述穴位，用食指、拇指于耳前后捻压，手法由轻到重，每个穴位按压2分钟，使耳部产生酸、麻、胀、痛、热的感觉，每日按压 2~3 次，3 日为 1 个疗程。

5. 穴位敷贴法

白术、厚朴、炒莱菔子、大黄、黄芪、炒酸枣仁、柏子仁，诸药研细末，混匀后过筛，佐以适当比例的蜂蜜制成膏状进行神阙穴敷贴。敷贴前用温水将局部洗净，或用乙醇棉球擦净，取药膏约 5g，脐内填满，轻按压，用宽胶布呈十字形固定，每日 1 次。定时了解大便次数及不良反应，7 日为 1 个疗程。

（四）气虚血瘀型

病因：肿瘤手术后。

病机：手术过程中往往伴随大量气血损耗，气不足则无力推动大肠，血不足则不能濡润肠道，加之手术伤口未愈合，瘀血阻络，气机不通，患者往往便秘。

外治法：其治法不外乎补益气血，通络导滞。灌肠、针刺法均有良好的效果。因术后伤口尚未愈合，余如敷贴、按摩、拔罐等手法虽亦有效果，但恐加重伤口疼痛，且术后伤口未愈合、操作不易，不复赘言。

1. 灌肠法

肉苁蓉 30g，附子、当归各 20g，川牛膝、枳壳各 10g，泽泻 15g，升麻、肉桂、大黄各 5g。上药水煎取汁 50mL 备用，用时加热至 38℃保留灌肠，灌肠液尽量保留 1 小时以上。每日 1 次，10 日为 1 个疗程。

2. 针刺法

天枢、足三里、支沟、三阴交。患者采取平卧位，暴露四肢。穴位常规消毒，选 28 号 3 寸毫针，依序进针。采用平补平泻方法，得气后双手同时施提插捻转手法，中等力量刺激。留针 20 分钟，10 分钟行针 1 次。每日 1 次，5 日为 1 个疗程。

（五）七情内伤型

病因：焦虑、恐惧、悲伤。

病机：患者常常出现焦虑、抑郁、恐惧等不良心理状态。焦虑则肝气郁结，肝木克伐脾土，脾失健运，水津不能四布，肠道干涸，大便秘结。肺主悲，悲则气消，抑郁则肺气消而不能助大肠传导糟粕，亦能便秘。肾主恐，又肾为胃之关，恐惧伤肾，胃之关门不利，亦致便秘。故通过外治法调节患者心理状态十分重要。

外治法：患者是因焦虑、恐惧、悲伤而致便秘，当以心理疏导为先。外治法可选洗法，如仲景于百合病有百合洗方等，皆可选用。然五脏主五志，临证时需根据患者五脏盛衰，或针或灸，或敷贴或灌药，随其证而选之，不复赘言。

意念导引法：首先医生向患者讲解清楚直肠肛门的解剖知识（最好图解以直观表达），即说明肛门直肠的生理弯曲和肛门直肠周围括约肌；然后，患者上厕所蹲好后，不急于用力排便，而是闭眼默想（因闭眼后注意力易于集中）肛周括约肌慢慢放松，大便随直肠肛门生理弯曲慢慢被排出肛门。

第八节　肿瘤相关性呃逆

一、概述

引起肿瘤患者呃逆的主要原因有：①肿瘤本身因素：如胃癌、肝癌、胰腺癌等肿瘤直接侵犯膈肌，或转移在膈肌邻近部位，或产生大量胸腹腔积液刺激膈肌痉挛而引发呃逆。②治疗因素：手术、放疗、化疗等引起膈神经受刺激，从而导致膈肌痉挛引发呃逆。③其他因素：如情绪抑郁、饮食不合理、失眠等。

肿瘤所致之呃逆与一般呃逆的区别在于：肿瘤所致之呃逆为梗阻或治疗因素导致膈神经长时间受刺激而引起，时间长，程度重，容易反复，可导致严重的并发症。一般呃逆则多为一过性的膈肌痉挛，处理后很快缓解，不再发作。因此有效地处理肿瘤相关性呃逆具有重要的意义。

现代医学治疗肿瘤相关性呃逆视病情轻重而定。病情较轻者主要采取压眶上神经法、牵舌法、按压足部疗法等。病情较重者采取药物治疗为主，包括抗精神类药如安定、氯丙嗪注射液，钙离子拮抗剂盐酸氟桂利嗪、硝苯地平，麻醉剂类如可待因、利多卡因，另外还有抗胆碱类药东莨菪碱、阿托品等。西医治疗肿瘤相关性呃逆疗效短暂，容易反复，且常伴随有口干、烦躁、心跳加快或昏睡等副作用。

中医学认为呃逆病机总属胃气上逆，《灵枢·口问》曰："谷入于胃，胃气上注于肺。今有故寒气与新谷气俱还入于胃，新故相乱，真邪相攻，气并相逆，复出于胃，故为哕。"一方面，肿瘤患者体内有形实邪阻滞气机，导致气机郁结，胃气失于和降而上逆，故疏解肝气是一治则。另一方面，"病深者，其为哕"，肿瘤患者因各种治疗耗伤阴阳，导致寒热偏衰，故治疗应纠正寒热偏衰。《理瀹骈文》曰："外治之理，即内治之理，外治之药，即内治之药，所异者法耳。"故呃逆的外治也可以根据内科治疗原则采取相应的针刺、艾灸、敷药、熨贴等治疗，且具有疗效确切、不增加胃肠负担、不良反应少、患者容易接受等优势。

二、辨证治疗

（一）肝郁型

病因：肝癌、胃癌、胰腺癌之情志抑郁者。

病机：肝癌、胃癌、胰腺癌患者多有情志郁结病史，一方面肝失疏泄，气机不畅，影响肺胃之气顺降，胃气上逆动膈，而致呃逆；另一方面肝气横逆犯脾，脾失健运，津液失布，痰浊内生，则胃失和降，亦成呃逆。且肝胃之处癌毒已成，有形实邪阻滞气机升降，呃逆更是顽固频发。

外治法：针对肝气郁结之病机，治疗当以疏肝理气为主，佐以和胃降逆止呃。《灵枢·经脉》曰"三焦手少阳之脉……其支者……系耳后直上，出耳上角……其支者，从耳后入耳中，出走耳前"，"胆足少阳之脉……其支者，从耳后入耳中，出走耳前"，则说明耳与肝胆、三焦经络关系密切。肝气郁结在现代研究中证实与激素分泌关系密切，而内分泌调节最为简便廉效的方法应首选耳穴。所以通过耳穴刺激，可以疏通经络之气，调节脏腑功能，且作用持久，是以取耳穴可以达到利膈镇逆、和中解郁、镇静安神、解痉止呃的效果。此外，针刺亦是上佳选择。导引按跷行气之力亦强，故也有良效。其余如外洗、敷贴、拔罐、刮痧之流则调气之力稍弱，故暂不讨论。

1. 耳穴埋针

采用一次性颗粒型皮内针。双侧耳穴均可选择，一般情况选择一侧耳穴，4~8个穴位，如重症可选择双侧对称同穴。根据辨证分析来选穴，一般选穴有膈、交感、胃、肝、神门；实证加选大肠、心、胆；虚证加选大小肠、脾、胰。先用75%乙醇溶液或碘伏充分消毒整个耳郭，用镊子夹住皮内针高温消毒或75%乙醇溶液浸泡2小时以上，从针身中间将其弯曲45°，夹住针柄刺入耳穴，然后用一块小胶布黏贴固定好。注意：耳及耳郭局部一定要严格消毒；一定要将针用胶布盖住，固定黏贴好；一般每天更换1次，埋针时间不宜超过2天，以防感染。

2. 耳穴埋籽

选取籽粒圆润饱满、质硬光滑，直径2~3mm大小的王不留行，且放置于乙醇溶液中浸泡10分钟以上。穴位取耳中、神门，双侧耳穴均可选择，一般情况下只选择一侧耳穴，如重症可选择双侧对称同穴。先用乙醇充分消毒整个耳郭，用镊子夹住王不留行放置于穴位处，然后用一块小胶布黏贴固定好，并嘱患者轻轻按压埋穴处，隔日更换1次，10日为1个疗程。

3. 腕踝针

选取腕踝针进针点为双上1、双上2、下1区。常规消毒皮肤，用0.25mm×25mm一次性无菌针，向心方向，与皮肤呈30°角刺入皮下后平行进针，针体留出皮肤1mm，以局部无酸、麻、痛、胀感为佳。针刺完毕以一次性无菌输液小敷贴固定2小时，每日1次，5日为1个疗程。

4. 足底穴位按摩

嘱患者全身放松，取平卧位或半卧位，双腿自然伸直。术者面向足部取坐位，将足部握于手中局部按摩，先使用摩法，一手拇指指腹以涌泉穴为中心，连同周围皮肤有节律地做环旋运动，逐渐加力，待患者有酸、麻、胀感时，换用按压法深部刺激局部穴位，由弱到强再由强到弱，循环往复。同时用小鱼际对涌泉及周围皮肤运用擦法，直至足部皮肤发红、发热，手法频率以每分钟120~160次为宜。每日1次，每次10~15分钟，7日1个疗程。

（二）中焦虚寒型

病因：寒性化疗药物，手术后。

病机：《灵枢·口问》曰："谷入于胃，胃气上注于肺。今有故寒气与新谷气俱还入于胃，新故相乱，真邪相攻，气并相逆，复出于胃，故为哕。"顺铂、卡铂、紫杉醇等常用化疗药物的使用过程中，患者常常伴随怕冷、便溏、舌质淡、舌苔白、脉细弱等虚寒之象，辨证属中焦寒证者居多。手术后患者多气血大伤，出现怕冷、食欲不佳、乏力、四肢欠温等，辨证也属虚寒。寒则气滞，气机凝滞，不得宣畅，当升不升，当降不降，饮食稍有不慎，新故相乱，则上逆犯膈则发为呃逆。

外治法：《内经》中有热者寒之、劳者温之之训。故中焦虚寒者可以采用隔姜灸法，利用艾灸的热力和老姜的温性穿透皮肤，达到温经散寒、温胃降气的作用。此外，《素问·宝命全形论》谓："病深者，其声哕。"肿瘤患者气血不足，邪气深重，诚可谓病深也，采用温散的药物如麝香、吴茱萸等敷贴相应穴位，如元气所在之神阙、根基之所在涌泉等穴位，亦是良法。而针刺法虽有烧山火等温热类手法，但在疗效上与前者比稍差，且手法操作相对复杂，且《灵枢·邪气脏腑病形》有"阴阳形气俱不足，勿取以针"之戒，故针刺需慎之。至于按摩、耳穴等治法补虚温散之力则更弱也，不赘言也。

1. 隔姜灸法

足三里、中脘、膈俞、内关、关元。患者取舒适体位，暴露施灸部位，采用隔姜灸，至皮肤红晕为度、注意保暖，防止脘腹受凉；施灸部位先上后下，先阳经后阴经，先头胸，后腹背四肢；施灸过程中随时询问患者有无灼痛感，以便及时更换艾炷，防止烫伤；体弱患者刺激量不宜过大。每日 1 次，每次每穴灸 5～7 壮，5 日为 1 个疗程。

2. 脐疗

用 75% 乙醇棉棒消毒脐部皮肤，每次取麝香 0.3g，研末填于肚脐，生姜片厚约 2mm、半径 2cm 贴于肚脐之上，用艾条灸姜片，每日 2 次，每次 20 分钟，然后弃姜片，用敷贴贴封肚脐。每日治疗 1 次，10 日为 1 个疗程。

3. 涌泉穴敷贴

祛除足底死皮及污垢后，选取涌泉穴，以食醋 5mL，配吴茱萸粉 10g，在干净的容器内搅拌成糊状，涂抹于纱布上，范围以 2.5～3cm 为宜，覆盖于涌泉穴，局部可适当加压，以利于吸收。每日更换药物 1 次，7 日为 1 个疗程。

（三）热盛津伤型

病因：放疗后，热性化疗药（靶向药物）。

病机：部分靶向药物患者服用后出现口干、便秘、红色皮疹、舌苔光红，呈现出一派热盛津伤之象。而放射线本身的物理性质属热，患者放疗后也常常出现口咽干燥、皮肤干燥结痂、干呕干咳等症状，热射线耗伤人体阴液，胃膈失于濡养，筋不得润，发为拘挛，则膈肌挛缩，发为呃逆。

外治法：其证型为热盛津伤，故治法不离泻热存阴，《内经》中有热病五十九刺之法，后世亦有透天凉等热性手法，故针刺法泻热常有佳效。且《灵枢·五邪》有载："邪在脾胃……阴阳俱有余，若俱不足，则有寒有热，皆调于三里。"针刺法调脏腑之寒热亦佳，《灵枢·经脉》云："手厥阴心包经…… 其下膈历络三焦。"此为针刺法通膈肌之脉络也。热邪一去，脏腑之寒热一调，经络之邪气一通，其呃逆自止。敷贴法则可配伍寒凉泻热、辛开苦降之药敷贴于相应穴位，疗效亦佳。余如按摩、火罐等法，作用稍逊，不复赘言。

1. 针刺法

足三里、膻中、内关、合谷、曲池、复溜。患者仰卧，裸露针刺部位，用 1.5 寸毫针，常规消毒，足三里穴针感要放射至足趾或上窜过膝，内关直刺 1 寸，膻中平刺 1 寸，针刺得气后采用平补平泻手法。上述穴位针刺时每隔 10 分钟运针 1 次，留针 45 分钟。每日 1 次，7 日为 1 个疗程。

2. 腕踝针

选取腕踝针进针点双上 1、双上 2、下 1 区。常规消毒皮肤，用 0.25mm × 25mm 一次性无菌灸针，向心方向，与皮肤呈 30°角刺入皮下后平行进针，针体留出皮肤 1mm，以局部无酸、麻、痛、胀感为佳。针刺完毕以一次性无菌输液小敷贴固定 2 小时，1 日 1 次，5 日为 1 个疗程。

3. 穴位敷贴法

大黄、沉香、丁香、苍耳子各 10g，冰片 6g，以醋调成膏状。穴取内关、中脘、膻中，注意保暖，清洁穴位周围皮肤，取药膏适量，以创可贴贴于穴位，每日更换 1 次，3 日为 1 个疗程。注意观察穴位周围皮肤有无红肿、破损以及不适，有之则暂停使用。

第九节　失眠

一、概述

失眠作为肿瘤的常见并发症之一，研究报道有 30% ~ 50% 的癌症患者存在失眠现象。临床上常见的引起肿瘤相关性失眠的原因如下：①肿瘤本身引起的生物化学变化：如自然免疫炎症反应启动后，通过神经内分泌等途径，调节影响中枢神经系统而导致失眠。②由肿瘤相关性并发症引起的失眠：如癌性疼痛、癌性胸腹水、癌因性疲乏等。③进一步放化疗等的创伤打击引起的失眠：如化疗所致之呕吐、腹泻等。④心理因素：罹患肿瘤后由于生活质量下降、经济负担加重等引起极重的心理负担而致失眠等。现代医学往往采取镇静类、抗焦虑抑郁类药物口服治疗肿瘤相关性失眠，短期效果尚可，但长期应用大多具有成瘾性、耐药性，导致疗效大大降低。

中医学认为失眠病机总属阴阳失交，正如《类证治裁》所载："阳气自动而之静，则寐；阴气自静而之动，则寤。不寐者，病在阳不交阴也。"一方面，肿瘤患者终末期往往阴阳俱损，阳不入阴，神机妄动而致失眠。另一方面，针对肿瘤本身的治疗措施或属大辛大热类，直接损伤人体阴精，初则阴虚不能潜阳，阳亢妄窜而神机浮越，继则阴损及阳，阴阳离决；抑或属苦寒之类，直接损伤人体阳气，致阳不入阴而失眠。肿瘤相关性失眠与一般失眠的区别在于：致病因素复杂而特异，病程顽固而缠绵，治疗难度大等。且终末期肿瘤患者大多胃气衰败，进食汤药困难，中医外治法能针对肿瘤相关性失眠的特异性，具有减轻胃肠道的负担、临床应用效价高的优点。

二、辨证治疗

（一）寒湿型

病因：使用寒性化疗药、抗生素。

病机：胃不和则卧不安，寒性化疗药、抗生素均属苦寒直折之品，直中脾胃，阳气受损，运化失司，水反为湿，谷反为滞，阻滞中焦，胃气失于和降，故卧不安宁。再则肿瘤患者多见阳气受损，今又置寒冰于其中，正所谓雪上加霜，阴极盛，阳极虚，阴阳失交而失眠。

外治法：因其病机为寒湿阻滞中焦，胃失和降而致失眠，故当以温中散寒，和胃降逆，辅以安神为治。寒者热之，艾灸以其温热之性，且能针对性选择穴位，能收到很好的温中散寒、和胃降逆的效果，再辅以针刺以安神，故针灸结合为首选。穴位敷贴法通过配伍辛温之品，温阳除湿之力亦宏，同时穴位选择灵活、针对性强，也可达到良好效果。此外，谚语有云"寒从脚上生"，足部为足太阴脾经、足厥阴肝经、足少阴肾经三经之起点，《灵枢·根结》有云"太阴根于隐白，结于太仓。少阴根于涌泉，结于廉泉。厥阴根于大敦，结于玉英"，可见其足趾部三经之井穴为三经经气之根源，《标幽赋》更指出"更穷四根三结，依标本而刺无不痊"。故外洗法中的足浴法，通过配伍辛温之药，直达足三阴经络之根源，如阳光普照，尽散三阴阴寒，故亦为佳选。余如按摩、刮痧、拔罐之流，虽亦有效，但温补之力稍逊，故不赘言。

1. 针灸结合法

百会、神庭、印堂、神门（双）、足三里（双）、三阴交（双）。常规消毒后针刺相应穴位，均采用平补平泻手法，使患者有酸、麻、重、胀等得气感。每日1次，每次30分钟，7日为1个疗程。取双侧的足三里和三阴交，采用温和悬灸法，首先充分暴露腧穴部位，将艾条的一端点燃后进行穴位施治，灸火距离皮肤约1.5cm左右，以局部皮肤呈红晕为度，使患者感到局部有温热感但不灼痛。每个穴位各灸10~15分钟，每天上午灸1次，结束后轻轻按摩各穴位4分钟左右，7日为1个疗程。

2. 热敏灸配合头针丛刺法

取穴顶区和额区，顶区从百会至前顶及其左右各1寸、2寸的平行线，额区从百会至神庭及其左右各1寸、2寸的平行线。患者取坐位，穴位常规消毒，每区取5穴，选用28号7.5寸不锈钢毫针，以30°角斜针刺入，然后捻转，留30分钟；在头针丛刺治疗同时，取穴关元、涌泉、心俞、大椎热敏点，然后行艾灸悬灸，直至透热、扩热甚至热感传现象消失为1次施灸剂量。每日1次，每周6次，连续4周为1个疗程。

3. 穴位敷贴法

吴茱萸、肉桂、干姜、小茴香各等份，研末，密装备用。临睡前取药粉10g，调酒炒热敷于两侧涌泉穴。也可用药粉5g调蜂蜜为软膏，敷贴于一侧神门、三阴交。每日换药1次，左右两侧穴位交替使用，7日为1个疗程。

4. 足浴法

吴茱萸、肉桂、干姜、小茴香各50g，煎成约500mL的药液。睡前在洗脸盆中倒入

2500~3000mL 温水，再倒入药液，水温以皮肤能耐受为宜，及时添加热水，边泡边搓脚心，至下肢及背部微微出汗为止。每次约泡 30 分钟，及时擦干双脚，注意保暖，足浴后即睡觉，7 日为 1 个疗程。

（二）热盛津伤型

病因：使用热性靶向药、免疫抑制剂、止痛药（阿片类），放疗等。

病机：胃不和则卧不安，热性靶向药、免疫抑制剂、止痛药（阿片类）、放疗均为火热之邪，极易煎精灼血，伤津耗气。一则胃阴匮乏，胃失和降而致失眠；二则人体津液极度匮乏，阳气失于敛降，妄窜于内扰乱神机而失眠。

外治法：因其病机为热盛津伤，胃失和降而致失眠，当以清热滋阴和胃，辅以安神为治。穴位敷贴以其用药灵活，随经取穴而针对性强，故为首选。耳穴埋豆简便易操作，且耳的神经分布丰富，通过对耳部穴位有规律的刺激来改善失眠，也有佳效。《灵枢·根结》曰："太阳根于至阴，结于命门，命门者，目也。阳明根于厉兑，结于颡大，颡大者，钳耳也。少阳根于窍阴，结于窗笼，窗笼者，耳中也。"至阴、厉兑、窍阴皆足之穴位也，可见足三阳经亦根于足，因此可通过足浴法配以寒凉药物，直捣三阳经之黄龙以荡三阳之邪热，可达釜底抽薪之效。灸法虽亦有补泻，如《灵枢·背腧》："以火补者，毋吹其火，须自灭也；以火泻者，疾吹其火，传其艾，须其火灭也。"然其文约意缺，操作困难，不易掌握，故不做讨论。余如针刺、按摩之流，疗效稍逊，亦不做讨论。

1. 穴位敷贴法

黄连 15g，阿胶 9g，将黄连煎汤入阿胶，化开，摊贴于胸部。或麦冬 15g，沙参 15g，白芍 9g，黄芩 9g，丁香 10g，吴茱萸 10g，柿蒂 10g，鸡蛋黄 1 个，搅匀，敷贴于关元、神阙、三阴交、涌泉等穴，7 日为 1 个疗程。

2. 耳穴埋豆法

患者取坐位或仰卧位，用 75% 乙醇棉球消毒双耳后按摩耳郭，顺序为从下向上、从内向外，使其充血后，用探棒寻找 5 个耳穴敏感点（心穴位于耳甲腔中央；神门穴位于耳三角窝内，对耳轮上下脚分叉处稍上方；枕穴位于对耳屏外侧面的后上方；垂前穴位于耳垂的 4 分区；皮质下穴位于耳屏内侧面），并留置王不留行贴压，嘱患者用拇指、食指分别置于耳郭内外侧行一压一松式按压，手法由轻到重，以局部有麻、胀、热、痛等得气感为度，切勿揉搓，以免皮肤造成感染。每次双耳各穴位按压 100 次，每日按压 4~5 次，睡前 15~30 分钟另行按压 1 次。王不留行贴 2 日更换 1 次，撤籽后若有局部红肿、破损，应及时消毒处理，防止感染，30 日为 1 个疗程。

3. 足浴法

黄连 20g，麦冬 15g，沙参 15g，白芍 20g，黄芩 20g，丁香 15g，吴茱萸 15g，柿蒂 15g，煎成 500mL 药液。睡前在洗脸盆中倒入 2500~3000mL 温水，再倒入药液，水温以皮肤能耐受为宜，及时添加热水，边泡边搓脚心，至下肢及背部微微出汗为止，每次约泡 30 分钟，及时擦干双脚，注意保暖，足浴后即睡觉，7 日为 1 个疗程。

（三）气血亏虚型

病因：肿瘤术后，放化疗所致骨髓抑制，终末期恶病质等。

病机：肿瘤手术往往大量损伤气血；放化疗所致骨髓抑制亦造成白细胞、血小板及血红蛋白的减少，属于中医的气血亏虚，因而心神失养，神机不宁而致失眠。

外治法："形不足者，温之以气"，此型失眠属气血亏虚，当以益气生血、养心安神为治。穴位敷贴可通过选择补益类的药物或穴位达到补养气血的目的，故为首选。刮痧联合拔罐着重刺激特定的经络腧穴，疏通全身经气，对机体各系统、器官发挥多方面、多途径、多环节的调整作用，亦具针对性强、疗效突出等特点，但因其操作不便，且为有创操作，故居于后。推拿疗法对气血亏虚型失眠也有很好的效果，但见效缓慢，故又次之。气血亏虚的患者往往极度虚弱，不耐针刺等法，故不选用。

1. 穴位敷贴法

珍珠粉、丹参粉、硫黄粉各等量或归脾丸、补心丹适量，混合备用。用时每次取药粉 0.25g，填于脐中，外贴胶布，或敷贴于足三里、血海、膈俞、大椎、脾俞处，并进行适当的按压。每日换药 1 次，连用 3～5 日为 1 个疗程。

2. 刮痧联合拔罐法

患者摆好体位，完全暴露治疗部位后涂刮痧油；穴位选择选择督脉、双侧膀胱经（重点刮两侧心俞、脾俞）及三阴交、四神聪、安眠穴、神门、太白。先在需刮痧部位轻轻拭刮几次，缓冲刺激后开始刮痧，手法以补法为主，选择刮痧板的厚边，力度轻，速度慢，不强求出痧，每个部位均采用上述方法各刮拭 15～20 下，每例患者每次治疗 5～10分钟。刮痧结束后于督脉、两侧膀胱经、三阴交闪火法留罐，行补法，拔罐力度不宜太重，留罐 5～10 分钟后起罐，每周 1 次，连续治疗 8 周。

3. 推拿疗法

一指禅推法、揉法、按法、扫散法、拿法。患者仰卧，医者站于患者头侧，先用一指禅推法从印堂至神庭往返 5～6 次，再从印堂沿眉弓至太阳往返 5～6 次，多指梳推头部以督脉、膀胱经和胆经为主，再双手多指同时从太阳穴经耳上、耳后推至风池穴，以上推法中度用力，缓慢操作 10 余次，能疏通头部经络、解痉镇痛。拇指揉按印堂、神庭、本神、四神聪、百会、太阳、风池、心俞、神门等穴安心宁神。双手多指分开，用指端快速叩击，抓摩头皮 5～6 分钟，最后点按攒竹、鱼腰、睛明等穴。叩击、抓摩、点按法能醒脑开窍，活血化瘀。整个头部推拿操作大约 30 分钟，每日 1 次，10 次为 1 个疗程。

（四）七情内伤型

病因：肿瘤相关性抑郁症，对癌性疼痛、治疗副作用、预后、经济负担等产生的焦虑，甚至恐惧等。

病机：肿瘤患者长期郁郁寡欢，或思则气结，惊则气乱，恐则气下等，神机伏藏不定，心神失养而致失眠；或气滞日久，瘀阻脑络，髓窍失养而致失眠。

外治法：此型患者一般治法干预疗效不理想，当以心理疏导为要，故音乐疗法作为人类抒发情感和需求的一种方式而应用于医学，其"角徵宫商羽"五音契合于人体五脏，能畅全身气机而为首选。其次，导引亦能调畅气机且能转移注意力。穴位敷贴法亦有疗效，可酌情选用。

1. 音乐疗法

嘱患者多听舒适和缓的轻音乐。可选择羽调的水乐，如《二泉映月》《平沙落雁》等，其乐曲柔和清润，能导引精气，滋阴潜阳，羽音入肾；选用角调的木乐，如《汉宫秋月》《江南好》等，其乐曲风格悠扬，生机盎然，曲调亲切爽朗，舒畅调达，具有木之特性，角音入肝；选择宫调的土乐，如《月儿高》《春江花月夜》，风格悠扬沉静，淳厚庄重，给人有如土般宽厚结实的感觉，宫音入脾。

2. 导引疗法

患者睡前手拍巴掌 300 次，边走边拍疗效最好；患者躺在床上眼睛微闭，用中指螺纹面揉眼球 300 次；患者用拇、食指螺纹面牵扯耳垂 300 次；患者用双手掌在胁肋部及肚腹部摩 300 余次。

3. 穴位敷贴法

石菖蒲 6g，郁金 6g，枳实 6g，沉香 6g，朱砂 2g，琥珀 2g，炒枣仁 6g。上方共研末，混匀备用。每次取药末填敷脐中，滴生姜汁适量，外盖纱布，胶布固定。24 小时换药 1 次，一周为 1 个疗程。

第十节　口腔溃疡

一、概述

口腔溃疡是指发生于口腔黏膜的溃疡性损伤，多见于唇内侧、舌、颊黏膜、前庭沟、软腭等部位。本病有自限性，一般 7 ~ 10 天左右自愈，但很容易反复发作，形成复发性口腔溃疡。口腔溃疡属中医口疮、口糜、口疳范畴。口腔溃疡是临床上一种常见病，肿瘤患者由于免疫功能低下、精神压力大、维生素及微量元素缺乏、胃肠功能紊乱、合并感染，以及化疗药或免疫抑制剂的应用等，其发病率较正常人群更高，肿瘤患者发病率高达 24.8% ~ 67%。口腔溃疡由于局部疼痛，影响进食、说话、心情，造成患者的生活质量下降。

中医学认为本病的发生与脾、胃、心、肾等脏腑关系密切，脾开窍于口，心开窍于舌，肾连咽系舌本，胃与大肠经行两颊与齿龈。故脾胃有热，或脾胃虚弱；心火上炎；肾阴不足，阴虚火旺等，均可引发口腔溃疡。

口腔溃疡初起时，黏膜充血、水肿，很快出现大小不等的溃疡。据 WHO 抗癌药急性及亚急性毒性反应分度标准，将口腔溃疡分为五度。0 度：黏膜正常。Ⅰ 度：黏膜红斑、疼痛，不影响进食。Ⅱ 度：黏膜红斑明显，疼痛加重，散在溃疡，能进半流食。Ⅲ 度：黏膜溃疡比 Ⅱ 度明显，只能进流食。Ⅳ 度：疼痛剧烈，溃疡融合成大片状，不能进食。

对于复发性口腔溃疡很难根治，但中医药可明显减轻溃疡发生的严重程度，缩短病程，并减少复发频率。

二、辨治要点

（一）定性

口腔黏膜处一个或多个黄豆或豌豆大小之黄白色溃疡点，溃疡呈圆形或椭圆形，中央凹陷，其表面多覆以黄白色假膜，周围可见红晕。

（二）辨标本

口腔溃疡之标为实火上扰或虚火上炎，本则有脾胃湿热、肝胆郁火或上焦实火，与脾胃虚寒、肝肾阴虚、心阴不足等虚火之分。肿瘤患者脾胃虚寒型与阴虚火旺型相对较多。

（三）辨症状

口腔溃疡伴局部疼痛是其主要症状，如溃疡多发，或溃疡黏膜周围鲜红，微肿，灼热疼痛，舌质偏红，苔黄，则为实证；若兼见口干渴，溲赤，心中烦热，则为心火旺盛；若兼见口苦口臭，面赤，便干结，苔黄腻，则为脾胃积热。如溃疡呈灰白色，溃疡黏膜周围色淡红或不红，反复发作，此起彼伏，则为虚证；若兼见咽干，五心烦热，腰膝酸软，夜寐多梦，舌红少苔，脉细数，则病在心、肾，为阴虚火旺；若兼见纳呆，食后腹胀，畏寒便溏，则为脾胃虚寒；若兼见两胁胀痛，手足不温，脉弦细，则病在肝、胃，为肝寒犯胃。

需要指出的是，口腔溃疡外治能达到很好的愈合溃疡效果，但要减少复发，还是要根据中医辨证，配合汤药口服，改善体质。如辨证属心阴不足、心火旺盛者，可服用口炎清颗粒；属肝火旺盛者，可服用龙胆泻肝汤，或丹栀逍遥散；属胃火旺盛者，可服用清胃散、玉女煎、甘露消毒丹等；属脾胃虚寒者，可服用补中益气汤、参苓白术散等；属肾阴不足、阴虚火旺者，可用知柏地黄丸；属脾肾虚寒者，可桂附八味丸引火归元；等等。

三、中医外治

（一）药物外治

1. 常用方法

（1）六神丸外用：出自清代《雷允上诵芬堂方》，由牛黄、珍珠、蟾酥、雄黄、麝香、冰片组成。取六神丸碾细粉，加凉开水浸透，调成糊状，外敷溃疡面，每日 3～4 次。

（2）云南白药粉：吹敷溃疡表面，每日 2～3 次。

（3）西瓜霜喷剂：由西瓜霜、黄连、黄芩、黄柏、冰片等药物组成，每日 3 次外喷患处。或将西瓜霜片碾成粉，敷于溃疡处，每日数次。

（4）冰硼散外敷：由冰片、硼砂、朱砂、玄明粉等组成，用棉签蘸取适量敷于溃疡处，每日 3 次。

（5）锡类散外用：出自赵炳南的《临床经验集》，由青黛、西瓜霜、生硼砂、寒水石、冰片、珍珠粉、硇砂、牛黄等组成，取少许药粉，吹敷在溃疡表面，每日 2～3 次。

（6）养阴生肌散：由珍珠、人工牛黄、冰片、黄连、青黛、甘草等组成，喷敷于溃疡表面，每日 2 次。

（7）梅花点舌丹：出自清代《疡医大全》，由白梅花、蟾酥、乳香、没药、血竭、冰片、朱砂、雄黄、石决明、硼砂、沉香、葶苈子、牛黄、熊胆、麝香、珍珠组成。将梅花点舌丹打成细粉，吹敷于溃疡表面，每日 3 次。

（8）口腔溃疡散：由珍珠、牛黄、麝香、硼砂、朱砂、雄黄、冰片、薄荷脑等为主要成分的验方，吹敷于溃疡表面，每日 3 次。

（9）康复新液：为美洲大蠊干燥虫体提取物，具有通利血脉、养阴生肌的作用。取少许，口中含漱，与溃疡面充分接触，每日 2～3 次。

（10）珠黄散：由人工牛黄、珍珠粉组成。取药少许吹患处，每日 2～3 次。

2. 经验方推荐

（1）蜂胶、蜂蜜外用：蜂蜜外涂或含漱，有较强的抗菌消炎、收敛止痛作用，可促进溃疡面愈合。

（2）薄荷液外涂：可用干薄荷 20g，加水适量，煎煮 5 分钟，取汁 30～50mL，外涂患处，或取少许口腔含漱，每日 3～6 次。也可用鲜薄荷，洗净加少量凉白开水，捣烂榨汁，涂于患处。

（3）吴茱萸外用：吴茱萸研末，醋调，外敷涌泉穴。

（4）口疮散：吴茱萸、细辛各等份，研末，以 30% 的二甲基亚砜调成软膏，备用。每晚睡前取药膏蚕豆瓣大，摊于足心涌泉穴，用无纺胶布固定。

（5）丁香液：丁香 30g，打碎，用温开水浸过药面约 24 小时，浸出的药液为丁香液，涂于溃疡表面，每日 3～4 次。

（6）珍珠口腔溃疡散：由珍珠、牛黄、麝香、硼砂、朱砂、雄黄、冰片、薄荷脑等组成，吹敷于溃疡表面，每日 3 次。

（7）冰倍散：五倍子 20g，冰片 3g，共研细末过筛，装瓶。先用漱口水、棉签局部擦拭干净，吹敷于溃疡表面，早晚各 1 次。

（8）孩儿茶：先用生理盐水拭去溃疡面上的假膜，以便药物更好地发挥作用，然后取孩儿茶少许研末，加凉开水调成糊状，涂在溃疡面上，每日 3～5 次。

（9）黑芝麻：芝麻油外涂可有效地减少口腔溃疡疼痛，促进溃疡愈合，在口腔护理中应用广泛，尤其适用于各种原因引起的小儿口腔疾病。

（10）蚕砂：单味 20～60g，煎汤代茶，可治疗口腔溃疡。

（11）溃疡散：由寒水石、雄黄、朱砂、银朱、煅石决明、冰片、麝香组成，吹敷于溃疡表面，每日 3 次。

（二）非药物外治

1. 针刺

可选择廉泉、颊车、合谷、曲池、通里、神门、少冲、牵正、翳风、大椎等穴，每次取 3～5 个穴，针灸急性期给予火锟针点刺，缓解期腹针与背俞穴针罐疗法。

点刺溃疡面放血治疗口腔溃疡，用三棱针点刺溃疡面 2～3 针，令患者用力吮吸出血后吐掉，然后用 0.5% 的碘伏棉签反复清洗溃疡面，每日 2 次，直至痊愈。三棱针点刺放血，既可使局部祛瘀生新，又能泻心脾之热，适用于心脾积热者。

2. 艾灸

对于脾胃虚弱型，可艾灸足三里穴。

3. 穴位按摩

每天按摩巨阙穴 3～5 分钟，坚持 2～3 天，可治疗心火旺盛之口腔溃疡。

4. 耳穴贴压

可取神门、内分泌、皮质下、肾上腺、口、舌等。

四、典型案例

杜某，男，72 岁，教师，以"膀胱癌术后复发二次手术后，反复口腔溃疡、阵发心悸 2 年余"为主诉于 2015 年 5 月 12 日就诊。症见：双侧舌边侧散发溃疡，溃疡面色淡，有白膜覆盖，疼痛明显，患者自述溃疡每月至少 2 次，食欲差，时有胸闷、心悸，长期服通便药，大便 1～2 日一行，难眠易醒，夜尿 2～3 次，有前列腺增生病史，舌胖淡红，苔白腻，脉滑尺弱。其证属脾肾两虚，脾湿不化，中焦郁滞，虚火上炎，药用桂附八味丸加减：肉桂 6g，附子 9g，生地 15g，山药 12g，泽泻 9g，茯苓 9g，肉苁蓉 15g，火麻仁 10g，白花蛇舌草 15g，女贞子 15g，甘松 6g，枳壳 10g，焦山楂 10g。14 剂，每日 1 剂，水煎早晚分服。另予白及粉 3g、三七粉 3g、珍珠粉 3g 混合，敷于溃疡表面，每日 3 次。2015 年 5 月 26 日二诊：患者溃疡愈合，胸闷缓解，心悸减轻，大便较前通畅，舌脉同前，守方同前。患者现已治疗 2 年余，基本未再出现口腔溃疡，膀胱癌复查无复发迹象。

按：本病患者为老年，二次膀胱癌局部电切术后、化疗灌注后，心脾肾之气俱损。脾气受损，致中焦枢纽失司，上下气机不通，上焦之阳不能下降，下焦之阴不能上行；加之肾阴耗伤，阴损及阳，肾阴不能上济心阳，心血不足，心火独盛，发为口疮，此为虚证。肾阴不足，虚火上炎，故心烦失眠；心血不足，心火旺盛，则心悸不安；脾肾两虚，运化无权，则纳呆，二便失司。总之，脾肾两虚，虚火上扰是本病的主要病机，故选方桂附地黄丸加减。方中选生地黄滋补肾阴且有通便之功，山药补脾益阴，茯苓淡渗脾湿，泽泻清泄肾火，加附子、肉桂有温补命门肾火之功效，且肉桂引浮火下行归于肾中；加用肉苁蓉、火麻仁补肾润肠通便，泻火于下；女贞子即补肾阴，有补肾阳，且有清热、免疫调节及抗肿瘤的作用，补而不腻；白花蛇舌草清热解毒抗肿瘤，而不伤脾胃；甘松理气止痛、开郁醒脾，有良好的抗心律失常作用。桂附地黄丸于阴中求阳，现代研究证实可增强人体免疫功能，促进溃疡愈合作用，减少复发。外用白及粉、三七粉、珍珠粉，三者均有很好的愈合溃疡的作用，方证相应，故见佳效。

五、研究综述

单纯的口腔溃疡有自限性，一般 7～10 天左右自愈。但对于反复发作的复发性口腔溃疡，则彻底治愈有一定难度，中医药可明显减轻溃疡发生的严重程度，缩短病程，并减少复发频率。

对复发性口腔溃疡，中医药治疗分为局部治标与全身治本两部分。

局部治疗方法简单，见效快，患者乐于接受。一般选用中药散剂或贴膜剂型，选药以清热解毒、活血止痛、生肌敛疮之品为主，如珍珠粉、蒲黄、白及粉、儿茶、五倍子、冰片、血竭粉等。如马维萍等以中药白及、血竭为主要成分制备口腔溃疡膜，治疗口腔溃疡306例，总有效率达94.1%。张苏娜等用复方五倍子口腔缓释贴膜治疗复发性口腔溃疡，有效率达92.31%。周永海等用口腔溃疡药膜（由人工牛黄、青黛、生石膏、黄柏、蒲黄、冰片、生甘草组成），治疗复发性口腔溃疡250例，有效率达92.31%。戴珍华治疗复发性口腔溃疡85例，以外用香薷草叶清洗口腔溃疡面，然后含漱香薷草叶煎剂，证实了香薷草液对复发性口腔溃疡有较好的疗效。中医学认为云南白药具有活血散瘀、祛腐生肌的功效，将其涂于口腔溃疡创面上有利于溃疡的愈合。王淑云即采用云南白药外涂治疗复发性口腔溃疡患者，结果显示云南白药粉剂治疗溃疡疼痛时间短，红肿消退快，愈合早，治愈率高，局部用药方便，避免了全身用药的不良反应。戴杰等应用外用溃疡散（寒水石、雄黄、朱砂、银朱、石决明煅、冰片、麝香）治疗复发性口腔溃疡，方中以清热、疗伤药寒水石为主，配以清热解毒、消肿止痛药冰片为辅，并与雄黄、银朱、朱砂、石决明、麝香等诸药配伍，共同达到清热解毒、生肌、收敛之效。另有报道称六神丸糊剂（麝香、牛黄、珍珠、冰片、蟾酥、雄黄等）、绿袍散（青黛、黄连、黄柏、山豆根、薄荷、儿茶、人中白、硼砂、冰片）、养阴生肌散（龙胆、黄柏、牛黄、冰片、甘草、青黛、三七粉）等对复发性口腔溃疡都有良好的疗效。虽然各方剂成分不尽相同，但都具有清热解毒、活血止痛、敛疮生肌之效，均可有效地治疗复发性口腔溃疡。

全身治疗为辨证施治。孙玉信从"火不生土"论治复发性口腔溃疡经验，他观察到部分患者往往伴随有怕冷、手脚发凉、大便溏、舌质淡等症状以及心脏功能不良的表现，其病机为心阳不足，火不生土，脾湿不化，热毒上侵。针对本病的阳虚为本、热毒为标的病机特点，其拟方温解汤，药用附子、干姜、黄芩、黄连、黄柏、蝉衣、僵蚕、砂仁、生薏苡仁、桔梗、甘草，具有温阳化湿，清热解毒的功效。邓庆华采用导赤散合疏肝汤治疗口疮效果显著。冷启宁等治疗口疮以半夏泻心汤为基础方，总有效率为94.5%，证实了半夏泻心汤对口疮有较好疗效。刘国富以加味泻黄散治疗复发性口腔溃疡30例，其疗效优于口服维生素 B_2 片、维生素 C 片，同时对患者有整体调节作用。

复发性口腔溃疡病变部位虽在口腔，但中医辨证与肝脾肾等经脉皆有密切关系，针灸治疗复发性口腔溃疡方法多样，操作简单，经济且副作用低，值得进一步研究并推广应用。针灸治疗可通过系统调节脏腑阴阳、疏通气血，从而达到有效治疗的目的，其治疗方法主要有针药并用、特殊针法穴法治疗、灸法治疗等。袁发慧等按照中医辨证将复发性口腔溃疡患者分为心脾积热、阴虚火旺、气血亏虚三型，分别给予中药和针灸的辨证治疗，针灸急性期给予火锟针点刺，缓解期给予腹针与背俞穴针罐疗法以及中药（三型分别采用导赤散合泻脾散化裁、玉女煎化裁、八珍汤加黄芪）口服，结果证实针药合用辨治复发性口腔溃疡具有一定的远期疗效。邵锋科将本病患者分为发作期和缓解期治疗，发作期针刺翳风（双）、大椎、合谷（双）、曲池（双）、足三里（双），并合用复合维生素 B、维生素 C 及金嗓子喉片；缓解期服用自拟解郁降火汤（玄参、生地黄、麦冬、柴胡、半夏、枳壳、连翘、白芍、茯苓、木香、陈皮、白术、厚朴）治疗，并嘱患者改善其不良的生活习惯。结果显示：分期采用不同的治疗方法，可发挥各种疗法的特长，相互为用，取得了满意的疗效。黄慧洁采用注射用胸腺五肽注射足三里、三阴交穴位，通过使用免疫制剂激发机体免疫系统产生免疫应答治疗复发性口腔溃疡，疗效显著。

第十一节　化疗所致相关不良反应

骨髓抑制

一、概述

骨髓抑制是指骨髓中的血细胞前体的活性下降。化疗、放疗以及许多其他抗肿瘤治疗方法都是针对快速分裂的细胞，因而常导致正常骨髓细胞受抑制。化疗是恶性肿瘤的主要治疗方法之一，骨髓抑制是其主要的副作用，化疗药物在抑制肿瘤细胞的同时也对增殖旺盛的骨髓细胞有抑制，导致各种血细胞下降，主要包括白细胞和血小板下降，甚至发生红细胞、血色素下降等。化疗后骨髓抑制的分度见表 8-1。骨髓抑制不仅延缓化疗的进行而影响治疗效果，而且可能导致并发症而危及患者生命。因此，及时发现骨髓抑制并给予相应处理是化疗的重要环节。

中医学虽无骨髓抑制病名，但根据骨髓抑制发展过程中，临床表现出的乏力、气短、头晕、腰膝酸软、自汗或盗汗、易感冒、畏寒肢冷、面色萎黄或苍白、心慌、发热气血不足、脾肾亏虚等症状，可将其归为虚劳、血虚等范畴。

表 8-1　化疗后骨髓抑制的分度

	0	1	2	3	4
血红蛋白（g/L）	≥110	109—95	94—80	79—65	<65
白细胞（10^9/L）	≥4.0	3.9—3.0	2.9—2.0	1.9—1.0	<1.0
粒细胞（10^9/L）	≥2.0	1.9—1.5	1.4—1.0	0.9—0.5	<0.5
血小板（10^9/L）	≥100	99—75	74—50	49—25	<25

二、病因病机

中医学认为化疗药物可视为药毒，侵害机体后，可致脏腑气血损伤，尤以肾精受损、脾胃功能失调最为严重。一方面，药毒中伤脾胃，脾胃运化失常，水谷之精微物质缺乏，气血生化无源致气血两虚；药毒伤肾，肾精亏损，精不养髓，髓不化血以致血液虚少；气血亏虚，进一步发展而致阴阳受损，使气血阴阳俱虚；气虚无以推运血行，阴血亏虚，脉道艰涩，血流不畅，阳虚生内寒，血遇寒则凝滞等致血液瘀滞骨髓。故本病主要表现在虚、瘀、毒三个方面，其中虚是关键，化疗火毒为其病因，肝肾受损为其病理基础。另一方面，由于人体的气血来源于脾胃水谷精微和肾中精气，若脾虚生化无权则精髓不充，肾虚精气亏损则血源不充，病程日久复感邪毒，可致气阴两伤。因此，本病也被认为是脾肾亏虚，邪毒内蕴灼伤阴血，气阴两虚为本，虚热为标。

三、诊断与鉴别诊断

（一）诊断要点

1. 临床症状

有使用化疗药物史。使用化疗药物后出现头晕目花，心悸少寐，四肢发麻，唇甲无华，面色苍白或萎黄，舌淡，脉细无力。一般血细胞在停用化疗药物 3 周内恢复正常。

2. 实验室检查

血常规检查示白细胞和血小板下降，甚至出现红细胞、血色素下降。

3. 骨髓穿刺检查

多部位骨髓检查可以找到异常组织细胞。

（二）鉴别诊断

1. 造血系统肿瘤性疾病

如急性非淋巴细胞白血病 M6 型、骨髓增生异常综合征，骨髓可见幼稚样改变细胞等病态造血现象，叶酸、维生素 B_{12} 水平不低且补之无效。

2. 营养缺乏导致的血细胞生成不足

中性粒细胞减少是因为缺乏叶酸和维生素 B_{12}，恶性贫血，严重的缺铁性贫血等。钴缺乏在微量元素供应不足的全胃肠外营养的患者中可导致中性粒细胞减少。

3. 药物诱导的中性粒细胞减少症

药物可导致中性粒细胞减少，常见的药物有镇痛和抗炎药、抗微生物药物、抗甲状腺药物等。高度怀疑和详细询问病史对鉴别致病药物是极其重要的，一旦停用致病药物，前体细胞正常的患者在 4~7 天恢复。

4. 合并感染性疾病的中性粒细胞减少症

合并急性或慢性的细菌、病毒、寄生虫或立克次体病者，应详细询问用药史，检查白细胞计数及分类、骨髓检查是最具有鉴别诊断意义。

四、中医治疗

治疗原则：根据病情轻重缓急施治，急危重病患者可输入成分血或全血，轻证患者可以中医辨证论治及中医外治。骨髓抑制治疗原则当以扶正补益为主，故需采用补虚药，以补气养血、健脾和胃、滋补肾精为大法，或单用或合用，总以补益为要，达到补气、养血、滋阴、扶正的目的，从而促进、改善骨髓造血功能，增强免疫功能，升高白细胞。另有研究表明，癌细胞周围大量纤维蛋白堆积与血小板凝集有相似之处，且患者血液多处于高凝状态，这为活血化瘀法提供了理论依据。

（一）内治法

1. 心脾两虚

证候：神疲乏力，心悸气短，失眠，纳呆食少，腹胀，便溏，头晕目眩，面色少华，舌质淡，苔薄白，脉细弱。

治法：益气补血，健脾养心。

方药：归脾汤加减。

2. 气阴两虚

证候：神疲乏力，心悸失眠，自汗，盗汗，咽痛，口糜，面色少华，五心烦热，舌质淡，苔薄白，脉细弱。

治法：益气养阴。

方药：生脉饮合当归补血汤加减。

3. 肝肾阴虚

证候：头晕耳鸣，腰膝酸软，潮热盗汗，咽痛，口糜，五心烦热，烦躁易怒，健忘，遗精，尿赤，便秘，舌红，少苔或无苔，脉细数。

治法：补益肝肾。

方药：大补阴丸加减。

4. 脾肾阳虚

证候：头晕目眩，阳痿，遗精，夜尿频多，畏寒肢冷，腰膝酸软，舌质淡，舌体胖有齿痕，脉沉细。

治法：温补脾肾，益气养血。

方药：右归饮合四君子汤加减。

（二）外治法

除了传统的中药，根据中医理论应用针灸、穴位注射等手段治疗化疗后骨髓抑制，同样可以取得良好疗效。《理瀹骈文》中提出："外治治理，即内治治理，外治之药即内治之药，所异者法耳。"临证善用敷、熨、熏、擦等各种外治方法，可以治疗多种疑难病证，尤其是癥瘕、痈疽等类似现代肿瘤的病证。

1. 艾灸

选用的穴位共涉及 14 个，其中以足三里、肾俞、脾俞、胃俞、膈俞、关元和大椎最为常用。足三里为胃经合穴，胃腑的下合穴，根据"合治内府"理论，可直接调理脾胃功能。脾俞、胃俞和肾俞为膀胱经之背俞穴，背俞穴为脏腑之气输注于背腰部的腧穴，可直接调理胃、脾和肾的功能。足三里与脾俞和胃俞一起调节后天之脾胃，而肿瘤本身的慢性消耗以及化疗药物会影响患者的脾胃功能，灸之则可促进水谷精微化为血液。脾胃隶属中焦，"中焦如枢"，脾气能生，胃气能降，则余脏顺其气而升降有常。

灸肾俞可直接治疗肾系疾病。骨髓抑制的病位在肾，肾主骨生髓，故灸肾俞穴可促进精髓生成。"肾为先天之本"，治肾为治本之法也，肾俞与脾俞、胃俞和足三里相配合，后天与先天并补，可促进精血之间的相互转化。膈俞为八会穴之血会，因膈俞处于心俞与肝俞之间，心主血，肝藏血，故灸此穴可化生血液。以上四穴，重在调血。关元和气海同属任脉要穴，气海为"生气之源、聚气之所"而主一身之气机。关元与足三阴经交会，可疏调足三阴经经气，艾灸可健脾疏肝补肾，培本固元。大椎为六阳经与督脉的交会穴，灸之可振奋阳气，促进血液生成，灸大椎时并可刺激"骨之会穴"大杼穴，可促进骨髓生成以造血。灸此三穴，重在调气。在艾灸治疗化疗所致的骨髓抑制时，可采用艾炷直接灸、隔姜灸、隔蒜灸或隔药灸。

刘龙彪等将恶性肿瘤化疗后出现 2 ~ 3 度骨髓抑制的患者随机分成对照组与治疗组。治疗组 68 例患者在化疗开始后取单侧足三里进行艾炷灸，每日 1 次，两侧足三里交替使用。对照组化疗结束后第 5 天给予 G – CSF 75μg，每日 1 次，连续 3 日。结果显示：对照组与治疗组患者白细胞和中性粒细胞变化比较在化疗后第 5 ~ 9 天存在显著差异（$P < 0.05$），在化疗后的第 11 ~ 13 天时对照组与治疗组的白细胞和中性粒细胞无显著差异（$P > 0.05$）。此方法简便廉验，是治疗化疗后骨髓抑制的方法之一。

刘琨观察隔蒜铺灸治疗恶性血液病化疗后骨髓抑制患者 30 例，对照组采用常规化疗，治疗组在化疗的基础上加用隔蒜灸腹部外治，每次 30 分钟，每日 1 次，6 日为 1 个疗程。结果显示：两组骨髓造血恢复时间、化疗后合并感染比较差异有显著性（$P < 0.05$）。在中医证候学方面的比较发现，33 例治疗组中显效 2 例，有效 24 例，无效 4 例。22 例对照组中显效 0 例，有效 13 例，无效 9 例。该结果显示隔蒜铺灸在临床中取得了较好的疗效。

2. 穴位敷贴法

穴位敷贴法是指以中医基本理论为指导，应用中草药制剂，施于皮肤、孔窍、腧穴及病变局部等部位的治病方法。曹大明等用扶正升白膏穴位敷贴治疗白细胞减少症，发现扶正升白膏穴位敷贴不仅可以刺激骨髓造血系统，提高白细胞，使外周血中白细胞明显增多，同时还可以提高患者的免疫功能，明显改善临床症状，从而达到抑制、减缓化疗药物的毒副作用，保证和提高化疗效果，改善患者生存质量。王慧杰等以自制脐疗升白散（肉桂、血竭、干姜、冰片等），每次 0.5g，外敷神阙穴，升高白细胞的总有效率为 91.26%。

3. 穴位注射法

穴位注射疗法又称水针疗法，它是选用某些中西药物注射液注入人体相关穴位，以防治疾病的一种方法。万里新等选用足三里穴位注射地塞米松、肌苷混合液治疗化疗所致之白细胞减少患者 21 例，显效 4 例，有效 15 例，无效 2 例，总有效率为 90.48%。刘萍选取足三里、血海穴位注射黄芪注射液配合艾条温和灸 86 例患者，对照组给予升高白细胞药口服，结果显示：治疗组较对照组可明显提高外周血白细胞数、外周血 T 细胞亚群 $CD3^+$、$CD4^+$ 含量、$CD4^+/CD8^+$ 比值，两组比较有显著性差异（$P < 0.01$）。赵立明等采用大椎、足三里穴位注射黄芪注射液治疗化疗所致之白细胞减少症 41 例，对

照组给予口服鲨肝醇、利血生、维生素 B$_4$，结果治疗组疗效明显优于对照组。

4. 针刺

多项研究结果表明，针刺治疗可以使化疗后的白细胞显著上升。赵小青等针刺治疗 38 例各种恶性肿瘤患者化疗后所致之骨髓抑制，取穴以足三里、三阴交、合谷、大椎、中脘、膈俞为主，兼血海、地机、脾俞、肾俞，配合十全大补汤，于化疗开始时使用。结果提示：针刺时间越早，远期效果越好，并可使降低的白细胞显著上升。张斌等采用针刺和药物治疗方法探讨针刺对干扰素抗病毒所致骨髓抑制的治疗作用，结果显示：通过针刺治疗，干扰素治疗产生的白细胞减少症降低到 10.00%，明显低于对照组的 46.67%，二者有非常显著性差异（$P < 0.01$）；针刺治疗骨髓抑制的有效率为 83.33%，明显高于药物治疗的 56.67%，且治疗 3 周后的平均白细胞数明显高于药物治疗，二者疗效有显著性差异（$P < 0.05$）。李秋著等将 106 例肿瘤放化疗后白细胞减少的患者随机分入针刺治疗组和西药对照组。针刺组取足三里、血海、脾俞、肾俞；对照组口服维生素 B$_4$、利血生、鲨肝醇。结果显示：针刺治疗组的总有效率为 86.2%，高于对照组的 68.3%。

5. 刮痧

刮痧是中医特色的非药物外治技术，有研究显示背部皮肤及软组织在受到刮痧板的机械刮擦后，局部毛细血管紧张度与黏膜渗透性均发生改变，淋巴循环加速，内皮系统开始释放多种炎症趋化刺激因子，加速白细胞及粒细胞的成熟分化，使末梢白细胞计数增加，细胞吞噬作用增强，自体免疫水平提高，能对白细胞系统产生一种良性的增高刺激。

6. 其他疗法

常用的现代中药外治法主要有中药离子导入法、超声药物导入法、中药介入法等，这些方法不仅发挥了中药、直流电、超声波的作用，而且使药物直接导入病灶部位，增加局部药物浓度，增强疗效，具有用量少、疗效高、避免全身毒副作用、使用方便安全的特点。

（三）中成药

生脉饮口服液，每次 10mL，每日 3 次，适用于气阴两虚证。

十全大补丸，每次 6g，每日 2 次，适用于气血两虚证。

金匮肾气丸，每次 6g，每日 2 次，适用于肾阳虚证。

黄芪口服液，每次 10mL，每日 2 次，适用于气虚证。

生白口服液，每次 40mL，每日 3 次，适用于肝肾阳虚证。

健脾益肾冲剂，每次 2 包，每日 3 次，适用于脾肾两虚证。

五、调摄

1. 保持心情舒畅，切忌七情过度。

2. 防止交叉感染，避免接触易感人群。

3. 重视精神护理，解除患者的紧张情绪和精神负担。

4. 节制烟酒，加强营养，适当锻炼，有益于抗病能力的提高。

5. 注意合理饮食，勿过食辛辣、肥甘之品。

化疗所致周围神经毒性

一、概述

化疗作为治疗恶性肿瘤的主要手段之一，目前在新药不断问世和治疗效果不断提高的同时，影响肿瘤患者生活质量的毒副反应开始日益受到关注。而化疗后的周围神经病变成为肿瘤化学药物治疗过程中的常见并发症，常见的如铂类、长春新碱类、紫杉类及依托泊苷等。周围神经病变包括末梢神经、脑神经和自主神经的损害，其中以末梢神经的损伤最常见，轻者有手套、袜套感，重者手指、脚趾刺痛难忍，遇冷或遇热则造成以上症状加重，皮肤有蚁行感，站立时如脚踩在棉花上，难以维持躯体平衡，导致患者不能正常行走，给肿瘤患者带来了极大的痛苦，严重降低了患者的生存质量。西医防治措施包括一般性措施和药物，如加强保暖、尽量减少和避免接触冷水、金属物品；常用药物有维生素 B_6、甲钴胺、塞来昔布等。通过上述用药和措施，临床发现疗效并不明显，只能减轻少部分患者的症状，还有大部分患者无效。由于目前临床还没有疗效确切、无明显副作用、患者耐受性好的药物用于治疗该病症，临床医生往往不得不选择减少化疗药物剂量甚至中断化疗，因而该病症成为国内外专家学者亟待解决的难题。

中医学无周围神经病变的描述，临床上发现化疗所致之周围神经病变，以四肢末梢神经病变最为常见，根据其症状本病可归属于中医学络病、痿证、痹证范畴。其病因与化疗药物引起的周围神经损伤有关，关于病机目前尚无统一的认识，诸多医家认为化疗药物相当于中医理论中的大毒之药，能直接损伤人体的正气，导致机体气血亏虚，经络痹阻，营卫阻滞，肌肤失养。《素问·太阴阳明论》曰："四肢皆禀气于胃，而不得至经，必因于脾，乃得禀也。"脾主四肢肌肉，故病虽发于手足，乃是气血生化乏源，阴血不足，脉道空虚，血不养荣，且气虚不能行血，而致脉络痹阻，筋脉肌肤失养，故出现手足麻木、疼痛、感觉迟钝等症状。临床有医家报道中药煎剂内服治疗该病症，但众所周知，化疗所致恶心、呕吐、纳差等消化道毒副反应较为常见，患者日常进食饮水都无法达到生理需要量，口服中药煎剂必然依从性差，难以实施。因此，采用中医外治法来治疗该病症，可以使药物直达病所，且患者容易接受，故中医外治法成为治疗该病症的不二选择。

二、分级标准

WHO 对于化疗药物致周围神经毒性的分级如下：①Ⅰ级：短时间感觉异常和（或）腱反射减退。②Ⅱ级：严重感觉异常和（或）轻度无力。③Ⅲ级：不能忍受的感觉异常和（或）显著运动障碍。④Ⅳ级：瘫痪。

三、发病机制

1. 铂类药物

铂类衍生物与周围神经有较高的亲和力，可通过损伤脊根神经节（DRG）产生外周神经毒性。也有学者认为铂类药物能与转录因子结合，干扰核糖体 RNA 的合成，造成胞体、细胞核及核仁皱缩，抑制蛋白质合成，使感觉神经元细胞器异常，从而引起周围神经病变。也有研究表明，铂类药物促进线粒体释放细胞色素 C，激活 p38 丝裂原活化蛋白激酶和细胞外调节蛋白激酶，通过降低具有神经保护作用的激活化蛋白酶水平，介导神经细胞凋亡。

2. 紫杉醇类药物

此类药物引起的神经毒性可能与抑制微管蛋白的解聚和改变轴突运输有关，其作用靶点包括感觉神经元胞体和神经轴突。其通过抑制微管蛋白的解聚和干扰微管形成而影响轴突内电信号输送，导致外周神经纤维绝缘层病变。

3. 长春碱类药物

此类药物可与微管蛋白结合，抑制蛋白质亚单位合成微管，使神经纤维管缺失，改变神经纤维的长度、分布和定向，导致轴突运输障碍，从而引起周围神经病变。长春碱类致外周神经病变的严重程度与该药同微管蛋白的结合程度相关，其与微管蛋白结合程度越高，外周神经病变越严重。

四、辨证分型

（一）寒湿凝滞

主证：疼痛剧烈，痛有定处，遇寒痛增，得热痛减。

次证：关节僵硬，局部皮色不红，触之不热，舌质淡，苔薄白或白腻，脉弦紧。

（二）湿热闭阻

主证：关节疼痛，局部灼热红肿，痛不可触，得冷稍舒。

次证：关节活动不利，可累及多个关节，可伴有发热恶风，口渴烦闷，舌质红，苔黄腻或黄燥，脉滑数，为热痹。

（三）气滞血瘀

主证：痹证日久，关节肌肤紫暗，肌肉刺痛明显，且痛有定处，入夜尤甚。

次证：关节肿胀，甚则强直畸形，屈伸不利，舌质暗或有瘀斑，舌苔腻或滑，脉弦滑或沉涩。

（四）气血双虚

主证：日久不愈，手足麻木，疼痛感时轻时重。

次证：面浮不华，爪甲不荣，伴神疲乏力、气短、头晕等全身症状，舌质淡，脉沉细。

五、中医外治

（一）药物外治

1. 中药泡洗

（1）采用王绍霞自拟中药方（苏木、络石藤、威灵仙等），按比例配好并磨成粉，制成苏络灵枝散进行泡洗。使用时将配好的中药粉40g放入1000mL开水中，搅拌均匀后放入一次性特制塑料袋中，把盛有药水的塑料袋放入具有离子导入功能、装有温水的器具内，根据患者的耐热程度，调整水温在38℃～40℃，将病变的手和脚同时放入药液中进行浸泡，也可手脚分开依次泡洗。每次持续浸泡30分钟，每日2次，2周为1个疗程。

（2）桑枝15g，苍耳子30g，红花15g，络石藤30g，三棱10g，莪术10g，附子6g，川牛膝20g，细辛3g等，每日1剂。有化脓感染者加黄柏20g，天南星15g，黄连20g；肢体水肿者加猪苓20g，泽泻15g，薏苡仁20g。中药用水煎2次后取汁大约1000mL进行泡洗，方法同上。注意足浴应避免选择在餐前或餐后30分钟内进行；在泡洗过程中应经常询问患者有无不适，水温是否适宜，注意让患者保暖；观察患者皮肤情况，告知患者不可浸泡时间过长，以防止因血容量增加而出现头晕、目眩等，如有不适症状应立即停止足浴，协助患者平卧休息至症状缓解。

2. 中药蒸汽浴

药物同上。将中药装入药袋中，提前30分钟将中药袋用温水浸泡，浸泡后将其放入熏蒸机贮药罐中，设置好熏蒸温度（32℃～35℃）与时间（一般以15～25分钟为宜），预热机身。协助患者暴露躯体，坐或者躺于熏蒸床上。熏蒸过程中注意观察患者情况，询问有无不适。

（二）非药物外治

1. 针刺

治法：活血通络，通痹止痛。

上肢主穴：曲池、手三里、合谷、外关、阿是穴。

下肢主穴：髀关、伏兔、阳陵泉、足三里、三阴交、解溪、腰夹脊。

湿热闭阻者，加阳陵泉、大椎；气血亏虚者，加血海、气海、关元；气滞血瘀者，加太冲、期门、血海；寒湿凝滞者，加气海、关元，亦可加灸涌泉、百会提升自身阳气。

操作：患者取舒适卧位，常规消毒后按上述穴位针刺治疗，治疗中注意给患者保暖，留针10～20分钟，也可根据患者情况适当延长留针时间。

2. 子午流注低频电疗法

取穴同针刺治疗，另外增加施治时辰所开的穴位。

操作：将电极片贴于所取穴位上，调整强度及频率，以患者能适应的最大强度为标准，随着患者的耐受力提高，每5分钟调整强度及频率一次，治疗时长为30分钟，每日 1 次，7 ~ 10 次为 1 个疗程。

3. 督灸

督脉为"十二经脉之海""阳脉之海"，可促使脏腑阳气化生，温通经络，亦可促使气血化生，故对于气血亏虚、寒湿凝滞者可给予督灸治疗。督脉诸穴为主穴。配穴为足太阳膀胱经穴（肺俞、厥阴俞、心俞、督俞、膈俞、肝俞、胆俞、脾俞、胃俞、三焦俞、肾俞、气海俞、大肠俞、关元俞、小肠俞）。嘱患者裸背俯卧于床上，取督脉大椎至腰俞的脊柱部位。在治疗部位上撒督灸粉（附子、黄芪、当归、赤芍、沉香等中药磨粉），以温阳益气、活血补血，之后在其上覆盖桑皮纸，再在桑皮纸上铺一层棉质布，布上放厚 2 ~ 3cm 的生姜泥，覆盖背部腧穴，宽度大于背部腧穴，在姜泥上放核桃大小的艾球数个并点燃，测温仪热敏头放在桑皮纸上，依据患者的耐热情况，使温度保持在 38℃ ~ 41℃，督灸的时间以患者能耐受为度，一般在 30 分钟左右为佳。

六、典型案例

段某，女，51 岁，肺腺癌，采用多西他赛加顺铂化疗 3 个周期后出现手足部色素沉着，伴有轻度疼痛和麻木感；随着化疗的继续，发展到光着脚仍然感觉脚上一直在穿着袜子和鞋子，有时候穿着鞋上床却浑然不知，每次下床或从凳子上起来，都需要先站 10 分钟左右，适应后才敢迈步；开始化疗近 2 年来，感觉两条腿好像不是自己的腿，同时伴有疲乏无力，纳差惧食，明明知道餐桌上摆放的或者家人送来的是美味佳肴，但别说吃饭，提到吃饭就恐惧，吃到嘴里的面条、馒头就感觉是在吃沙子、嚼蜡块一样。患者同室的病友曾经因为化疗导致的周围神经病变，用中药泡洗 7 次后好转，于是在病友的陪伴下抱着试试看的心理，来到我院中西医肿瘤外治中心。

一诊：患者面黄无华，指、趾甲暗紫，诉手足麻木疼痛感时轻时重，伴有乏力、纳差、头晕、耳鸣，舌质淡，苔白腻，脉沉细，大便溏，小便可。四诊合参，患者辨证为气血双虚并寒湿凝滞证，当日给予督灸 1 次，苏络灵枝散泡洗 2 次，每次泡洗时间 30 分钟。

二诊至六诊：继续用苏络灵枝散泡洗，每日 2 次，每次 30 分钟。

七诊：患者一诊时的病症均有所减轻，变化最明显的是吃饭时不再是吃沙子或嚼蜡块样的感觉，可以边泡脚边吃点水果。

八诊：患者治疗有效，仍按一诊方案治疗，督灸 1 次，苏络灵枝散泡洗 2 次。

九诊至十三诊：用苏络灵枝散泡洗，每日 2 次，每次 30 分钟。

十四诊：患者诉双下肢疼痛基本消失，光脚像穿鞋和袜子的感觉也消失了，每次下床也不需要再等一段时间适应后再活动，走路也有劲了，吃饭、睡眠基本正常，脉象较常人稍弱，舌苔变薄，双足仍有轻度的麻木感，故再次行督灸 1 次，苏络灵枝散泡洗 2 次，带 20 天剂量的苏络灵枝散出院，回家继续泡洗。

该患者之后又继续了 2 个周期的化疗，每次从入院即开始用苏络灵枝散泡洗腿脚，双足麻木感没有再出现。

化疗所致手足综合征

一、概念

手足综合征（HFS）最早于 1984 年被提出，当时哈佛医学院的学者观察到，患者在长期反复接受 5 - 氟尿嘧啶（5 - FU）或脂质体阿霉素类如多柔比星等化疗后，有约 25% 的病例发生了特异性的皮肤综合征，也就是手足综合征（HFS），又被称为掌跖感觉丧失性红斑。临床中发现，越来越多的化疗药物均可以引起 HFS，如卡培他滨、环磷酰胺、阿糖胞苷、多西他赛、长春瑞滨等，其中以卡培他滨致 HFS 最为严重，其发生率可达 50% ~ 60% 。

二、临床表现

HFS 的典型临床表现常常为一种进行性加重的皮肤病变，手部较足部更易受累，多出现在化疗药物应用后 2 ~ 21 天。首发症状为手掌和足底皮肤瘙痒不适感，手掌、指尖和足底充血，继而出现指/趾末端疼痛感，伴局部皮肤感觉迟钝、麻木，可见掌跖红斑和水肿，皮肤粗糙、皲裂，甚至少数患者可出现手指切指样皮肤破损，出现水疱、脱屑、脱皮、渗出甚至溃烂，可继发感染。患者可因剧烈疼痛而无法行走，临床反应多具有自限性，但再次化疗后可复发。反复发作的 HFS 可导致类似角化病的掌跖角质层肥厚。

三、发病机制及病理改变

目前 HFS 发病机制尚不完全明确。局部病理改变可见皮肤基底角质细胞空泡变性，病变部位皮肤血管周围淋巴细胞浸润，角质细胞凋亡及皮肤水肿。镜下可见病损部位组织血管扩张、炎细胞浸润等炎性改变。

四、临床分级

目前对 HFS 有多种分级方法，其中最常用的为美国国家癌症研究所（NCI）的分级标准。该分级将 HFS 分为 3 级：1 级为轻微的皮肤改变或皮炎伴感觉异常，但不影响日常活动；2 级为皮肤改变如 1 级，伴疼痛，轻度影响日常活动，皮肤表面完整；3 级为溃疡性皮炎或皮肤改变伴剧烈疼痛，严重影响日常生活，且具有明显的组织破坏（如脱屑、水疱、出血、水肿）。

五、西医治疗策略

因 HFS 的发病机制尚不完全明确，故目前暂无标准有效的治疗策略。西医治疗大概包含以下几个方面。

（一）日常护理及患者宣教

应对 HFS 的重点应在预防。对于 HFS 高危人群，建议穿戴宽松的鞋袜及注意保暖，避免手足接触过凉及过热的刺激，避免辛辣刺激性食物等。在化疗药物给予前，对可能出现 HFS 的患者进行相关知识宣教，做到早期识别，以期能减轻患者焦虑、恐惧情绪，及早干预，减轻 HFS 的发生程度。

（二）化疗药减量或停药

HFS 最有效的干预方式就是中断、延缓化疗或降低化疗药剂量，相关症状通常在停药 1~2 周后得到改善。国外有资料显示，对于化疗后中重度手足综合征，目前无特效治疗方法，建议停药并做好手足部护理，待症状逐渐恢复到 1 级及以下，才可继续用药。故化疗药剂量的给予应做到个体化给药，这样可能有助于降低 HFS 的发生率。

（三）塞来昔布等选择性环氧化酶 -2 抑制剂

有研究表明，化疗的同时每天给予塞来昔布口服，能降低 HFS 的发生率，但需考虑塞来昔布引起的心血管及胃肠道损伤的风险。

（四）维生素 B$_6$、维生素 E 等

临床有报道，维生素 B$_6$、维生素 E 等对降低化疗后 HFS 的发生率及发生程度有一定作用，但缺乏随机多中心大样本前瞻性研究。

六、中医对本病的认识

因本病为肿瘤的现代临床治疗中出现的并发症，中医文献古籍并无明确记载。结合其临床表现及发病机制，大多数学者认为，可归于中医血痹、痹证等范畴。西医病因实乃化疗药物引起的周围神经损伤。中医应在辨证论治的基础上选取治疗原则及方法。如：娄彦妮等认为证属气血两虚，血瘀阻络，化疗药物峻伤气血，气血亏虚，不荣四末，但局部络脉瘀阻乃为急治之标，故采用通络活血方外治；也有学者认为肿瘤患者久病入络，络脉失养，临床采用通络建中汤、黄芪生脉散合四物汤等有效防治 HFS 的发生；此外还有学者认为该病包含湿毒内蕴、瘀阻经络，采用四妙活血散、乳黄散等治疗。上述病机认识及治则治法各异，但不外乎"不荣"与"不通"两个方面，临床不可拘泥一法一方，应根据具体情况（患者体质情况、证候表现、化疗次数等等）辨别，实多虚少还是虚多实少，进而选方用药。

七、中医外治

（一）熏洗法

因手足综合征的病位主要在手足四肢，且患者常有遇冷刺激后症状加重，故中药外用熏洗可利用热力与药力的协同作用，缓解局部症状，改善周围微循环。但需注意合并严重糖尿病致周围神经病变者应注意调节药液温度，避免烫伤。

1. 温经通络活血法外用

药物组成：老鹳草、川乌、桂枝、红花，按 4∶2∶3∶2 的比例制成颗粒剂。

使用方法：上述中药颗粒剂，每剂 10g，使用时用温水溶解后稀释至 1000mL，外用洗/浸患部，使用恒温足浴盆温浴（水温 35℃~40℃），每日 2 次，每次 20 分钟，7 天

为 1 个周期。

注意事项：具有其他部位严重疼痛的危症患者，非化疗药所致手足痛者，皮肤过敏性疾病者，存在手足溃疡或感染者禁用。

相关研究：选取卡培他滨致手足综合征患者 102 例，按 2：1 随机分为试验组与对照组，试验组按上法给药，对照组给予安慰剂给药同上法，7 天为 1 个观察周期。结论：通络活血法外用能够减轻化疗后手足综合征的疼痛程度，有效降低分级，改善患者的生活质量，且安全性较好。

2. 艾红煎外用预防

药物组成：艾叶 30g，红花 10g，桂枝 10g。

使用方法：上药用温水浸泡后煎取 1000mL，外用洗/浸手足，使用恒温足浴盆（水温 35℃~40℃）温浴，每日 2 次，每次 20 分钟，21 天为 1 个周期。

相关研究：艾红煎预防晚期乳腺癌卡培他滨化疗所致手足综合征的临床观察，选取晚期乳腺癌卡培他滨维持治疗患者 48 例，随机分为试验组与对照组各 24 例。试验组从化疗第 1 天开始按上法给药，对照组仅使用恒温足浴盆（水温 35℃~40℃）温水洗/浸手足，21 天为 1 个周期。结果：4 个周期研究结束后，治疗组出现手足综合征者共 10 例，占 41.67%；对照组出现手足综合征者共 16 例，占 66.67%。两组有统计学差异。治疗组患者出现手足综合征时间最短为 42 天，最长为 70 天，平均为（60.17±7.85）天；对照组患者手足综合征出现时间最短为 28 天，最长为 71 天，平均为（43.67±6.18）天。两组有统计学差异。

3. 黄芪桂枝五物汤加减

药物组成：炙黄芪 30g，桂枝 10g，赤芍 15g，白芍 15g，当归 12g，鸡血藤 30g，大枣 10g，茯苓 12g，土鳖虫 3g，豨莶草 30g。

使用方法：每日 1 剂，水煎外洗。疼痛者加川乌、草乌各 10g。痒者加首乌 40g，防风 30g。

注意事项：黄金昶教授临床经验认为上方对奥沙利铂引起的手足麻木效果较好。

4. 吴鞠通湿热阻络方加减

药物组成：地龙 15g，苍耳子 12g，防己 12g，滑石 15g，秦艽 10g，丝瓜络 10g，蚕砂 12g，黄连 3g，威灵仙 30g，海风藤 30g，苍术 10g，薏苡仁 30g，艾叶 10g。

使用方法：每日 1 剂，水煎洗手足，每日可洗多次。

注意事项：黄金昶教授临床经验认为上方对紫杉醇、希罗达引起的手足麻木辨证属湿热阻络者，效果为佳。

5. 乳黄散

药物组成：黄柏 30g，大黄 20g，苍术 30g，姜黄 20g，天花粉 30g，赤芍 20g，丹参 30g，紫草 20g。

使用方法：将上述药物研末，用酒调成米糊状，均匀地涂抹在医用无菌纱布上，敷于患者四肢末端，范围稍大于红肿边缘，外层用保鲜膜包裹，以防药液挥发。每日 1 次，7 日为 1 个疗程。

相关研究：酒调乳黄散防治卡培他滨致手足综合征的疗效观察，将 60 例乳腺癌患者随机分为两组，两组均出现不同程度的手足综合征，治疗组按上述方法给药，对照组给予硫酸镁湿敷。结果显示：治疗组总有效率为 96.7%，对照组为 90.0%，具有统计学差异。

6. 加味桂枝汤熏洗

药物组成：桂枝 12g，白芍 18g，生甘草 10g，生姜 10g，威灵仙 30g，刺蒺藜 30g，连翘 30g，红花 6g。

使用方法：每日 1 剂，水煎后过滤，取 1000mL 药液，置于特殊装置中加热至 80℃，熏蒸 10 分钟，待药液温度降至 35℃~37℃时，浸泡 20 分钟。每日早晚各 1 次，21 日为 1 个疗程。

注意事项：熏洗治疗前除外药物过敏史，避免患者空腹熏洗，且熏洗时间不宜过长，以免大量出汗造成虚脱。

相关研究：加味桂枝汤熏洗防治卡培他滨所致手足综合征的疗效观察，将接受卡培他滨治疗的肿瘤患者 35 例随机分为两组，治疗组给予加味桂枝汤熏洗，对照组给予维生素 B6 口服及普通温水熏洗，两组均以 21 天为 1 个疗程。结果显示：治疗组手足综合征的发生率为 16.7%，对照组的发生率为 41.2%，具有统计学差异。

7. 芪归通络汤浸泡

药物组成：黄芪 60g，木瓜 30g，紫草 30g，桂枝 20g，姜黄 20g，当归 20g，细辛 10g，红花 10g，附子 10g。

使用方法：每日 1 剂，水煎 1000mL，分早晚 2 次浸泡，至化疗结束 1 周。

相关研究：芪归通络汤浸泡治疗化疗后手足综合征的研究，将接受卡培他滨治疗的肿瘤患者 60 例随机分为两组，治疗组从化疗开始时即予芪归通络汤浸泡，对照组只给予西药治疗。结果显示：两组手足综合征发生率及程度的比较，治疗组的损伤明显低于对照组，说明采用芪归通络汤浸泡对预防和减缓化疗后手足综合征的发生具有一定作用。

8. 四妙活血散外洗

药物组成：黄柏 50g，苍术 50g，川牛膝 50g，生薏苡仁 50g，红花 50g，苏木 50g，伸筋草 50g，桃仁 30g。

使用方法：水煎后泡洗双手、双足，每日 3 次，每次 30 分钟以上，直至停服化疗药后，再用中药熏洗 7 天。

相关研究：四妙活血散外洗防治卡培他滨化疗后手足综合征的研究，将接受卡培他滨治疗的肿瘤患者 50 例随机分为两组，治疗组服用卡培他滨加用四妙活血散，方法同上，对照组仅常规化疗。结果显示：对照组发生 1 级手足综合征者 6 例，发生 2 级手足综合征只有轻微色素沉着者 13 例；治疗组发生 1 级手足综合征者 3 例，发生 2 级手足综合征者 1 例，11 例只有轻微色素沉着。两组对比具有统计学差异。

9. 温经化瘀方外用

药物组成：桂枝 10g，当归 20g，红花 10g，附子 10g，黄芪 20g，老鹳草 20g。

使用方法：诸药武火煮沸后改文火煎煮 20 分钟，自行冷却，后加入温开水将药物稀释至 1000mL。患者从化疗第 1 天开始外用洗/浸患部，温度 20℃～40℃，每次 20 分钟，每日 2 次，21 天为 1 个观察周期。

相关研究：温经化瘀方外用治疗化疗相关性手足综合征的临床观察，选取口服卡培他滨化疗后出现手足综合征患者 61 例，随机分为两组，治疗组采用温经化瘀方温水稀释浸洗，方法同上；对照组给予尿素霜外涂。结果显示：治疗组有效率为 67.7%，对照组为 36.7%，差异有统计学意义；生活质量评分，治疗组提高及稳定率为 83.9%，对照组为 56.7%，差异有统计学意义。温经化瘀方外用，可有效改善因卡培他滨化疗所致的手足综合征，同时提高了患者生活质量。

10. 中药湿敷预防

药物组成：荆芥 10g，防风 10g，忍冬藤 10g，黄柏 10g，薄荷 10g，苦参 10g。

使用方法：上药加水 150mL 煎汁滤渣，先用温水擦拭手足皮肤后，取药汁浸湿 4 层纱布，湿敷手足部皮肤 30 分钟，每日 2 次。从化疗第 1 天开始使用。

相关研究：中药湿敷预防结直肠癌患者化疗致手足综合征的效果观察，选取口服卡培他滨治疗的结直肠癌患者 80 例，随机分为两组。治疗组给予中药湿敷，方法如上，每日 2 次；对照组采用常规护理。结果显示：治疗组手足综合征发生 10 例，发生率为 25%；对照组发生 19 例，发生率为 47.5%。二者具有统计学差异。治疗组在症状分级程度上，尤其是 2 级手足综合征的发生明显轻于对照组。

11. 紫草油外涂

药物组成：紫草、香油。

制备方法：用紫草及香油以 2∶25 的比例，依照中药外用制剂配方原理，过滤提取为紫草油剂备用。

使用方法：化疗开始后，给予紫草油适量涂抹手掌、足底等部，每日 3 次，至化疗结束；并于每次涂抹紫草油前予 35℃～42℃温水浸泡手足，每次 10 分钟。

相关研究：紫草油外涂防治希罗达所致手足综合征 25 例的疗效观察，将 50 例希罗达化疗后所致手足综合征患者随机分为两组，每组 25 例。治疗组给予紫草油外涂手掌、足底等部，方法同上；对照组不予处理。结果显示：治疗组手足综合征的发生程度轻于对照组。

（二）针灸疗法

针刺、刺血与艾灸疗法均能快速起到活血逐瘀、温热通经之效，故常见效较快，临床可根据情况选用，但局部感染者禁用或慎用。

针刺选穴：曲池、手三里、合谷、外关、阳陵泉、足三里、三阴交、阿是穴等。热毒壅滞者配阴陵泉、大椎，气血亏虚者配血海。

操作：患者取舒适卧位，常规消毒后按上述穴位针刺，注意得气，留针 10～20 分钟，也可适当延长留针时间。

对于急性手足麻木者，可在十指肚、十趾肚三棱针刺血，尽力挤出血液，常可迅速缓解化疗后手足综合征的症状；也可中药外洗与刺血并用；另可配合艾灸涌泉穴、劳宫穴，每次 30 分钟，每日 1 次。

（三）局部经络推拿按摩

常选取足太阳膀胱经、手少阳三焦经在肢体的循行分布位置，以手指推拿，每次约 10 分钟，手法力度以患者能忍受为宜，并可配合按摩涌泉、足三里、劳宫、三阴交、合谷等穴位。

化疗所致静脉炎

一、概述

化疗所致静脉炎是指反复、多次及大剂量化疗药物在静脉输注过程中，损伤血管内膜，使血管通透性增加，药物外渗，同时伴有血管痉挛，局部组织供血减少，导致组织缺血、缺氧，从而引起不同程度的静脉炎。在我国，化疗药物静脉给药是临床对恶性肿瘤进行综合治疗的重要手段之一，随着临床上多种化疗药物的联合应用，虽然提高了抗肿瘤效果，但是因绝大多数化疗药物对局部组织和血管具有严重的毒性和刺激性，导致给用药静脉带来了严重损伤。据文献报道，化疗患者中不等程度静脉炎的发生率大约占 80%。

中医学典籍中未见"静脉炎"等病名的记载，但根据化疗性静脉炎的症状和体征分析，本病大致属于中医学恶脉、脉痹、赤脉、青蛇毒、青蛇便、黄鳅痈、月扁病等范畴。中医学认为化疗所致静脉炎的发生多因湿热蕴结，加之气血运行失常，而致气血瘀滞，阻塞脉道。湿、热、痰、毒、瘀、虚共同作用，相互影响，相互转化。常见的临床表现为沿穿刺静脉走向出现红肿和疼痛，皮肤下出现红线或皮下瘀斑，严重者可致受累静脉出现条索状改变和结节，甚至静脉血栓、皮肤溃烂等，并可伴有发热、恶寒、口渴等全身症状。

化疗所致静脉炎的分级国内尚无统一标准，目前大多数研究中采用的是美国静脉输液护理学会 2003 年版《输液治疗护理实践标准》，将静脉炎分为 0~4 级。0 级：没有症状。1 级：穿刺部位有红斑，伴有或不伴有疼痛。2 级：穿刺部位疼痛、发红伴有或不伴有水肿。3 级：穿刺部位疼痛、发红，可触摸到条索物。4 级：穿刺部位疼痛、发红，静脉条索形成，长度≥2.5cm，可有脓液流出。

临床治疗一般有健康教育、与静脉置管相关的预防措施、药物外敷、药物口服等几个方面。其中，通过中药的渗透作用，把中药敷贴、涂抹或浸泡于局部，利用皮肤、黏膜吸收的预防和治疗方法取得了较好的疗效。中药具有清热、消炎、消肿、散瘀、止痛、活血化瘀之功效，还有取材方便、经济、制作简单、止痛时间快、副作用少等优点，用于化疗所致的静脉炎，已病能治，未病能防，效果确切。

二、辨治要点

（一）定性

化疗性静脉炎病因病机为经脉创伤、火热毒邪外侵、气血瘀滞，致使热、毒、痰、瘀相互搏结，阻于脉络所致。其根据中医辨证可分为湿热瘀滞型、热毒壅盛型、气血瘀滞型。初期表现为红肿热痛明显，是以湿热为主兼夹热毒所致，当以清热解毒、消肿；后期皮肤质硬，伴结节，色素沉着明显，是以血瘀为主且兼杂痰湿，当以化瘀散结兼化痰祛湿；久病耗伤气血，则以气虚、血瘀为主，当以补气活血通络。故本病治疗当以消散化瘀、清热解毒、活血行气、截毒束毒为原则，以达到改善局部血液循环，解除血管痉挛，减轻疼痛，促进损伤静脉恢复的目的。

（二）辨标本

化疗所致静脉炎早中期多因湿热毒邪之邪流注，壅阻脉络，以标实为主，后期则为正气不足与湿痰瘀阻并存，总属正虚为主，虚实夹杂。

（三）辨症状

1. 湿热瘀滞型（炎症初起）

肢体病变浅静脉发红肿硬，或呈红色结节状，压痛，无全身症状，舌质红，舌苔薄黄，脉滑或数。治宜清热利湿解毒。

2. 热毒壅盛型（急性炎症中期）

沿肢体浅静脉起索条状物，红肿压痛明显，往往伴有浅静脉周围组织炎，出现大片红肿热痛区，肢体可肿胀。全身有较明显的中毒症状，发热或寒战，头身疼痛等。舌紫红，苔黄，脉弦数。治宜清热解毒，消肿止痛。

3. 血瘀痰结型（慢性炎症期）

急性炎症已消退，局部留有慢性炎块或硬结不消，表面皮肤有色素沉着，舌淡紫，苔白，脉迟缓。治宜活血化痰，软坚散结。

三、中医外治

（一）药物外治

1. 常用方法

（1）敷贴法：又称外敷法，是利用中药渗透等作用，将药物研为细末，并与各种不同的液体调制成糊状制剂，敷贴于一定的穴位或患部，通过皮肤、黏膜吸收发挥疗效，以治疗疾病的方法。

1）金黄散：金黄散方中黄柏、大黄清热解毒；天南星、天花粉、白芷、姜黄消肿止痛，活血散结；厚朴、陈皮、苍术理气活血；甘草调和诸药；食醋味酸、甘、性平，散瘀血，收敛止泻，解毒，药经醋制便入肝而止痛，两者联用具有协同作用。取11味中药共研细末，过100目筛，用适量蜂蜜调成糊状外敷于静脉炎处，敷药范围超过病灶2~3cm，厚度0.5~1cm，上盖两层纱布，加塑料薄膜外包防止水分蒸发，每日1次。

2）大黄粉：大黄粉加白醋外敷治疗化疗性静脉炎，效果优于50%硫酸镁湿敷。取足量大黄粉加入白醋（含酸量6g/100mL）适量拌匀成糊状，均匀涂于静脉炎及其外周2~3cm处；或用麻油与生大黄粉混合涂于静脉炎处。

3）龙血竭：据《本草纲目》记载，龙血竭具有活血化瘀、消肿止痛、软坚散结、生肌敛疮等显著功效。将龙血竭胶囊内粉末加75%乙醇溶液调成糊状敷于化疗性静脉炎患者的患处，每日2次，尤其对于盖诺所致静脉炎效果显著。或将中药鲜蒲公英捣碎加血竭调成糊状，沿输液静脉走向持续湿敷24小时，每日更换1次，连续湿敷5日。

4）云南白药：其主要成分为三七、麝香、草乌等，化瘀止血、活血止痛、解毒消肿功效明显。云南白药外敷治疗长春瑞滨加顺铂、泰素加甲氨蝶呤加氟尿嘧啶引起的静脉炎疗效显著。局部皮肤清洁后，取云南白药适量，用白酒调成糊状，匀摊在无菌纱布上，敷于患处，外贴胶布固定。纱布干后可在其上滴加白酒以保持其湿度，24小时更换1次。严重者抬高患肢，在外敷云南白药的同时配以红外线照射，每日15分钟。

（2）膏药：其利用药物直接施于患者外表穴位或患处，借助经络的通路发挥药物的通经走络、行滞去瘀、开窍透骨、舒筋活血、消肿化瘀、祛风散寒的功能，从而达到治愈疾病的目的。

1）湿润烧伤膏：其对强刺激性化疗药所致静脉炎有很好的防治效果。湿润烧伤膏主要成分为黄连、黄芩、黄柏、麻油等，具有清热解毒、化瘀消肿、止痛、去腐生肌之功效。沿静脉炎血管走向涂抹，厚约1mm，每隔4～6小时更换新药。换药前，须将残留在创面上的药物及液化物拭去，暴露创面用药，涂抹范围略大于红肿硬结区病变部位。或联合天仙子外敷，即将适量中药天仙子用冷开水或冰水调成稀糊状，直接覆盖在静脉炎部位，外敷面积大于病损处1～2cm，并用保鲜膜包裹，使其紧贴皮肤，每天外敷1次，每次外敷1～2小时配合湿润烧伤膏每天3～4次外涂患处，面积大于病变边缘1～2cm。

2）芙蓉定痛膏：芙蓉膏由大黄、黄连、黄柏等药组成；定痛膏由红花、乳香、没药、透骨草等药物组成。两者合用治疗化疗性静脉炎，可达到快速消肿、止痛的作用。芙蓉膏、定痛膏各20g，均匀搅拌，取2～3g涂于医用纱布上，厚约1mm，范围应略大于病变1～2cm，敷于病变处或溃疡创面周围，每日1次，至红肿退尽为止。

3）活血通络膏：活血通络膏由大黄、乳香、没药、血竭等药物组成，具有破瘀散结、疏通脉络、镇痛抗炎的功效，能够改善化疗药物对静脉的刺激，有效地保护血管。方法为沿静脉走向在皮肤表面外敷活血通络膏，长10～15cm，纱布覆盖，胶布固定，每次输液完毕将中药擦掉。

4）紫草膏：涂抹部位以穿刺点为中心，纵向近心端15cm、远心端5cm，横向则根据患者前臂粗细，约10cm。化疗过程中每2小时涂抹1次，涂抹紫草膏后用一次性治疗巾包裹，保持湿润状态。用药完毕后持续涂抹3小时，每4小时1次。

5）金黄软膏：将一大小合适的冰袋用毛巾包裹起来，覆盖在以穿刺部位为起点沿血管走行的红肿部位，间断冰敷1小时（局部皮温过低时暂停，注意观察局部有无红斑、苍白等，防止发生冻伤），然后以金黄软膏沿血管走行局部外涂，每日3次。金黄软膏主要由大黄、白芷、黄柏、姜黄、生天南星、陈皮、苍术、厚朴、天花粉组成，具有清热解毒、散瘀消肿等功能，其通过改善受损局部的血液循环，促进皮肤新陈代谢及血管内皮组织修复，增加抵抗力等作用，减轻局部组织充血、水肿，消炎止痛作用明显。

（3）中药注射法：指从中药药材中提取有效物质注入人体内，起到相应疗效的方法。中药注射剂是传统中医药理论与现代生产工艺相结合的产物，突破了中药传统的给药方式，是中药现代化的重要产物。化疗所致静脉炎外治中药注射剂主要有以下几种。

1）红花注射液：红花注射液 10mL 加 5% 葡萄糖注射液 250mL 在化疗前静脉滴注，滴完后立即从原静脉通道滴入有血管刺激性的化疗药物，化疗完再予以红花注射液 10mL 加 5% 葡萄糖注射液 250mL 从原静脉滴入。由于红花注射液在使用化疗药物前后静脉滴注，能促进由于化疗药物损伤的血管内膜愈合，从而起到明显的消炎止痛、软化血管的作用，进而提高患者对化疗的依从性，提高疗效。

2）生脉饮：生脉注射液 50mL 加 5% 葡萄糖注射液 250mL 在化疗前静脉滴注，滴完后立即从原静脉快速滴入有刺激性的化疗药，化疗完后再给予生脉注射液 50mL 加 5% 葡萄糖注射液 250mL 原静脉输入。生脉注射液由人参、麦冬、五味子组成，人参补气，麦冬生津，五味子护脉，全方共奏补气、生津、护脉之功，为防治化疗性静脉炎的有效方剂。

（4）熏洗法：化疗性静脉炎后期可用熏洗疗法。当归尾 12g，白芷 9g，羌活 9g，独活 9g，桃仁 9g，红花 12g，海桐皮 9g，威灵仙 12g，生艾叶 15g，生姜 60g，水煎先熏后洗。

2. 经验方推荐

（1）院内制剂青敷膏（苏药制字 Z04000387）：系江苏省中医院具有传统特色的清热解毒类外敷药物，临床使用数十年，效果良好。原方见于清代马培之的《急救百病济世回生良方》，称为青敷药。《中医外科学》（试用教材，南京中医学院外科教研组 1982 年 2 月编）附编方剂将其以"青敷散"为名收录，而青敷膏则是以青敷散加饴糖调制而成。其功能主要为清热解毒，活血消肿止痛。青敷膏敷贴方法严格按改进方法施行，即以膏剂摊涂于绵纸上，厚约 1mm，隔一层绵纸敷贴于创面，敷贴范围大于炎症肿胀范围，外部以纱布 2~4 层覆盖，胶布固定。

（2）芦荟酢浆草膏：用芦荟、酢浆草、冰片适量，根据病变部位及范围，取芦荟和酢浆草按 2∶1 比例加少许冰片，捣烂敷于病变部位，并包扎。属湿热瘀滞型的采用凉敷法，气滞血瘀型的采用热敷法（即把药膏放在砂锅中加热后敷之）。每日换药 1 次，30 日为 1 个疗程。

（二）非药物外治

1. 灸法

灸法，是运用艾绒或其他药物在体表的穴位上烧灼、温熨，借灸火的热力以及药物的作用，通过经络的传导，以起到温通气血、扶正祛邪，达到防治疾病目的的一种治法。用艾条灸足三里穴及穿刺点附近（始沿近心端静脉约 10cm 处），艾灸方法为将点燃的艾条距施灸部位 2~3cm 处进行温和灸，以患者感觉温热舒适为宜，每天输液开始时灸 1 次，每次 30 分钟。艾灸的温热刺激作用能温通十二脉，调和气血，具有温经活络、活血化瘀、消肿散结止痛的作用。用艾灸足三里穴能提高机体的免疫功能，艾灸穿刺点附近则起到促进局部血液循环以达抗炎之效，因此，利用艾灸的抗炎免疫作用能明显减少化疗性静脉炎的发生，并能提高浅静脉留置针的使用时间。

2. 刺法

①循经取穴法：主穴取夹脊穴、膈俞、大渊。配穴：上肢桡侧病变取合谷、曲池；肘正中部位病变取内关、曲泽；下肢内侧病变取阴陵泉、三阴交；胸腹壁部位病变取内关、阳陵泉。主穴针刺以得气为度，配穴针感直达病所。留针 30 分钟，隔日或 3 日针刺 1 次。②局部针刺法：以针浅刺病变脉管两侧，每针距离 1cm，并配合谷、内关、手三里、曲池穴，或足三里、阴陵泉、三阴交穴。平补平泻，每次留针 30 分钟，每日 1 次。

3. 针刺拔罐

患者取仰卧位，在胸腹壁疼痛处沿条索走行部位视其长度选取 2~4 处，皮肤常规消毒，医者用右手拇、食两指持三棱针针柄，中指指腹紧靠针身下端，在所选各处分别快速点刺三四下，然后选大小合适的火罐用闪火法拔罐，每罐出血 2~3mL，留罐 5~10 分钟，隔日治疗 1 次。TDP 治疗仪照射患处，热度以患者能耐受为度，每日 2 次，每次 30 分钟。以上治疗 7 日为 1 个疗程。治愈后胸壁疼痛消失，条索消退，局部组织弹性恢复正常。

4. 按摩法

该法是在人体体表上运用各种手法以及做某些特定的肢体活动来防治疾病的中医外治法，具有疏通经络、滑利关节、调整脏腑气血功能和增强人体抗病能力的作用。化疗性静脉炎可通过温水泡手配合活络油外搽按摩运动预防。温水泡手方法：以水温适宜为好，以浸过肘关节为宜，把手放进桶内温水中，浸泡 20~30 分钟，边浸边做握拳运动，保持水温在 40℃~43℃。泡手过程中注意水温不宜过高，以免烫伤，合并糖尿病患者的水温可适当调低。泡手过程中注意有无出现局部皮肤红肿、热痛、瘙痒等症状，如有应暂停浸泡，泡手完毕 10 分钟进行静脉穿刺，住院期间每天早上 1 次，化疗间隔期每天 2 次，直至完成全程化疗。活络油外搽及按摩运动手法为每天拔针后 1 小时用活络油外搽上肢表浅肢静脉行走部位，来回反复擦至皮肤轻度发红为止；然后进行肢体按摩，用并拢的四指推揉并拿捏前臂肌肉，从下到上反复推揉拿捏 1~2 分钟；轻轻拍打前臂及手背周围皮肤，每侧 15~20 次；双上肢上举、扩胸体操运动，每回 10~15 次，住院期间每天 1~2 回，出院后每天 2~3 回。

四、典型案例

周某，男，68 岁，1996 年 12 月 10 日初诊。患者因胃癌术后予 5-氟尿嘧啶及顺铂等药物治疗，用药 1 个疗程后患者双手背静脉各一处出现疼痛，触之呈条索状硬结，外观呈深青色。如前法用自拟桃栀散（取桃仁、生栀子各等份研细末备用。用时视病变范围取自拟桃栀散适量，用生理盐水调成糊状外敷患处，每日更换 1 次），5 天后患者局部症状消失，外观一如常人。

五、研究综述

综上所述，化疗所致静脉炎既增加了患者的痛苦，又影响了化疗方案的顺利实施。

近年来广大医务人员就化疗性静脉炎的防治进行了大量的研究，取得了一些进展，现综述如下。

单一药物外敷或外涂：在化疗药物常规护理的基础上应用马应龙麝香痔疮膏、自制姜薯膏、抗炎 1 号、新鲜马铃薯外涂或外敷可以有效预防化疗性静脉炎，特别是自制姜薯膏的研究中，试验组静脉炎的发生率仅为 3.3%，而常规组的发生率为 61.1%。帅毅研究发现，抗炎 1 号外敷外涂对化疗性静脉炎的预防效果明显好于用 50% 硫酸镁外敷。冯吉焕等研究发现，复方大黄膏外敷防治阿奇霉素所致静脉炎效果较喜辽妥好。在氟尿嘧啶化疗的患者中使用自制芒硝膏外敷，其局部疼痛、不适症状的发生率明显低于喜辽妥外敷及 0.9% 氯化钠注射液化疗前后冲管。

联合用药外敷：云南白药联合消炎止痛蜂蜜膏、湿润烧伤膏加冰敷外敷与常规护理比较，静脉炎的发生率分别降低 66.2%、24.3%；陆红与张春桂等的两项研究均发现，姜醇联合紫花烧伤膏对化疗性静脉炎，特别是长春瑞滨所致化疗性静脉炎的预防效果明显。王静等在化疗前 6 分钟、3 分钟分别用云南白药气雾剂保湿液和云南白药气雾剂喷洒局部皮肤，较 50% 硫酸镁湿敷，静脉炎的发生率降低 2.9 倍；百多邦外涂 20 分钟后用 50% 硫酸镁湿敷，静脉炎的发生率明显小于单独使用 50% 硫酸镁湿敷。

化疗所致恶心

一、概述

呕吐是由于食管、胃或肠道呈逆蠕动，并伴有腹肌强力痉挛性收缩，迫使食管或胃内容物从口、鼻腔涌出。临床上多种治疗肿瘤的方法，如化疗、放疗、分子靶向药物治疗、药物止痛治疗以及全身麻醉、躯体手术等，均可引起患者恶心呕吐；恶性肿瘤患者并发幽门和肠道梗阻、水和电解质紊乱及脑转移等，也可出现不同程度的恶心呕吐。恶心呕吐发生的确切机制仍不完全清楚，目前有关恶心呕吐的病理生理机制大多来自化疗药物相关恶心呕吐的研究。与化疗所致恶心呕吐（chemotherapy induced nauseaannd vomiting，CINV）关系最密切的神经递质为 5 - 羟色胺（5 - hydroxytryptamine，5 - HT）、P 物质和大麻素，其他还包括多巴胺、乙酰胆碱和组胺等。但是恶心呕吐对患者的情感、社会和体力功能都会产生明显的负面影响，降低患者的生活质量和对于治疗的依从性，并可造成机体代谢紊乱、营养失调、体重减轻，增加患者对治疗的恐惧感，严重时使患者不得不终止抗肿瘤治疗。因此，呕吐是内科常见病证，积极、合理地预防和处理肿瘤治疗相关的恶心呕吐，一方面将为肿瘤治疗的顺利进行提供保障，另一方面能够有效提高肿瘤患者的生存质量，中医外治疗法治疗该病症有明显的优势。

中医学认为呕吐是由于胃失和降，胃气上逆所致的以饮食、痰涎等胃内之物从胃中上涌，自口而出为临床特征的一种病证。对于呕吐的释名，前人有两说：一说认为有物有声谓之呕，有物无声谓之吐，无物有声谓之干；另一说认为呕以声响名，吐以吐物言，有声无物曰呕，有物无声曰吐，有声有物曰呕吐。呕与吐常同时发生，很难截然分开，因此无细分的必要，故近世多并称为呕吐。《内经》对呕吐的病因论述颇详。如

《素问·举痛论》曰："寒气客于肠胃，厥逆上出，故痛而呕也。"《素问·至真要大论》曰："燥淫所胜……民病喜呕，呕有苦……厥阴司天，风淫所胜……食则呕……""久病而吐者，胃气虚不纳谷也。"若脾阳不振，不能腐熟水谷，以致寒浊内生，气逆而呕；或热病伤阴，或久呕不愈，以致胃阴不足，胃失濡养，不得润降，而成呕吐。如《证治汇补·呕吐》所谓："阴虚成呕，不独胃家为病，所谓无阴则呕也。"另外，饮食所伤，脾胃运化失常，水谷不能化生精微，反成痰饮，停积胃中，当饮邪随胃气上逆之时，也常发生呕吐。正如《症因脉治·呕吐》所说："痰饮呕吐之因，脾气不足，不能运化水谷，停痰留饮，积于中脘，得热则上炎而呕吐，遇寒则凝塞而呕吐矣。"

呕吐的病因是多方面的，且常相互影响，兼杂致病，但呕吐的病机无外乎虚实两大类，正如《景岳全书·呕吐》有云："呕吐一证，最当详辨虚实。实者有邪，去其邪则愈；虚者无邪，则全由胃气之虚也。"实者由外邪、饮食、痰饮、气郁等邪气犯胃，致胃失和降，胃气上逆而发；虚者由气虚、阳虚、阴虚等正气不足，使胃失温养、濡润，胃失和降，胃气上逆所致。一般来说，初病多实，日久损伤脾胃，中气不足，可由实转虚；脾胃素虚，复为饮食所伤，或成痰生饮，则因虚致实，出现虚实并见的复杂病机。但无论邪气犯胃，或脾胃虚弱，发生呕吐的基本病机都在于胃失和降，胃气上逆。《济生方·呕吐》云："若脾胃无所伤，则无呕吐之患。"《温病条辨·中焦篇》也谓："胃阳不伤不吐。"呕吐的病位在胃，与肝脾有密切的关系。

恶心呕吐的生理学过程如下。

第一阶段：恶心，厌食；头痛；心动过速，出汗，流涎；肠鸣音消失；胃肠张力和蠕动减弱，十二指肠张力增强，可伴或不伴十二指肠反流。

第二阶段：干呕，突发性的膈肌、胸腔和腹肌收缩运动，此时胃上部放松而窦部短暂收缩。

第三阶段：呕吐，膈肌下降；腹肌收缩、胃窦部持续收缩、贲门开放等一系列运动致腹腔内压力升高，使胃内容物反流到食管，经口腔排出体外。

恶心呕吐的分型：化疗的患者有 70%~80% 要经历恶心呕吐的反应，其所致的恶心呕吐根据发生的时间不同可分为三种不同的类型，即预期性、急性、延迟性。预期性恶心呕吐是指在前一次化疗中出现恶心呕吐的患者，在下一次化疗开始前就出现恶心呕吐，属条件反射，和脑皮质反射有关，药物治疗多无效，常以恶心为主，年轻人发病率高于老年人，发生率为 18%~57%。急性恶心呕吐是化疗后 24 小时内发生，此期常程度重，持续时间短，常开始于静脉给药 1~2 小时，多为化疗药致 5-HT 的释放由迷走神经传入呕吐中枢神经所致。延迟性恶心呕吐是化疗后 24 小时发生，多在 24~72 小时，也可发生在第 4 或第 5 天，程度较急性者轻，持续时间长，机制尚不清楚，可能和化疗药物残存的代谢及直接损伤胃肠黏膜有关。

恶心呕吐的发病机制：化疗药物诱发恶心呕吐的机制非常复杂，目前尚不完全清楚。有研究者认为整个过程主要是由呕吐中枢调节控制的。一般认为呕吐中枢位于脑干的小细胞性网状结构，一方面它接受来自喉咽部、胃肠道、纵隔和高级皮层中枢的刺激，另一方面又接受催吐化学感受区（CTZ）的信息，这两条途径均能兴奋呕吐中枢而产生呕吐。目前大多数研究者认为其发生机制主要包括以下四方面。首先，大多数细胞毒性药物均可刺激胃肠道黏膜，引起黏膜损伤，导致黏膜尤其是从胃到回肠黏膜上的嗜铬细胞释放 5 - HT，与 5 - HT 3 受体结合产生神经冲动，由迷走传入神经传入呕吐中枢导致呕吐。其次，化疗药物及其代谢产物刺激 CTZ，兴奋呕吐中枢而产生呕吐。CTZ 位于脑干的最后区，因它不被血脑屏障保护，所以多种血液内的有毒物质可以作用于这里，再将信号传递到呕吐中枢而产生致呕吐作用。再次，感觉、精神因子刺激大脑皮质通路，这是预期性呕吐的重要机制。最后，近年来通过对 CINV 的进一步研究，在临床前动物实验中发现 P 物质通过结合 NK - 1 受体在 CINV 中发挥重要作用，而 NK - 1 受体拮抗剂可以抑制呕吐的发生，在随后的临床试验中这种止吐作用也得到了证实。

二、辨证分型

（一）饮食停滞

呕吐物酸腐，脘腹胀满拒按，嗳气厌食，得食更甚，吐后反快，大便或溏或结，气味臭秽，苔厚腻，脉滑实。

（二）痰饮内停

呕吐物多为清水痰涎，胸脘满闷，不思饮食，头眩心悸，或呕而肠鸣，苔白腻，脉滑。

（三）肝气犯胃

呕吐吞酸，嗳气频作，胸胁胀满，烦闷不舒，每因情志不遂而呕吐吞酸更甚，舌边红，苔薄白，脉弦。

（四）脾胃虚弱

饮食稍有不慎或稍有劳倦即易呕吐，时作时止，胃纳不佳，脘腹痞闷，口淡不渴，面白少华，倦怠乏力，舌质淡，苔薄白，脉濡弱。

（五）胃阴不足

呕吐反复发作，但呕吐量不多，或仅吐唾涎沫，时作干呕，口燥咽干，胃中嘈杂，似饥而不欲食，舌红少津，脉细数。

三、中医外治

（一）药物外治

1. 穴位敷贴法

丁香、吴茱萸各适量，姜汁调和，敷以神阙穴。每日 1 次，每次敷贴 6 小时。

2. 穴位注射

穴取足三里、内关。口吐涎液不断者加三阴交。选择 5mL 一次性注射器，按无菌技术操作原则，抽吸胃复安 10mg 或维生素 B$_6$100mg，加生理盐水至 3mL，找准穴位，常规消毒，针刺产生酸胀麻感后即为得气，抽吸无回血，先在刺激性小的足三里穴注射

2mL，后在刺激性较强的内关穴注射 1mL，缓慢注入，每次 2 穴，双侧交替使用，根据恶心呕吐的程度，每日 1～2 次。注射过程中观察患者是否有晕针、弯针、折针等情况，注射完毕拔针，用无菌棉签按压针孔片刻，观察患者用药后的症状改善情况，安置患者于舒适体位。

（二）非药物外治

1. 针刺

治法：和胃降逆。以足阳明经穴为主。

主穴：内关、中脘、足三里。

配穴：①饮食停滞型：天枢、上巨虚。②痰饮内停型：阴陵泉、丰隆。③肝气犯胃型：太冲、合谷、期门。④胃阴不足型：脾俞、三阴交、阴陵泉。⑤脾胃虚弱型：脾俞、胃俞、肾俞、三阴交。

操作：寒证留针多施温针灸，热证疾出不灸；肝气犯胃，泻足厥阴经穴，补足阳明经穴；中虚宜补脾气，根据其他伴随症状加减穴位。

2. 子午流注治疗

取穴：同针刺治疗。

操作：治疗时除所选取穴位，增加子午流注开穴的穴位，将电极片贴于穴位上，调整到患者能适应的强度，每次治疗 30 分钟，每日 1 次。

3. 无烟艾灸

取穴：同针刺治疗。

操作：治疗时将无烟艾灸片固定在所选取的穴位上，治疗过程中询问患者艾灸的温度，根据患者的耐受程度适当调整温度，每次治疗 30 分钟，每日 1 次。

4. 耳穴贴压

主穴：胃、脾、贲门。

配穴：肾上腺、内分泌、神门、食管、交感、脑点。

操作：用 75% 乙醇棉球或纱布，清洁消毒耳郭局部皮肤，待干后将王不留行贴于双耳部所选穴位并黏牢。于化疗前 1 天用手指进行耳穴按压刺激，每个穴位按压 120～150 下，使患者局部感到疼、胀、热、酸、麻感，但能忍受为度，留贴至化疗完成。留贴期间，每天指压王不留行 5～7 次（三餐前、午睡和晚间睡觉前 30 分钟）。如化疗时间较长，应 2～3 天更换耳部贴豆 1 次。如王不留行有移位或脱出，应及时更正和补充。

5. 手指点穴

主穴：内关、中脘、足三里。

配穴：口吐涎液者加三阴交，疼痛者加梁丘、血海，大便不畅或腹泻者加下巨虚、丰隆，肝气郁结者加章门、外关。

6. 隔姜灸

主穴：内关、上脘、中脘、下脘、神阙、梁门。

配穴：腹胀者加天枢、关元、气海，便秘、腹泻者加大横。

操作：将直径 2～3cm，厚 2～3mm 的鲜姜片，用针在其上点刺小孔若干，放在所选择的穴位上，将艾炷放置在姜片上，从顶端点燃艾炷，待其燃尽时接续另一个艾炷。隔姜灸可视病情和患者的耐受力，每日每穴灸 5～7 壮，根据恶心呕吐的缓解程度，一般连续施灸 3～7 天。施灸过程中询问患者有无不适，并观察皮肤情况，如有艾灰，则用纱布擦去。

7. 督灸

配穴：足太阳膀胱经穴（肺俞、厥阴俞、心俞、督俞、膈俞、肝俞、胆俞、脾俞、胃俞、三焦俞、肾俞、气海俞、大肠俞、关元俞、小肠俞）。

操作：嘱患者裸背俯卧于床上，取督脉大椎至腰俞的脊柱部位。在治疗部位上撒督灸粉（附子、黄芪、肉桂、白芍、沉香等，以温阳益气，活血补血），之后在其上覆盖桑皮纸，再在桑皮纸上铺厚 2～3cm 的生姜泥，覆盖所选腧穴，宽度大于所选腧穴。在姜泥上放核桃大小的艾球数个并点燃，测温仪热敏头放在桑皮纸上，依据患者的耐受程度，使温度保持在 38℃～41℃，时间以患者能耐受为度，一般 30 分钟左右为佳。

注意事项：胃阴不足者不宜。

8. 音乐疗法

中国古代就有"五音疗疾"的记载。五音"角、徵、宫、商、羽"对应五行"木、火、土、金、水"，和人体内相应的脏器（肝、心、脾、肺、肾）的功能活动、人的五志（怒、喜、思、忧、恐）相联系，形成了"角动肝、徵动心、宫动脾、商动肺、羽动肾"的理论。经常聆听五行音乐能够影响人体的气机运化，平秘阴阳，调理气血，保持体内气机的动态平衡，维持人体的健康状态。根据患者不同的年龄、文化背景及所处的不同时间段，选择其喜爱的不同节奏的音乐。如中午和晚上播放舒缓的轻音乐如莫扎特的《摇篮曲》、小约翰·施特劳斯的《蓝色多瑙河》、舒伯特的《小夜曲》，丝弦乐如《高山流水》《渔舟唱晚》《二泉映月》等，其他时间播放节奏感稍强、欢快的曲目如《欢乐颂》《紫竹调》《卡门序曲》《莫斯科郊外的晚上》等。中老年患者可选择其喜爱的戏曲节目如豫剧《花木兰》、曲剧《卷席筒》、京剧《锁麟囊》等，以达到转移患者注意力、放松心情的目的。

四、专病专方

龙洪光以陈皮、茯苓、竹茹、枇杷叶、半夏各 12g，白参、麦冬、沙参、煅瓦楞子、白术各 10g，甘草、丁香各 5g，黄芪 30g，大枣 10g，生姜 5g 组成健脾止呕汤，每日 1 剂，水煎分 2 次服，连服 5 日，配合应用恩丹西酮，对治疗延迟性呕吐取得了很好的疗效。

王亚非等利用旋覆代赭汤和胃降逆、化痰下气之功效，进行了旋覆代赭汤加味防治 CINV 的研究。其以恩丹西酮疗效作为对照，对 CINV 的防治效果进行临床自身交叉对照研究，结果发现：中药组对 PDD 化疗和非 PDD 化疗的止呕有效率分别为 92.7% 和 93.5%，高于西药对照组（87.8% 和 87.1%）。中药组呕吐完全抑制率自用药后逐渐上升，特别对延迟性呕吐有较好疗效。

王昆以党参 30g，茯苓 20g，陈皮 15g，白术 15g，竹茹 10g，柿蒂 10g，半夏 10g，

甘草 6g 组成自拟止吐方，取其健脾益气、和胃止呕之功。患者于化疗前 1 天开始口服，直至化疗结束 3 天后停服，配合应用维生素 B$_6$、地塞米松及胃复安，结果发现，兼用止吐方者对 CINV 的控制明显优于单纯用西药者（$P < 0.01$）。

五、典型案例

刘某，胃癌术后化疗中，恶心、呕吐明显，呕吐物为胃内容物，入夜尤甚，每隔数分钟就要呕吐一次，伴胃部嘈杂不适，无胃痛、反酸、烧心等症状，排气少，大便少，面色黄、皮肤干，纳眠差，舌质淡，边有齿痕，且齿痕明显，舌苔薄白，脉沉细。且患者平素怕冷，喜进热食。辨证为脾胃虚寒证。因为患者不停呕吐，无法行针灸治疗，遂给予无烟艾灸和腹部隔姜灸治疗。穴位取内关、脾俞、胃俞、足三里、阴陵泉、三阴交、涌泉、中脘、下脘、梁门、天枢、关元、气海。其中内关、脾俞、胃俞、足三里、阴陵泉、三阴交、涌泉使用无烟艾灸，中脘、下脘、梁门、天枢、关元、气海给予隔姜灸，五炷。治疗过程中患者的呕吐次数就有减少。

二诊：患者面气色和精神状态明显好转，自诉治疗当天晚上没有再出现恶心呕吐，睡眠较好。鉴于患者治疗效果明显，继续原方案治疗，嘱其进食清淡易消化、营养丰富的食物，少食多餐。

三诊：患者进食后没有再呕吐，继续原方案巩固治疗。

按：该案例，患者出现严重恶心呕吐，由于采用艾灸方法切合病机，配穴得当，取得了较好的疗效脾俞、胃俞健脾和胃；阴陵泉健脾祛湿；涌泉温阳益肾；中脘为胃之募穴，八会穴之腑会，是足阳明胃经的经气汇聚之处，可帮助胃消化水谷，升清降浊，调理中焦气机；足三里为胃之合穴，是临床上治疗消化系统疾病如胃痛、胃胀、痞满等疾病的要穴，具有健脾和胃、通调腑气之功，此穴可以调理脾胃、补中益气；三阴交为足三阴经交会穴，具有醒脾和胃、促进精微化生的功效；内关配以中脘、足三里、三阴交，共奏升清降浊、调理气机之功；气海、关元穴有培元固本的功效。此外，腹部诸穴给予隔姜灸，姜本身就有温中止呕的作用，再借艾火的温热刺激和穿透力，温补脾胃、和胃止呕之力更强，3 次便治愈了患者的恶心呕吐。

第十二节　手术所致相关并发症

术后尿潴留

一、概述

尿潴留是指膀胱内充满尿液而不能正常排出的一种临床症状，按病史特点可分为急性尿潴留和慢性尿潴留两类。

肿瘤患者的尿潴留按病因可分为神经源性、机械性、心因性及其他四大类，其中以机械性尿潴留最为常见。任何原因引起的尿道狭窄、尿道阻塞都可导致尿道机械性梗阻，使尿液不能顺利排出，如尿道炎症性水肿、直肠肿瘤、盆腔肿瘤的压迫及膀胱颈梗阻性病变等。神经源性尿潴留的常见原因为中枢和周围神经系统病变，如脊髓或马尾神经损伤，腹腔、盆腔肿瘤的手术损伤支配膀胱的神经等，均可造成神经性膀胱功能障碍，从而出现尿潴留。心因性尿潴留，主要是由于患者被确诊为恶性肿瘤后，惧怕手术、化疗等治疗肿瘤的方法，从而导致精神过度紧张，这种过度紧张、焦虑的情绪反射性地引起尿道括约肌痉挛、膀胱逼尿肌抑制，从而出现排尿不畅。由于大多数患者术后需要卧床，患者不习惯卧位排尿，也会导致尿潴留的发生。手术麻醉因素，不论采用腰麻还是硬膜外腔阻滞麻醉，都能阻滞来自脊髓的骶 2 至骶 4 节段支配膀胱的神经反射，而出现尿潴留。

本病即中医所讲的癃闭，是指以小便量少，点滴而出，甚则闭而不通为主症的一种病症。其中以小便不利，点滴而短少，病势较缓者称为癃；而小便闭塞，点滴不通，病势较急者称为闭。正如《类证治裁·闭癃遗溺》中所言："闭者，小便不通；癃者，小便不利……闭为暴病，癃为久病。闭则点滴不通……癃则滴沥不爽。"二者虽然有区别，但均是指排尿困难，只是程度上的不同，难以截然分开，故常合称为癃闭。在病因病机证治方面，《诸病源候论·便病诸候》提出："小便不通，由膀胱与肾俱有热故也。""小便难者，此是肾与膀胱热故也。"其认为二者系因热的程度不同所致，"热气大盛"则令"小便不通"；"热势极微"，故"但小便难也"。《丹溪心法·小便不通》认为该病有"气虚、血虚、有痰、风闭、实热"等类型，并根据辨证论治的精神，运用探吐法治疗小便不通。《景岳全书·癃闭》将癃闭的病因归纳为四个方面：有因火邪结聚小肠、膀胱者，此以水泉干涸而气门热闭不通；有因热居肝肾者，则或以败精，或以槁血，阻塞水道而不通；有因真阳下竭，元海无根，气虚而闭者；有因肝强气逆，妨碍膀胱，气实而闭者，并详细阐述了气虚而闭的病理机转。

总之，癃闭的病位主要在肾和膀胱，同时与肺肝脾也有着密不可分的关系。其病机总属膀胱湿热互结，气化不利，三焦决渎失司；或肺热壅盛，津液输布失常，致水道通调不利，热邪闭阻；或肝郁气滞、跌扑损伤、下腹部手术引起筋脉瘀滞，影响膀胱气化而致小便不通；或脾虚气弱、肾气虚惫、命门火衰，不能温煦鼓舞膀胱气化，使膀胱气化无权，形成癃闭。

二、辨证分型

（一）膀胱湿热

小便短赤灼热，淋沥不畅或量少，甚至闭而不通，小腹胀满，口苦而黏，或口渴不欲饮，或大便不畅，舌质红，苔黄腻，脉数。

（二）肺热壅盛

小便不畅或涓滴不通，咽干，烦渴欲饮，呼吸短促或咳嗽，舌红，苔薄黄，脉数。

（三）肝郁气滞

小便不通，或通而不畅，情志抑郁或多烦善怒，胁腹胀满，舌红，苔薄黄，脉弦。

（四）尿路阻塞

小便点滴而下，或尿细如丝，甚至阻塞不通，小腹胀满疼痛，舌紫暗或有瘀点、瘀斑，脉涩。

（五）中气不足

小腹坠胀，时欲小便而不得出，或尿量少而不爽，或大便溏泄，神疲倦怠，不思饮食，舌淡，苔薄，脉细弱。

（六）肾阳衰惫

小便不通或点滴不爽，排尿无力，腰膝冷痛或酸软无力，面色苍白，畏寒肢冷，神疲怯弱，舌淡，苔白，脉沉细弱。

三、专病专治

王秀梅用针刺治疗癃闭 40 例，取中极、关元、气海、京骨、三阴交、阴陵泉、血海穴。患者取仰卧位，穴位常规消毒，如果患者憋尿较多，腹部穴位不能深刺而宜平刺，尤其中极、关元应斜向下刺向耻骨联合平刺，大幅度捻转，并用押手在旁促气，使针感向下传导；气海斜刺，采用捻转，提插平补平泻手法，使针感向下传导；余穴均采用泻法。留针 30 分钟，每隔 5 分钟捻针 1 次。每日 1 次，10 次为 1 个疗程。结果针刺 1 次痊愈者 23 例，针刺 5 次痊愈者 10 例，针刺 3 次好转出院者 4 例，未再就诊，无效者 3 例，均为年龄较大者（70～80 岁），总有效率为 92.5%。

赵晓飞用针刺结合穴位注射治疗术后癃闭 38 例，取中极、三阴交、阴陵泉，均强刺激不留针，同时足三里推注新斯的明 1mL，然后艾条灸每穴 5 分钟。针刺时针感达到下腹部和会阴部，甚至出现下腹部收缩者效果最佳。38 例患者中治疗 1 次痊愈者 28 例，治疗 2 次痊愈者 5 例，治疗 3 次及以上痊愈者 5 例，无效者 2 例，总有效率达 95%。

熊卫荣针刺配合提肛运动治疗术后癃闭 78 例，针刺双侧阴陵泉和三阴交，阴陵泉采用直刺得气后再斜向上刺，力求针感向上传导；三阴交采用直刺，针感力求强烈。留针 15 分钟，其间运针 2 次，每日 1 次，连续 3～5 次。同时要求患者每日做提肛运动 100～150 次，分 2～3 次完成。结果有效率达 100%。

四、中医外治

（一）药物外治

取穴：神阙。

操作：①栀子、蒜头、盐各适量，捣烂混匀后敷贴于神阙，并加热敷。②葱白、田螺、冰片各适量，捣烂混匀后敷贴于神阙，并加热敷。③葱白 500g，捣碎，加入麝香少许拌匀，分 2 包，先置脐上 1 包，热熨约 15 分钟，再换 1 包，以冰水熨 15 分钟，交替使用，以通为度。④将食盐炒热，布包后熨烫肚脐及以下腹部，冷却后再炒热进行热敷。

（二）非药物外治

1. 针刺

治法：通闭利尿。以足太阳、任脉、足太阴经穴为主。

主穴：秩边、关元、中极、归来、水道、膀胱俞。

配穴：①湿热内蕴者，加委阳、阳陵泉。②肺热壅盛者，加尺泽、曲池、三焦俞。③肝郁气滞者，加太冲、足临泣、大敦。④肾阳衰惫者，加脾俞、肾俞、太溪、命门。⑤中气不足者，加气海、百会、足三里。⑥无尿意或排尿无力者，加气海。

操作：膀胱湿热型、肺热壅盛型、肝郁气滞型，针刺治疗时主穴、配穴用泻法。中气不足型、肾阳衰惫型，秩边用泻法，余下主穴及配穴用补法，亦可用温针灸。针刺关元、中极穴时，先叩诊检查膀胱的膨胀程度，以决定针刺的方向、角度及进针的深浅，得气后继续行针，使针感向会阴部传导。

2. 子午流注治疗

取穴：同针刺治疗。

操作：治疗时除所选取穴位，增加子午流注开穴的穴位，将电极片贴于穴位上，调整到患者能适应的强度，每次治疗30分钟，每日1次。

3. 无烟艾灸

取穴：同针刺治疗。

操作：治疗时将无烟艾灸片固定在所选取的穴位上，治疗过程中询问患者艾灸的温度，根据患者的耐受程度适当调整温度，每次治疗30分钟，每日1次。

4. 耳穴贴压

取穴：肾、膀胱、肺、三焦、皮质下、交感、脾、肝、尿道、腰骶椎。

操作：患者取坐位或卧位，用耳穴探测仪定位所选穴位，用75%乙醇棉球清洁消毒，晾干后将黏有王不留行的胶布（2mm×2mm）贴于所取穴位，每穴每次按压120～150下，按压力度以患者感觉痛胀但能忍受为度，并嘱患者每日按揉2～3次。足三里为穴位按压最常见的选穴，足三里为足阳明胃经合穴，具有健脾和胃、调理气血、通经活络之功效。临床上可以尝试按摩该穴位来预防和减少该病症的发生。

5. 隔物灸

主穴：神阙、肾俞、关元、中极。

配穴：脾俞、三焦俞、三阴交、次髎。

操作：将适量食盐置于神阙穴，余穴以姜片或附子饼置于其上，以艾炷灸之，每次5～7壮，每日1次。

6. 取嚏或探吐法

打喷嚏或呕吐，前者能开肺气，后者能举中气而通下焦之气，是一种简单有效的通利小便的方法。可以用消毒棉签向鼻中取嚏或喉中探吐；也可以用皂角粉末0.3～0.6g，鼻吸取嚏。

7. 督灸（虚证可用）

配穴：足太阳膀胱经穴（肺俞、厥阴俞、心俞、督俞、膈俞、肝俞、胆俞、脾俞、胃俞、三焦俞、肾俞、气海俞、大肠俞、关元俞、小肠俞）。

操作：嘱患者裸背俯卧于床上，取督脉大椎至腰俞的脊柱部位。在治疗部位上撒督灸粉（附子、黄芪、肉桂、白芍、沉香等，以温阳益气，活血补血），之后在其上覆盖桑皮纸，再在桑皮纸上铺厚2~3cm的生姜泥，覆盖所选腧穴，宽度大于所选腧穴。在姜泥上放核桃大小的艾球数个并点燃，测温仪热敏头放在桑皮纸上，依据患者的耐受程度，使温度保持在38℃~41℃，督灸的时间以患者能耐受为度，一般30分钟左右为佳。待背部铺灸结束嘱患者平躺，暴露腹部，从任脉的中脘穴到曲骨铺灸，方法同前。

五、典型案例

赵某，女，39岁，宫颈癌，在2017年4月16日放化疗治疗的第21天出现尿潴留，即给予留置导尿管以解除膀胱憋胀。患者因尿道留置尿管，体外携带尿袋，严重影响生活质量，故2周来尝试性拔除尿管3次，但因膀胱憋胀难忍而重新留置尿管。2017年4月28日患者开始到肿瘤外治中心接受治疗。

一诊：患者同步放化疗治疗中，留置导尿2周，面色黄，舌质淡，苔白腻，舌体胖大，边有齿痕，脉沉细，大便溏自诉乏力，平素怕冷，余无明显不适。中医拟诊为癃闭（脾肾阳虚型），给予无烟艾灸和温针灸治疗。无烟艾灸选取的穴位为脾俞、肾俞、命门，针刺穴位为气海、关元、中极、足三里、阴陵泉、三阴交、太溪。针刺关元、气海、中极穴时，进针得气后继续行针，使针感向会阴部传导。而后腹部给予艾盒灸，足三里、三阴交给予温针灸以调理脾胃，补中益气，益阳启闭。治疗结束后嘱咐患者夹闭尿管，自觉腹部憋胀时再打开放出尿液。

二诊：患者诉治疗1次后能带着尿管排出小便，且感觉比较顺畅，继续按原方案治疗。

三诊：患者尿管已拔除，排小便无明显不适，继续原方案巩固治疗。

按：中医学认为，癃闭的病位虽在膀胱，但小便的通利有赖于三焦的气化，而三焦的气化又离不开肺的通调、脾的运化、肾的蒸化和肝的疏泄，所以本病与其他脏腑关系密切。故本案例中我们选取脾俞、肾俞、命门、气海、关元、中极、足三里、阴陵泉、三阴交、太溪穴，在实际操作上中极用泻法，余穴用补法，同时腹部的施针部位给予艾盒灸，足三里、三阴交的针柄部插入点燃的短艾炷，以达到温针的效果。脾俞、肾俞、命门穴以无烟艾灸灸之，以达到温补脾肾阳气的作用。针刺关元、气海、中极时，先排空膀胱，进针后持续行针，至针感向会阴部放射为止。关元、气海、中极三穴同属任脉，其中关元、中极还与足三阴交会。关元、气海具有补肾培元、补益下焦之功，能帮助膀胱气化、通利小便，且为全身强壮之要穴，临床多用于泌尿、生殖系统疾病。《脉经》有曰："针关元利小便。"中极为膀胱募穴，是膀胱之气在腹部结聚的部位；足三里温补脾胃之气；阴陵泉为足太阴脾经之合穴，有健脾渗湿利小便的作用。《针灸大成》有云："小便不通，阴陵泉、气海、三阴交。"太溪穴可益肾壮阳；三阴交能益肾气、理下焦，且为脾肝肾经交会穴，取此穴可肝脾肾三经并调。诸穴相配，温补脾肾，益阳启闭，与该病症病机相吻合。

另外，艾灸本身可以振奋阳气，《内经》有云"虚者补之""劳者温之"，故而患者腹部同时给予艾盒灸，脐是中医的神阙穴，具有独特的生理结构，灸后具有健运补阳、和胃理脾的功能；足三里、三阴交给予温针灸，在针刺的基础上给予艾灸此二穴更有利于机体元气的恢复。且艾灸穿透力强，借艾火的温热刺激和穿透力，可通过经络传导而起到疏通经络、治愈疾病的目的。

术后肠麻痹

一、概述

术后肠麻痹（postoperative ileus，POI）是指腹部或非腹部手术后因胃肠道改变，不能有效传输胃肠道内容物。它是外科手术后较常见的并发症，其临床表现为手术之后出现腹胀、腹痛、嗳气、厌食、恶心、肛门不能自行排气、不能自主排便等一系列症状，严重者可能会使患者出现营养不良、肠屏障受损、细菌内毒素移位、全身炎性反应加重，甚至引起肠源性感染及多器官功能衰竭，最终导致患者术后感染并发症发生率增加，住院时间延长，住院费用增加，生活质量下降。西医学认为术后肠麻痹是术后肠动力功能障碍，肠道蠕动受抑制所引起，主要是外科手术的刺激以及麻醉的影响，引起暂时性的肠麻痹，随着肠道蠕动的恢复一般情况下可自行缓解，但也有部分患者术后腹胀明显，或术后缓解不明显，严重者患者不能进食、气短、呼吸困难，重者形成麻痹性肠梗阻，有时可能需要二次手术。

中医学无肠麻痹病名，根据其症状本病可归属中医学肠结、腹胀、腹痛的范畴。中医学认为，胃肠为传化之府，肠腑气机降而不升，动而不静，以通为用，而手术会使人体的元气受到损害，同时气血津液、经络组织等也会受到不同程度的损伤，其引起的后果就是人体本身的阴阳平衡被打乱，肠道传导失司，脉络壅塞，气滞血瘀，再加上麻醉的作用使胃肠功能受到了一定程度的抑制，其基本病机为气机运行失常，腑气不通。在治疗上应遵守"六腑以通为用"以及"以降为和"的原则，疏通肠道，通调腑气，恢复其传送、消化和吸收的功能。

诊断标准：①腹胀显著，无阵发性绞痛，无腹膜刺激征。②手术后肠麻痹属反射性。③腹胀，不排便、排气。④肠鸣音减弱或消失。⑤腹部平片可以没有明确肠梗阻的定位征象，整个胃肠道胀气扩张，无孤立性肠袢，小肠和结肠普遍积气，尤以结肠为明显。胀气肠管形态改变不明，立位或侧位摄片可见气胀，X线见肠袢和液平面。⑥排除具有手术指征的绞窄性肠梗阻和其他急腹症。

二、术后肠麻痹的发生机制

POI 的发生机制目前还未完全阐明，但现有的研究认为 POI 的发生主要与以下几种因素有关：神经调节，炎性递质，胃肠激素，麻醉和镇静药物。其中外科操作导致的神经机制及炎性机制，是引起 POI 的主要原因。有研究发现，年龄、手术时间、全麻以及呼吸困难的病史与 POI 的发生显著相关。还有研究显示，年龄、腹部手术史以及术前应用麻醉药与 POI 的发生明显相关。

（一）神经调节

控制胃肠运动的神经主要包括交感神经、副交感神经和肠内神经。副交感神经通过诱导肠肌间神经丛释放乙酰胆碱（ACh）刺激肠运动。交感神经直接作用于平滑肌细胞上的 α 受体和 β 受体起抑制作用，同时抑制肌间神经丛兴奋和 ACh 的释放，这是抑制术后肠运动的重要生理机制之一。肠内神经系统包括肌间神经丛和黏膜下神经丛，其主要支配平滑肌细胞，参与对消化道运动的控制。开腹过程中，体表神经刺激传入脊髓，脊髓传入纤维激活椎前交感神经元，抑制整个胃肠活动。操作肠道可激活脑干通路，引起交感节前神经元释放去甲肾上腺素增加；迷走神经运动核也被激活，形成对一氧化氮神经元和血管活性肽神经元的突触抑制。手术应激使交感神经过度兴奋，对术后胃肠功能障碍的发生也起重要作用。Mueller 等采用多元肠传入神经记录仪研究近端空肠肠系膜神经丛在受到不同刺激时电信号的变化，发现 POI 时肠系膜传入神经敏感性明显提高，认为至少主要有两种机制：手术过程中牵拉机械刺激了肠内神经；肠内传入神经对炎性递质具有高敏感。

（二）炎性递质、胃肠激素

研究发现，炎性因子在 POI 的发生中也起重要作用，其可能的机制是：手术操作引起的组织创伤使机体释放大量细胞因子和炎性递质，造成肠壁水肿，直接影响了胃肠蠕动；组织创伤和机体免疫水平的变化使胃肠肌层白细胞被激活，其中大量巨噬细胞可释放如一氧化氮等的活性物质，通过环氧化酶－2（cyclooxygenase－2，COX－2）生成白细胞介素－6、氧自由基等前列炎性细胞因子，抑制神经通路；炎性因子的大量释放使肠屏障受损，导致细菌和内毒素移位，加重全身炎性反应，从而影响术后胃肠功能的恢复。

（三）麻醉和镇痛药物

麻醉和镇痛药物可通过神经系统对肠道功能发挥不同程度的抑制作用，如阿片类药物。阿片类药物本身就具有抑制肠运动的作用，作为术后的镇痛药可延迟 POI 的恢复，其严重程度与药物种类、给药途径和药物剂量有关。阿托品、恩氟烷等麻醉剂可延迟胃排空，增加患者术后恶心、呕吐的发生率。有研究发现，结肠切除术后吗啡的用量与肠鸣音的恢复时间及首次肠道排气、排便时间显著相关，用量越大，术后肠道功能有恢复时间越长。

三、辨证分型

（一）脾胃亏虚

腹胀，不思饮食，四肢不温，畏寒喜暖，小便清长或不利，矢气少或无，大便不通，或排便少，舌淡胖或有齿痕，苔白滑或白厚，脉沉迟无力。

（二）湿热壅滞

腹部胀满，时有疼痛，疼痛拒按，口干、口苦，矢气无或少，大便不通，小便短赤，舌红，苔黄腻，脉濡数。

（三）湿瘀互结

腹胀，自觉腹部沉紧，矢气无或少，大便无或少，舌质暗，有瘀斑，舌苔厚腻，脉滑或涩。

（四）肝郁气滞

腹胀，时有疼痛不适，自觉有气在腹内窜行，有时伴有嗳气、呃逆等症状，矢气少或无矢气，胀痛得嗳气或矢气则胀减，舌质淡，苔薄白，脉弦。

（五）中焦虚寒

腹胀，吐清水涎沫，时有呕吐，肠鸣辘辘，畏寒喜暖，得暖则舒，四肢欠温，小便清长，舌质淡，苔白，脉沉紧。

四、中医外治

（一）药物外治

1. 封包热敷

根据患者腹部刀口情况，选择腹部适当的部位用封包热敷法，用理气除胀中药（枳实、厚朴、青皮、陈皮、木香等）制成封包，热敷腹部，取温通之意。腹部神阙穴是任脉的一个重要腧穴，脐部皮下无脂肪组织，脐内有丰富的血管及大量的淋巴管和神经，药物容易透过脐部皮肤被吸收。

2. 穴位敷贴

取穴：中脘、天枢、神阙、关元。

操作：木香、丁香、枳壳、干姜、厚朴、肉桂等中药适量研磨成粉，用姜汁或蜂蜜调制成膏备用。患者取仰卧位，清洁以上穴位，将药膏敷于所选穴位上，用胶布固定，于次日取下，每日 1 次。

3. 中药灌肠

中药灌肠以理气除胀、通里攻下为原则，辨证选用复方大承气汤、小承气汤、血府逐瘀汤等为基础方进行加减。在这些灌肠的汤剂中一般都有大黄的成分，现代药理研究认为，大黄的多种有效成分可提高肠道跨膜电位，兴奋肠道平滑肌，促进胃肠蠕动，解除肠麻痹。一般采用保留灌肠，灌肠液的量为 200mL 左右，温度 38℃ ~41℃为宜，插入深度为 20 ~30cm，每次 30 分钟，每日 2 次。

4. 穴位注射

取穴：双侧足三里。

操作：按无菌技术操作原则，用 2mL 注射器抽取新斯的明 1mg，医者准确定位双侧足三里，常规消毒，进针得气，回抽无回血后缓慢注入药液，每个穴位注射 0.5mg，每日 1 次。

（二）非药物外治

1. 针刺

治法：健脾益气，消瘀导滞。

主穴：中脘、曲池、内关、合谷、足三里、上巨虚、下巨虚、三阴交。

配穴：①脾胃虚寒型配公孙、胃俞。②肝气犯胃型配阳陵泉、太冲。③湿热壅滞型配阳陵泉、内庭。④湿瘀互结型配血海、阴陵泉。

操作：中脘、足三里用温针灸，内关、曲池用毫针刺泻法，上巨虚、下巨虚、三阴交用毫针刺补法，余穴可用毫针刺平补平泻。也可以使用电针治疗仪，以提高疗效。

2. 子午流注治疗

取穴：同针刺治疗。

操作：治疗时除所选取穴位，增加子午流注开穴的穴位，将电极片贴于穴位上，调整到患者能适应的强度，每次治疗 30 分钟，每日 1 次。

3. 推拿

取穴：中脘、天枢、神阙、关元、气海、肝俞、脾俞、胃俞、大肠俞。

手法：采用一指禅推、摩、按、揉法。

操作：患者取仰卧位，医者站于患者一侧，在患者腹部中脘、神阙、天枢、关元、气海穴位处采用一指禅推法治疗，每个穴位大约 1 分钟，之后以神阙为中心沿顺时针方向摩腹大约 10 分钟。协助患者取俯卧位，沿脊柱两侧从肝俞、脾俞、胃俞到八髎穴（双侧上、次、中、下髎）用一指禅推法往返治疗，然后在大肠俞等穴用按、摩、揉法治疗，往返重复 2～3 次，时间大约 5 分钟。

4. 耳穴贴压

取穴：胃、脾、肝、大肠、小肠、小肠、三焦、神门、交感。

操作：用耳穴探测仪定位所选穴位，用乙醇棉球清洁消毒，晾干后将黏有王不留行的胶布（2mm×2mm）贴于所取穴位，按揉至患者自觉酸麻胀痛，并嘱患者每日按揉 2～3 次，每次不少于 3 分钟。

5. 隔姜灸

取穴：中脘、下脘、天枢、神阙、大横、关元、气海。

操作：将姜块切成直径 2～3cm、厚 2～3mm 的姜片，在其上用针点刺小孔若干，放在腹部穴位上，将艾炷放置在姜片上，从顶端点燃艾炷，待燃尽时接续另一个艾炷，每日每穴灸 5～7 壮，一般连续施灸 3～7 日。

6. 艾条灸

艾属温性，其味芳香，具有温经通络、理气活血之功效，借助艾火的温热刺激，通过经络传导可起到疏通经络、调整胃肠气机的作用。穴位取神阙、中脘、双则天枢及足三里穴，灸法采用温和灸，每日 2 次，每穴每次施灸 30 分钟。

五、典型案例

案例一

赵某，男，76 岁，2017 年 4 月 24 日因胃癌在当地医院行全胃切除术，术后出现胃肠瘫痪，导致腹胀，不排气，不排便，保守治疗效果不佳，为求进一步诊疗，于 2017 年 5 月 10 日入住我院普外科，当晚因腹腔压力过高，向下将部分肠管挤入腹股沟疝囊，向上挤压造成膈肌上移，造成呼吸浅快，于当晚急诊行横结肠造瘘、疝管修补及肠粘连松解术，但是二次手术后仍不排气排便，请河南省人民医院呼吸内科专家会诊，呼吸困难也无明显改善，先后从造瘘口和肛门灌入15支开塞露，效果不理想。手术医师描述患者扩张的肠管直径达20cm以上，回盲部增粗更明显，鉴于患者高龄病情复杂，且该病区既往有多例术后胃肠瘫痪的患者针灸治疗效果不错，故请中医会诊。

一诊：患者精神萎靡，呼吸浅快，家属告知自患者第一次术后至今20天，腹胀逐天加重，一直不排气、不排便，查看前一天CT检查提示腹盆腔多发肠管扩张、积气并液气平面影，考虑肠麻痹，而且在当地医院术前行消化道造影检查时服用的钡剂，已经20余天仍停留在小肠上段。查看患者，其全腹高度膨隆，腹正中处刀口处纱布已经湿透，咳嗽时有淡黄色的腹腔积液从刀口处向外涌出。横结肠人造肛门袋内清洁，无粪便排出，腹股沟处刀口敷料干燥，叩诊腹腔上部鼓音，舌质红，无苔，脉弦紧。综合患者四诊情况，诊断为腹胀（气阴两虚），给予温电针曲池、中脘、天枢、足三里、上巨虚、下巨虚益气养阴，通调腑气。

二诊：患者家属诉，昨天电针治疗后患者已经排出大量气体和草绿色稀便，共约6000mL，腹围明显缩小。现患者精神好转，腹部不适较前明显缓解，呼吸顺畅，治疗方案有效，继续原方案治疗。

三诊：因周末未行针灸治疗，患者自觉腹胀、口干，查看患者，较前变化不明显，于原方案基础上增加双侧液门穴治疗，治疗过程中见淡黄色稀便排入人造肛门袋，而且听到腹腔气体从造瘘口处引流管排出。

四诊：经过3次治疗，患者腹部轻度胀满，口干减轻，继续三诊方案治疗。

五诊：患者开始进食流质饮食，腹部无明显不适，鉴于患者高龄，身体功能减退，且经历了2次大手术，巩固治疗1次。

案例二

李某，男，56岁，胃癌术后1周，腹胀明显，不排气，灌肠后排少量气，舌质暗，有瘀斑，苔白腻，脉滑。其辨证为湿瘀互结，治当醒脾和胃、活血利湿，取穴曲池、中脘、天枢、血海、足三里、阴陵泉、上巨虚、下巨虚、太冲。治疗1次后患者腹胀缓解大半，治疗2次后痊愈。

按：在这两个案例中，第一例患者针刺时我们选取曲池、中脘、天枢、足三里、上巨虚、下巨虚为主穴。曲池为手阳明大肠经之合穴，可增加肠道动力。天枢为大肠经之募穴，能通腑泄浊。中脘为胃之募穴，能疏利气机。《四总穴歌》中有"肚腹三里留"之说，其总括了足三里穴对胃肠等疾病的重要治疗作用，且足三里为胃经之合穴，有健脾益气、消胀除满、行气通便、通经活络止痛的作用，故临床上不论虚、实、寒、热之证，均可使用足三里。此外，现代医学研究表明，针刺足三里穴可起到双向调节作用，能增强胃肠的收缩力，协调胃肠的收缩活力，加快胃肠道的输送，促进胃肠道的正常蠕动，从而消除腹胀郁积。针刺得气后加以电针连续波刺激，可加强针感，加速胃肠道的节律性收缩，使胃肠的正常蠕动功能尽快恢复，从而解除肠麻痹的症状。上巨虚为胃经下合穴，主治大腑病，有通调肠腑、行气通便导滞之功效。太冲为肝经原穴，有疏肝理气之功。诸穴共奏益气除满、通腑泄浊之效。临床实践中我们根据患者的具体辨证增减相应穴位。如案例一辨证为脾胃亏虚、气阴两虚证，在基础穴位上加用三阴交健脾益气扶正，如果患者腹部情况允许的话还可以再配合气海、关元等穴。案例二辨证为湿瘀互结，加用血海活血化瘀，阴陵泉健脾利湿。

另外腹部配合温和灸，足三里给予温针灸，艾灸有利于回阳救逆，帮助机体元气的恢复。脐，中医又叫神阙穴，属任脉，灸后具有健运补阳、和胃理脾的功能。且艾灸产生的热量是一种适用于机体治疗的物理因子红外线，穿透力强，借艾火的温热刺激和穿透力，通过经络传导而疏通经络，调整胃肠气机，从而促使肛门排气、排便，减轻腹胀，使胃肠蠕动恢复正常。针法和灸法合用，攻补兼施，补泻相济，健脾理气，消除腹胀，促进排便、排气，有效地治愈了术后肠麻痹。

术后胃瘫痪综合征

一、概述

术后胃瘫痪综合征（PGS）是因手术后胃动力功能障碍造成胃排空延迟，肠蠕动减慢，属于胃肠功能性的非机械性梗阻，是临床腹部手术后常见的并发症之一，尤其是胃大部分切除术和胰、十二指肠切除术后，其发病率为 0.47%～24%，且临床调查数据显示肿瘤患者的发病率明显高于其他患者。根据发病时间，PGS 可分为急性和慢性，其中以急性 PGS 常见。急性 PGS 一般发生在手术后开始进食的 1～2 天内，或者是饮食由流质饮食向半流质过渡时。其临床症状多表现为上腹饱胀感或进食后上腹部作胀，不思饮食，恶心，呕吐，呃逆，反酸，嗳气，肛门有少量或无排气。慢性 PGS 的临床表现类似于急性 PGS，可发生于术后的数周、数月甚至数年。体格检查见患者上腹部胀满、压痛，有胃振水音，中下腹平软无压痛，无肠鸣亢进及气过水声。其影像学表现主要依靠胃镜和上消化道造影检查为主，主要表现为胃液潴留、胃蠕动减弱或无蠕动，吻合口水肿、慢性炎症，造影剂在胃内潴留或仅有少量造影剂能通过吻合口进入肠道。

术后胃瘫痪综合征的诊断标准是：①术后胃肠减压引流量日益增加，每日胃肠引流量大于 800mL，混有胆汁，且持续 1 周。②经一项或多项检查排除胃肠机械性梗阻。③胃肠蠕动减慢或消失。④未应用影响胃肠道平滑肌收缩的药物，如吗啡注射液等。⑤无明显的水、电解质紊乱及酸碱平衡。⑥无糖尿病、甲状腺功能减退等一些能引起胃肠瘫痪的基础病。⑦经 X 线或者胃肠镜检查有胃肠扩张、无张力、蠕动减弱或消失。慢性 PGS 的诊断主要包括三个方面，即病史、明确的胃排空延迟、无机械性梗阻。

中医学认为，术后胃瘫痪综合征属于痞满、腹胀、呕吐、纳呆的范畴。《内经》有云："浊气在上，则生䐜胀。"《丹溪心法》曰："有中气虚弱，不能运化精微为痞者，有饮食痰饮不能施化为痞者。"多数学者认为手术创伤耗伤机体的气血，致使机体元气大伤、脾胃受损，脾胃虚弱则运化功能失常，食物无法经过脾的运化转化为水谷精微，就会产生水湿、痰浊等病理产物。脾胃虚弱，气血生化乏源，气虚无力推动血行，痰浊、瘀血内停，致中焦受阻，再加上清气不升，浊气不降，进而出现腹部胀满、食欲不振、恶心呕吐、嗳气、呃逆、腹痛、便秘等症状。本病病位在脾、胃，基本病机为脾胃受损，升降失调。所以治疗胃瘫的关键在于醒脾和胃，恢复脾胃的升清降浊功能。

二、发病机制

目前，术后胃瘫痪综合征的发病机制仍不明确，有关专家认为可能与胃肠完整性受损、胃的内环境改变、迷走神经损伤、精神因素、年龄等有关，具体如下。

1. 手术因素

①胃大部手术切除了远端胃、幽门，而使胃的完整性受到破坏，整个消化道内环境也就随之改变，出现紊乱，术后的残胃和远端空肠的正常运动功能受到影响，导致胃蠕动节律失常，产生逆行蠕动波，减弱了残胃的收缩，从而丧失了对食糜的研磨功能。另外，空肠的麻痹或痉挛使得食糜传递阻力增加，干扰了残胃以及小肠对内容物的清扫，致使胃排空失调。②手术可以通过多种途径激活抑制性交感神经反射系统，使胃肠的交感神经活动增强。激活的交感神经纤维一方面通过抑制胃肠神经丛的兴奋神经元抑制胃动力，另一方面通过交感神经末梢释放的儿茶酚胺直接与胃平滑肌细胞膜上的 α 和 β 受体结合抑制平滑肌细胞收缩，从而出现胃瘫。

2. 迷走神经损伤

迷走神经的损伤可导致残胃运动减弱，影响手术后胃张力的恢复，降低胃的储存以及机械性消化食物的能力。

3. 胃位置的改变

手术后部分胃甚至整个胃被提到胸腔内，而原来位于腹腔内松弛的胃到了胸腔内之后则有了一定的张力，这有可能会影响胃的蠕动。另外位于膈下的胃窦部与胸胃的静压差是没有差别的，但胃窦部依然承受着腹部的压力，并把这种压力上传至胸胃，使之维持一定的正压，正压的胸胃在负压的胸腔内，这两者之间的压力梯度容易使胃体膨胀，从而产生胸闷、气短等症状。故临床上胃食管高位（颈部）吻合的患者出现胃瘫的机会高于胃食管低位吻合的患者，可能与这一原因有关。

4. 精神因素

患者对手术及预后感觉到忧虑和紧张时，会引起植物神经功能紊乱，尤其是激活的交感神经纤维，不仅可通过抑制胃肠神经丛的兴奋神经元来抑制胃动力，还可以通过交感神经末梢释放儿茶酚胺，直接与平滑肌细胞膜上的受体结合从而抑制平滑肌细胞收缩，最终导致胃肠排空延迟，出现胃瘫痪综合征。

5. 重建方式

胃大部切除术后 B－Ⅱ式吻合较 B－Ⅰ式吻合胃瘫发生率高，这可能是 B－Ⅰ式吻合更符合生理状态，胃肠运动更协调；另外端端吻合较端侧吻合更快地使胃肠动力恢复正常。有研究表明，在行胃肠吻合数年后，B－Ⅱ式吻合患者的胃蠕动呈痉挛而不协调，而 B－Ⅰ式吻合的患者胃蠕动则协调有效。

6. 其他因素

患者自身的基础疾病，如有资料显示术前存在贫血、低蛋白血症等营养不良的患者发生胃瘫的概率比较高，术后胃壁及吻合口水肿也多见；术前有胃流出道梗阻病史的比无梗阻的发生胃瘫的概率要高。此外，有糖尿病病史的患者，术后出现腹腔感染、残胃炎的患者出现 PGS 的概率也较高。

三、辨证分型

（一）脾胃虚寒

腹胀纳少，脘腹痛喜温喜按，大便溏薄清稀，口淡不渴，四肢不温，或肢体困重，畏寒喜暖，或周身浮肿，小便清长或不利，或白带量多质稀，舌淡胖，苔白滑，脉沉迟无力。

（二）肝气犯胃

胃脘胀满疼痛，痛连两胁，遇烦恼则痛作或痛甚，胸闷，喜长叹息，嗳气呃逆，舌淡，苔白滑，脉沉弦紧。

（三）湿热壅滞

腹部痞满，呕恶纳呆，肢体困重，便溏尿黄，或面目肌肤发黄，色泽鲜明如橘色，或身热起伏，汗出热不解，舌红，苔黄腻，脉濡数。

（四）中焦气滞

脘腹痞满，甚则疼痛，嗳气吞酸，恶心呕吐，吐后胀痛得减，便溏，泻下物酸腐臭秽，舌苔厚腻，脉滑。

（五）湿瘀内停

胃脘作胀，不思饮食或进食后腹胀加重，严重者出现恶心呕吐，舌质暗，边有瘀斑，苔白润，脉涩或脉滑。

四、一般治疗

1. 禁食、禁水，持续胃肠减压，必要时采用高渗性温盐水洗胃，以防止胃肠道黏膜水肿，减轻胃肠负担。

2. 静脉输液，维持水、电解质及酸碱平衡。

3. 全胃肠外营养支持或肠内营养支持，补充蛋白质、热量及微量元素。

4. 使用胃肠动力药，常用药物有：①多巴胺受体阻断剂如盐酸甲氧氯普安。②多巴胺受体拮抗剂，如吗丁啉、多潘立酮。③呱啶苯酰胺衍生物，如莫沙比利。④大环内酯类抗生素，如红霉素。

五、中医外治

（一）药物外治

1. 穴位敷贴

取穴：上脘、中脘、天枢、神阙。

操作：木香、丁香、枳壳、干姜、厚朴、肉桂适量研磨成粉，用姜汁或蜂蜜调制成膏备用。患者取仰卧位，清洁以上穴位，将药膏敷于所选穴位上，用胶布固定，于次日取下，每日 1 次。

2. 水针

取穴：双侧足三里。

操作：按无菌技术操作原则，用 5mL 注射器抽取胃复安 1 支或维生素 B_6 1 支与生理盐水共 4mL。医者准确定位双侧足三里，常规消毒，进针得气后缓慢注入药液，每个穴位注射 2mL，每日 1 次。

（二）非药物治疗

1. 推拿

取穴：上脘、中脘、神阙、关元、气海、肝俞、胃俞。

手法：采用一指禅推、摩、按、揉法。

操作：患者取仰卧位，医者站于患者一侧，在患者腹部上脘、中脘、神阙、关元、气海穴位处采用一指禅推法治疗，每个穴位大约 1 分钟，之后以神阙为中心沿顺时针方向摩腹大约 10 分钟。协助患者取俯卧位，沿脊柱两侧从肝俞、脾俞到八髎穴（双侧上、次、中、下髎）用一指禅推法往返治疗，往返重复 2～3 次，时间大约 5 分钟。

2. 针刺

治法：醒脾和胃。

主穴：中脘、天枢、曲池、内关、足三里、上巨虚、三阴交、太冲。

配穴：①脾胃虚寒型配公孙、胃俞。②肝气犯胃型配阳陵泉、太冲。③湿热壅滞型配阳陵泉、内庭。④中焦气滞型配膻中。⑤湿瘀内停配阴陵泉、血海。

操作：中脘、足三里用温针灸，内关、曲池用毫针刺泻法，足三里、三阴交用毫针刺补法，余穴可用毫针刺平补平泻。

3. 子午流注治疗

取穴：同针刺治疗。

操作：治疗时除所选取穴位，增加子午流注开穴的穴位，将电极片贴于穴位上，调整到患者能适应的强度，每次治疗 30 分钟，每日 1 次。

4. 隔姜灸

主穴：中脘、下脘、梁门、天枢、神阙、关元、气海。

操作：将姜块切成直径 2～3cm、厚 2～3mm 的姜片，在其上用针点刺小孔若干，放在腹部穴位上，将艾炷放置在姜片上，从顶端点燃艾炷，待燃尽时接续新的艾炷，每日每穴灸 5～7 壮。

六、典型案例

刘某，女，53 岁，2015 年 9 月在当地医院行胃大部切除术，术后进食后出现恶心、呕吐，呕吐物为胃内容物，给予胃肠减压术，24 小时引流液 1000mL，排气、排便差，在当地医院保守治疗半月余，效果不佳，遂转入我院进一步诊疗。入院后查胃镜示：胃液潴留，胃蠕动减弱，吻合口水肿。上消化道造影示：造影剂在胃内潴留，仅少量造影剂进入肠道。给予胃肠减压、灌肠等保守治疗近 1 个月，效果不明显，患者仍不能进食，开始采用针灸治疗。刻诊：患者精神欠佳，面色㿠白，身上带着三个管子（胆汁引流管、胃肠减压管、鼻饲营养管），自诉不能进食，进食后腹胀，呕吐，排气、排便少，乏力，双下肢酸困无力，舌质淡白，苔薄白，脉沉细。其属中医学痞满范畴，辨证属脾胃虚寒型。取穴：曲池、内关、合谷、中脘、天枢、气海、关元、梁丘、足三里、上巨虚、三阴交、太冲，其中中脘、足三里配合温和灸。针灸 3 天，患者开始排大便、排气，24 小时胃肠减压引流液降为 200mL，而且感觉两条腿有劲，能外出活动，根据患者情况关闭胃肠减压管，给予经口进食面汤，由 20mL 开始，间隔 3~4 小时无不适则加 10mL。至第 5 天，患者的胃肠减压管一直处于关闭状态，进食量也增加到了每次 30mL。第 6 天添加鱼汤泡馒头，患者胃脘部没有出现任何不适。第 7 天患者复查上消化道造影，造影剂顺利通过吻合进入肠道，拔出了胃肠减压管和营养管，拔出胃管后巩固治疗 1 次，出院，嘱咐患者 3 个月后复查。患者复查时体重增加 10kg。

　　按：该案例选取曲池、中脘、天枢、足三里、上巨虚、下巨虚为主穴，三阴交、内关、中脘等为配穴。曲池为手阳明大肠经之合穴，可增加肠道动力。天枢为大肠经之募穴，能通腑泄浊。中脘为胃之募穴，亦为八会穴之腑会，还是足阳明胃经的经气汇聚之处，可帮助胃消化水谷，温通腑气，升清降浊，调理中焦气机。《针灸甲乙经》有云："腹胀不通，寒中伤饱，食饮不化，中脘主之。"针刺此穴可以健脾和胃。足三里为胃之合穴，是临床上治疗消化系统疾病如胃痛、胃胀、痞满等疾病的要穴，具有健脾和胃、通调腑气之功，针刺此穴可以调理脾胃、补中益气。现代医学研究表明，针刺足三里穴可起到双向的调节作用，不仅能增强胃肠的收缩力，并能提高多种消化酶的活力，从而增进食欲。"肚腹三里留"就总括了足三里对胃肠等疾病的重要治疗作用，故临床上不论虚、实、寒、热之证，均可使用此穴。三阴交为足三阴经交会穴，具有醒脾和胃、促进精微化生的功效。内关配以中脘、足三里、三阴交，共奏升清降浊、调理气机之功。气海为任、督、冲三脉所起之处，全身气血汇集之所，具有补气理气的作用，《铜人腧穴针灸图经》记载气海主治"脏气虚惫，真气不足，一切气疾久不瘥"。关元穴有培元固本的功效，亦可用于各种气虚之证。上巨虚为胃经下合穴，主治大腑病，有通调肠腑、行气通便导滞之功效。太冲为肝经原穴，有疏肝理气之功。以上诸穴相配，共奏补益脾胃、益气扶正之功，促进术后胃瘫患者的胃肠蠕动及胃肠的功能恢复。此外，中脘和足三里配合温和灸更有利于机体元气的恢复，借艾火的温热刺激和穿透力，疏通经络，使胃肠蠕动恢复。

　　针法和灸法合用，攻补兼施，补泻相济，健脾理气，同时嘱咐患者尽量活动，治疗胃瘫可达事半功倍的效果。

第十三节　靶向药物皮疹

一、概述

目前，靶向药物的研究与应用已逐渐成为肿瘤治疗领域的主要突破点，其中以表皮生长因子受体阻断剂应用最为广泛。然而，靶向药物的毒副反应也逐渐受到临床广泛关注，其中以皮疹发生率最高，症状也相对较为严重。西医治疗皮疹主要采用抗生素或（联合）类固醇激素药物，中医治疗多采用内治法和（或）外治法。

根据靶向药物的作用靶点和性质，可将主要分子靶向治疗的药物分为以下几类。

1. 具有靶向性的表皮生长因子受体（EGFR）阻断剂，如吉非替尼、厄洛替尼和埃克替尼。

2. 针对某些特定细胞标志物的单克隆抗体，如西妥昔单抗；抗 HER – 2 的单抗，如赫赛汀。

3. 酪氨酸激酶受体抑制剂，如克唑替尼。

4. 抗肿瘤血管生成的药物，有贝伐单抗和内皮抑素等。

5. BCR – ABL 酪氨酸激酶抑制剂，如伊马替尼和达沙替尼。

6. 抗 CD20 的单抗，如利妥昔单抗。

7. IGFR – 1 激酶抑制剂，如 NVP – AEW541。

8. mTOR 激酶抑制剂，如 CCI – 779。

9. 泛素 – 蛋白酶体抑制剂。

10. 其他，如 Aurora 激酶抑制剂，组蛋白去乙酰化酶（HDACs）抑制剂等。

靶向药物产生的皮疹，其皮疹的主要类型是痤疮样皮疹、丘疹化疮性皮疹。痤疮样皮疹出现较早，通常在开始治疗后的 7 天即出现，14 ~ 21 天后达到高峰。试验数据显示，随着靶向药物剂量的增加，皮疹的严重程度可随之增加，反之，在停用靶向药物 1 个月后皮疹会逐渐消退。痤疮样皮疹较化疮性皮疹的发生率高，老年人尤甚，老年人服用靶向药后痤疮样皮疹的发生率可达 84% 以上。皮疹主要分布在油脂分泌较多的头面部，其次为胸背部及四肢，基底为红色，其上常有鳞屑或肢点，伴有刺痛或瘙痒感，患者常难耐受，依从性下降，严重者不得不停止服用靶向药物，从而影响了治疗效果。据有关数据统计，吉非替尼的皮疹发病率为 44%，厄洛替尼为 75%，伊马替尼为 15%，索拉替尼为 34%，埃克替尼为 40%，而西妥昔单抗、利妥昔单抗等也有 10% 左右的发病率，可见皮疹发病的常见性。皮疹分级，代表严重程度，国际肿瘤化疗药物不良反应评价系统将痤疮样皮疹分为 6 个阶段：①不良事件：痤疮样皮疹/斑丘疹。② 1 级：丘疹和（或）脓疱/斑丘疹 <10% 体表面积（BSA），伴或不伴瘙痒、压痛等症状。③ 2 级：丘疹和（或）脓疱/斑丘疹占 10% ~ 30% BSA，伴或不伴瘙痒、压痛等症状，影响工具性日常生活。④ 3 级：丘疹和（或）脓疱/斑丘疹 >30% BSA，伴或不伴瘙痒、压痛等症状，影响个人日常生活，需要口服抗生素控制局部感染。⑤ 4 级：丘疹和（或）脓疱覆盖全部体表，伴或不伴瘙痒、压痛等症状，需要静脉使用抗生素控制广泛感染，可危及生命。⑥ 5 级：死亡。

二、辨证分型

中医学在皮疹治疗中有其独特的优势。皮疹在皮肤病学中属于药疹的范畴。药疹即药物性皮炎，中医学称之为中药毒、药毒疫，亦称为药毒。我国古代著作即有对药毒的记载，《淮南子·修务训》云："神农……尝百草之滋味，水泉之甘苦，令民知所避就。当此之时，一日而遇七十毒。"张子和在《儒门事亲》中阐述凡药品皆有毒，非大毒小毒才可称为毒，甘草、苦参类药品也可称为毒，服用时间日久对脏腑皆有所影响，说明了药物致毒的不可避免性。药疹的发病机制在我国古代多有记载。痤疮的描述最早见于《素问·生气通天论》，其认为药疹的发生于外邪侵袭机体有关。唐代王冰在注释《素问》时说，"时月寒凉，形劳汗发，凄风外薄，肌腠居寒，脂液遂凝，稽于玄府，依空渗涸，皴刺长于皮中"，皮疹发病的原因之一是肌腠郁闭。吴谦认为皮疹的发生与肺经血热相关，《医宗金鉴》云："此症由肺经血热而成，每发于面鼻，起碎疙瘩，形如黍屑，色赤肿痛，破出白粉汁，日久皆成白屑……"余霖在《疫疹一得》中提出疫疹是由于热侵肺胃，布散于十二经，十二经之火发而为疹，疹为火之苗。叶天士在《温热论》中提出："若斑色紫，小点者，心包热也；点大而紫，胃中热也；黑斑而光亮者，热胜毒盛，虽属不治，若其人气血充者，或依法治之，尚可救；若黑而晦者必死。"其辨证地提出疹色与脏腑发病的关系。另有陆子贤在《六因条辨》中论述斑疹的病因辨证："斑为阳明热毒，点大而鲜；疹为太阴风热，点细而色红。"章虚谷亦提出斑疹的脏腑经络辨证，即"斑从肌肉而出属胃，疹从血络而出属经"。

综上可知，中医学认为皮疹多为外邪入侵，或脏腑邪毒向外透达所致，而疹色变化也是脏腑经络辨证的重要依据。现代中医理论认为。药毒的发生乃先天不足，禀赋不耐，导致邪毒侵犯所致；或因风热之邪侵袭腠理，或湿热蕴蒸，郁于肌肤；或外邪侵袭，日久化火，灼伤营血，血热妄行，溢于肌肤；或火毒外发肌肤，内攻脏腑，日久阴液损耗，浮阳外越，导致病情危殆。患者素体不足，血热内蕴，与药毒相结合，客于皮毛肌表，使皮毛失养，气血失和，发为药疹。靶向药物相关性皮疹证属本虚标实，与风、湿、瘀、热、毒、虚密切相关。皮疹的病机论述最早见于《素问·生气通天论》，其中有"汗出见湿，乃生痤痱"，"劳汗当风，寒薄为皶，郁乃痤"。《素问·痿论》曰："肺主皮毛。"由于肺合皮毛而主表，疾病初起，因药毒伤肺，卫表失固，风热之邪乘虚从皮毛侵入，首先犯及上焦肺卫，肺卫受遏，风热药毒合邪郁闭腠理，不得泄越，常可见为丘疹、瘙痒。上焦之邪不解，顺传至中焦，则表现出脾胃失和证候。若邪从燥化，或为无形热盛，或为有形热结，表现出阳明失润、燥热伤阴的证候，常可出现皮肤干燥、瘙痒、腹满便秘。若邪从湿化，郁阻脾胃，气机升降不利，则表现出太阴湿热证，可出现疱疹、泄泻。若病邪深入下焦，劫灼下焦阴精，肝肾受损，会出现肝肾阴虚证候，常可见甲沟炎或甲裂、皮肤色素沉着、毛发异常。临床治疗多从肺、脾胃、肝肾、三焦论治，以清、透、滋为法，临证多以热、虚、风、毒、湿为辨证要点，以清热、疏风、补虚为治疗要点。

临床观察也显示，这些疗法都取得了一定成效。较西医多以激素类或抗生素类软膏为主，中医治疗皮疹则更具优势，目前临床上外洗制剂治疗靶向药物皮肤反应的研究颇多，具体治疗需辨证论治。现代医家对靶向药物皮疹的中医治疗尚未形成统一的规范，治则治法尚属摸索阶段。对于靶向药物皮疹的中医辨证分型，国内各医家尚未达成完全一致的观点，在对靶向药物相关性皮疹病机的认识基础上，各医家均结合自身临床经验，总结出具有自身特点的一套基本的辨证分型体系并结合临床实际情况加减用药。其中阴虚型、血热型为公认的基本分型，除此之外不同医家又有不同的观点，胃热型、风热型、湿热型、热盛伤阴型、血热型、气阴虚型、脾肾阳虚型、肾虚型、血虚型等均有提及。陈学彰等将表皮生长因子受体抑制剂相关性皮疹分为阴虚型、血热型、胃热型，林丽珠将其分为风热、胃热型、血热型、阴虚型；梁翠微等将吉非替尼相关皮疹分为血热型、阴虚型、风热型、湿热型；吴益萍等将吉非替尼相关皮疹以湿热证、血热证、热盛伤阴证为分型；陈锐深治疗易瑞沙引起的药疹时，将其辨证分为风热证、血热证、肾虚证三型。综上，靶向药物皮疹主要可归纳为以下 10 个证型：风热型、湿热型、血热型、胃热型、热盛伤阴型、血虚型、肾虚型、阴虚型、气阴虚型、脾肾阳虚型。湿热型皮疹多表现为皮肤肿胀，以痤疮样皮疹为主，疹色红，或伴有脓疱，痒甚，易糜烂渗出，大便胶着难解，小便黄，舌红，苔薄黄腻，脉滑数。血热型皮疹多分布于四肢、躯干，疹色鲜红、焮热疼痛，溺赤便干，甚则结膜、咽峡充血，舌质红，苔薄黄，脉洪数或细数。血热日久，煎熬阴液，血热互结，灼伤脉络，往往又会形成瘀血，阻滞脉络，这时皮疹可见疹色暗红，皮肤枯槁，粗糙脱屑，肌肤甲错，有瘢痕和色素沉着，舌质暗红，舌下脉络迂曲青紫，舌边尖有瘀点或瘀斑，苔白腻，脉沉涩。

三、中医内治

对于靶向药物相关性皮疹的治疗，各医家多在病机认识的基础上结合个人经验，采用古代经典方剂随症加减或自拟方剂加减，治以益气、养阴、养血、清热、凉血、解毒、疏风、止痒等，在靶向药物相关性皮疹的防治中取得了一定的临床疗效。

其中经典方剂加减主要有消风散、四逆汤、银翘散、四物消风散、五味消毒饮、六味地黄丸、六一散、益胃汤、化斑汤。石闻光等在常规抗变态反应治疗的基础上，予以银翘散加减口服治疗吉非替尼相关性皮疹的肺癌患者亦取得较好疗效。梁翠微等对 23 例吉非替尼相关性皮疹根据其皮疹及舌苔、脉象辨证分为风热型、湿热型、血热型、阴虚型四个证型，以四物汤为基础方加减治疗。风热型予四物汤合消风散加减治疗，湿热型予四物汤合六一散、黄芩、泽泻等加减治疗，血热型予四物汤合化斑汤加减治疗，阴虚型予四物汤合益胃汤。陈锐深治疗易瑞沙引起的药疹时，将其辨证分为三型，即风热证，方以消风散加减，血热证，方以五味消毒饮加减，肾虚证，方以六味地黄丸加减。

自拟方剂主要有王雄文自拟疏风解毒消疹方。药物组成：白鲜皮 15g，地肤子 15g，生地黄 30g，蝉蜕 10g，徐长卿 20g，丹参 20g，萆薢 20g，生甘草 10g。湿热型加土茯苓 20g，薏苡仁 30g，泽泻 15g；风热型加防风 10g，荆芥 10g；血热型加紫花地丁 15g，金银花 20g，牡丹皮 10g，茜草根 20g；血虚型加赤芍 10g，川芎 15g，当归 10g，鸡血藤 20g；肾虚型加泽泻 10g，女贞子 20g，熟地黄 20g，山药 15g，山茱萸 15g。水煎服，每日 2 次。3、4 级皮疹患者外用生芦荟汁涂患处，每日 3~4 次。

四、中医外治

《理瀹骈文》指出："外治之理，即内治之理，外治之药，即内治之药，所异者法耳。"外用药物作用于皮疹局部，可使药物药性快速透过皮毛腠理，由外及里，内达脏腑，调整机体阴阳平衡，达到治疗皮疹，提高生活质量的目的。对于表皮生长因子抑制剂引起的相关皮疹，外用药物更是能直达病所，起效迅速，内服配合外治疗效更佳。临床上，研究者多采用具有清热、燥湿、解毒等功效的中药，湿敷、外洗用于肺癌靶向药物相关性皮疹的防治中。通过湿敷、外洗等方法可将药液直接作用于皮疹局部，具有易于发挥药效，不会对靶向药物产生影响，避免加重患者的胃肠道负担及肝肾代谢等优势。邱玉梅对观察组采用裴氏黄白散（明矾、寒水石、黄柏）湿敷清热泻火、燥湿解毒，对照组采用复方醋酸地塞米松涂擦治疗吉非替尼所致皮疹患者，结果显示：观察组在第7、14、28天总有效率分别为75.0%、100%、100%，而对照组分别为78.1%、81.3%、84.4%。周彩云等应用中药外洗治疗皮疹，方药为：苦参15g，马齿苋30g，百部15g，金银花30g，麦冬30g，荷叶15g，丁香10g，苍耳子15g。诸药煮开，滤水洗脸，可反复应用。肖昕等报道用炉甘石洗剂外用擦洗吉非替尼所引起的皮疹，止痒效果较好。张苏清等采用蒲公英、鸡血藤、桑枝、木瓜、金银花、野菊花、赤芍各30g煎煮，采取面部雾化联合局部外敷的治疗方法，总有效率达89.2%。李平认为表皮生长因子受体、酪氨酸激酶抑制剂所致之皮疹由风湿热毒引起，并从肺论治，自拟LG09老鹳草方，主要由老鹳草、苦参、紫草、白鲜皮等药物组成，外洗或外敷治以清泻肺热、凉血消风，取得了较好的疗效。王红岩等对54例表皮生长因子受体酪氨酸激酶抑制剂相关性皮肤不良反应肿瘤患者采取止痒平肤液（黄芩、苦参、白鲜皮、马齿苋等）面膜湿敷、纱布湿敷、药液浸洗，结果显示：与治疗前比较，患者皮疹、痤疮样皮疹等皮肤不良反应明显改善（$P < 0.05$）。崔慧娟等应用止痒平肤液（黄芩、苦参、白鲜皮、马齿苋等）外用治疗其相关皮肤不良反应，证明了止痒平肤液对于减轻皮肤瘙痒、痤疮样皮渗、脱屑等表皮生长因子受体酪氨酸激酶抑制剂相关性皮肤毒性有明显疗效，可提高患者的生活质量。张培影等研究发现中药消疹散也可有效抑制吉非替尼引起的相关皮疹反应，同时并没有降低其治疗作用，但由于样本量偏少，同时均在女性、非吸烟、腺癌患者中取得了较好的疗效，因此，消疹散降低皮疹的作用及与吉非替尼有无协同作用需进一步研究。

五、典型案例

患者，女，62岁，2012年4月确诊肺腺癌，行全身化疗4周期，2012年9月行基因敏感性检测后开始口服厄洛替尼，2012年10月出现周身散在皮疹，以眉间、鼻翼及两颊为主，皮肤干燥、瘙痒，局部破溃脱屑，曾予短期激素治疗，因虑其不良反应故停药而求治于中医。刻诊：眉间及鼻翼、两颊皮疹色红，瘙痒难耐，周身皮肤干燥，局部破溃脱屑，咽干，偶痰中带血，心烦，纳少，夜寐欠安，大便每2日一行，舌尖红、苔薄黄少津，脉弦细而数。诊断：靶向药物相关性皮疹。处方：防风、北柴胡、黄连、焦栀子、川楝子、天麻、川贝母各10g，羌活、北沙参、石斛、枇杷叶、白鲜皮、枸杞子各15g，生地黄20g，赤芍、桑白皮各30g，当归6g，吴茱萸、全蝎各3g，三七粉1.5g（冲服）。水煎服，每日1剂。

　　7剂后患者颜面部皮疹较前色淡，瘙痒减轻，局部破溃，咽中异物感，口干欲饮，时有心悸、气短，纳增，夜寐较前改善，二便调，舌尖红，苔薄白少津，脉弦滑小数。上方加钩藤15g（后下），枇杷叶加至30g，去焦栀子。

　　继服14剂后，患者颜面部及周身皮疹范围明显缩小，瘙痒明显减轻，皮肤干燥减轻，局部破溃结痂，余诸症明显缓解。

　　后患者定期随诊，阶段性复查跟踪辨证，完成厄洛替尼靶向治疗6个疗程，病情稳定，皮损未有再现。

　　按：此案治疗重视从"心"而治，清"心"（清心火，安心神）解"郁"（解瘀毒），凉血平肝，同时注重对患者情志的调畅。方以宣肺利表、除烦安神、凉血平肝、搜风剔络为主治疗。防风、羌活解表祛风止痒，白鲜皮"治一切热毒风、恶风、风疮疥癣赤烂……"桑白皮、枇杷叶性寒，主入肺经，泻肺中火热；味甘、性微寒之川贝母既可清泻肺热，又兼润肺养阴之效。黄连大苦大寒，入心泻火；焦栀子苦、寒，归心、肺、三焦经，可通泻三焦，泻心火而除烦。生地黄、北沙参、当归、枸杞子、川楝子为一贯煎主方，加天麻可抑肝，柴胡可解表疏肝。赤芍苦、微寒，入肝经血分，清泻肝火凉血。全方加少量吴茱萸，一使肝木条达，郁结得散，二制黄连之寒，使泻火而无凉遏之弊。全蝎以毒攻毒，搜风剔络。三七化瘀止血，对症治疗。二诊时加钩藤以增抑肝凉肝之功，枇杷叶加量以泻肺热，去焦栀子以防大剂量苦寒碍胃。全方凉血平肝止痒，临床疗效显著。

第十四节　放疗所致相关并发症

放射性肺炎

一、概述

　　放射性肺炎（radiation pneumonitis，RP），系由于肺癌、乳腺癌、食管癌、恶性淋巴瘤或胸部其他恶性肿瘤经放疗后，在放射野内的正常肺组织受到损伤而引起的炎症反应。目前，放疗是治疗恶性肿瘤的主要手段之一，放射性肺炎作为其副作用常常出现，它的发生往往与放疗的方法、剂量、时间、面积有密切的关系。发病时轻者无症状，炎症可自行消散；重者肺脏发生广泛纤维化，导致呼吸功能损害，甚至呼吸衰竭，严重影响患者的生活质量，威胁患者的生存。

　　放射性肺炎通常发生于放射暴露后2个月内。如果照射剂量较大或同时接受化疗，或者遗传性放射损伤高度敏感的患者，放射性肺炎也可能发生于放疗开始后的2～3周内。其临床症状没有特异性，且症状可出现在放射学改变之前，最常见的临床表现为咳嗽、气短、发热等，咳嗽多为刺激性干咳，后期可出现痰中带血，气短程度不一，轻者只在用力活动后出现，严重者在静息状态下也会出现明显的呼吸困难。部分患者可以伴有发热，甚至发生在咳嗽、气短等症状出现前，多在37℃～38.5℃之间，但也有出现

39℃以上高热者。放射性肺炎的体征不明显，多无明显体征，偶尔在照射区可闻及湿啰音和胸膜摩擦音，有时可出现相应部位的叩诊浊音。

关于影像学的表现，部分患者即使没有明显的临床症状，也常有影像学上的改变。典型的放射性肺炎常见两大类特征的性改变：一类是肺内渗出性实变和肺间质增厚，表现为密度增高影或大片条索影，CT征象为大片或小灶性的高密度影以及毛玻璃样改变；另一类是肺纤维化的表现，可见不规则条索影、网络影、散在结节影，与正常肺组织之间常出现边缘规则的界限。在放射性肺损伤的诊断中，CT通常优于胸部平片，能更早地发现放疗后轻微的渗出病变。美国国家癌症研究所（NCI）对RP的分级标准如下：Ⅰ级，无呼吸症状，仅仅需要临床观察，不需治疗干预；Ⅱ级，有症状（轻度咳嗽和呼吸困难，伴或不伴发热），需要临床干预，限制日常活动；Ⅲ级，症状严重，日常生活难以自理，需要氧疗；Ⅳ级，常有危及生命的呼吸功能障碍，需要紧急干预（如气管切开或置管）；Ⅴ级，死亡。

放射性肺炎在中医古文献中没有记载，但是从放射线对人体的灼伤来看，类似中医的热毒、燥热之邪，而肺为娇脏，放疗的火热毒邪能灼伤肺脏，耗伤阴液。故接受放疗的患者，早期多属热毒炽盛。热为阳邪，易耗伤阴津，灼津炼液成痰，痰阻气道，致气机不利；同时，射线照射损伤肺脏，肺气受损，肺脏的宣降功能受到损伤，出现咳嗽、憋闷、气喘；热毒壅滞，日久耗伤正气，气阴两虚，气虚无以鼓动血脉，则血行不畅，不通则痛，症见胸痛；热邪灼伤肺络，血溢于脉络之外，可见咳痰带血。本病热毒炽盛为病因，火热毒邪，侵袭肺脏，热毒灼肺，伤津耗气，肺络瘀阻为病机，瘀、热、痰内结为病理结果。急性期属中医的咳嗽范畴。迁延期热毒灼伤肺津，损及肺气，津伤及阴，出现气阴两虚之证，日久肺脏失于润养，肺叶枯萎，出现神疲乏力、咽干口燥、咳嗽少痰、动则气喘等症状；气滞血瘀，肺络瘀阻，宣降失司，具有慢性、反复发作等特点，可属于中医肺痿范畴。故放射性肺炎的基本病机是本虚标实，阴伤、气虚、血瘀、热毒是病机要点，归属于中医燥咳、肺痿的范畴。

二、发病机制

放射性肺炎发生的病理改变主要为肺充血、水肿、肺间质增厚及肺泡萎陷。而引起发病的原因却不是单一因素，是多种因素共同作用，相互影响，综合调控的复杂过程，即放射性肺炎的发生具有多元性。由于其发病机制尚未完全明确以及研究角度的不同，目前关于其发病机制产生了多种学说，现简单介绍如下。

（一）细胞因子学说

当肺组织受到放射性损伤时，会产生大量的炎性细胞，从而引发一系列的信号反应。其中炎性细胞因子以肿瘤坏死因子α（TNF-α）为代表，其他炎性细胞因子还包括白细胞介素-1（IL-1）、白细胞介素-6（IL-6）、转化生长因子β1（TGF-β1））、血小板源性生长因子（PDGF）、表皮生长因子（EGF）、成纤维细胞生长因子β（FG-β）等。损伤后的修复主要是出现以巨噬细胞聚集和活化为主的炎症反应，继而炎性因子和致纤维化因子汇聚到损伤区域，产生炎症。其中，TNF-α是细胞因子调节网络的启动因子，在RP的发生、发展过程中有重要作用，是目前公认的与放射性肺纤维化的发生发展关系最密切的介导因子。

（二）细胞受损学说

细胞损伤包括肺泡Ⅱ型上皮细胞和血管内皮细胞两部分。肺泡Ⅱ型上皮细胞是肺组织细胞中对辐射最敏感的细胞之一，它在肺部受放射后最早出现形态学的变化，并可在放射后 6 个月内持续存在损伤变化。当肺泡Ⅱ型上皮细胞的受损后，肺顺应性下降，肺的换气功能也相应地下降，从而导致机体缺氧。同时Ⅱ型细胞受损，也无法增殖补偿肺泡细胞的损失。另一方面，毛细血管内皮细胞也是放射性肺损伤的重要靶细胞之一，血管内皮细胞受损致血管通透性增加和炎性渗出增多；血管通透性增高又可导致纤维蛋白原渗入细胞间质，激活纤维蛋白，并持续刺激成纤维细胞增生，引起血管堵塞和纤维化的形成。血小板附着于损伤的内皮细胞损伤部位，还可出现血栓，甚至引起局部坏死。

（三）自由基学说

自由基主要是由巨噬细胞产生的，巨噬细胞吞噬炎症细胞和受损伤细胞后，在转变成泡沫细胞的过程中能释放大量自由基，这些自由基是导致肺组织脂质过氧化损伤和刺激成纤维细胞增殖的重要原因。

（四）自身免疫反应学说

研究提示，部分 RP 可能是一种由免疫介导的淋巴细胞性肺泡炎，也称为散发型 RP。这种 RP 是由大量 T 淋巴细胞受到刺激发生强烈免疫应答反应所致，约占所有 RP 的 5% ~ 10%。此类患者的肺内病灶常与肺照射范围不相符，可能发生于照射野之外，甚至健侧肺组织，且患者症状缓解后常不继发纤维化。

（五）遗传与基因学说

近年来的研究发现，APEX1、XRCC1、THFB1、T869C、RAD51、MTHFR、LIN28B 等多个人类基因的多态性与 RP 的发生有关，且这些基因的多态性存在一定种族差异。但关于人类是否存在敏感基因尚未见报道。某些基因突变可导致明显的放射敏感性，如共济失调毛细血管扩张、Nijmegen 断裂综合征患者对放疗极其敏感，即使小剂量的照射也可引起严重的反应。

三、辨证分型

（一）热毒炽盛

发热（常为高热），汗出热不退，胸痛，气急，咳嗽，痰少或无痰，苔黄或黄厚，脉数。

（二）痰热蕴肺

咳嗽，咳痰，痰黄稠黏难以咳出，伴或不伴发热，口渴，大便干，小便黄，舌红，苔黄腻，脉数。

（三）阴虚燥咳

咳嗽，无痰或少痰，或痰中带血，甚则咯血不止，胸痛，心烦寐差，低热盗汗，口渴，大便干结，舌质红，少苔或无苔，脉细数。

（四）气血瘀滞

咳嗽不畅，胸闷气憋，胸痛有定处，如锥如刺，或痰血暗红，口唇紫暗，舌质暗或有瘀斑，苔薄，脉细弦或细涩。

（五）气阴两虚

低热或不发热，干咳无痰或咳嗽少痰，色白质黏，不易咯出，或咳痰带血，气促气急，口干舌燥，大便干燥或不爽，伴疲乏消瘦，舌红少津，苔剥脱或无苔，脉细或细数。

四、一般治疗

（一）糖皮质激素治疗

1. 急性期

泼尼松 40～60mg/d 口服或 1mg/（kg·d），症状改善后逐渐减量 10～15mg/d，疗程视病情而定，一般不少于 6 周。

2. 重症

甲泼尼松龙 40～160mg/d 静脉滴注，症状缓解后逐渐改为口服甲泼尼松龙或泼尼松。急速改变服用方式对放射性肺纤维化（慢性放射性肺损伤）效果差。

（二）对症支持治疗

1. 吸氧

给予吸氧，以及祛痰和支气管扩张剂，以保持呼吸道通畅，改善缺氧和呼吸困难的症状。

2. 抗生素的应用

放射性肺炎的病因不是细菌感染。未合并感染时，抗生素可作为预防用药。当合并细菌感染时，可根据细菌的种类和药敏试验结果选择有效的抗生素。

3. 氨磷汀

有机硫代磷酸在放疗时能保护肺组织。

4. 基因治疗

有研究指出 TGF－β1 受体 Ⅱ 基因的重组人腺病的载体能显著减少放射性肺病的发生。

5. 气管切开

病情严重者可考虑气管切开。

五、中医外治

（一）药物外治

1. 中药蒸汽浴（使用三维适形调强放调或放疗结束者可使用此法）

（1）**热毒炽盛型**：治宜清热解毒，宣降肺热。方选千金苇茎汤。药用桑白皮、黄芩、黄连、山栀子、知母、鱼腥草、金银花、连翘、红藤、薏苡仁、冬瓜子、贝母、瓜蒌、桔梗、芦根、石斛等。

（2）痰热蕴肺型：治宜清肺化痰。方选清金化痰汤。药用黄芩、栀子、知母、瓜蒌子、贝母、麦冬、橘皮、茯苓、桔梗、桑白皮、甘草。

（3）阴虚燥咳型：治宜清肺润燥，止咳生津。可用清燥救肺汤加减。药用麦冬、人参、半夏、阿胶、胡麻仁、石膏、枇杷叶、竹茹、竹叶、知母、川贝母、沙参、玉竹、银柴胡、百合、白薇等。

（4）气血瘀滞型：治以活血散瘀，利肺止咳。可用血府逐瘀汤加减。药用川芎、当归、熟地黄、桃仁、红花、牡丹皮、浙贝母、紫菀等。

（5）气阴两虚型：治以补气养阴。可用麦门冬汤加减。药用黄芪、茯苓、白术、陈皮、麦冬、西洋参、五味子、百合、沙参、甘草等。

将上述方药制成汤剂，放在熏蒸床药盒内，根据患者的体质和喜好，选择半坐式、卧式熏蒸。准备工作就绪，患者除去衣物，进入熏蒸床，熏蒸时间一般为 20 ~ 30 分钟，温度为 38℃ ~ 45℃。

2. 雾化吸入

根据患者的辨证情况，选取方药，每剂煎水 100mL，储于无菌瓶中，每次用 10mL 加入氧气雾化进行吸入（流量 5 ~ 6L/min），每日 3 次。

3. 穴位敷贴

该法适用于阴虚燥咳、气阴两虚证。

取穴：天突、膻中、肺俞、定喘。

操作：白芥子、甘遂、徐长卿、细辛、麦冬、沙参适量研磨成粉，用姜汁或蜂蜜调制成膏备用。患者取仰卧位，清洁以上穴位，将药膏敷于所选穴位上，用胶布固定，2 小时后取下，每日 1 次，15 日为 1 个疗程。

4. 穴位注射

取穴：双侧肺俞穴。

操作：按无菌技术操作原则，用 5mL 注射器抽取鱼腥草注射液 4mL。医者准确定位双侧肺俞，常规消毒，进针得气后回抽无回血后缓慢注入药液，每个穴位注射 2mL，每日 1 次。

（二）非药物外治

1. 针刺

治法：宣肺止咳。

主穴：合谷、列缺、定喘、风门、肺俞。

配穴：①热毒炽盛者加大椎、尺泽、曲池。②痰热蕴肺者加尺泽、孔最、膻中、天突、丰隆。③阴虚燥咳者加太渊、太溪、孔最。④气血瘀滞者加膻中、膈俞、血海。⑤气阴两虚者加太溪、气海、关元。

操作：大椎、尺泽、曲池、孔最、膈俞用毫针刺泻法，肺俞、太渊、太溪用毫针刺补法，余穴可用毫针刺平补平泻。留针 30 分钟，每日 1 次。

2. 子午流注治疗

取穴：同针刺治疗。

操作：治疗时除所选取穴位，增加子午流注开穴的穴位，将电极片贴于穴位上，调整到患者能适应的强度，每次治疗 30 分钟，每日 1 次。

3. 刺络放血

热毒炽盛者和气血瘀滞者可给予放血疗法，以达到泻热解毒、活血祛瘀的作用。热毒炽盛者给予大椎、肺俞、少商刺络放血，气血瘀滞者给予肺俞、膈俞、血海刺络放血。

4. 穴位埋线

取穴：大椎、肺俞、风门。痰热蕴肺者加丰隆，气滞血瘀者加膈俞、血海，气阴亏虚加太溪、气海。

操作：用记号笔标记所取穴位，严格消毒皮肤，戴无菌手套，将无菌孔巾铺于所选穴位上，将胶原蛋白线放入针柄，右手持针，左手绷紧皮肤，快速刺入 1～2cm，出现酸胀麻感即"得气"后，推动针芯，将线埋入穴位，用无菌纱布按压针孔 1～2 分钟，无渗血后，覆盖无菌敷贴。

5. 耳穴贴压

取穴：肺、气管、咽喉、脾、三焦、神门、肾上腺。

操作：用耳穴探测仪定位所选穴位，用酒精清洁消毒，晾干后将黏有王不留行的胶布（2mm×2mm）贴于所取穴位，按揉至患者自觉酸麻胀痛，并嘱患者每日按揉 2～3 次，每次不少于 3 分钟。

六、典型案例

王某，女，48 岁，患食管癌术后化疗后，2016 年 4 月在河南省肿瘤医院放疗科行放疗，放疗结束 1 月余出现咳嗽，痰色黄质稠，量大，伴咽部疼痛达 7 级，饮水、进食明显受到影响，无发热，舌质红，苔白厚腻，少津，脉滑数，大便干结，小便可。患者曾口服中药治疗，效果不明显。四诊合参，其属中医学咳嗽范畴，辨证为痰热蕴肺证，治宜清肺化痰、利咽止咳，针刺取穴大椎、定喘、风门、肺俞、曲池、尺泽、合谷、丰隆。

治疗 3 天结束，效果仍不明显，患者仍然咳嗽，咽痛明显，于是第 4 天治疗结束后给予少商、大椎放血治疗，同时给予肩背部足太阳膀胱经刮痧，并在出痧明显的腧穴附近选取两组进行放血治疗。

第 5 天患者感觉咽部疼痛明显减轻，继续针灸治疗 10 天，选穴基本同上，根据患者当天的症状适当进行加减，放血时从大椎、少商、商阳、曲池以及肩背部出痧明显的部位选取两组穴位交替进行，一周放血 2 次。

半月后患者咳嗽、咯痰基本消失，咽部疼痛减为 2 级，饮食明显增加，一般状况可，嘱患者注意清淡饮食，禁食辛辣刺激之品，同时要保持心情舒畅。

按：本案例选取大椎、定喘、风门、肺俞、曲池、尺泽、合谷、鱼际、丰隆为主穴。大椎为"诸阳之会"，是退热的要穴，且大椎位于背部，邻近心肺，可宣调肺气，现代研究表明针刺大椎可提高机体免疫力，提高肺功能。曲池、合谷、商阳属手阳明大肠经，曲池为其合穴，商阳为其井穴，而手阳明大肠经与手太阴肺经相表里，针刺此三穴可宣肺邪泻热。定喘穴有止咳平喘、通宣理肺之功；风门穴可祛风解表、宣肃肺气、益气固表，热病可泻之；肺俞穴解表宣肺，调肺和营，清热理气；尺泽穴为手太阴肺经的合（水）穴，能清热和胃、止咳平喘。四穴相配，益肺止咳，标本兼治。丰隆是化痰的要穴。以上诸穴共奏清肺泻热化痰、利咽止痛止咳之效，临床实践中可根据患者的具体辨证增减相应穴位。

放射性食管炎

一、概述

放射性食管炎（radiation esophagitis，RE）是胸部恶性肿瘤如肺癌、纵隔肿瘤、食管癌、乳腺癌及头颈部恶性肿瘤患者接受放疗时出现的剂量限制性反应，是以照射野内正常食管黏膜发生充血、水肿、糜烂或炎性渗出性改变甚至溃疡、一过性（暂时性）的狭窄，并在其基础上可合并感染为特征的一种疾病。当放射剂量达 2~3Gy 时，患者可出现不同程度的放射性食管炎，症状表现为进食时疼痛，胸骨后异物感、烧灼感、吞咽不适，进食刺激性食物时尤为明显。患者常因上述症状而惧怕进食，甚至惧怕饮水，轻者引起机体的营养摄取不足，重者可导致营养不良，甚至需要终止放疗。如不进行治疗，放射性食管炎症状一般在放疗结束后的第 2~3 周才能缓解。西医防治放射性食管炎主要以止痛解痉、抗菌消炎、保护消化道黏膜等对症处理为主，这些方法尽管能缓解部分症状，但其副作用也比较明显。目前，中医开展 RE 的治疗工作已有多年，众多的临床报道及基础研究证实，中医药可使部分 RE 症状减轻甚至消失，从而使患者得以完成放疗疗程。

放射性食管损伤的发病机制及病理变化：放射性食管炎是食管黏膜因放射性损伤产生的无菌性炎症，为组织非特异性炎症，主要效应细胞是单核细胞及巨噬细胞，其在诱因刺激下过度活化，分泌大量免疫炎症递质如 IL-1、IL-6、TNF-α 等，导致病理损伤。急性放射性食管损伤的靶细胞为黏膜基底细胞，临床症状由黏膜萎缩及溃疡引起，实验中按出现损伤至修复的时间顺序为：基底细胞有丝分裂消失、空泡形成，鳞状细胞上皮层变薄，基底细胞增生、上皮细胞更新伴部分区域剥脱，基底细胞增生完成、鳞状上皮细胞层厚度恢复。放射线对正常食管组织的损伤是由于放射线使食管组织中的水分子大量分解形成羟自由基引起的。自由基可由所有需氧细胞的氧代谢生成，为正常细胞的信号传导必需的物质，但过多的自由基可攻击细胞膜脂肪酸、蛋白质、核酸，引起膜流动性降低，通透性升高，线粒体肿胀，溶酶体破坏并释放，导致组织损伤，引起并加重炎症反应。放射性食管炎的病理分为三期。坏死期：食管黏膜受放射线照射后，基底细胞停止分裂，出现变性坏死，形成细胞碎片，部分脱落入管腔，部分为吞噬细胞所清除。此期食管黏膜镜下表现为充血、水肿、糜烂、溃疡。枯萎期：放疗几周后食管黏膜的坏死组织脱落，管壁变薄，黏膜变得相对光滑。此期患者易发生食管出血、穿孔。再生期：放疗数月后食管基底层残存的细胞开始再生，逐渐向上移行，表层上重新覆盖新生的上皮细胞。由于放射线引起的血管和组织的损害，食管黏膜逐渐出现纤维化。此期食管变细、狭窄，并且食管运动障碍加重。

放射性食管炎诊断标准：根据美国放射肿瘤治疗协作组制定的分级标准进行分级。0级为无变化；1级为轻度吞咽困难或吞咽疼痛，或需要用表面麻醉剂或非麻醉性止痛药；2级为中度吞咽困难或吞咽疼痛，可能需要麻醉性止痛药；3级为重度吞咽疼痛伴脱水，或体重比治疗前下降15%以上，须行鼻饲管、静脉滴注液体。

在中医古代文献中，没有与放射性食管炎完全对应的病名。但是由于其主要临床表现为吞咽不利、饮食难下、胸膈疼痛或纳而复出等症状，故可将其归入噎膈、反胃等范畴。噎膈最早见于《内经》。古代文献也对噎和膈分别进行了解释。《增韵》云："噎，食室气不通。"汉代刘熙《释名·释形体》云："隔，塞也。隔塞上下，使气与谷不相乱也。"金代张子和认为噎膈是指进食梗噎，饮食难下的病证。元代朱丹溪认为"其槁在上，近咽之下，水饮可行。食物难入，间或可入亦不多，名之曰噎。其槁在下，与胃为近，食虽可进，难尽入胃，良久复出，名之曰膈，亦曰反胃"，并首次将膈、噎、反胃视为一体论述。《金匮要略》云："发其汗，令阳微，膈气虚，脉乃数。数为客热，不能消谷，胃中虚冷故也胃气无余，朝食暮吐，变为胃反。"

目前中医学认为，放射线属火毒之邪，故而对于放射性食管炎的基本病因认识为外邪热毒，即放射线之热毒之邪。中医学认为壮火食气，且热邪最易伤津耗气，侵入人体后，伤及人体正气，耗伤人体津液，损伤脾胃等脏腑功能。发病之初为外邪侵袭，致食管干涩、食物难入、舌质红、苔少、脉沉细等"标实"之症；日久脾胃功能受到影响，运化水谷的能力下降，水湿积聚，痰浊内生，甚至痰瘀互阻，伤及人体正气，则可见消瘦、进食差等"本虚"之症；病久则虚实夹杂，缠绵难愈。故本病既有邪实的一面，即气结、痰凝、血瘀，又有本虚的一面，即津枯血燥，病理性质为本虚标实。疾病初起时为实证；病至中期，热毒炽盛，阴津亏损；待病情日久，虚证表现则逐渐明显，表现为气阴两虚兼有热毒，热毒郁久，又可出现瘀血证。这也与噎膈的气结、火郁、痰凝、血瘀、津枯之病机相符。

目前多数学者认为本病的病位在食管，与胃、肝、脾关系密切。而火贯穿于放射性食管炎始终。无论是实火（火毒或湿热）还是虚火（阴虚火旺），其在每一个患者身上都或多或少地存在，并且火与虚、瘀三者互为因果，同时存在，又形成恶性循环且贯穿始终，构成了放射性食管炎病因病机的显著特点。

二、辨证分型

(一) 火热伤阴

食管干涩疼痛，胸骨后烧灼感，口干，咽痛，吞咽不适，食物难入，进食刺激性食物时尤甚，舌质红，苔少，脉细数。

（二）痰热内蕴

吞咽不利或吞咽时疼痛，口干咽痛，进食烧灼感，咳吐黄痰，舌红，苔黄腻，脉弦滑。

（三）痰瘀互结

吞咽不利或吞咽时疼痛，面白，乏力，气短，或咳吐白色黏液，舌淡暗，苔白腻，脉滑或脉涩。

三、专病专方

黄智芬等运用活血化瘀法以血府逐瘀汤（柴胡、红花、川芎、甘草各 6g，枳壳、赤芍、生地黄各 12g，槐角、桔梗、牛膝各 10g，当归 9g）随证加减治疗放射性食管炎，并采用西沙必利片与庆大霉素加地塞米松作为对照组，结果发现：治疗组与对照组总有效率分别为 91.2%、60.0%；治愈时间平均分别为 15 天，32 天（$P<0.05$）；食量增加，分别为 78.0%、50.0%；睡眠改善分别为 84.4%、60.0%；治疗组治疗后体重、KPS 评分均比治疗前增加（$P<0.05$）。

路军章等益气养阴法用竹叶石膏汤加减配合放疗治疗肺癌、食管癌、纵隔肿瘤 30 例，并以单纯放疗 30 例为对照，结果表明，中药竹叶石膏汤加减对防治放射性食管炎有明显效果。

贺氏用清热解毒法自拟清热解毒方剂顺食汤（紫草、山豆根、山慈菇、黄柏、蜂蜜、生姜等），于放疗前 1 周开始服用，25mL/次，3 次/日；出现放射性食管炎后加量至 50mL/次，3 次/日，至放疗结束。对照组在出现放射性食管炎时用生理盐水 250mL + 2% 利多卡因 20mL + 氟美松 20mg + 庆大霉素 32 万单位制成混悬液，20mL/次，3 次/日，口服。结果显示：顺食汤组明显降低了急性放射性食管炎的发生率（23.4%），与对照组（44.6%）比较有显著差异性（$P<0.05$）。在发生放射性食管炎后，顺食汤的治疗仍有较好疗效。顺食汤组总有效率为 90.6%，比常规治疗（总有效率为 70.6%）有明显提高（$P<0.05$）。

四、中医外治

（一）药物外治

穴位敷贴取穴：天突、膻中、足三里。

刘谨忠等将放射性食管炎患者随机分为对照组（予以思密达合剂）和试验组（在对照组的基础上予以穴位外敷消炎止痛膏加冰片粉），将贴膏敷于足三里、天突和膻中等穴位，结果显示：穴位外敷消炎止痛膏加冰片粉对于食管放射性反应，78.05% 维持在 0~1 级反应；放疗完成率、临床症状改善总有效率和生活质量改善情况的稳定提高率为 95.12%。

（二）非药物外治

1. 针刺

治法：健脾益气，消瘀导滞。

主穴：天突、天鼎、膻中、巨阙、上脘、中脘、内关、合谷、足三里、膈俞。

配穴：①火热伤阴型：太溪、照海、胃俞、三阴交。②痰热内蕴型：阳陵泉、丰隆、内庭。③痰瘀互结型：血海、阴陵泉、气海、血海。

操作：足三里毫针刺补法，内关、中脘、合谷、膈俞用泻法，余穴可用毫针刺平补平泻。

2. 子午流注治疗

取穴：同针刺治疗。

操作：治疗时除所选取穴位，增加子午流注开穴的穴位，将电极片贴于穴位上，调整到患者能适应的强度，每次治疗 30 分钟，每日 1 次。

3. 耳穴贴压

取穴：胃、脾、肝、食管、咽喉、三焦、神门、交感。

操作：用耳穴探测仪定位所选穴位，用酒精清洁消毒，晾干后将黏有王不留行的胶布（2mm×2mm）贴于所取穴位，按揉至患者自觉酸麻胀痛，并嘱患者每日按揉 2～3 次，每次不少于 3 分钟。

4. 穴位埋线

取穴：膈俞、胃俞、内关、足三里。痰热内蕴者加大椎；痰瘀互结者加血海；火热伤阴者加三阴交。

操作：用记号笔标记所取穴位，严格消毒皮肤，戴无菌手套，将无菌孔巾铺于所选穴位上，将胶原蛋白线放入针梗，右手持针，左手绷紧皮肤，快速刺入 1～2cm，出现酸胀麻感即"得气"后，推动针芯，将线埋入穴位，用无菌纱布按压针孔 1～2 分钟，无渗血后，覆盖无菌敷贴。

五、典型案例

张某，男，60 岁，食管鳞癌，2016 年 9 月开始行放疗，放疗治疗 10 次后开始出现胸骨后烧灼感，伴咽痛、口干、吞咽不利，进食时疼痛不适，时有咳嗽，咳吐黄痰，痰多，二便可，舌绛红，苔黄腻，脉弦滑。四诊合参，辨证为痰热内蕴证。治宜清热解毒化痰。取穴天突、天鼎、膻中、巨阙、上脘、中脘、内关、合谷、足三里、膈俞、阳陵泉、丰隆；并给予大椎和膈俞放血，使体内的热毒有所出路；同时给予中药敷贴，穴位取天突、膻中、大椎。治疗 3 天患者自诉疼痛明显好转，进食也较前顺利一些，咳嗽也有所好转；又经过 1 周的治疗后，患者症状基本消失。

按：本案例中所取之穴天突、天鼎、膻中、巨阙、上脘、中脘均为任脉穴位。任脉起于小腹，出于会阴，沿腹内上行，经关元、气海，过胃中三脘（上、中、下脘），接膻中达咽喉，环口唇循面部络承泣（足阳明胃经之井穴）。本经腧穴主治腹、胸、颈、头面的局部病症及相应的内脏器官疾病，所取之穴共同起到利咽喉而豁痰，散胸中气结以调胃气的效果。《针灸甲乙经》有暴喑气哽，喉痹咽痛不得息，饮食不下，天鼎主之。内关穴属厥阴心包经之络穴，为八脉交会穴之一，通阴维脉而善治心、胸、胃之疾。《四总穴歌》之"心胸内关谋"，以及《八脉八穴治症歌》之"中满心胸痞胀……食难下隔……内关独当"就是对内关穴的作用和治症范围的概括总结。阳陵泉清热利湿，丰隆化痰，合谷主治咽喉肿痛。大椎、膈俞放血，使体内热毒随血而出。

放射性直肠炎

一、概述

放射性肠炎是盆腔恶性肿瘤患者腔内外放疗后常见的并发症之一，虽然小肠上皮细胞对放射线的敏感度高于大肠，但因大肠的活动度较小，因此大肠放射性损伤的发生率远较小肠为高。大肠中以直肠的发生率最高。而直肠炎的发生与直肠所接受的放射剂量、每次受照剂量以及放射野大小有关。当直肠剂量大于 5Gy 时，直肠炎发生率明显增加。而照射野大者腹泻趋向严重，重度腹泻更易衍变为慢性放射性直肠炎。另外既往有无手术史、在放疗的同时有无联合化疗，以及肿瘤患者的身体状况都是放射性直肠炎发生的影响因素，有文献显示其发生率为 6% ~17%，病死率最高可达 22%。对于放射性直肠炎，现代医学多采用保守治疗，如局部止血、消炎，营养支持，高压氧舱，手术等，但疗效不满意，复发率高。

急性放射性直肠炎一般发生在放疗开始后的 1~2 周内，临床主要表现为腹痛、腹泻、排出黏液便或血样便，伴有里急后重、肛门坠胀等症状，严重者可能出现肠梗阻、脱肛、肠穿孔、直肠阴道瘘等。约有 30% 的患者因临床症状严重，被迫中断放疗，严重影响了患者的预后以及生活质量。而且放射性的能量效应可以引起肠道组织细胞内的水产生氧自由基，破坏 DNA，其结果是阻断 DNA 转录复制，从而导致细胞凋亡，使肠道的机械屏障、免疫屏障、化学屏障及生物屏障遭到破坏，引起肠道菌群失调，微环境紊乱，免疫失衡，增加肠道感染的机会。

放射性直肠炎的病理改变主要为肠黏膜和血管结缔组织受损，可分为急性、亚急性、慢性病变三个阶段。急性病变多发生在照射期或照射后 2 个月内，照射导致上皮细胞增殖异常，隐窝细胞的有丝分裂减少，肠黏膜变薄，毛细血管扩张、水肿，炎性细胞浸润；亚急性病变约发生在照射后的 2~12 个月内，可见黏膜纤维增生，黏膜下小动脉内皮细胞肿胀，引起闭塞性脉管炎，黏膜下层的纤维增生，平滑肌透明变性；慢性病变发生于照射后 12 个月，出现受累的肠黏膜糜烂、溃疡，肠壁增厚，肠腔变得狭窄，肠黏膜缩短僵硬，甚至肠壁穿孔或瘘管形成。内镜下表现：①急性期时，黏膜呈轻度炎症表现。②晚期黏膜缺血萎缩，纤维化。③毛细血管扩张，黏膜脆性大，出现弥漫性肠黏膜出血或产生溃疡。④放射性直肠炎黏膜出血不同于其他肠出血，黏膜无水肿隆起。

临床上将放射性直肠炎分为三度。Ⅰ度：腹痛，肛门刺痛，稀便，偶尔便血；黏膜充血、出血，黏膜浅表糜烂。Ⅱ度：里急后重，便急，排便频繁，稀便，大便时坠痛，经常有便血；黏膜糜烂脱屑，溃疡形成。Ⅲ度：里急后重，便秘、稀便交替，大便时肛门刺痛，全血便；肠壁深度溃疡坏死。最近有报道提出，根据肠黏膜的毛细血管密度，可以对慢性放射性直肠炎进行精确可靠的分类，这对临床治疗有指导意义。

诊断标准：腹腔、盆腔恶性肿瘤行放疗后，出现下列表现者即可诊断：①症状：腹痛，腹泻，大便呈鲜红色或黏液便，里急后重。②直肠指检：肛门括约肌痉挛与触痛，直肠前壁水肿增厚变硬。③内镜检查：直肠黏膜糜烂、溃疡，溃疡呈斑片状或钻孔状，触之易出血。④病理检查：组织细胞水肿、变性、坏死，并排除恶性肿瘤转移的可能。

中医学中没有放射性直肠炎的病名，中医古籍中也没有对放射性直肠炎的直接记载，但根据其临床症状，放射性肠炎类似于肠澼、痢疾、便血、泄泻等病。《素问·太阴阳明论》指出："饮食不节，起居不时者，阴受之……阴受之则入五脏……入五脏则膜满闭塞，下为飧泄，久为肠澼。"《脾胃论》记载："夫肠澼者，为水谷与血另作一派，如即桶涌出也。"以上论述提出两个最常见的致病因素是饮食不洁与外邪侵袭。《三因极一病证方论》中有"肠风脏毒，自属滞下门"之说。放射线是放射性直肠炎的直接致病因素，根据其致病特点，多年来传统中医一致认为放射线为外来"火、热、毒"邪，初期热毒蕴结于肠道，灼伤血络，导致血热搏结，湿气下注，气机升降失职，大肠传导失司。日久热毒耗气伤津，加之肿瘤患者体质多属气血亏虚、津液不足之证，更容易导致热毒侵入机体，正如《灵枢》所云："此必因虚邪之风，与其身形，两虚相得，乃客其形。"

放射性直肠炎病位在大肠，涉及脾胃、肾，病机总属本虚标实，即正气亏虚，热毒内侵。根据临床症状，其可以分为急性放射性直肠炎和慢性放射性直肠炎。其中急性放射性肠炎常为热邪伤及肠道，肠道蕴热，湿热蕴结于下，肠道传化失常，而出现腹泻腹痛；湿热滞于肠，灼伤脂膜血络则便血；湿性黏滞，则出现黏液便或泻而不爽；舌质红、脉滑数均为湿热内盛之象。正如《诸病源候论·伤寒脓血痢候》所言："热毒伤于肠胃，故下脓血如鱼脑，或如烂肉汁，壮热而肠痛，此湿毒气盛故也。"故急性放射性肠炎可归为中医痢疾范畴。慢性放射性直肠炎患者体质一般较为虚弱，往往表现为虚实相间，寒热交结，瘀滞错杂，临床症状多以便血为主，故可归为中医便血范畴。

二、辨证分型

对于放射性直肠炎的中医证型，国内各医家的观点基本一致，主要集中在湿热、脾虚和脾肾阳虚三型。

（一）湿热内盛

泄泻腹痛，泻下急迫，或泻而不爽，粪便色黄味臭，肛门灼热，烦热口渴，小便短赤，舌质红，苔黄腻，脉滑数或濡数。

（二）脾虚湿滞

排便不爽，大便黏滞，头重，身重，纳呆，脘腹胀满，肢体倦怠，头晕，舌质淡，边有齿痕，舌苔腻，脉濡。

（三）脾肾阳虚

晨起泄泻，脐腹凉痛，肠鸣即泻，腹部喜暖，完谷不化，泻后则安，畏寒肢冷，腰膝酸软，舌淡苔白，脉沉细。

三、专病专方

俞鸿玲等认为，患者多因火热毒邪侵袭，大肠传导失司，日久导致灼伤脉络，气滞血瘀，故治疗宜清热解毒、凉血止血、行气祛瘀。其给予清热解毒祛瘀方（大黄、蒲公英、生薏苡仁各30g，败酱草、白及、生地榆各15g，三七粉6g）保留灌肠治疗放射性直肠炎38例，治疗组有效率为94.7%。

李宗宪等对40例盆腔部肿瘤患者采用防治结合的治法，初始阶段服香连丸，出现放射性直肠炎后，加葛根芩连汤加减（葛根20g，地榆、槐花各15g，黄芩、黄连、白芍各9g，甘草6g）煎剂保留灌肠，结果显示，中药组治愈好转率为100%。

李春耕等采用扶正解毒汤（槐花20g，蒲公英、黄连、马齿苋、苦参、五味子、地榆、丹参、西洋参、女贞子、黄芪、野菊花、枸杞子各10g）治疗放射性肠炎90例，治愈率为95.6%。

四、中医外治

（一）药物外治

1. 中药灌肠

急性放射性直肠炎中药灌肠以清热解毒、行气止痛为治疗原则，可用芍药汤或香连丸合葛根芩连汤等作为基础方进行加减。慢性放射性直肠炎治疗以健脾益气、调气理血为原则，可用参苓白术散加减进行治疗，阳虚明显者可用附子理中汤加减。一般采用保留灌肠，使中药直接达病灶，灌肠液的量为200mL左右。操作时协助患者取左侧卧位（必要时根据病情选择右侧卧位），充分暴露肛门，垫中单于臀下，置垫枕以抬高臀部10cm。测量药液温度（39℃～41℃为宜），液面距离肛门不超过30cm，用石蜡油棉球润滑肛管前端，排净肛管内的气体，暴露肛门，将肛管缓慢插入20～30cm，根据病变部位可增加插入长度。缓慢滴入药液（滴入的速度视病情而定），滴注时间15～20分钟。药液滴完，夹紧并拔出肛管，协助患者擦干肛周皮肤，用纱布轻揉肛门处，嘱患者尽量保留药液20分钟以上，协助取舒适卧位。

注意事项：①肛门、直肠、结肠术后，大便失禁，下消化道出血的患者禁用。②一次灌注药液量不可过大，不宜超过200mL。③灌注药液时若有排便意识，嘱咐患者做深呼吸。④每次30分钟，每日2次。

2. 水针

取穴：天枢、上巨虚或下巨虚。

操作：除天枢穴，放射部位病灶在中焦者选择上巨虚，病灶在下焦者选择下巨虚，按无菌技术操作原则，用5mL注射器抽吸黄连素注射液4mL，嘱患者取仰卧位，医者准确定位天枢及上巨虚或下巨虚，常规消毒注射部位，进针得气后缓慢注入药液，每个穴位注射 1mL，每日 1 次。

（二）非药物外治

1. 针刺

主穴：脾俞、肾俞、大肠俞、关元俞、长强、天枢、足三里、上巨虚、下巨虚、三阴交、内关。

配穴：湿热重加阳陵泉、中脘清热利湿；脾虚湿盛加气海、关元、阴陵泉；脾肾阳虚者加命门、太溪。

操作：腹部和腰部在针刺的基础上再给予艾盒灸，阳陵泉、中脘、长强、委中用毫针刺泻法，足三里、三阴交用毫针补补法，余穴可用毫针刺平补平泻。

相关研究：龙再菊等采用针刺八髎穴、长强穴，每日 1 次，每次 30 分钟，每 15 分钟行针 1 次，取得了较好的疗效。

2. 子午流注低频电治疗

对于不愿接受和不宜采用针刺治疗者，采用子午流注低频电治疗，取穴同针刺治疗。

操作：治疗时除以上所选取穴位，增加施治时子午流注开穴的穴位，将电极片贴牢于选取的穴位上，从小到大调整刺激强度，以患者能忍受为度，每次治疗 30 分钟，每日 1 次。

3. 督灸（脾虚湿盛证、脾肾阳虚证可给予督灸治疗）

取穴：督脉诸穴及足太阳膀胱经穴之背俞穴。

操作：患者取俯卧位，暴露背部，在大椎至腰俞的部位上敷督灸粉（香附、附子、桃仁、桂枝等），而后铺上桑皮纸，其上铺宽 10cm，厚 3cm 的生姜泥，于生姜泥上放置梭形艾炷点燃，施灸时间 30 分钟。

4. 耳穴贴压

取穴：胃、脾、直肠、大肠、小肠、三焦、交感。

方法：用耳穴探测仪在定位区域选择敏感点，用酒精棉球清洁消毒皮肤，晾干后将黏有王不留行的胶布（2mm×2mm）贴于所取穴位，按揉至患者自觉酸麻胀痛，并嘱患者每日按揉 2~3 次，每次不少于 3 分钟。

五、典型案例

王某，女，51 岁，2014 年 9 月升结肠癌术后行放疗，出现重度腹痛、腹胀，伴有里急后重感，一昼夜大便少则 20 余次，多时可达 40 次，直肠脱出肛门外，不能坐、平卧、直立行走，经口进食、饮水 20 分钟后即从肛门排出同质饮食，因而患者不敢进食、饮水，处于异常痛苦状态，严重影响了生活质量，用西医方法对症处理效果不佳。经病友推荐，患者抱着试试看的心理，由家属用平车推至中西医肿瘤外治中心。因为腹痛和脱肛，患者自诉弯着腰撅着屁股痛苦能减轻一些，每天除了上厕所，就是侧卧在床上，有时候一个小时就能去厕所 3 次，但是每次基本都解不出大便，有时排出少量黏液便或脓血样便，而且肛门下坠感明显。刻诊：患者精神差，睡眠差，面色黄，皮肤弹性差，四肢不温，舌质淡，苔白，脉沉细，当日大便 30 余次，直肠脱出肛门外成半圆形，如大半个乒乓球大小，小便可，倦怠乏力。四诊合参，其辨证为脾肾阳虚证，根据患者的情况采用温针灸，取穴为中脘、下脘、气海、关元、梁门、天枢、足三里、上巨虚、下巨虚、血海、梁丘、三阴交、内关，给予腹部艾盒温针灸，四肢艾条温针灸。首次治疗施灸 30 分钟，患者诉腹痛减轻，与往日不同的是 40 分钟过去了没有排大便的意识，继续留针 20 分钟后起针，1 小时后患者进食温面汤 200mL，4 小时后排出糊状大便少量。

二诊：患者诉腹痛明显缓解，一天排便 6 次，效不更方，第二次仍按原方案治疗。

三诊：患者精神好转，睡眠佳，腹痛、腹胀基本消失，肛门下坠感减轻，当日大便 4 次，脱出直肠还纳成功，能直立行走。

第 5 天患者腹泻停止，腹痛减轻、腹胀不明显，肛门坠胀感基本消失，大便次数 4 次，按原方案巩固治疗 1 次，嘱咐患者进食清淡易消化、营养丰富的食物，忌食生冷、刺激、油腻之品，办理出院。

1 个月后患者复诊，体重增加，腹泻腹痛未再复发。

按：经临床验证，放射性肠炎中医外治疗法往往有意想不到的效果，另外中药口服、中药灌肠、针灸均对治疗放射性直肠炎具有较好疗效。临床上为了提高疗效，我们同时采用 2 种或 2 种以上方法联合使用，以缩短疗程。

放射性皮炎

一、概述

放疗是恶性肿瘤的重要治疗手段，已广泛应用于临床，约有 60% 的恶性肿瘤患者在不同阶段的治疗中需要使用放疗。放射性皮炎是恶性肿瘤在放疗过程中最常见的并发症之一，主要是由于放射线（主要是 β 和 γ 射线及 X 线）照射引起的皮肤黏膜炎症性损害。放疗所致的皮肤损伤程度取决于射线分割的方法、放射的剂量、受照射的面积、照射的种类、患者的年龄以及放疗过程中不良反应的处理等多种因素的影响。放射性皮炎的主要临床表现有局部皮肤红斑、水肿、脱皮，严重者甚至溃疡、感染和坏死。放射性皮炎不仅严重影响患者生活质量，同时因严重的皮肤反应而中断放射性治疗，也会影响肿瘤的治疗效果，因此放射性皮炎是值得我们重视的临床问题。

（一）流行病学研究

在所有肿瘤类型中，接受放疗的肉瘤、乳腺、阴道和肛门、头颈部肿瘤患者更易发生放射性皮炎，因为这些类型的肿瘤患者在接受放疗时，皮肤更易暴露于大剂量的射线照射之下。其中，头颈部和阴道肿瘤患者在接受放疗时，放射性皮炎的发生率较高。有研究表明，头颈部肿瘤中度皮损发生率为 57%，重度皮损发生率为 23%，阴道肿瘤患者的中重度皮损发生率分别为 67% 和 22%。在加拿大、美国、欧洲和澳大利亚，至少 50% 的癌症患者在患病期间接受放疗，这些患者中最常见的皮肤症状是皮肤红斑（约占 90%），其次是湿性脱皮（约占 30% 以上）。放疗所致皮损的严重程度受很多因素的影响，大体上可将这些影响因素分为患者自身相关性因素和治疗相关性因素两大类。其中患者自身有很多因素均能影响到皮肤反应的严重程度，如年龄、性别、吸烟、营养状况、体重指数（BMI）、胸围、皮肤皱褶、肿瘤部位和遗传因素等。此外，治疗相关因素包括总照射剂量、射线类型、放射增敏剂、化疗或治疗部位，以及受照射组织的体表面积等。在诸多因素的影响下，放射性皮炎的治疗难度不言而喻，虽然随着放疗技术的改良，如强度调控放射治疗（intensity – modulated radiotherapy，IMRT）可减少放射性皮炎的发生率、严重程度，以及改善耐受剂量，但是仍不能很好地控制放射性皮炎的发生。

（二）临床表现

根据临床表现的不同，该病一般可分为急性放射性皮炎和慢性放射性皮炎。

1. 急性放射性皮炎

急性放射性皮炎常因短期内接受大剂量射线照射所致，通常指在接受放疗的前90天内出现皮肤反应，潜伏期一般为 7～14 天，皮肤症状常在中高等剂量（＞30Gy）时开始出现。急性放射性皮炎的皮肤表现包括了从红斑到皮肤干燥，再到最终湿性脱皮的一系列过程。初起时患者皮肤以边界清楚的局限性红斑、浮肿为主，并伴有皮肤敏感度和紧张度增高，局部会出现烧灼及瘙痒感。随着射线剂量和照射时间的增加，会出现皮肤干燥脱屑。疾病后期患者局部出现湿性脱皮，治疗部位皮肤红斑明显、皮肤湿软，伴水疱、渗出、糜烂、结痂，并有明显的疼痛感。病情更甚者，则出现组织坏死，形成溃疡，深者可达皮下、肌肉，甚至骨组织，难以愈合。

2. 慢性反射性皮炎

慢性放射性皮炎多因长期反复接受小剂量射线照射引起，通常出现在放疗后的数月至数年后，也可由急性放射性皮炎迁延不愈转变而来。慢性放射性皮炎患者中皮肤色素变化比较常见，可呈现色素脱失或色素沉着，此外局部皮肤还可表现为腺体功能减退，皮肤干燥萎缩，毛囊退化，毛发脱失，指甲颜色变暗、质地变脆、纹理改变等。此外，毛细血管扩张和纤维化的表现也比较常见，如因小血管增生而导致溃疡、皮肤破裂，组织收缩导致运动受限、疼痛以及血栓或梗阻发生，日久可形成顽固性溃疡或皮肤癌变。

（三）发病机制

放射性皮炎的发生与射线使表皮、真皮、血管的细胞和分子结构发生改变有关。根据病变反应发生的快慢，本病的发病机制分为急性反应和迟发性反应两种。

1. 急性反应

急性反应的病理过程包括射线直接损伤和继发性炎症反应，放疗过程中电离辐射的初始剂量所产生的能量通过产生二次电子和活性氧而直接造成组织损伤，其中活性氧可损坏细胞膜、DNA 等结构。直接的损伤还包括射线导致黑色素转移、皮肤毛囊损伤、阻断真皮细胞生长等，使病变皮肤出现色素异常、毛发脱落、表皮脱屑及干燥等症状，更高剂量的射线损伤则使皮肤渗液，继而出现湿性脱皮。射线还通过细胞缺氧和上调 TGF – β 表达对血管内皮造成损伤，使局部血管损伤与血液循环障碍。至于放疗继发的炎症反应的具体机制尚未完全阐明，目前主要认为与角质细胞、成纤维细胞和内皮细刺激表皮和真皮层中的免疫细胞有关。免疫细胞进行免疫应答引起一系列细胞因子和趋化因子的级联反应，如 IL-1α、IL-1β、TNF-α、IL-6、IL-8、CCL-4、CXCL-10 等参与其中。此外放疗引起血管内皮细胞损伤后 ICAM-1、VCAM-1 等黏附分子表达上调，促进白细胞浸润到照射部位，参与炎症反应。

2. 迟发性反应

迟发性反应与慢性放射性皮炎和皮肤纤维化形成的关系密切，此过程与皮肤成纤维细胞与细胞因子 TGF-β 起着关键作用。电离辐射可影响凝血级联反应，促使凝血酶诱导的 TGF-β 活性增加，TGF-β 结合其受体复合物并激活 Smad3 蛋白进而启动纤维化过程。有研究表明射线可通过增加肥大细胞源性组胺、血清素、TNF-α 和胰蛋白酶的释放，影响皮肤成纤维细胞产生趋化因子，这些趋化因子反过来影响照射部位炎症细胞的聚集。此外，皮肤自身会对损伤进行修复和愈合，间充质细胞、内皮祖细胞和骨髓单核细胞等在趋化因子的诱导下聚集于照射部位，然而这些细胞可能引发炎症反应，导致组织缺血再灌注损伤。

（四）临床分级

放射性皮炎的临床症状复杂多样，不同阶段和个体间差异较大，故采用较为客观的临床分级标准对病情评估和治疗有指导意义。目前国际上的放射性皮炎临床分级标准有 RTOG、RISRAS、CTCAE 和 WHO 标准，其中由美国肿瘤放射治疗协作组（Radiation Therapy Oncology Group，RTOG）制定的分级标准在临床较为广泛使用。RTOG 分级标准依据患者客观皮损表现分为 0~Ⅳ级，分级等级与患者皮损程度正相关（表 8-2）。该标准着眼于特征性症状，简单明了，易于操作。1999 年由 Nole-Adam 提出了急性放射性皮炎反应评估表（the radiation-induced skin reaction assessment scale，RISRAS），该评估量表不仅依据皮损症状，同时考虑了患者的主观感受，分为患者和医务人员两部分，采用计分方式进行评估，临床操作较 RTOG 分级复杂（表 8-3）。2003 年美国国家癌症研究所制订了通用不良反应术语标准（Common terminology criteria for adverse events，CTCAE）3.0 版本，该标准按照器官系统分类，较全面地从化疗、放疗、外科治疗三个方面对肿瘤治疗不良反应进行评价，同时对不良反应的重症度及分级标准进行了统一。CTCAE 中对皮肤萎缩、皮肤色素异常、皮肤硬结、皮肤溃疡等不良事件分别进行分级。此外，WHO 制定的抗癌药物常见毒副反应分级标准中，其将皮肤反应分为无异常，皮肤红斑，干性脱皮、水疱、瘙痒，湿性皮炎、溃疡，剥脱性皮炎，坏死 6 个不同的等级。

表 8-2 RTOG 分级标准

分级	临床表现
0 级	无症状或轻症，无需治疗
Ⅰ级	水疱，淡红斑，毛发脱落，干性脱皮，出汗减少
Ⅱ级	皮肤触痛，明显红斑，片状湿性脱皮，中度水肿
Ⅲ级	除皮肤皱褶处之外的融合性湿性脱皮，重度水肿
Ⅳ级	溃疡，出血，坏死

表 8 - 3　RISRAS 评分量表

第一部分　患者主观感受评分表				
症状	无	有一点	有一些	非常
你感觉放射部位皮肤有任何紧绷、不适或疼痛感吗？	0	1	2	3
你感觉放射部位皮肤痒吗？	0	1	2	3
你感觉放射部位皮肤有灼热感吗？	0	1	2	3
你觉得放疗引起的皮肤反应或症状在多大程度上影响了你的日常活动？	0	1	2	3

第二部分　医务工作人员专业评分量表
（治疗的详细情况记录，包括放疗治疗量等）

症状	评分			
红斑（E）	0（正常）	1（淡红斑）	2（灰红斑）	3（鲜艳红斑）　4（深紫红斑）
干性脱皮（DD）	0（正常）	1（<25%）	2（>25%~50%）	3（>50%~75%）　4（>75%~100%）
湿性脱皮（MD）	0（正常）	1（<25%）	2（>25%~50%）	3（>50%~75%）　4（>75%~100%）
坏死（N）	0（正常）	1（<25%）	2（>25%~50%）	3（>50%~75%）　4（>75%~100%）

持续评估量表

日期	编号	E	DD	MD	N	疼痛	痒感	灼热感	影响度	总分
治疗										

使用说明：
1）至少每周评估患者 1 次，记录日期、编号及接受的放射剂量。
2）"红斑"根据颜色的改变来评分。
3）"干性脱皮""湿性脱皮""坏死"：评估放疗部位发生皮肤反应的比例。
4）将各项评分最终记录在持续评估量表中。
5）让患者填好患者症状量表并将其评分记录到持续评估量表中。
6）统计各项总分。

二、辨证分型

放射性皮炎是因射线照射损伤皮肤所致，根据不同剂量射线的性质，其属于燥热、火邪、邪毒之类，放射性皮炎则可归属于中医疮疡范畴。金元四大家的代表医家刘完素在《素问玄机原病式·五运主病》中提出："人近火气者，微热则痒，热甚则痛，附近则灼而为疮，皆火之用也。"喻嘉言在《医门法律》中指出："有干于外而皮肤皱揭者，有干于内而精血枯涸者，有干于津液而荣卫气衰，肉烁而皮著于骨者。"以上论述说明了火热之邪致病的特点，痒、痛、疮皆可由火邪而来，其主要病机是火热燥邪易耗伤人体津液，津液不足则见"干"之诸症。从放射性皮炎的典型症状来看，急性者以皮肤干燥、出汗减少、红斑、脱屑、瘙痒等为主，慢性者则见溃疡、出血等症状，均属于火热燥邪致病的表现。初期邪气犯表尚浅，仅见皮肤干燥、汗出减少等津液缺乏表现。日久火热入里，伤及血分，血热妄行则可见皮肤红斑。离经之血与热邪交结，瘀热日久，热盛肉腐，则见溃疡、出血等症状。病情迁延则耗伤气阴，疮口不易愈合，并伴有明显的全身症状。针对放射性皮炎的病因病机，中医在治疗上多采用清热解毒、活血祛瘀、燥湿、凉血、生肌为主的治法，若疾病后期出现阴虚内热证，亦采用养阴生津的治法。目前中医学认为本病可按照急性和慢性的表现进行辨证治疗，辨证参考如下。

（一）热毒蕴结（急性）

证候：皮损为红斑、水肿或有水疱形成，破溃、糜烂，有渗液，自觉灼热、瘙痒或有发热，头痛，苔黄或黄腻，脉数或濡数。

治则：清热解毒。

方药：皮炎汤加减。生地黄、牡丹皮、赤芍、石膏、黄芩、金银花、连翘、淡竹叶、野菊花、紫草、青黛、紫花地丁、甘草等。

（二）毒蓄血亏（慢性）

证候：发病时间较长，皮肤干燥、萎缩，发稀甲脆，溃疡经久不愈，自觉瘙痒或灼热，舌质红或淡，苔薄或无苔，脉细无力。

治则：补养气血，解毒生肌。

方药：托里消毒散加减。熟地黄、白芍、赤芍、川芎、当归、黄芪、党参、茯苓、白术、金银花、皂角刺、白芷、桔梗、甘草等。

三、中医外治

（一）中药膏剂

1. 三黄膏

三黄膏由黄芩、黄连、黄柏组成，共奏清热燥湿、凉血解毒、止血活血之效，可缓解射线的火热邪毒对皮肤的损害，并可促进创面的血液循环，控制感染。王惠萍等通过对比三黄膏和三乙醇胺乳膏治疗乳腺癌术后放疗导致的放射性皮炎的疗效，结果显示：三黄膏调和蜂蜜外用效果较三乙醇胺乳膏更佳，且患者感觉相对舒适，创面愈合快。徐彦等用三黄膏治疗乳腺癌术后放射性皮炎患者40例，与硫酸镁软膏对照组相比，皮损改善程度及时间均优于对照组。

2. 湿润烧伤膏

本药为伤科常用药，主要用于烧、烫、灼伤等创面。其由地龙、黄柏、黄连、黄芩等中药制成，具有生肌止痛、清热解毒等功效。吕韦华等将72例患有放射性皮炎的肿瘤患者分为两组，分别给予湿润烧伤膏和红霉素软膏进行治疗，结果显示：湿润烧伤膏能更好地改善患者的疼痛症状，且总有效率高于红霉素软膏组。张续兰等将76例放疗患者分为两组，观察组给予湿润烧伤膏，对照组给予凡士林外涂，结果显示观察组较对照组急性皮肤反应程度明显减轻。

3. 金黄散

金黄散主要由大黄、黄柏、白芷、姜黄、苍术、天南星等药物组成，具有清热解毒、消肿止痛的功效，临床常用于红、肿、热、痛的疮疖肿痛属热毒之证者。王俐将

82 例肿瘤患者随机分为观察组和对照组，观察组患者给予金黄散防治，对照组患者给予比亚芬防治，结果显示：金黄散用于治疗放射性皮炎，可减轻皮肤受损程度，缓解患者的不适症状，其临床效果和安全性与比亚芬相当。李炯辉将 80 例恶性肿瘤患者随机分为两组，两组患者在接受放疗的同时，治疗组用重组人表皮生长因子外用溶液（商品名金因肽）防治，对照组用如意金黄散防治，结果显示：金黄散与重组人表皮生长因子外用溶液防治放射性皮炎疗效无差异。

4. 芦荟胶

芦荟性味苦寒，有清肝泻火、泻热通便、杀虫疗疳等功效。现代研究表明，芦荟富含碱性磷酸酶、缓激肽酶等酶，可有抗炎、抗病毒、保湿和抗细胞衰老的作用。另有动物实验研究表明，芦荟凝胶能够提高放射性皮炎损伤组织中 VEGF、VEGFR 的表达，促进皮损区域血管的生成，从而促进创面的愈合。董丽华等应用完美芦荟胶对 80 例头颈部恶性肿瘤放疗的患者进行预防用药，另有 40 例对照组的患者未用药，结果显示：使用芦荟胶可以使得放射性皮炎的发生率降低，并可减少重度放射性皮炎的发生。

（二）中药油剂

1. 自拟溃疡油

本方由黄芪、大黄、赤芍、红花、紫草组成，具有清热解毒、养阴益气、活血化瘀之功效。王小璞等将 74 例鼻咽癌放疗患者随机分为治疗组 38 例（溃疡油）和对照组 36 例（三乙醇胺乳膏），结果显示：治疗组Ⅱ级及以上放射性皮炎的发生率比对照组低（$P < 0.05$），并能减轻急性放射性皮炎的症状。于振洋等将 60 例接受放疗的头颈部肿瘤患者随机分为治疗组和对照组，每组各 30 例。治疗组在每次放疗结束后照射野皮肤外敷中药溃疡油至放疗疗程结束，对照组照射野皮肤给予比亚芬软膏处理。结果显示：治疗组重度皮炎的发生率明显低于对照组，说明中药溃疡油能有效地预防放射性皮炎的发生。

2. 复方紫草地榆油

复方紫草地榆油临床多用于褥疮患者，其主要成分是紫草、地榆、千里光、生大黄、蒲公英等，具有清热解毒、止血凉血、活血化瘀消斑、消炎等功效。梁键等将 221 例接受放疗的患者随机分为 3 组，79 例放射野外用复方紫草地榆油，69 例放射野外用喜疗妥，73 例行常规放疗宣教和健康宣教，结果显示：与喜疗妥组及常规宣教组相比，复方紫草地榆油组能有效地预防放射性皮炎的发生，其疗效明显优于其他两组。

3. 山茶油

早在明代李时珍的《本草纲目》中就有记载，"山茶主治汤火伤灼"。山茶油有消炎止痒的功能，在粤东山区经常使用。赖和英等对 156 例放射性湿性皮炎分别采用山茶油和龙胆紫外涂，进行疗效观察，结果治疗组在痂皮脱落所需时间、有效率方面优于对照组。叶中慧等将 70 例鼻咽癌患者随机分为观察组 35 例，放疗期间使用山茶油；对照组 35 例，按常规皮肤护理。结果显示：观察组患者发生放射性皮炎的程度明显轻于对照组，说明山茶油能提高皮肤的耐受能力，可降低鼻咽癌患者放射性皮炎的发生程度。

4. 复方紫草油

复方紫草油根据明代秦景明所撰的儿科专著《幼科金针》中紫草润肌膏化裁而来，药物组成为紫草、冰片、忍冬藤、白芷等，其中主要药物紫草在《神农本草经疏》中被称为"凉血之圣药"。复方紫草油具有清热解毒、凉血消肿、止痛、防腐生肌之功效，主要用于皮炎、湿疹、烧伤、烫伤、褥疮以及创伤愈合等。欧氏通过观察78例放射性皮肤损伤患者，分别用复方紫草油纱条及庆大霉素注射液湿敷，结果显示复方紫草油组疗效明显优于庆大霉素组。李万胜等观察复方紫草油对Ⅱ~Ⅳ级放射性皮炎的治疗效果，治疗组和对照组分别给予复方紫草油和碘伏外用，结果显示复方紫草油组在疼痛改善和总有效率方面均优于碘伏对照组。

（三）中药水剂

1. 康复新液

康复新液是由美洲大蠊经乙醇提取而制成，其主要成分包括多元醇类、表皮生长因子、粘氨酸、粘糖氨酸等，具有去腐生肌、促进肉芽组织生长和血管新生等作用，临床多用于烧烫伤、溃疡、褥疮等的治疗。冯志平等将73例放射性皮炎的鼻咽癌患者分为两组，两组患者均给予甲紫溶液、复方鱼肝油氧化锌软膏外涂等常规治疗，观察组在常规治疗的基础上加用康复新液，治疗后观察组RTOG皮炎分级情况显著改善。谌科霞等将118例放射性皮炎患者随机分为两组，试验组患者在出现放射性皮炎后用康复新液湿敷治疗，对照组涂烧伤湿润膏治疗，结果显示：试验组在放射性湿性皮炎创面愈合时间、治疗有效率均优于对照组。

2. 三黄液

三黄液主要药物组成为黄芩、黄连、黄柏，三药均具有清热解毒之功效。有研究表明，三黄液能有效缓解创面疼痛，促进上皮细胞生长，加快创面修复，是治疗放射性皮肤损伤的有效药物。王姝理等将94例接受放疗的肿瘤患者随机分为治疗组50例和对照组44例，治疗组放疗部位使用三黄液联合芦荟汁外涂，对照组放疗部位进行常规护理，结果治疗组放射性皮炎的程度明显低于对照组。伍秀丽等同样观察三黄液联合芦荟汁对急性放射性皮炎的预防作用，将48例患者随机分为治疗组25例和对照组23例，治疗组使用三黄液联合芦荟汁外搽放射野皮肤，对照组使用生理盐水外搽放射野皮肤，结果治疗组的急性放射性皮炎的发生率明显低于生理盐水对照组。

3. 蜂黄液

蜂黄液主要成分为大黄、虎杖及蜂蜜。方中蜂蜜不仅具有止痛、解毒的功效，还可以减少创面黏液屏障及水肿程度，预防细菌入侵创口引发的发炎或溃疡情况，促使创面快速愈合。大黄具有清热解毒、消炎、祛腐生新的作用，现代药理学研究表明大黄酸有很好的抗菌作用。虎杖具有利湿、祛腐的功能，多用来治疗各种热毒证。三药合用，主要功效为消炎止痛、清热解毒、祛腐生肌。蒋氏选取头颈部肿瘤所致放射性皮炎患者120例，随机将患者分为观察组和对照组各60例。观察组应用蜂黄液，对照组采取常规皮肤防护剂利肤宁。结果观察组皮肤损伤程度明显低于对照组，说明应用蜂黄液可以提高放射野皮肤的耐受性，降低皮肤损伤程度。唐慧娟等应用蜂黄液早期干预乳腺癌术后放疗患者，与三乙醇胺乳膏进行对照，采用 RTOG 分级标准进行评估，结果治疗组较对照组能更好地改善皮肤的反应程度。

（四）其他

除上述剂型外，还有糊剂、膜剂等可用于放射性皮炎的治疗。如龙血竭胶囊粉、复方虎杖白及胶载药膜、复方芩 E 涂膜剂等，均在临床应用取得了较为满意的防治效果。

1. 龙血竭胶囊粉

龙血竭为百合科剑叶龙血树的树脂，含有血竭皂苷、植物防卫素等多种活性成分。其中血竭皂苷具有强大的镇痛抗炎作用。植物防卫素属于天然的抗菌防腐物质，不仅具有消炎镇痛、去腐生肌的作用，且具有抗肿瘤、促进黏膜表皮修复的作用。曲静等选取 128 例头颈部肿瘤放疗过程中出现 Ⅱ ~ Ⅳ 级急性放射性皮肤损伤的患者，将其随机分为观察组、对照组各 64 例，所有患者均给予生理盐水、地塞米松、庆大霉素湿敷，观察组在此基础上加用龙血竭胶囊粉外抹，结果显示：加用龙血竭胶囊粉的患者皮损愈合时间更短。

2. 复方虎杖白及胶载药膜

本药膜是在复方虎杖洗液和复方虎杖软膏的基础上制成，主要由虎杖、白及、大黄、黄连、黄柏、黄芩组成。王玉华等将 102 例接受放疗的住院患者随机分为两组，治疗组在第 1 次放疗后立即给予复方虎杖白及胶载药膜，对照组仅给予常规皮肤护理。结果显示：治疗组放射性皮炎的发生率和损伤程度明显低于对照组，放射性皮炎的愈合时间明显少于对照组。该结果说明复方虎杖白及胶载药膜可减轻放射性皮炎的发生程度，加速创面愈合，保证放疗的顺利进行，提高肿瘤患者的放疗效果。

3. 复方芩 E 涂膜剂

复方芩 E 涂膜剂是在复方芩 E 乳膏的基础上研制的制剂，临床上用于预防肿瘤患者放疗引起的放射性皮炎。宋征等观察复方芩 E 涂膜剂预防放射性皮炎的临床疗效，选择 72 例接受放疗的住院肿瘤患者，将其随机分为两组，治疗组在首次放疗前 3 天给予复方芩 E 涂膜剂涂抹照射区皮肤，对照组放疗前后局部不予任何处理或药物。结果显示治疗组放射性皮炎的发生率和损伤程度明显低于对照组，说明复方芩 E 涂膜剂能够预防放疗所致的放射性皮炎，并能减轻放射性皮炎的发生程度。

四、典型案例

杨某，女，65 岁，2016 年 8 月初出现肛周疼痛，伴肛周赘生物形成，约黄豆大小，不伴便血及排便习惯改变，于当地医院以"痔疮"给予支持对症治疗后上述症状未见好转，未予重视。2017 年 1 月患者感觉肛周疼痛加重，肛周赘生物增大，大小为 5.5cm ×4cm ×0.5cm，遂来就诊。结肠镜示：结肠息肉（Is 型），肛门肿物。病理结果示：肛门复层鳞状上皮乳头状增生伴大量角化过度及角化不全，个别区域可见间质浸润，组织表浅，考虑高分化鳞状细胞癌。诊断：肛管鳞癌。完善盆腔核磁、胸部 CT、腹部 CT 未见远处病灶及淋巴结转移。分期：肛管高分化鳞癌 T3N0M0，Ⅱ 期。治疗：放疗采用常规二维放疗，盆腔大野照射，前后野对穿照射，剂量 50Gy/2Gy/25F，8 ~ 12 周后疗效评价。化疗方案：5－FU＋DDP。每次放疗过程中，患者肛门周围皮肤常规消毒、清创，将美洲大蠊研末（绵阳好医生中药饮片有限公司）3g 溶解于康复新液（四川好医生攀西药业有限责任公司）10mL 中，充分搅拌，之后用薄薄的一层无菌纱布覆盖于肛门上，直到药物完全吸收。经过 25 次盆腔大野放疗，肿瘤明显缩小，3cm×2cm×0.2cm，坏死，呈灰黑色，肛门周围组织修复良好，仅表现为局部组织水肿、发红，并无溃疡、肛瘘等严重并发症发生。

五、小结

中医药治疗放射性皮炎的特色鲜明，通常使用内外结合用药，尤其外用中药更能体现中医药治疗本病的优势，而且效果明显。《疡科纲要》在论述疡医之学时指出"疮疡为病，发见于外，外治药尤为重要"，临床上治疗"发见于外"的皮肤类疾病时，采用中医外治更能使药物直达病所，疗效显著。中药外治不仅药品种类丰富，而且剂型种类繁多，有膏剂、水剂、油剂、胶体剂、粉剂、膜剂等，不同的剂型在适用范围上有所区别，应该根据具体临床情况进行选择。放射性皮炎属中医疮疡范畴，与火热燥邪侵犯肌肤有关，治疗上主要采用清热解毒、活血祛瘀、燥湿凉血、益气生肌的治法。故在选用中药时，常选用黄连、黄芩、黄柏等清热解毒燥湿之品，大黄、紫草、地榆、红花、赤芍等凉血止血、活血化瘀之品，亦有选用黄芪、白芷、皂角刺等排脓生肌之品。从现有的研究来看，中药外用防治放射性皮炎的疗效明显，不仅可用于预防皮炎反应，也可改善患者皮肤干燥、瘙痒、疼痛、溃疡等症状，而且不良反应少，具有安全有效、便捷的特点。此外，外用中药品类繁多，临床在应用时应结合具体临床分级和中医辨证，选用适当的品种和剂型，这样才能取得更好的疗效。

参 考 文 献

1. 李佩文，蔡光荣．癌症疼痛中西医汇通 ［M］．沈阳：辽宁科学技术出版社，2002：33 - 34.

2. 唐倩．冰虫止痛膏外用辅助治疗局部癌性疼痛的临床研究 ［D］．北京：北京中医药大学，2013.

3. 袁会诚，王建丽．马钱止痛贴治疗癌性疼痛 31 例 ［J］．陕西中医学院学报，2009，32 （2）：43 - 44.

4. 齐创．速效止痛膏治疗及联合吗啡治疗癌症疼痛的临床研究 ［D］．沈阳：辽宁中医药大学，2012.

5. 王芬，肖俐，胡凯文，等．中医外治法治疗癌性疼痛阴证 60 例临床分析 ［J］．中国中医基础医学杂志，2012，18 （12）：1396 - 1397.

6. 刘耀，李忠，白桦，等．镇痛膏外用缓解癌性疼痛的作用及相关机制研究 ［J］．中医学报，2010，25 （4）：611 - 615.

7. 孙玉冰，周亦农，张诚光，等．癌痛宁散外敷治疗癌性疼痛 45 例 ［J］．中医药学刊，2005，（4）：728 - 729.

8. 李金昌，黄金活，稽玉峰，等．麝冰膏外敷治疗癌症疼痛 278 例 ［J］．中医研究，2006，（1）：36 - 37.

9. 赵玉香，赵玉玲，胡遵荣．疏络膏穴位外敷缓解癌症疼痛的临床研究 ［J］．中医外治杂志，2003，（2）：12 - 13.

10. 苏寅，李荣．辨证穴贴治疗骨转移癌疼痛临床观察 ［J］．中国中医骨伤科杂志，2003 （5）：48 - 50.

11. 李瑛，金辉华，王海琴，等．蟾乌凝胶膏穴位贴敷缓解癌症疼痛临床观察 ［J］．上海针灸杂志，2017，36 （4）：397 - 400.

12. 徐巍，江正龙，姬艳菊．自制蟾香膏敷脐治疗消化系统癌性疼痛 40 例 ［J］．中国中医急症，2010，19 （7）：1131.

13. 袁明，黄桂林，边文贵，等．癌痛围腰带治疗肝癌癌性疼痛的临床观察 ［J］．四川中医，2005，（8）：49 - 50.

14. 王凡星．以痛为腧中药外涂治疗癌性疼痛的疗效观察和机理探讨 ［D］．石河子：石河子大学，2010.

15. 唐志英. 外用中药酊剂治疗癌性疼痛 35 例 [J]. 中医外治杂志，2001，（2）：45.

16. 王瑞平，杨文娟. 辛香止痛剂治疗癌性疼痛疗效观察 [J]. 中医研究，1997，（3）：39－41.

17. 牛红梅. 癌痛欣滴鼻剂治疗癌痛的临床与实验研究 [J]. 山东中医药大学学报，1999，（6）：430－433.

18. 史荣康，周兴宏，丁琼，等. 镇痛散积液直肠内给药治疗癌性疼痛初探 [J]. 实用中医药杂志，2007，（1）：5－6.

19. 洪晓瑜. 耳针对中晚期肝癌疼痛的治疗体会 [J]. 中国临床康复，2002，6（14）：2136－2137.

20. 凌楠. 针刺加耳穴贴压治疗癌症疼痛 63 例临床观察 [J]. 中国中医基础医学杂志，1998，4（S1）：182.

21. 张磊，李换男，杨岚. 肺癌中医外治法研究进展 [J]. 亚太传统医药，2016，12（20）：54－56.

22. 王晶波，李竹英. 肺癌胸腔积液的中医药治疗现状 [J]. 中华中医药学刊，2008，26（9）：1961－1963.

23. Becker G，Galandi D，Blum HE. Malignant ascites：systematic review and guideline for treatment [J]. Eur J Cancer，2006，42：589－597.

24. 马晓娟，张旭，江泳. 111 例腹水病因分析 [J]. 临床荟萃，2016，31（2）：211－217.

25. Bennett R，Maskell N. Management of malignant pleural effusions [J]. CurrOpin Pulm Med，2005，11：296.

26. Ihsan Inan，Sandra De Sousa，Patrick O Myers. Management of malignant pleural effusion and ascites by a triple access multiperforated large diameter catheter port system [J]. World J Surg Oncol，2008，6：85.

27. 田德禄. 中医内科学 [M]. 北京：人民卫生出版社，2002.

28. 姜德友，张海丽. 鼓胀源流考 [J]. 安徽中医学院学报，2009，28（6）：5－8.

29. 程志文. 朱丹溪鼓胀论治特色探讨 [J]. 中医药临床杂志，2012，24（1）：1－2.

30. 陈广梅，赵红兵，方南元，等. 阴虚鼓胀的中医用药思路 [J]. 长春中医药大学学报，2015，31（2）：283－285.

31. 迟莉. 王旭高鼓胀证治探讨 [J]. 继续医学教育，2015，29（10）：162－163.

32. 张运希，汤建光. 汤建光治疗鼓胀经验 [J]. 中国民间疗法，2015，23（8）：11－12.

33. 徐云生，肖河. 谈鼓胀的病机与治疗 [J]. 江西中医药，1995，26（5）：24－25.

34. 王海军，李郑生，万新兰. 李振华教授治疗鼓胀的经验 [J]. 中医学报，2013，28（12）：1808－1810.

35. 任林军，曲保利，陈宇宏. 敷脐疗法在肿瘤患者腹水治疗中应用的临床观察 [J]. 中国医药指南，2014，12（36）：230－231.

36. 李德琼，栾燕芬，赵秀华. 活血利水方贴敷神阙穴控制癌性腹水 18 例 [J]. 云南中医中药杂志，2014，35（3）：73-74.

37. 林琳. 龙蝎消水膏外敷联合腹腔灌注化疗治疗恶性腹水的临床观察［D］. 合肥：安徽中医药大学，2015.

38. 许建新，王燕山，饶爱华，等. 腹水消外敷治疗晚期肿瘤恶性腹水90例临床观察［J］. 浙江中医杂志，2015，50（6）：416-417.

39. 蔡焦生，杨树明，张爱萍. 浅析艾灸关元穴治疗恶性腹水的机制［J］. 中国医药指南，2008，24（6）：314-315.

40. 黄金昶. 药灸神阙穴为主治疗癌性腹水51例临床观察［J］. 中医外治杂志，2004，13（2）：8-9.

41. 詹梦熊，刘晓燕，张健. 温阳健脾利水药饼神阙穴隔姜灸并热敷联合西药治疗癌性腹水随机平行对照研究［J］. 实用中医内科杂志，2013，27（2）：48-49.

42. 李苏宜. 肿瘤厌食诊断治疗路径［J］. 肿瘤代谢与营养电子杂志，2015，2（2）：15-18.

43. 刘贵茹，张宁苏. 肿瘤相关性厌食主要症状及症候群特点观察［J］. 实用中医内科杂志，2012，26（6）：66-67.

44. 刘妮妮，程君，初娇. 穴位贴敷配合中西医护理改善肿瘤放疗后食欲不振临床分析［J］. 黑龙江医学，2014，30（10）：1222-1223.

45. 周飒飒，江琳. 耳穴贴压治疗肿瘤患者相关性食欲不振的临床观察［J］. 医疗装备，2016，29（9）：140-141.

46. 张微微，李鑫，陈舲，等. 中药外敷治疗晚期肿瘤患者胃肠功能障碍30例［J］. 浙江中医杂志，2014，49（4）：247-248.

47. 刘译鸿，何春霞，徐凯. 吴茱萸盐炒外敷神阙穴预防恶性肿瘤化疗性胃肠功能障碍临床观察［J］. 河北中医，2009，31（12）：1774-1776.

48. 李培训，贾英杰. 针刺治疗晚期消化道肿瘤厌食症27例疗效观察［J］. 新中医，2006，38（4）：67-68.

49. 王绍霞，王红，张怀宝. 肿瘤相关病症中医外治手册［M］. 郑州：河南科学技术出版社，2015：56-59.

50. 黄金昶，田桢. 黄金昶中医肿瘤外治心悟［M］. 北京：中国中医药出版社，2014：217-220.

51. 付铃，万茜，徐天舒. 麦粒灸对肿瘤患者生活质量及其外周血中IL-10表达的影响［J］. 上海针灸杂志，2015，34（4）：305-309.

52. 乌海华. 健脾消食开胃方联合推拿治疗脾胃气虚型儿童厌食46例疗效观察［J］. 中医儿科杂志，2015，11（5）：69-72.

53. 宋朋飞，武扬，张万里. 季远运用膏摩配合艾灸治疗小儿相关疾病经验［J］. 湖南中医杂志，2014，30（11）：50-51.

54. 王国杰. 捏脊疗法治疗小儿厌食症疗效观察［J］. 中医儿科杂志，2013，9（1）：64-65.

55. 杨国旺，郭佼，郑朝旭，等．针药并用外治法治疗消化道肿瘤术后胃瘫的疗效观察 [J]．中国肿瘤临床与康复，2017，24（5）：513 –517.

56. 滕钰浩，陶肖馨，章永红，等．癌性发热中医药临床研究 [J]．长春中医药大学学报，2012，（3）：451 –452.

57. 张霆．从伏气论治肺癌癌性发热探析 [J]．中医药学报，2007，（2）：5 –6.

58. 陈凯，王庆才．癌性发热辨治 [J]．江苏中医药，2004，（8）：48 –49.

59. 于慧敏．焦中华治疗癌性发热经验 [J]．山西中医，2010，（7）：10 –11.

60. 胡陵静，傅敏，陈皎皎．癌性发热辨治体会 [J]．中国中医急症，2010，（19）：1999 –2000.

61. 中华中医药学会．中医癌性发热诊疗指南（草案）[A]．2007 国际中医药肿瘤大会会刊 [C]．重庆：中华中医药学会：2007：1 –3.

62. 周思薇．清热散瘀解毒方治疗血瘀型癌性发热的临床观察 [D]．长沙：湖南中医药大学，2010.

63. 连炜铃．癌因性疲乏中医辨证及针灸治疗的临床研究 [D]．广州：广州中医药大学，2015.

64. 李华，邵小亚，蒋丽．穴位贴敷对进展期胃癌患者癌因性疲乏的影响 [J]．齐鲁护理杂志，2017，23（3）：96 –97.

65. 李雁林，朱峰，侯辉．推拿对乳腺癌新辅助化疗患者癌因性疲乏的影响 [J]．中国现代普通外科进展，2011，14（3）：245 –247.

66. 王晓庆，段培蓓，梅思娟，等．中药足浴对胃肠道肿瘤化疗患者癌因性疲乏的影响 [J]．护理学报，2015，22（12）：1 –4.

67. 王绍霞．肿瘤相关病症中医外治手册 [M]．郑州：河南科学技术出版社，2015：142 –144.

68. 张涛．癌因性疲乏中医证型的临床研究 [D]．合肥：安徽中医药大学，2015.

69. 杨金菊，丁敏．肿瘤患者癌因性疲乏干预措施的研究进展 [J]．中国全科医学，2012，15（6）：593 –595.

70. 吴良松．癌因性疲乏的中西医治疗进展 [J]．长春中医药大学学报，2011，（1）：146 –148.

71. A Wanchai, JM Armer, BR Stewart. Nonpharmacologic supportive strategies to promote quality of life in patients experiencing cancer – related fatigue: a systematic review [J]. Clinical Journal of Oncology Nursing, 2011, 15（2）：203 –214.

72. 梁桂花，韦金翠，黄琳俐．隔姜灸神阙穴治疗老年肿瘤患者便秘的临床研究 [J]．世界最新医学信息文摘，2016，16（55）：60 –61.

73. 张彦华，荆轲．热敏灸对肿瘤患者化疗后便秘的临床价值 [J]．肿瘤基础与临床，2013，26（4）：359 –360.

74. 杨维益，王晓中，李峰．中药解毒的临床和理论研究 [J]．北京中医药大学报，1996，19（4）：47.

75. 聂成梅. 二仁地芪膏穴位贴敷对化疗患者便秘的影响 [J]. 当代护士, 2017, 5: 137 – 138.

76. 李新平, 蒋春灵, 陈海英. 不同方法治疗放疗病人急性便秘的疗效观察 [J]. 护理研究 (中旬版), 2011, (7): 1804 – 1805.

77. 王静, 杨磊. 肿瘤患者便秘原因分析及防治 [J]. 辽宁中医药大学学报, 2010, (1): 102 – 103.

78. 孙静云, 凡国华, 陈维铭. 中医外治法防治肿瘤相关性便秘研究进展 [J]. 山东中医杂志, 2017, (4): 81 – 83.

79. 李俊, 贺平. 意念导引法治疗便秘初探 [J]. 按摩与康复医学, 2004, 20 (5): 28 – 29.

80. 周安秀, 秦海娇, 梁务清. 癌症患者睡眠障碍的研究现状 [J]. 中国临床新医学, 2016, 9 (9): 841 – 844.

81. 彭晓虹, 张纪良, 宋建蓉, 等. 针灸治疗肿瘤患者失眠临床疗效观察 [J]. 中华中医药杂志, 2016, 31 (6): 2409 – 2411.

82. 智明, 由德辉. 针灸防治肿瘤化疗后恶心、呕吐 138 例 [J]. 中国中医药现代远程教育, 2013, 11 (23): 83.

83. 徐海燕. 热敏灸配合头针丛刺治疗失眠 58 例 [J]. 南京中医药大学学报, 2014, 30 (2): 189 – 191.

84. 陈谦峰. 失眠的简易中医外治法 [J]. 中国民族民间医药, 2010, 19 (15): 147.

85. 刘安家, 张跃强, 曾祥学. 中药穴位贴敷治疗肿瘤放疗所致顽固性呃逆疗效观察 [J]. 中国民间疗法, 2017, 25 (2): 15.

86. 陆祎, 侯黎莉, 曹燕华, 等. 耳穴埋豆在肺癌患者放疗失眠中的应用 [J]. 上海护理, 2017, 17 (1): 41 – 44.

87. 朱德志, 巫云立, 沈红梅, 等. 穴位贴敷治疗贴预防放疗所致骨髓抑制 [J]. 中国辐射卫生, 2009, 18 (4): 500.

88. 施琪, 戴新娟, 安红丽, 等. 刮痧联合拔罐改善心脾两虚型失眠患者睡眠质量的效果 [J]. 护理学杂志, 2016, 31 (23): 38 – 40.

89. 冉先武. 推拿治疗失眠症 [J]. 湖北中医杂志, 2008 (1): 52.

90. 陈晓娜, 黄小丽, 廖莹莹, 等. 耳穴埋豆配合五音疗法治疗中风后失眠 33 例疗效观察 [J]. 云南中医中药杂志, 2014, 35 (1): 55 – 56.

91. 丁世勇. 按摩导引治疗失眠的疗效分析 [J]. 按摩与导引, 2000, (5): 9 – 10.

92. 马维萍, 李利军, 朱万政, 等. 口腔溃疡膜的制备与临床应用研究 [J]. 武警医学, 2006, 17 (8): 587.

93. 张苏娜, 唐荣银, 吴占鳌, 等. 复方五倍子口腔缓释贴膜的临床疗效观察 [J]. 临床口腔医学杂志, 2009, 25 (10): 629 – 670.

94. 关同军, 高青, 孙玉信. 教授从 "火不生土" 论治复发性口腔溃疡经验 [J]. 亚太传统医药, 2017, 13 (10): 77 – 78.

95. 周永海. 口腔溃疡药膜治疗复发性口腔溃疡 250 例临床观察 [J]. 浙江中医杂志,
    2008, 43 (3): 181 - 182.

96. 殷霁虹, 沈小珩. 中药对恶性肿瘤化学治疗引起骨髓抑制的干预作用动物实验研究
    进展 [J]. 上海中医药大学学报, 2010, (1): 78 - 80.

97. 王振强, 谢丽娜, 李小江. 中医药防治恶性肿瘤化疗后骨髓抑制研究 [J]. 中医学
    报, 2010, 25 (2): 212 - 215.

98. 任黎萍, 张晓清. 归脾汤和龟鹿二仙汤加减治疗乳腺癌化疗后骨髓抑制 50 例 [J].
    陕西中医, 2009, 30 (7): 794 - 795.

99. 殷蓓蓓, 刘焕梅, 黄爱华. 中医药治疗恶性肿瘤放化疗骨髓抑制的临床观察 [J].
    中国医疗前沿, 2009, 4 (22): 19.

100. 蔡霄月, 徐振晔. 骨髓抑制从肾论治机制研究进展 [J]. 上海中医药杂志, 2007,
     41 (7): 75 - 77.

101. 贾英杰, 于建春, 杨佩颖, 等. 中医药防治化疗致骨髓抑制的临床研究概况 [J].
     辽宁中医杂志, 2014, 41 (10): 2253 - 2255.

102. 杨志烈, 王成龙, 王拥军, 等. 中医药防治恶性肿瘤化疗后骨髓抑制的研究进展
     [J]. 辽宁中医杂志, 2015, (10): 2042 - 2044.

103. 汪变红, 张明智, 付晓瑞, 等. 化放疗骨髓抑制机制及防治研究进展 [J]. 肿瘤
     基础与临床, 2013, 26 (2): 162 - 165.

104. 张翔, 周郁鸿. 中医药防治化疗后骨髓抑制研究进展 [J]. 浙江中西医结合杂志,
     2012, 22 (7): 582 - 585.

105. 金玉晶, 曹大明, 赵喜新, 等. 针灸对 CTX 化疗小鼠骨髓组织黏附分子 ICAM - 1、
     VCAM - 1 蛋白表达的影响 [J]. 中医学报, 2013, 28 (12): 1840 - 1842.

106. 越慧萍, 吴蕙婷, 吴锦燕. 热敏灸预防化疗致恶性肿瘤患者骨髓抑制的临床效果
     观察 [J]. 肿瘤药学, 2013, (4): 300 - 302, 315.

107. 李扬帆. 督灸合雷火灸治疗放化疗后白细胞减少症 81 例 [J]. 中医外治杂志,
     2013, 22 (2): 40 - 41.

108. 王晓聪. 中药硬膏穴位热敷联合艾灸预防化疗后骨髓抑制的疗效观察 [J]. 中国
     医药指南, 2013, (5): 584.

109. 梁久菊, 罗光宇, 杜再坪. 药物灸预防消化道肿瘤化疗导致骨髓抑制临床观察
     [J]. 中国中医急症, 2012, 21 (8): 1330 - 1331.

110. 范明文, 江瑜, 靳振伟, 等. 艾灸背俞穴防治化疗药物所致白细胞减少的疗效观
     察 [J]. 光明中医, 2012, 27 (7): 1391 - 1392.

111. 韩予飞, 龚正, 黄利青, 等. 针刺治疗化疗后白细胞减少辅助作用观察 [J]. 中
     国针灸, 2010, 30 (10): 802 - 805.

112. 刘浩, 任浩洋, 孙纯广, 等. 重组人粒细胞集落刺激因子 (rhG - CSF) 对小细胞
     肺癌化疗后骨髓抑制的有效性和安全性分析 [J]. 中国临床药理学杂志, 2009,
     25 (6): 501 - 504.

113. 马玉杰，梁辉．重组人 G－CSF 治疗不同白细胞减少症的疗效与机制［J］．上海交通大学学报（医学版），2009，29（9）：1081－1084.

114. 郑轶峰，张力华，周毅．左归丸对骨髓抑制小鼠造血调控的影响［J］．河北中医，2009，31（5）：759－762.

115. 王立芳，徐振晔，金长娟，等．双黄升白颗粒对化疗所致骨髓抑制 Lewis 肺癌荷瘤小鼠细胞周期的双重调控作用及其机制［J］．中西医结合学报，2009，7（5）：453－457.

116. 陈永锋，祝彼得，张莉．维肝力对骨髓抑制小鼠骨髓及血清 FL 分泌水平的影响［J］．中国中药杂志，2008，33（13）：1587－1590.

117. 林胜友，沈敏鹤，刘振东，等．龟鹿二仙胶抵抗化疗小鼠骨髓 CD34$^+$细胞凋亡的研究［J］．中国中医药科技，2008，15（3）：172－173.

118. 肖春，窦永起．化疗后骨髓抑制从肾论治的临床与基础研究进展［J］．疑难病杂志，2009，8（5）：317－319.

119. 张天泽．肿瘤学［M］．天津：天津科学技术出版社，1996.

120. 陈佩娟，苏艳，杜真真，等．中晚期鼻咽癌患者调强放疗联合化疗不良反应分析及预防护理对策［J］．护理学报，2014，（2）：34－37.

121. 郭子寒，焦园园，赵冰清，等．化疗药物致周围神经病变及其防治研究进展［J］．中华中医药杂志，2015，17（4）：282－284.

122. 朱孝娟，贾程辉，李杰．抗肿瘤药物引起手足综合征机制及中西医结合治疗进展［J］．辽宁中医杂志，2015，42（2）：434－438.

123. 娄彦妮，陈信，义田爱平，等．中医外治化疗性手足痛的多中心、随机、对照临床研究［J］．北京中医药，2013，32（4）：261－265.

124. 陆宁，施航，董晶，等．艾红煎预防晚期乳腺癌卡培他滨化疗所致手足综合征临床观察［J］．浙江中医杂志，2015，50（7）：519.

125. 黄金昶，田桢．黄金昶中医肿瘤外治心悟［M］．北京：中国中医药出版社，2014：243－245.

126. 陈冬来．酒调乳黄散防治卡培他滨致手足综合征的疗效观察［J］．中医药导报，2010，16（10）：35－36.

127. 陈青青．加味桂枝汤熏洗防治卡培他滨所致手足综合征观察［J］．浙江中医杂志，2012，47（1）：39－40.

128. 陈州华，周胜涟．芪归通络汤浸泡治疗化疗后手足综合征 30 例［J］．陕西中医，2012，33（1）：32－34.

129. 魏征，张俊萍，蔡小平．四妙活血散外洗防治卡培他滨化疗后手足综合征［J］．中国民康医学，2013，25（10）：57－58.

130. 张晓迪，陈嘉璐，高静东．温经化瘀方外治化疗相关性手足综合征的临床观察［J］．浙江中医药大学学报，2017，41（2）：142－145.

131. 钟美华，叶思华，穆蕾蕾．中药湿敷预防结直肠癌患者化疗致手足综合征的效果

观察 [J]. 中国医药科学, 2016, 6 (22): 106 - 108.

132. 梁小珍, 梁耀君. 紫草油外涂防治希罗达所致手足综合征 25 例疗效观察 [J]. 新中医, 2013, 45 (5): 108 - 109.

133. 王绍霞, 王红, 张怀宝. 肿瘤相关病症中医外治手册 [M]. 郑州: 河南科学技术出版社, 2015: 158 - 160.

134. 杜彦丽, 刘晶, 蒋菁梅, 等. 化疗药物性静脉炎的预防与护理 [J]. 中华现代护理杂志, 2010, 16 (26): 3152 - 3153.

135. 章春芝, 任晓东, 薛志芳, 等. 中药外敷预防化疗性静脉炎的临床观察 [J]. 中华护理杂志, 2009, 44 (7): 639 - 640.

136. 金涛, 彭素姜, 陈秀云, 等. 马应龙麝香痔疮膏外搽预防化疗性静脉炎 [J]. 护理学杂志, 2009, 24 (22): 63 - 64.

137. 黎红梅, 辜红娟, 杜波, 等. 自制姜薯膏防治化疗性静脉炎的临床研究 [J]. 护理学杂志, 2010, 25 (13): 4 - 5.

138. 叶文娟, 胡菊英, 倪永仙. 抗炎 I 号防治化疗性静脉炎的疗效观察 [J]. 中国实用护理杂志, 2009, 25 (6): 6 - 7.

139. 董咏梅, 张美芬, 张岩, 等. 新鲜马铃薯片早期外敷防治化疗性静脉炎的临床研究 [J]. 护士进修杂志, 2008, 23 (9): 780 - 782.

140. 帅毅. 利多卡因胶浆预防化疗性静脉炎的疗效观察 [J]. 中国实用护理杂志, 2009, 25 (10): 17 - 18.

141. 冯吉焕, 李蕊. 复方大黄膏外敷防治阿奇霉素静脉损伤的临床研究 [J]. 护士进修杂志, 2009, 24 (22): 2084 - 2085.

142. 胥桂英. 芒硝膏外敷防治氟尿嘧啶致静脉炎的效果观察 [J]. 护理学杂志, 2006, 21 (5): 40 - 41.

143. 任道琼, 罗红. 诺维本致外周静脉炎的综合防治研究 [J]. 护理学杂志, 2008, 23 (21): 34 - 35.

144. 周艳, 李琼. 湿润烧伤膏加冰敷预防盖诺所致静脉炎的效果观察 [J]. 护理研究, 2008, 23 (1): 228 - 229.

145. 陆红, 任健华, 张春桂, 等. 姜醇联合紫花烧伤膏在预防化疗性静脉炎中的应用效果评价 [J]. 中国实用护理杂志, 2010, 26 (7): 54 - 55.

146. 张春桂, 陆红. 自制姜醇联用紫花烧伤膏预防长春瑞滨所致化疗性静脉炎 [J]. 护理学杂志, 2009, 24 (11): 48 - 49.

147. 王静, 毛池容, 刘成霞, 等. 云南白药气雾剂预防氟尿嘧啶时辰化疗致浅静脉炎的疗效观察 [J]. 护理研究, 2009, 23 (2): 338 - 339.

148. 黄英英, 陈艺香. 百多邦软膏外涂药物联合硫酸镁湿敷预防化疗药物静脉炎疗效观察 [J]. 护士进修杂志, 2009, 24 (8): 760 - 761.

149. 张晓静, 张频. 肿瘤化疗所致恶心呕吐的发病机制和药物治疗的研究进展 [J]. 癌症进展杂志, 2006, 4 (4): 349 - 351.

150. 龙洪光. 中西医结合防治迟发性呕吐 28 例小结 [J]. 中国民族医药杂志, 2004, (S11): 25 - 127.

151. 王亚非, 姚组培, 黄新中, 等. 旋覆代赭汤加味防治恶性肿瘤化疗呕吐反应的临床研究 [J]. 中国中西医结合杂志, 1998, 18 (5): 273.

152. 王昆. 加用自拟止吐方防治胃癌化疗呕吐反应 15 例 [J]. 广西中医药, 2003, 26 (6): 25.

153. 王秀梅. 针刺治疗癃闭 40 例 [J]. 中国中医急症, 2009, 18 (11): 1888 - 1889.

154. 赵晓飞. 针刺结合穴位注射治疗术后癃闭 38 例 [J]. 内蒙古中医药, 2009, 3 (39): 28 - 29.

155. 熊卫荣. 针刺配合提肛运动治疗术后癃闭 78 例 [J]. 湖南中医杂志, 2005, 21 (3): 77 - 78.

156. Livingston EH, Passaro EPJr. Postoperative ileus [J]. Dig Dis Sci, 1990, 35 (1): 121 - 132.

157. Hollenbeck BK, Miller DC, Taub D, et al. Identifying risk factors for potentially avoidable complications following radical cystectomy [J]. J Urol, 2005, 174 (4 Pt 1): 1231 - 1237.

158. 安丽娅, 孙大力, 徐鹏远. 术后肠麻痹发生机制和治疗的研究进展 [J]. 中国全科医学, 2016, 19 (18): 2223 - 2225.

159. Mueller MH, Glatzle J, Kampitoglou D, et al. Differential sensitization of afferent neuronal pathways during postoperative ileus in the mouse jejunum [J]. Ann Surg, 2008, 247 (5): 791 - 802.

160. 吴功侃, 孙忠义, 赵荣宇, 等. 胃大部切除术后功能性排空延迟综合征的诊断与治疗 [J]. 普外临床, 1993, 8 (5): 306 - 308.

161. 王涛, 高文, 朱余明, 等. 食管癌术后胃瘫的诊断和治疗体会 [J]. 中国癌症杂志, 2004, 14 (3): 295.

162. 张维一, 周辉, 王强. 胃瘫病因学与治疗进展 [J]. 局解手术学杂志, 2004, 13 (6): 416.

163. Matsuo Y, Shibuya K, Nakamura M, et al. Dose - volume associated with radiation pheumonitis after stereotactic body radiation therapy for lung cancer [J]. Int J Radiat Oncol Biol phy, 2012, 83 (4): e547 - e549.

164. Tsoutsou PG, Koukourakis MI. Radiation pneumonitis and fibrosis: mechanisms underlying its pathogenesis and implications for future research [J]. Int J Radiat Oncol Biol-Phys, 2006, 66 (5): 1281 - 1293.

165. 蒋娟, 胡成平. 放射性肺炎发病机制及治疗进展 [J]. 国际呼吸杂志, 2015, 35 (18): 1247.

166. 龚黎燕, 马胜林. 放射性食管损伤的中西医研究进展 [J]. 现代中西医结合杂志, 2009, 11 (18): 4164.

167. 庄清，武方冰．放射性食管炎治疗探讨［J］．广东医学，2005，26（4）：551 – 552.

168. 杨秀云，宴晓波．口服蜂蜜法防治放射性食管炎疗效观察［J］．山东医药，2000，40（19）：25.

169. 姜苗，董青．中医药防治放射性食管炎研究进展［J］．南京中医药大学学报，2008，24（4）：286.

170. 柏茂树，黄杰，沈红梅．放射性食管炎中医研究进展［J］．中国实验方剂学杂志，2011，17（20）：294 – 295.

171. 黄智芬，刘俊波，黎汉忠，等．血府逐瘀汤治疗放射性食管炎32例［J］．中国中西医结合消化杂志，2006，14（3）：200.

172. 路军章，王发渭，崔书样，等．竹叶石膏汤防治放射性食管炎临床观察［J］．中医杂志，2000，41（5）：293 – 294.

173. 贺方学，魏来，马幼平，等．顺食汤防治急性放射性食管炎的疗效观察［J］．临床报道，2005，2（24）：70 – 71.

174. 刘谨忠．穴位外敷消炎止痛膏加冰片在防治放射性食管炎中的作用［J］．实用预防医学，2009，16（4）：1199.

175. 高绍荣．放射性肠炎的中两医结合诊治辨析［J］．中国药物与临床，2011，11（2）：187 – 189.

176. 李宜放，刘丽坤，王晞星．放射性直肠炎治疗概况［J］．医学综述，2008，14（21）：3291 – 3293.

177. 李荣富，孙涛．放射性肠炎发生机制的研究进展［J］．医学综述，2011，17（2）：257 – 259.

178. 敖睿，卢铀．放射性肠炎发生机理最新研究进展［J］．实用医院临床杂志，2009，6（2）：112 – 114.

179. 罗银星，王笑民，富琦．放射性肠炎治疗现状分析［J］．北京中医，2007，26（8）：544 – 546.

180. 黄河，陆金根，曹永清．放射性直肠炎的预防与诊疗［A］．中国中医肛肠教育研讨会暨第十二届中日大肠肛门病学术交流会论文集［C］．成都：中医药高等教育学会临床教育研究会肛肠分会，中华医学会外科分会结直肠外科学组，2008：265 – 270.

181. 高向军，王晞星．放射性直肠炎的中西医研究进展［J］．光明中医，2017，32（9）：1375 – 1376.

182. 俞鸿玲，徐行，朱海明．中药清热解毒祛瘀方保留灌肠治疗放射性直肠炎38例临床观察及护理［J］．吉林医学，2011，32（35）：7586 – 7587.

183. 李宗宪，刘秀萍，刘昌海，等．香连丸合葛根芩连汤加味防治放射性直肠炎40例［J］．山东中医杂志，2007，26（6）：378 – 380.

184. 李春耕，李淑娟，丛坤，等．扶正解毒汤灌肠治疗放射性肠炎90例［J］．河南中医，2013，33（6）：918 – 919.

185. 龙再菊，王波．中医治疗放射性直肠炎31例临床观察［J］．中国中西医结合消化杂志，2015，23（3）：204 – 206.

186. 黄永杰. 中医针灸治疗顽固性呃逆疗效观察［J］. 亚太传统医药，2016，12（11）：96 – 97.

187. 刘现军. 针刺治疗肿瘤呃逆的疗效观察［J］. 临床医药文献电子杂志，2015，2（32）：6591 – 6593.

188. 侯桂兰，芦柏震，王春雷. 中医中药治疗肿瘤顽固性呃逆的回顾与分析［J］. 肿瘤学杂志，2006，（4）：349 – 350.

189. 姜高赟，牟晓英，韩淑聪. 针刺治疗呃逆研究［J］. 长春中医药大学学报，2013，29（2）：253 – 254.

190. 张冬英，蓝翔，樊慧红，等. 放射治疗并发放射性皮炎防治的研究进展［J］. 中国现代医生，2017，55（27）：166 – 168.

191. Trotti A. Toxicity in head and neck cancer：A review of trends and issues［J］. International Journal of Radiation Oncology Biology Physics，2000，47（1）：1 – 12.

192. Elliott，E. A. Phase Ⅲ Trial of an Emulsion Containing Trolamine for the Prevention of Radiation Dermatitis in Patients With Advanced Squamous Cell Carcinoma of the Head and Neck：Results of Radiation Therapy Oncology Group Trial 99 – 13［J］. Journal of Clinical Oncology，2006，24（13）：2092 – 2097.

193. Kouvaris J R，Kouloulias V E，Plataniotis G A，et al. Dermatitis during radiation for vulvar carcinoma：Prevention and treatment with granulocyte – macrophage colony – stimulating factor impregnated gauze［J］. Wound Repair and Regeneration，2001，9（3）：187 – 193.

194. Chan RJ，Larsen E，Chan P. Re – examining the evidence in radiation dermatitis management literature：an overview and a critical appraisal of systematic reviews［J］. Int J Radiat Oncol Biol Phys，2012，84（3）：357 – 362.

195. Singh M，Alavi A，Wong R，et al. Radiodermatitis：A Review of Our Current Understanding［J］. American Journal of Clinical Dermatology，2016，17（3）：277 – 292.

196. Freedman G M，Anderson P R，Li J，et al. Intensity modulated radiation therapy（IMRT）decreases acute skin toxicity for women receiving radiation for breast cancer.［J］. American Journal of Clinical Oncology，2006，29（1）：66 – 70.

197. Ho A Y，Mccormick B. A Multicenter Randomized Trial of Breast Intensity – Modulated Radiation Therapy to Reduce Acute Radiation Dermatitis［J］. Breast Diseases A Year Book Quarterly，2009，20（1）：89 – 90.

198. Müller，Kerstin，Meineke V. Radiation – induced mast cell mediators differentially modulate chemokine release from dermal fibroblasts［J］. Journal of Dermatological Science，2011，61（3）：199 – 205.

199. Amber K T，Shiman M I，Badiavas E V. The Use of Antioxidants in Radiotherapy – Induced Skin Toxicity［J］. Integrative Cancer Therapies，2014，13（1）：38 – 45.

200. Kim J H, Kolozsvary A J J, Jenrow K A, et al. Mechanisms of radiation – induced skin injury and implications for future clinical trials ［J］. International Journal of Radiation Biology, 2013, 89 (5)：311 – 318.

201. Nobleadams R. Radiation – induced skin reactions 3：evaluating the RISRAS ［J］. British Journal of Nursing, 1999, 8 (19)：1305.

202. 金晟娴, 于洁. 肿瘤化疗药物新的不良反应评价系统 – CTCAE v3.0 ［J］. 儿科药学杂志, 2011, 17 (3)：53 – 55.

203. 王惠萍, 梅金莲, 王海玲, 等. 三黄膏调和蜂蜜防治乳腺癌放疗致放射性皮炎的观察 ［J］. 中国临床研究, 2014, 27 (4)：483 – 484.

204. 徐彦, 杨巍娜, 赵世恩. 三黄膏联合蜂蜜防治乳腺癌术后放射性皮炎的疗效观察 ［J］. 中国药房, 2014, 25 (19)：1789 – 1791.

205. 吕伟华, 徐秀梅. 湿润烧伤膏治疗放射性皮炎的临床观察 ［J］. 中国医药导刊, 2016, 18 (8)：822 – 823.

206. 张续兰, 张红, 高欣, 等. 湿润烧伤膏在放疗患者皮肤损伤中的临床应用 ［J］. 甘肃医药, 2015, 34 (4)：284 – 286.

207. 王俐. 金黄散与比亚芬治疗放射性皮炎的疗效及安全性比较 ［J］. 中外医疗, 2015, 34 (15)：100 – 101.

208. 李炯辉, 刘莹. 如意金黄散防治放射性皮炎临床研究 ［J］. 环球中医药, 2013, 6 (1)：49 – 50.

209. Surjushe A, Vasani R, Saple D G. ALOE VERA：A SHORT REVIEW ［J］. Indian Journal of Dermatology, 2008, 53 (4)：163 – 166.

210. 刘小平, 刘锐, 施璠, 等. 芦荟凝胶对大鼠Ⅱ度放射性皮炎创面愈合部位新血管生成及 VEGF、VEGFR 表达的影响 ［J］. 陕西医学杂志, 2014, 43 (6)：643 – 645.

211. 董丽华, 马杰. 完美芦荟胶防治急性放射性皮炎的疗效观察 ［J］. 中国民间疗法, 2014, 22 (1)：26 – 27.

212. 王小璞, 李学, 王珍. 溃疡油防治鼻咽癌急性放射性皮炎 38 例临床观察 ［J］. 中医杂志, 2015, 56 (23)：2030 – 2032.

213. 于振洋, 李文, 宫地康加. 中药溃疡油防治头颈部肿瘤放疗所致皮肤损害的临床研究 ［J］. 广州中医药大学学报, 2010, 27 (5)：474 – 477, 481.

214. 梁键, 黄露. 复方紫草地榆油防治放射性皮炎效果观察 ［J］. 内科, 2014, 9 (3)：306 – 307.

215. 赖和英, 刘美英, 江秀华, 等. 山茶油治疗放射性湿性皮炎效果好 ［J］. 中华护理杂志, 1999, (10)：5.

216. 叶中慧, 周婉芹, 邱寿庆, 等. 山茶油对鼻咽癌放射性皮炎的防治及护理 ［J］. 临床合理用药杂志, 2013, 6 (26)：102.

217. 夏纯, 戴明, 游冬阁, 等. 复方紫草油临床应用探讨 ［J］. 世界中医药, 2016,

11 (9)：1895 – 1896，1900.

218. 欧微. 复方紫草油治疗放射性皮肤损伤的疗效观察 ［J］. 中国民族民间医药，2013，22 (5)：96.

219. 李万胜，唐庆祥，赵斌. 复方紫草油治疗颈部放射性皮炎的临床观察 ［J］. 中国社区医师 (医学专业)，2012，14 (11)：240 – 241.

220. 冯志平，宋元华，邓智勇，等. 康复新液治疗鼻咽癌患者放射性皮炎的临床观察 ［J］. 中国药房，2018，29 (10)：1392 – 1395.

221. 谌科霞，肖泽民，彭红梅，等. 康复新液湿敷治疗放射性皮炎的疗效观察 ［J］. 当代护士 (专科版)，2011 (4)：79 – 80.

222. 李兵娇. 三黄液加鲜芦荟汁外涂防治放射性皮炎的效果分析 ［J］. 当代护士 (中旬刊)，2014，(12)：70 – 72.

223. 王姝理，肖茂良. 三黄液联合芦荟汁预防放射性皮炎 50 例临床观察 ［J］. 中医药导报，2013，19 (1)：120 – 121.

224. 伍秀丽，肖茂良，王存吉. 三黄液联合芦荟汁预防急性放射性皮炎 25 例临床观察 ［J］. 中医药导报，2013，19 (5)：16 – 18.

225. 蒋云姣. 蜂黄液早期干预头颈部肿瘤放疗所致放射性皮炎的临床研究 ［J］. 当代医学，2017，23 (4)：4 – 7.

226. 唐慧娟，蒋云姣，赵丽平. 蜂黄液早期干预乳腺癌术后放疗所致放射性皮炎的效果观察及护理 ［J］. 实用临床护理学电子杂志，2017，2 (2)：123，126.

227. 朱卫东，孙志琴. 龙血竭的药理作用研究 ［J］. 黑龙江医学，2006，19 (5)：403 – 404.

228. 段玉龙，范向辉，史中州，等. 单味血竭对放射性食管炎的防治作用 ［J］. 中华放射医学与防护杂志，2006，(5)：459.

229. 曲静，武霞，刘学键. 龙血竭治疗头颈部肿瘤放疗后放射性皮肤损伤的疗效观察 ［J］. 山东医学高等专科学校学报，2016，38 (5)：378 – 381.

230. 王玉华，林岫，徐莲琴，等. 复方虎杖白及胶载药膜防治放射性皮炎的临床疗效观察 ［J］. 中国药业，2014，23 (11)：101 – 102.

231. 宋冷梅，姜宏，宋征，等. 复方芩 E 涂膜剂的制备与质量控制 ［J］. 药学研究，2017，36 (2)：88 – 90.

232. 王宁，武晋荣. 美洲大蠊研末联合康复新液在肛管癌放射性皮炎中的临床应用 1 例 ［J］. 世界最新医学信息文摘，2017，17 (42)：89 – 90.

233. 宋征，郑翠翠，宋冷梅，等. 复方芩 E 涂膜剂预防放射性皮炎的疗效观察 ［J］. 中国药师，2013，16 (5)：726 – 728.

234. 闫美俊，刘丽坤. 中医药治疗靶向治疗相关性皮疹概况 ［J］. 亚太传统医药，2016，12 (6)：58 – 59.

235. 高剑坤，王谷，吴静蓉，等. 靶向抗癌治疗存在的问题及发展方向 ［J］. 医学争鸣，2018，9 (6)：12 – 16.

236. 戚益铭．表皮生长因子受体酪氨酸激酶抑制剂相关皮疹的中医治法及用药规律分析［J］．浙江中西医结合杂志，2018，28（7）：598－600，610.

237. 刘青，曾永蕾．曾永蕾从虚实关系论治 EGFR－TKI 所致皮疹经验［J］．中医药临床杂志，2018，（12）：2241－2244.

238. 陈学彰，田华琴，徐海燕，等．中药复方消风散联合复方黄水治疗表皮生长因子受体抑制剂皮肤毒性反应 40 例疗效研究［J］．环球中医药，2014，7（S1）：54－55.

239. 梁翠微，杨兵，杜均祥，等．吉非替尼相关皮疹的中医辨证论治［J］．中国实用医药，2011，6（16）：22－23.

240. 吴益萍．凉血消风散加减治疗吉非替尼相关皮疹临床观察［J］．新中医，2013，45（2）：53－54.

241. 曹洋，谭开基，陈志坚，等．中医药配合易瑞沙治疗肺癌 2 例［J］．新中医，2008，（3）：104－105.

242. 余国芳，林丽珠．林丽珠辨治表皮生长因子受体抑制剂相关皮疹的经验探析［J］．世界科学技术（中医药现代化），2009，11（5）：758－763.

243. 石闻光，周雍明，何莉莎，等．银翘散加减治疗吉非替尼引起的皮疹临床研究［J］．中医学报，2014，29（7）：954－955.

244. 张小瑞，赵远红．非小细胞肺癌靶向药物相关皮肤毒性反应的中医辨治［J］．中医杂志，2015，56（12）：1065－1066.

第三篇 中医肿瘤外治技术

第九章 膏药疗法与肿瘤外治

第一节 膏药的历史发展

膏药是祖国医药学中的一个重要组成部分，是药物五大剂型——丸、散、膏、丹、汤之一，其历史悠久，形成了中医外治独有的特色和成就。外贴膏药不仅能治疗某些外科疾患，而且对于某些内科的疾患也有着较好疗效。同时它具有配制方便、易于携带、使用方便及安全可靠等优点。所以，膏药从古至今就受到劳动人民的重视和普遍使用，也是广大医务工作者临床常用的一种重要的治疗手段。

膏药的起源是很早的，在《内经》《神农本草经》《难经》等古典医学著作中，都有关于膏药的制备和治疗应用方面的记载。如《灵枢·痈疽》中有这样的描述："发于腋下，赤坚者，名曰米疽。治之以砭石，欲细而长，疏砭之，涂以豕膏……"其被后世誉为膏药之始，开创了现代膏药之先河。在《灵枢·经筋》篇里还写有："治之以马膏……"可见在远古时代，人们已经采用油脂等涂于皮肤来治疗疾病。

汉代到南北朝时期膏药疗法发展迅速，软膏得到广泛的使用，并出现制作技术复杂的黑膏药。汉代神医华佗以"神膏"用于腹部手术后，《后汉书·华佗传》记载："若疾发结于内，针药所不能及者，乃令先以酒服麻沸散，既醉无所觉，因刳剖腹背，抽割积聚。若在肠胃，则断截湔洗，除去积秽。既而缝合，敷以神膏，四五日创愈，一月之间皆平复。"这里，华佗所用的"神膏"绝不是单纯的脂，而且这种膏的形式不仅仅用于外科。华佗曾说："夫伤寒，始得一日，破，曾当膏摩火灸之，即愈。"东汉张仲景《伤寒杂病论》中记载："四肢才觉重滞，即导引、吐纳、针灸、膏摩，勿令九窍闭塞。"可知在汉代，膏药已经得到进一步的使用了。到了魏、晋、南北朝时代，膏药得到了广泛的使用，我国现存的第一部外科专著《刘涓子鬼遗方》中大记载了大量的膏药处方及其制法和用法。如羊髓膏方载"羊髓二两，大黄二两，甘草一两，胡粉二分"，上四味咬咀，以猪脂二升半，并胡粉微火煎三上下，绞去渣，候冷，敷疮上，日四五。这种用猪脂煎制的膏剂占绝大多数。也有用蛋清调制的，如白蔹薄方，"白蔹、大黄、黄芩各等分，上三味捣筛和鸡子白涂布上，薄痈上"用以治疗痈疮。东晋葛洪《肘后备急方》中记载了用软膏剂敷贴治疗金疮并收录了大量外用膏药。西晋的《崔化方》中有乌膏的记载，其制法为："先空煎油三分减一，停待冷，次内黄丹，更上火缓煎，又三分减一，又停待冷，次下薰陆香一钱，不冷即恐溢沸出，煎候香消尽，次下松脂及蜡，看膏稍稠，即以点铁物上试之，斟酌硬软适中，乃罢。"按它的制法看来，这是黑膏药无疑。由此看来，猪脂膏这一类软膏在南北朝时已得到广泛的应用和发展。在猪脂膏的广泛应用中，制作技术较复杂的黑膏药也出现了。黑膏药的出现与黄丹有着密切的关系，远在《神农本草经》上已有关于黄丹的记载，其称为铅丹。魏晋时代炼丹之术非常盛行，葛洪所著的《抱朴子》里记载了不少有关铅丹制剂及油膏剂的方法。黄丹的应用虽然很久，但是制成黑膏药应是从这个时期开始的。

　　唐宋时期，膏药疗法进入全面发展的兴盛时期。唐初孙思邈的《千金翼方》和王焘的《外台秘要》收集了许多猪脂膏方和其他软膏方。由此可见，软膏在治疗痈疮、疔疮、蜂窝毒、金创、烫伤等方面已被采用，在外治膏方中占着主要地位，但关于黑膏药的记载还是较少的。《外台秘要》上记有乌膏方，《千金翼方》上记载着乌麻膏方，内有乌麻油、黄丹、醋，其制法为"内油铜器中，微火煎之，至明旦看油减一分，下黄丹，消尽，下蜡令沫消，膏成"。这说明唐初黑膏药已经应用，但用得很少。宋代李迅的《集验背疽方》中有关于膏药的记载。《太平圣惠方》中关于膏药的记载也很多，软膏、硬膏的方剂都有，尤其黑膏药的记载最多，如雄黄膏、通神膏、抵圣膏、大垂云膏、麝香膏等，并记载有详细的制作方法，如"通神膏"有雄黄、黄丹、蜡、腻粉、没药末、桂心、白芷、麻油等，将药细锉，先取油倾于锅中，以微火煎熟，下锉药煎，候白芷黑黄色，以绵滤过，拭锅令净，下蜡于锅内，煎熔，都入药汁于锅中，次下黄丹，再下诸药末，不住手搅，稀稠得当，滴在水中，药不散即膏成，以瓷盒盛，密封闭，悬于井底一宿，拔出火毒，用时摊在故帛上贴，日二换之，以痊为度。其余许多黑膏药的制法与此大同小异。这些膏药，药味少则七八味，多则二三十味，要比隋唐时代的硬膏药味多得多，制法也比那时完善得多，从"滴在水中药不散""滴于水中如珠"，以判断膏是否制成，以及"悬于井底一宿出火毒"等操作来看，技术已日趋完善。由此看来，黑膏药已由不完全发展到比较完全，由使用少发展到大量使用。与此同时，软膏还是广泛地应用，不过已从主导地位下降到和黑膏药同等的地位。宋代的《太平惠民和剂局方》《外科经验全书》等书中也记载有膏药处方，如云母膏、万金膏、神仙太乙膏、唆头膏、太乙膏等。

　　明清时期，膏药的应用得到推广普及。明代陈实功的《外科正宗》载有加味太乙膏、乾坤一气膏、琥珀膏、阿魏化痞膏等多种膏药的制法和用途。李时珍的《本草纲目》中也载有膏药的方剂和制法，如卷七草部丹参一药中治妇人乳痛："丹参、白芷、芍药各二两捣碎，以醋浸一夜，猪脂半斤微火煎成膏，去滓敷之。"汪机的《外科理例》瘰疬篇中记有"如不消，即以琥珀膏贴之"，肺痈肺痿篇中有"肺痈已破，如风者不治，或用太乙膏"，可见当时已能用大膏药，治疗由肺脓疡造成的脓气胸症。到了清代，膏药已经成为普遍的民间用药之一。如《医宗金鉴》记载了许多的膏药方剂，有一部分还在流传。《外科全生集》记有"阳和解凝膏""洞天鲜草膏"等。特别是出现了膏药的专门书籍，如吴尚先的《理瀹骈文》，其是一部以中医学理法方药为理论依据，而以外治法为主要内容的较完善的膏药专著。书中强调：“外治之理，即内治之理，外治之药，即内治之药，所异者法耳。”吴氏善用外治法，尤其擅长用膏药治病，他认为“膏可统治百病”，经过临床实践，进一步发展了膏药的治疗范围。吴氏“明如镜，黑如漆”，“黑之功在于搅，亮之功在于扇”，“膏以师药，药以助膏”是对黑膏药的作用机制、制备关键、质量控制的精彩描述。吴氏膏药论中提出了著名的“一是拔，一是截”理论，拔之则病自出，截之则邪自断，其科学论断对后人研制和应用膏药起了借鉴作用。他在20年间，“月阅症四五千人，岁约五六万人，出膏大小约十万余张”。总之，他把膏药系统化起来，对膏药的发展起着承前启后的作用，使中医外治法得到了进一步的丰富和发展，是一部理论与实践相结合的实用著作，更是中医外治法的总结和发展。

历经磨难后，膏药疗法复兴、发展于新中国成立以后。新中国成立以来，随着中医外科学的不断完善，膏药疗法在理论研究、临床实践、学术专著及学术活动等方面都取得了一些发展。我们中医工作者们理当抓住机遇，在发掘、整理和提高的基础上，进一步深入研究，使膏药疗法更好地为人民健康做出应有的贡献。

第二节 膏药作用机制

一般膏药包括膏与药两部分，膏的部分比较简单，成分也比较固定，药的部分比较复杂，膏中用药，原无专书，方随症列，因症而异。膏药之所以能够治疗多种疾病，其有一定的物质基础和理论基础。下面我们从传统中医药理论和现代研究机制两个方面进行阐释。

一、传统中医药理论

其一，膏药的处方组成来源于一般中药处方，与西药中许多外用药有同一作用，同样可以合剂、分用；其二，膏药在一般方药的基础上，取长补短，加以变化，去其平淡和平者，益以气味俱厚、生香引导之味，以得药力；其三，膏药用药数多面广，形成大的复方以适应慢性、顽固、复杂、矛盾的病理变化；其四，膏药利用丹、油熬膏作赋形剂以防腐、防燥、保护疮面，保持药效持久，促使药物易于渗透肌肤；其五，膏药按经络、腧穴及身体特殊部位薄贴，发挥疗效，促进治疗作用。据此可知，膏药的治疗作用是以中医经络学说为基础的。清代名医徐洄溪曾有过这样一段论述：“今所用之膏药，古人谓之薄贴，其用大端有二：一以治表，一以治里。治表者，如呼脓去腐，止痛生肌，并摭风护肉之类，其膏宜轻薄而日换，此理人所易知；如里者，或驱风寒，或和气血，或消痰痞，或壮筋骨，其方甚多，药亦随病加减。其膏宜重浓而久贴，此理人所难知，何也？”他又解释说：“若其病既有定所，在于皮肤筋骨之间，可按而得者，用膏贴之，闭塞其气，使药性从毛孔而入其腠理，通经贯络，或提而出之，或攻而散之，较之服药尤有力，此至妙之法也。”这一段论述相当明确地阐明了皮肤吸收的机制，并已被现代科学实验所证实。

二、现代研究机制

（一）皮肤的构造与功能

皮肤是人体最大的器官，成人皮肤表面积约为 $1.7m^2$。皮肤由表皮和真皮组成，借皮下组织与深部的组织相连。表皮中除角质层外，由外向内依次为透明层、颗粒层、棘层及基层，合称为活性表皮。角质层细胞中充满了由角朊蛋白合成的纤维蛋白。角质细胞间类脂与角质细胞一起形成一道类似"砖墙结构"的致密组织，这种独特而又精致的结构使得角质层变得非常坚韧，即使是水分子也不易渗入，微生物及化学物质更不容易透过角质层侵入机体。角质层是防止水分蒸发及抵御外部物质入侵的第一道屏障，在评价药物吸收因素时，它是一个重要部分。

真皮主要是结缔组织，其中 75% 为胶原蛋白，厚度为 $1\sim2mm$。其内有毛细血管、淋巴管、毛囊及皮脂腺等。

皮下组织，也称皮下脂肪组织，它与真皮的结缔组织紧密相连。皮下组织较厚，一般为几毫米，其中有较大的血管、淋巴管、神经通过。该部分的血液、淋巴液可将药物运走，故通过表皮的药物在真皮中会被很快吸收。

皮肤组织中有丰富的血管系统，主要由大量的毛细血管组成。正常情况下，皮肤中的血量占全身总血量的 8.5%，血流量较高，能够高效地清除从外界扩散进入皮肤的药物分子，保证药物经皮吸收时，真皮中的药物浓度很低，从而形成吸收漏槽。淋巴系统一直延伸至表皮与真皮的结合处，它对调节组织间质压力、促进免疫应答起重要作用。有研究表明，淋巴系统对大分子药物经皮吸收的清除有重要影响。

从化学角度看，皮肤上的水合蛋白质是凝胶状结构。在表面水合程度最差，仅占 $10\%\sim25\%$，越往深层水合程度越大，表皮内部达 70%。皮肤表面又称为"酸罩"，这是由于汗腺等分泌的乳酸、重碳酸及脂质混杂在一起造成的，故表面的 pH 值为 $4.2\sim5.6$，略偏向酸性，越往内部 pH 值越接近 $7.1\sim7.3$，与体液的 pH 值相近似。

（二）药物透皮吸收的过程

药物透皮吸收的过程包括释放、穿透及吸收进入血液循环三个阶段。释放系指药物从基质中脱离出来并扩散到皮肤或黏膜表面上。穿透系指药物通过表皮进入真皮、皮下组织，在局部组织起作用。吸收系指药物透入皮肤后或与黏膜接触后在组织内通过血管或淋巴管进入体循环而产生全身作用。

（三）药物透皮吸收的途径

药物渗透通过皮肤吸收进入体循环的途径有两条，即表皮途径和附属器途径。表皮途径是指药物透过表皮角质层进入活性表皮，扩散至真皮被毛细血管吸收进入体循环的途径，它是药物经皮吸收的主要途径。表皮途径又可分为跨细胞途径和细胞间途径，前者药物穿过角质层细胞到达活性表皮，后者药物通过跨细胞途径时需经多次亲水、亲脂环境的分配过程，所以跨细胞途径在表皮途径中只占极小的一部分。药物分子主要通过细胞间途径进入活性表皮，继而被吸收进入体循环。药物通过皮肤的另一调途径是通过皮肤附属器吸收，即通过毛囊、皮脂腺和汗腺吸收。药物通过皮肤附属器的穿透速度要比表皮途径快，但皮肤附属器在皮肤表面所占的面积只有 0.1% 左右，因此不是药物经皮吸收的主要途径。当药物开始渗透时，药物首先通过皮肤附属器途径被吸收，当药物通过表皮途径到达血液循环后，药物经皮渗透达到稳态，则附属器途径的作用可被忽略。但对于一些离子型药物及水溶性的大分子，由于难以通过富含类脂的角质层，表皮途径的渗透速率很低，因此附属器途径是重要的。

药物应用到皮肤上后，药物从制剂中释放到皮肤表面。皮肤表面溶解的药物分配进入角质层，扩散穿过角质层到达活性表皮的界面，药物从角质层分配进入水性的活性表皮，继续扩散通过活性表皮到达真皮，被毛细血管吸收进入体循环。在整个渗透过程中，富含类脂的角质层起主要屏障作用。当皮肤破损时，药物很容易通过活性表皮被吸收。当角质层缺损时，大部分小分子的水溶性非电解质扩散进入体循环的速度可增大上千倍。

（四）影响药物经皮吸收的因素

1. 药物的理化性质

药物的理化性质对其经皮吸收的影响是复杂的，包括药物分子大小和形状、熔点、溶解度与分配系数、分子形式、用经皮渗透速率。药物分子体积小时对扩散系数的影响不大，而分子量与分子体积有线性关系，所以当分子量大时，显示出对扩散系数的负效应较明显。有研究表明，线性分子通过角质细胞间类脂双分子层结构的能力明显强于非线性分子。低熔点的药物容易透过皮肤。药物穿过皮肤的渗透系数与油水分配系数呈抛物线关系，即渗透系数开始时是随油水分配系数的增大而增大，但当油水分配系数大到一定程度后，渗透系数反而下降。很多药物是有机弱酸或有机弱碱，它们以分子型存在时有较大的透皮性能，而离子型药物难以透过皮肤。当溶液中同时存在分子型与离子型两种形式的药物时，这两种形式的药物以不同的速度通过皮肤，总的透皮速率与它们各自的经皮渗透系数与浓度有关。初步确定经皮给药的药物后，可以利用该药的理化常数预测其经皮渗透系数，估计经皮给药的可行性。药物的油水分配系数、溶解度、分子量、摩尔体积等理化性质参数与药物的经皮渗透性能有一定的相关性。理想的经皮吸收药物应符合以下特征：①注射给药剂量小于 20mg/d。②半衰期短，现有的剂型需频繁给药才能满足治疗要求。③无皮肤毒性（刺激性和过敏性）。④药物分子量小于 500。⑤药物的油水分配系数对数值在 1～4 之间。⑥在液状石蜡和水中的溶解度都大于 1mg/mL。

2. 皮肤的生理病理条件

皮肤的渗透性是影响药物经皮吸收的主要因素之一，皮肤的渗透性存在着个体差异，年龄、性别、用药部位及皮肤状态都可能引起皮肤渗透性的差异。

（1）年龄和性别差异：年龄不同，皮肤的生理条件则不同。新生儿皮肤很薄，真皮结缔组织的纤维较细并较稀疏，毛细血管网丰富。随着年龄的增长，表皮细胞层数增多，角质层变厚，真皮的纤维增多，由细弱变为致密。现在的研究多认为成熟新生儿的皮肤通透性与成人相当，但是早产儿的皮肤通透性比足月儿或成人大近 10 倍。

（2）部位差异：身体的不同部位皮肤存在渗透性差异，这种差异主要是由角质层细胞层数、真皮厚度、皮肤附属器密度不同而引起，还有可能与皮肤的生化成分（如角质层中蛋白与类脂的组成比例）的部位差异有关。一般渗透性的大小为：阴囊＞耳后＞腋窝区＞头皮＞手臂＞腿部＞胸部。

（3）物种差异：各种动物之间和动物与人之间皮肤的解剖差异很大，不同动物的角质层厚度、单位面积汗腺数量与毛孔数量等都不一样，另外皮肤的血流灌注情况也不一样。不同种族人皮肤的渗透性可能有差异。有研究发现白人皮肤对刺激物的反应较黑人强，即白人皮肤的渗透性大。

（4）病理因素：皮肤由于机械、物理、化学、创伤等损伤，破坏了皮肤结构，不用程度地损伤了角质层的屏障作用，致使吸收的途径敞开，药物的透皮率明显增加。烫伤的皮肤角质层破坏，药物也很容易被吸收。角质层的屏障作用在皮肤病变时发生破坏，如牛皮癣与湿疹使皮肤的渗透性增加，湿疹皮肤上药物的渗透性可能为正常皮肤的8~10倍。皮肤有明显炎症时，皮肤血流加快，经表皮到真皮的药物很快被移去，使表皮与深层组织间的药物浓度差加大，促使药物更易透入。皮肤疾病还可引起皮肤内酶的活性改变，如牛皮癣患者病变皮肤中芳香羟化酶的活性比正常皮肤低得多，寻常痤疮皮肤中睾丸素的分解比正常人高2~20倍。

（5）其他因素：如角质层水合程度及皮肤温度等，也在一定程度上影响药物的经皮渗透。皮肤的角质层细胞跟水分结合后使细胞体积膨大，角质层肿胀疏松，皮肤的渗透性变大。药物在角质层中的扩散属于被动扩散，温度的改变能明显影响药物的渗透系数。人体体表温度不稳定，各部位之间的差异也较大，且受到皮肤内血流和外界气温的影响。据测试，皮肤的温度上升10℃，药物的经皮渗透速率提高1.4~3.0倍，吸收时滞也明显减小。通透性的提高有三方面的原因，其一是温度升高，皮肤内的血管舒张，血液流量增加，经表皮扩散进入真皮的药物很快被血流带走，皮肤表层和深层之间的药物浓度差变大，药物的透皮速率提高；其二是药物在皮肤中转运的活化能下降而溶解度增加；其三是温度的升高使得脂质通道的流动性提高，脂溶性药物的经皮渗透系数可大大提高。因此，若在皮肤表面加上一个合适的温度场，即可有效地改善皮肤的通透性。

3. 给药系统的影响

（1）剂型的影响：剂型能影响药物的释放性能，进而影响药物的透皮速率。药物释放越快，越有利于药物的透皮。一般凝胶剂、乳剂型软膏中药物释放较快，骨架型经皮贴剂中药物释放较慢。

（2）给药系统组成的影响：一是储库基质的影响。经皮给药系统常用一些高分子材料作为基质，高分子材料的聚合度和用量都会影响基质的结构和黏性，高分子材料的聚合度高或用量大，则药物的扩散系数小，影响药物的释放。二是pH值的影响。在经皮吸收过程中，药物溶解在皮肤表面的液体中，可能发生解离。皮肤表面和给药系统内的pH值能影响有机酸类和有机碱类药物的解离程度，因为离子型药物的渗透系数小，因而影响药物的经皮吸收。

（3）中药复方成分的影响：中药的经皮吸收有其自身的特点，药材所含某一成分透皮吸收量不仅受配伍药味的影响，而且药材本身所含的成分对其透皮吸收亦有影响，中药中有效成分单体和单味中药的透皮情况往往不能完全反映复方的透皮吸收情况。

第三节　肿瘤膏药疗法

（一）猫眼止痛膏

药物组成：泽漆 250g，乳香 250g，没药 250g，蜈蚣 30g，壁虎 50g，甘遂 100g，当归 150g，延胡索 200g，三棱 250g，莪术 250g，酸枣仁 150g，皂角刺 500g，葛根 300g，猪苓 300g，红花 100g，川芎 250g，麻黄 30g，狼毒 15g，香附 300g，白花蛇 1 条，猫眼草 50g，松落花 500g，猕猴桃树根 1000g，酸枣 500g，酸枣根 1000g。

制备方法：以上 25 味药《药典》有记载的按《药典》的炮制方法炮制，《药典》上无记载的均为干品、生用。除蛇外，其余药品均用清水浸泡，夏季 7 天，冬季 14 天，文火熬制药膏，密封备用。

使用方法：加温后将药膏摊在白平布上厚约 3mm。药膏覆盖范围，触及肿块者以超过肿块边缘 2cm 为度；无触及肿块者，以超过压痛边缘 3cm 为度。覆盖时，将药膏加温洒少许冰片，贴于肿块或疼痛处皮肤上，7 天换药 1 次，疼甚者 3 天换药 1 次。

出处：《河南肿瘤学杂志》，2004，17（4）：301。

（二）肝癌止痛膏 1

主治：用于肝癌止痛退热。

药物组成：活癞蛤蟆 1 只（去内脏），雄黄 30g。

制备方法：将雄黄放入癞蛤蟆腹内，加温水少许调成糊状。

使用方法：敷在肝区疼痛明显处（癞蛤蟆腹部贴至痛处），然后固定。冬天 24 小时换药 1 次，夏天 6~8 小时换药 1 次。

出处：《新中医》，1980，3：36。

（三）肝癌止痛膏 2

主治：肝癌疼痛。

药物组成：白花蛇舌草 30g，夏枯草 20g，丹参 20g，延胡索 20g，龙葵 15g，重楼 12g，三棱 15g，莪术 15g，生乳香 20g，生没药 20g，血竭 5g，生川乌 5g，冰片 10g，砒霜 0.03g，黄蜡 10g，白蜡 10g，米醋 20mL，凡士林 10g。

使用方法：使用时外敷患处。

出处：《河南中医》，2004，24（9）：24。

（四）河蟹膏

主治：肝癌疼痛。

药物组成：鲜河蟹 1500g，大蟾蜍 2 只，木鳖子 10g，生川乌 10g，马钱子 10g，生天南星 10g，蜈蚣 10g，制乳香粉 10g，制没药粉 10g，水红花子 15g，冰片粉 6g，藤黄面若干，广丹适量，香油2000mL。

使用方法：外敷患处。

出处：《中国民间疗法》，2000，8（11）：34。

（五）消肿膏

药物组成：独角莲（鲜品取茎）500g，天南星100g，生半夏100g，马钱子50g，急性子50g，蜈蚣100条，乳香100g，没药100g，藤黄50g。另将黄丹1950g研粉过筛，冰片300g研细末，麻油5750mL备用。

制备方法：①提取：取上方前六味（独角莲竹刀切片）投入麻油锅内浸泡40~60小时，加热，温度200℃~250℃，待油沸腾30~40分钟后，减低火力。另用木棒在锅内搅拌，使药料受热均匀，待独角莲外表呈深褐色，内成焦黄色时，即用漏丝网捞出药渣，取油再炼。②炼油：熬膏药的关键是炼油，所以将取去药渣之油继续熬炼时，再加入研成粉末的乳香、没药、藤黄，并用铁勺不断搅拌掺合，使油中之烟气散失。此时用竹筷沾锅内热油滴入冷水中，其油珠圆形规整、油珠圆团沉水底不散，此即称作"滴水成珠"。然后将药锅端下，用三层纱布过滤去渣，再加热至300℃，退火，再端锅离火源，即准备下黄丹。③下丹：将油锅离火（或把火关闭），趁热将黄丹徐徐撒于油中。丹入油内因沸腾出大量黑色泡沫，并发出浓厚的油烟气，谓为"起锅"或"油丹融合""化解成膏"。此时，取凉水一碗喷入油膏中，其作用是使烟气尽快消散，然后将膏药倒入盛有凉水的缸中，即见药膏明亮如漆。④去毒：将盛有凉水缸内的膏药取出捏搓成"香肠"条状，放入另一盛凉水缸中，并放自来水或洁净井水冲凉冷却，以除"火毒"。1周后取出，外涂以滑石粉，放阴凉处贮存。用时将膏药微火化开，搅拌均匀，即可按病位大小摊涂于特别膏药上，并撒少许冰片即可备用。

使用方法：①局部敷贴体表可触及的肿块：凡体表如颈部、乳房、腋部、上腹部、下腹部、腹股沟及四肢可触及肿块者，均可予局部敷贴，膏药敷贴时略加热烘烤即融化变软，趁热（不超过40℃）贴之。②按病变部位贴：如脑瘤可予病灶部位剪去头发敷贴，贴前可加老生姜粉少许撒布于膏药上；癌性胸膜炎（癌性胸水）则于患侧沿胸胁敷贴；肝癌可沿右胁由背部敷贴直至肋下肿块可触及处等；骨瘤（包括骨转移瘤）可于局部敷贴。若疼痛剧烈，可用少许麝香研细末撒于膏药上，然后贴之。③按经络穴位贴：如肺癌病变在左肺，可选左肺俞、左中府等穴位敷贴，或在疼痛部位阿是穴敷贴。盆腔肿瘤则选腰部肾俞、腹部关元等穴位敷贴。④肿瘤已溃破：切忌直接把膏药贴在破溃面上，但可于破溃病灶周围红肿处敷贴。⑤注意事项：敷贴本膏药10天为1个疗程。若有效，可连续使用直至痛止肿消。若贴此膏药局部出现丘疹、瘙痒等症，可暂停敷贴，3~5日疹痒可自行消失，仍可继续使用。若出现全身性瘙痒，则须立即停止使用。

出处：《中医外治杂志》，1992，1（4）：9。

（六）安肺膏

主治：肺癌。

药物组成：黄芪50g，半枝莲、生晒参、五味子、麦冬、蒲公英、白花蛇舌草、干蟾皮、僵蚕、鱼腥草、黄芩、杏仁，山豆根、百部、贝母各30g，乳香、没药、冰片各20g。

使用方法：乳香、没药、冰片研细末备用。其他药物用麻油浸泡，然后用文火将其炸焦捞出，再将药油过滤加热至150℃～320℃，做滴水成珠检查，而后加樟脑搅拌，待不黏手，软硬合适，取出放凉水中去火毒。使用时将膏药化开，加入乳香、没药、冰片末拌匀贴撒乳根穴及肺俞穴，每5～7天换药1次。

出处：《中医外治杂志》，1996，5（2）：31。

（七）镇痛膏

药物组成：甘遂、延胡索、冰片、血竭、威灵仙、芙蓉、土鳖虫、干蟾皮。前六味药与后两味药以3：1比例配伍，共研细末，过40目筛，加赋形剂调制成膏备用。

使用方法：选择最近1个月以上未接受过放疗、化疗及半日内未用过止痛剂、镇痛剂的患者，洗净患处皮肤，用镇痛膏外敷在疼处皮肤上，用药面积大于疼痛周边3cm左右，上面覆盖纱布，周围组织用胶布紧贴保护。每月用药1～2次，见效后可连续应用，无疗程限制，连用2日无效者停用。

出处：《中医外治杂志》，1996，5（5）：18。

（八）消积膏

药物组成：败酱草、土鳖虫、莪术、全蝎、大黄、半枝莲、黄药子、山慈菇、乳香、没药各15g，鼠妇、鳖甲、重楼各30g，马钱子10g，蜈蚣6条，冰片、血竭各6g，麝香0.5g，蟾蜍0.3g，松节油适量。

制备方法：将前15味药研成细末，加入松节油调成糊状，待用时将麝香、冰片、蟾蜍、血竭加入拌匀，匀摊在无毒塑料薄膜或双层纱布上，厚约1cm左右。

使用方法：敷贴时一般以剧痛点为中心，用药面积大于疼痛部位周边2～3cm，2日换药1次，3次为1个疗程。

出处：《中医外治杂志》，1996，5（5）：26。

（九）无敌膏

药物组成：无敌膏药由血竭、象皮、大枫子等数十味中草药及虫类药配伍，并用纯净芝麻油或植物油为辅料熬制收炼而成膏状。

使用方法：使用时用微火烘软药膏，以不烫皮肤为度，敷贴于肿块处。肝癌可敷贴于右季肋部或疼痛明显的部位，若肿块可于剑突下或肋缘下触及，最好敷贴于包块处，1～2天更换药膏，更换时用温水清洗患处，再用上述方法贴上新药膏。无敌膏可重复使用，但最好反复使用不要超过2次，以保证药效。

出处：《中医外治杂志》，1997，6（1）：9。

（十）血竭膏

药物组成：血竭、冰片。

使用方法：将血竭、冰片按10：1的比例共研细末，以棉签蘸药，横行涂于7cm×10cm的伤湿止痛膏或麝香止痛膏上，共涂4行，制得血竭膏。注意涂药要薄而均匀。

痛处皮肤用生姜擦净或温水洗净，外贴血竭膏，每日更换 1~2 次。痛止可停用，痛时再贴，仍有效果。

出处：《中医外治杂志》，1997，6（5）：37。

（十一）癌痛膏

主治：肝癌疼痛。

药物组成：昆布、海藻、灵芝、郁金、香附、白芥子、鳖甲各 200g，大戟、甘遂各 150g，马钱子 100g，蜈蚣 100 条，全蝎 120g，蟾酥 80g，鲜桃树叶 10kg。

制备方法：诸药加水 50kg，放入大锅内，大火煎 3 小时，将桃树叶滤出，再煎 2 小时，得药汁浓缩成膏状，密封保存。

使用方法：用时将药膏涂于白布上，厚约 0.3cm，再把麝香 0.12g 撒在其膏药上面，敷于肝区，酌情超过肿块边缘约 2cm。3 天换药 1 次，20 天为 1 个疗程。

出处：《中医外治杂志》，1998，7（2）：18。

（十二）消癥膏

主治：肺癌疼痛。

药物组成：阿魏、五倍子、木鳖子、大黄、冰片。

制备方法：阿魏、五倍子、木鳖子、大黄、冰片按 3∶1∶2∶4∶6 比例混合，研极细末，过 400 目筛，掺入饴糖、甘油和月桂氮唑酮等制成消癥外用贴剂。

使用方法：消癥膏按肿瘤疼痛部位敷贴，用胶布固定。轻度疼痛一般 2 天 1 次，中度疼痛 1 天 1 次，重度疼痛 1 天 2 次或 2 次以上。

出处：《中医外治杂志》，1999，8（1）：16。

（十三）蟾皮止痛膏

药物组成：干蟾皮 20g，白花蛇舌草 50g，重楼 30g，制川乌 10g，制草乌 10g，莪术 30g，红花 10g，川芎 15g，三棱 15g，制乳香 10g，制没药 10g，延胡索 15g，铁树叶 50g，水蛭 15g，大黄粉 100g。

制备方法：大黄粉另包，其余药物加适量冷水，浸泡 15~20 分钟后，武火煮沸，文火再煎约 10 分钟，取汁 500mL，冷却后加入大黄粉调成糊状备用。

使用方法：根据疼痛部位及范围的大小，在相应部位外敷蟾皮止痛膏，取略大于疼痛范围的棉纸，以适量蟾皮止痛膏涂于其上，撒上少许冰片，即可敷贴，然后再用敷料覆盖其上，用胶布固定。

出处：《中医外治杂志》，2000，9（6）：10-11。

（十四）疏络膏

药物组成：白芥子 10g，甘遂 5g，延胡索 10g，细辛 5g，麝香 0.3g，姜汁适量。

制备方法：将前 5 味药物磨成药粉，混匀装瓶密封备用，用时用鲜姜汁将药粉调成膏状，即为疏络膏。

取穴：原发性肝癌及肝转移癌选择期门、肝俞、胆俞为主穴，足三里及脐周全息穴为配穴；肺癌选择肺俞、云门为主穴，全息穴、大肠俞为配穴；骨转移癌、骨肉瘤及多发性骨髓瘤根据疼痛部位的不同而进行选穴；胰头癌选胰俞、中脘为主穴，足三里及合谷为配穴。穴位选择视病情有所增减。

使用方法：取适量药粉用鲜姜汁调成膏状后，取约 1g 药膏放在一 3cm×3cm 大小的胶布上，根据病种及疼痛部位的不同，选择主穴及配穴，先按摩穴位，然后将胶布药膏准确地贴于穴位上，并用胶布条固定，保留时间 2~4 小时，至患者有烧灼感时揭下，左右侧穴位可以交替敷贴。

出处：《中医外治杂志》，2003，12（2）：12–13。

参 考 文 献

1. 王光清. 中国膏药学 [M]. 兰州：甘肃人民出版社，1962：1 – 29.
2. 梁秉文. 中药经皮给药制剂技术 [M]. 北京：化学工业出版社，2006：10 – 29.

第十章　特定穴位疗法与肿瘤外治

第一节　经络的作用

《灵枢·经脉》指出，"经脉者，所以能决死生，处百病，调虚实，不可不通"，概括说明了经络系统在生理、病理和防治疾病方面的重要性。经络之所以能决定人的生和死，是因其具有联系人体内外，起着运行气血的基本作用；之所以能处理百病，是因其具有抗御病邪、反映证候的作用；之所以能调整虚实，是因其具有传导感应，起补虚泻实的作用。经络的作用体现在临床应用中，从临床实践认识经络的作用，两者是相互结合的，说明经络理论来自临床又用于指导临床。

（一）联系内外，网络全身

经络系统由主体部分（十二经脉、奇经八脉、经别、络脉）、内属部分（属络脏腑）和外连部分（经筋、皮部）组成，是人体气血运行的主要通道，也是联结人体各个部分的基本途径。人体的脏腑、器官、皮毛、孔窍、肌肉、筋腱、骨骼等，就是依靠经络的沟通和联结而成为一个有机的整体。

经络系统外行于体表，内属于脏腑，纵横交错，沟通表里，贯穿上下，通过多种通路和途径将机体上下、左右、前后各个部分，以及脏与脏、腑与腑、脏与腑之间，脏腑与体表，体表与脏腑，官窍、皮肉、筋腱和骨骼之间紧密地联系在一起。

其具体联系通路有以下一些特点：十二经脉和十二经别，着重在体表与脏腑以及脏腑之间的联系；十二经脉和十五络脉，着重在体表与体表，以及体表与脏腑之间的联系；十二经脉通过奇经八脉，加强经与经之间的联系；十二经脉的标本、气街和四海，则加强人体前后腹背和头身上下的分段联系。

正如《灵枢·海论》所说："夫十二经脉者，内属于脏腑，外络于肢节。"脏腑居于内，肢节居于外，其间是通过经络系统相联系。经络系统是以头身的四海为总纲，以十二经脉为主体，分散为三百六十五络遍布于全身，将人体各部位紧密地联系起来，使有机体各部分之间保持着完整和统一。

（二）运行气血，协调阴阳

《灵枢·本脏》论经络的作用是"行血气而营阴阳，濡筋骨，利关节"。经气推动气血在经脉中的运行，约束气血的运行轨道，调节气血的容量，对全身脏腑气血阴阳的协调平衡起着总领的作用。没有经络系统对全身的维系、协调和平衡，就不可能使有机体进行正常的生命运动。

1. 运行气血

运行气血的功能，首先取决于宗气。《灵枢·邪客》说："宗气积于胸中，出于喉咙，以贯心脉而行呼吸。"《太素》"心脉"作"心肺"，可知宗气是总括心肺的活动功能。《灵枢·五十营》说的"呼吸定息，气行六寸"，意指一呼一吸，脉气可运行六寸，这就是将呼吸与经脉运行的关系进行讨论，脉气的宗主即称宗气。

气血的运行，其次取决于出自脐下、肾间的原气。《难经·八难》指出"脐下肾间动气"是"五脏六腑之本，十二经脉之根"。经络的功能活动表现称为经气。经气来源于真气，真气来自先天之原气，又依赖后天水谷精微之气的不断充养，是人体生命活动最根本的动力。

此外，产生于中部的营气和卫气，依赖于饮食，由水谷之气转化而成，营气运行于经脉之中，起濡养全身的作用，并变化为血液；卫气则散布到经脉之外，抵抗病邪的侵犯，起保卫全身的作用，并有调节体温、管理汗液分泌、充实皮肤和温煦肌肉等功能。

由于宗气和原气的参与和推动，"内溉脏腑，外濡腠理"（见《灵枢·脉度》），从而使体内的脏腑和体表的五官七窍，以及皮肉筋骨均能息息相通，协调一致。

2. 营阴阳

营阴阳除指经络气血营运全身，濡养所有器官组织外，还有协调阴阳的意义。如人体内外、上下、左右、前后、脏腑、表里之间，不仅由于经脉的联系使生命有机体的各个部分相互联系，而且由于阴阳的相互协调，相互促进，相互制约，使气血盛衰、功能动静保持正常节律，从而使机体成为统一的、协调而稳定，并与外部环境息息相关的有机整体。这是经络在正常生理上的主要功能。

（三）抗御病邪，反映证候

经络的功能活动表现称为经气。经气不仅表现为行气血、营阴阳，还表现为经络的反应性和传导性。在疾病状态下，经络的反应性和传导性表现为抵御外邪、传入疾病和反映疾病。

1. 抗御病邪

经络内联脏腑，外络肢节，网络周身，当人体正气充足时，经脉之气就能首当其冲，奋起抵御外邪的入侵；而当人体正气不足，抵抗力下降时，经络便会成为疾病的传入通路。邪气（致病因素）侵入人体，通过经络的传导由表向里，由浅入深，传入内脏，并且还会通过经络系统影响到人体的其他部分。

《素问·气穴论》说孙络能"以溢奇邪，以通荣卫"，这是因为孙络分布范围最广，最先接触到病邪，而营卫特别是卫气，就是通过孙络散布到全身皮部。当病邪侵犯时，孙络和卫气发挥了重要的抗御作用。临床上发现的体表反应点，一般均可从孙络的溢奇邪、通荣卫的作用来理解。穴位（包括反应点）是孙络的分布所在，也是卫气停留和邪气侵犯的部位，即《素问·五脏生成》所说："……此皆卫气之所留止，邪气之所客也，针石缘而去之。"正邪交争，在体表可出现异常现象。如果疾病发展，则可由表及里，从孙络、络脉、经脉……逐步深入，并出现相应的证候。《素问·缪刺论》说："夫邪之客于形也，必先舍于皮毛；留而不去，入舍于孙脉；留而不去，入舍于络脉；留而不去，入舍于经脉；内连五脏，散于肠胃，阴阳俱感，五脏乃伤。此邪之从皮毛而入，极于五脏之次也，如此则治其经焉。"温病学派运用"卫、气、营、血"的概念来分析热性病发展过程的浅深关系，其理论依据也是以运行营卫血气的生理功能为基础。经络及其所运行的营卫血气，是有层次地抗御病邪，同时也有层次地反映证候。

2. 反映证候

脏腑病变有时也会通过经络传出体表，在体表某些部位出现压痛、结节、隆起、凹陷、充血等反应，这类反应常可用以帮助诊断相关内脏的疾病。因此，经络又有诊断疾病的作用。

经络反映证候，可分局部的、一经的、数经的和整体的。

一般来说，经络气血阻滞而不通畅，就会造成相关部位疼痛或肿胀；气血郁积而化热，则出现红、肿、热、痛。这些都属于经络的实证。如果气血运行不足，就会出现病变部位麻木不仁、肌肤痿软及功能减退等，这些都属经络的虚证。

如果经络的阳气（包括卫气、原气）不足，就会出现局部发凉或全身怕冷等症状，这就是《素问·疟论》所说的"阳虚则寒"；经络的阴气（包括营气、血液）不足而阳气亢盛，则会出现五心烦热（阴虚内热）或全身发热等症状，这就是所说的"阴虚而阳盛，阳盛则热"。可见寒热虚实的多种证候都是以经络的阴阳气血盛衰为根据的。

经络与经络之间，经络与脏腑之间，在反映证候上也是互相联系的。如《伤寒论》一书所总结的"六经传变"规律，疾病的发展由表入里，可以由太阳经传至阳明经或少阳经，也可以由三阳经传入三阴经，在经络和脏腑之间病邪也可以相传，如太阳病可出现热结膀胱和小肠的腑证，阳明病也有胃家实证等。

关于十二经脉、奇经八脉、络脉、经筋等各有所属病证，是各经络所反映的证候，同时又是该经络穴位所能主治的适应证，两者是一致的。由此可以理解，运用针灸等治法激发了经气和经络本身抗御病邪的功能，从而疏通经脉，通行周身，调节阴阳平衡，促使人体功能活动向正常状态恢复。

（四）传导感应，调整虚实

针灸、按摩、导引等方法之所以能防病治病，正是基于经络具有传导感应和调整虚实的作用。《灵枢·官能》有"审于调气，明于经隧"，即是说，运用针灸等治法要讲究"调气"，要明了经络的通路。针刺治疗必须得气，针刺中的得气现象和行气现象是经络传导感应现象的表现。

1. 经气与神气

与经络密切相关的气有原气、宗气、营气、卫气，行于经络则概称为经气，这是将经与气紧密结合起来说明经络的多种功能。

经气所表现出来的生命现象又称作神气，经络所属的腧穴就是"神气之所游行出入"之所在（见《灵枢·九针十二原》）。《黄庭内景经》说"泥丸、百节皆有神"，意思是脑及全身百节都有神气活动。针刺中的得气、行气等感觉现象说的气，与神是密切相关的，所谓"气行则神行，神行则气行"（张志聪《灵枢集注·行针》），故经络传导感应的功能又可以说是神气的活动。

神与脑有关，后人所称"脑为元神之府"（《本草纲目》辛夷条），在《灵枢·本神》里主要把它说成与心和脉有关，说"心藏神，脉舍神"以及"心怵惕思虑则伤神"等。从"脉舍神"的意义来理解，可见经络与神气活动是直接结合在一起的。

2. 调整虚实

经络调整虚实的功能是以正常情况下的协调阴阳作为基础，针灸等治法就是通过适当的穴位和运用适量的刺激方法激发经络本身的功能，调节机体失常的功能使之趋向平衡，"泻其有余，补其不足，阴阳平复"（见《灵枢·刺节真邪》）。当疾病表现为"实"时，选取适当腧穴、采用不同针刺艾灸方式"泻"其有余，反之则"补"其不足，从而达到平衡。

经络调整虚实的功能，还指经络在针刺或艾灸的刺激下，可使不同的病理变化都向有利于机体恢复的方向转化。大量的临床研究表明，经络对机体各个系统和器官都能发挥多方面、多环节、多途径的调整作用。例如，针刺健康人和患者的足三里时，对胃弛缓者可使收缩波加强，而对胃紧张者可使之弛缓，这种影响对患者更为明显；针刺相关经络的穴位，对亢进者有抑制作用，对抑制者有兴奋作用。临床研究还证明，不同的经络穴位具有相对的特异性。例如，针刺心经和心包经的神门、曲泽、内关等穴治疗心律不齐可获得较好的疗效，心电图检查显示心律调整，心肌劳损也有好转；而针刺脾经的三阴交、胃经的足三里和膀胱经的昆仑等穴，则效果较差。通过 X 线钡餐检查以及胃计波摄影，发现正常人胃蠕动较少者针刺足三里后胃蠕动增多，波幅增大，针刺非穴位则变化不明显。

第二节　穴位与肿瘤治疗

恶性肿瘤严重危害着人们的身心健康，患上肿瘤的患者都迫切地寻求各种治疗方式。手术治疗是治疗癌症的主要方法之一，虽早期效果不错，但对癌症患者的损伤较大，并且不能完整切除癌肿，会有残留癌细胞，术后易复发，因此术后的调理对于癌症患者是十分重要的。中医学认为正气亏虚是肿瘤发生的根本原因，如《外证医案》云"正气虚则成岩"。因此，肿瘤产生的原因（正气亏虚、邪毒久羁）是手术无法切除的，但可以通过中医药调整机体的阴阳失调、气血逆乱、脏腑功能失衡，消除病因，从而达到预防肿瘤复发的目的。大量的研究证实，中医药可改善肿瘤患者术后生存质量，提高术后的康复能力；中医药可以影响细胞免疫表达水平，加快肿瘤患者术后免疫功能的恢复速度，从而达到防癌、抑瘤的目的。

现代抗肿瘤治疗中，外治针灸作为一种新兴的疗法，其作用已越来越为人们所认识。近 20 多年来，针灸疗法，无论是在提高机体免疫功能、抑瘤、消瘤方面，还是在改善临床症状，减轻放疗、化疗副反应方面，抑或是在根治肿瘤方面，都取得了令人瞩目的进展。而且，针灸疗法立足于整体功能的调节，不产生任何毒副作用且无损伤的治疗优势，也使其在多学科疗法攻克肿瘤中占有一席之地。特别是对于一些不适合手术，以及放疗、化疗的晚期肿瘤患者，针灸疗法更能体现出其独到的优势。针灸疗法在防治癌瘤领域内正在迅速崛起，它将以其特有的优势，在肿瘤病证的防治中发挥不可替代的作用。

大量的临床实践和现代医学研究结果表明：针灸疗法治疗疾病具有三大作用，即镇痛作用、增强机体防御免疫作用和对机体各系统功能的调节作用。这三大作用对于癌症的治疗都是不可缺少的。而且，针灸疗法防治癌症已为多年的临床实践和实验研究所证实，针灸抗癌作用主要体现在能够提高机体免疫功能，抑制癌瘤生长，缩小瘤体及至消散肿瘤，可抗放、化疗副反应，缓解癌性疼痛，改善临床症状，延长癌症患者的生存期，从而达到提高生存质量，并从根本上治愈癌症的目的。

针灸治疗癌瘤的作用途径主要有两个方面，一是对癌瘤的间接治疗，即通过提高人体的免疫功能来抑瘤、抗癌；另一方面则是直接作用于瘤体，以杀灭癌瘤细胞，并消散瘤体。除此之外，临床实践和医学研究表明，针灸具有对抗放疗、化疗毒副反应的作用。针灸能够解除放、化疗所致的骨髓抑制、免疫抑制，可使白细胞在短期内迅速回升，并能明显改善临床症状，减轻放疗、化疗引起的神经、消化道反应，能够明显缓解恶心、呕吐、乏力、头晕、失眠等症状。

第三节　肿瘤外治法常用穴位

1. 足三里

定位：在小腿外侧，犊鼻下3寸，犊鼻与解溪连线上。

适应证：肿瘤放化疗后纳差、恶心、腹胀。

治疗方法：灸法（悬灸、钟罩灸、温针灸、灯火灸）、针刺（补法）、穴位注射、穴位敷贴（健脾）等。

分析：足三里是足阳明胃经的主要穴位之一，足阳明经所入为合。其浅层布有腓肠外侧皮神经，深层有胫前动、静脉的分支或属支。

2. 三阴交

定位：在小腿内侧，内踝尖上3寸，胫骨内侧缘后际。

适应证：女性妇科、乳腺肿瘤术后调理，以及因肿瘤出现的失眠、心悸、潮热、盗汗等。

治疗方法：穴位敷贴（补肾）、针刺（补法）、灸法（悬灸、钟罩灸、温针灸、灯火灸）等。

分析：出自《针灸甲乙经》。三阴交为足太阴脾经常用腧穴之一，为足三阴经（肝、脾、肾）的交会穴，常针此穴可调补肝、脾、肾三经气血，孕妇禁针。

3. 神阙

定位：在脐中部，脐中央。

适应证：肿瘤放化疗后出现的胃肠道症状如腹胀、腹泻等，以及腰背部疼痛。

治疗方法：穴位敷贴（健脾、补肾）、灸法（隔盐灸）等。

分析：出自《外台秘要》。神阙别称脐中、气舍、气合，属任脉。变化莫测为神，阙指要处，穴当脐孔，是处胎生之时，连系脐带以供胎儿之营养，故又命蒂。名之神阙，是因胎儿赖此宫阙输送营养，灌注全身，遂使胎体逐渐发育，变化莫测，因名神阙。该穴位于脐中央。穴下为皮肤、结缔组织、壁腹膜。浅层主要有第10胸神经前支的前皮支和腹壁脐周静脉网。深层有第11胸神经前支的分支。穴当元神之门户，故有回阳救逆、开窍苏厥之功效。加之穴位位于腹之中部，为下焦之枢纽，又邻近胃与大小肠，所以该穴还能健脾胃、理肠止泻。

4. 命门

定位：位于腰部，当后正中线上，第2腰椎棘突下凹陷中。

适应证：肿瘤术后体质虚弱，肾气不足，腰痛等。

治疗方法：灸法（灯火灸、悬灸、隔姜灸）、针刺（补法）、穴位敷贴（补肾）等。

分析：命门一词最早见于《灵枢·根结》篇，但指"目"而言，秦汉以后才把它作为藏象学说中的一个概念。《难经》所论的"脐下肾间动气"即为命门，"命门者，谓精神之所舍，原气之所系也"。本穴因其位处腰背的正中部位，内连脊骨，为人体的生命之本，故名命门。其治疗多采用温补的方法。

5. 中脘

定位：在上腹部，前正中线上，当脐中上4寸。

适应证：肿瘤放化疗后纳差、恶心、腹胀等。

治疗方法：灸法（悬灸、隔姜灸、灯火灸、钟罩灸）、针刺（补法）、穴位敷贴（行气）等。

分析：出自《针灸甲乙经》。中脘，别名上纪、太仓、胃脘，属任脉。该穴为任脉、手太阳与少阳、足阳明之会，胃之募穴，八会穴之腑会。其下布有第7肋间神经的前皮支和腹壁上动、静脉。

6. 关元

定位：在下腹部，前正中线上，当脐中下3寸。

适应证：泌尿系统、妇科、男科肿瘤术后小便困难、小腹疼痛等。

治疗方法：灯火灸、针刺（斜刺）等。

分析：出自《灵枢·寒热病》。关元，别名三结交、下纪、次门、丹田、大中极，属任脉。该穴为足三阴、任脉之会，小肠募穴。其下布有第12肋间神经的前皮支的内侧支，腹壁浅动、静脉分支和腹壁下动、静脉分支。

7. 气海

定位：在下腹部，前正中线上，当脐中下1.5寸。

适应证：泌尿系统、妇科、男科肿瘤术后小便困难、小腹疼痛等。

治疗方法：灯火灸、针刺等。

分析：出自《针灸甲乙经》。气海，别名脖胦、下肓、下气海，属任脉。该穴为肓之原穴。其下布有第 11 肋间神经前皮支，腹壁浅动、静脉分支和腹壁下动、静脉分支。

8. 中极

定位：在下腹部，前正中线上，当脐中下 4 寸。

适应证：泌尿系统、妇科、男科肿瘤术后小便困难、小腹疼痛等。

治疗方法：灯火灸、针刺等。

分析：出自《素问·骨空论》。中极，别名玉泉、气原，属任脉。该穴为足三阴、任脉之会，膀胱之募穴。其下布有髂腹下神经的分支，腹壁浅动、静脉分支及腹壁下动、静脉分支。

9. 章门

定位：在腋中线，第 11 肋游离端下方。

适应证：胃肠道、肝胆胰肿瘤术后胁肋部胀痛。

治疗方法：灯火灸、外熨等。

分析：出自《针灸甲乙经》。章门，出入的门户也。该穴名意指肝经的强劲风气在此风停气息。章门穴，别名长平，季肋，隶属于足厥阴肝经。该穴为脾之募穴，八会穴之一（脏会）。

10. 期门

定位：位于胸部，当乳头直下，第 6 肋间隙，前正中线旁开 4 寸。

适应证：胃肠道、肝胆胰肿瘤术后胁肋部胀痛。

治疗方法：灯火灸、外熨等。

分析：期，期望、约会之意。门，出入的门户。期门穴名意指天之中部的水湿之气由此输入肝经。本穴为肝经的最上一穴，由于下部的章门穴无物外传而使本穴处于气血物质的空虚状态。但是，本穴又因其位处于人体前正中线及侧正中线的中间位置，既不阴又不阳，既不高亦不低，因而既无热气在此冷降，也无经水在此停住，所以，本穴作为肝经募穴，尽管其穴内气血空虚，但却募集不到气血物质，唯有期望等待，故名期门。

11. 日月

定位：位于人体上腹部，当乳头直下，第 7 肋间隙，前正中线旁开 4 寸。

适应证：胃肠道、肝胆胰肿瘤术后胁肋部胀痛。

治疗方法：灯火灸、外熨等。

分析：日月穴为人体足少阳胆经上的一个主要穴道之一。日，太阳也，阳也。月，月亮也，阴也。本穴物质为辄筋穴传来的弱小寒湿水气，所处为半表半里的天之人部，即是天部之气的阴阳寒热分界之处，故名日月。该穴为胆经之募。

12. 肾俞

定位：位于第 2 腰椎棘突下，旁开 1.5 寸。

适应证：肿瘤术后体质虚弱，肾气不足，腰痛。

治疗方法：灸法、针刺、穴位敷贴等。

分析：《备急千金要方》："肾俞、内关，主面赤热。"《针灸大成》："主虚劳羸瘦，耳聋肾虚，水脏久冷，心腹胀满急，两胁满引少腹急痛。"

13. 八髎

定位：

(1) 上髎：在骶部，当髂后上棘与后正中线之间，适对第 1 骶后孔。

(2) 次髎：在骶部，当髂后上棘内下方，适对第 2 骶后孔处。

(3) 中髎：在骶部，当次髎内方，适对第 3 骶后孔处。

(4) 下髎：在骶部，当中髎下内方，适对第 4 骶后孔处。

八髎又称上髎、次髎、中髎和下髎，左右共八个穴位，分别在第 1、2、3、4 骶后孔中，合称"八穴"。

适应证：肿瘤术后体质虚弱，肾气不足，腰痛。

治疗方法：灸法、针刺、穴位敷贴等。

分析：八髎乃支配盆腔内脏器官的神经血管汇聚之处，是调节人一身气血的总开关，在八髎区域进行提捏、推拿、按揉、拔罐或艾灸，正是从外而内调理胞宫。

14. 肝俞

定位：第 9 胸椎棘突下，旁开 1.5 寸。

适应证：肿瘤术后出现的胁肋部胀痛不适、胃肠功能紊乱等。

治疗方法：灯火灸、穴位敷贴、隔姜灸。

分析：肝俞，属足太阳膀胱经，为肝之背俞穴。其下布有第 9、10 胸神经后支的内侧皮支，深层为外侧支，第 9 肋间动、静脉后支的内侧支。

15. 胆俞

定位：当第 10 胸椎棘突下，旁开 1.5 寸。

适应证：肿瘤术后出现的胁肋部胀痛不适、胃肠功能紊乱等。

治疗方法：灯火灸、穴位敷贴、隔姜灸。

分析：出自《针灸甲乙经》。胆俞，属足太阳膀胱经，为胆之背俞穴。

16. 脾俞

定位：第 11 胸椎棘突下，旁开 1.5 寸。

适应证：肿瘤术后出现的胁肋部胀痛不适、胃肠功能紊乱等。

治疗方法：灯火灸、穴位敷贴、隔姜灸。

分析：本穴归属于足太阳膀胱经，是治疗脾胃疾病的要穴。

17. 胃俞

定位：第 12 胸椎棘突下，旁开 1.5 寸。

适应证：肿瘤术后出现的胁肋部胀痛不适、胃肠功能紊乱等。

治疗方法：灯火灸、穴位敷贴、隔姜灸。

分析：胃俞，为胃的背俞穴，胃腑的湿热之气由此外输膀胱经。

18. 安眠

定位：在翳风与风池两穴连线之中点。

适应证：肿瘤术后出现的失眠，眩晕，头痛，心悸等。

治疗方法：针刺、灯火灸。

分析：现代常用于治疗神经衰弱、癔病、精神病等。配神门、三阴交主治失眠；配四神聪、风池、太阳主治头痛、眩晕。

19. 神门

定位：位于腕部，腕掌侧横纹尺侧端，尺侧腕屈肌腱的桡侧凹陷处。

适应证：肿瘤术后出现的失眠，眩晕，头痛，心悸等。

治疗方法：针刺、灯火灸。

分析：手少阴心经腧穴。该穴五行属土，因手少阴心经五行属火，故为心经子穴，或称心经原穴。心经实证，可在此穴泻之。

20. 血海

定位：位于股前区，髌底内侧端上 2 寸，股内侧肌隆起处，在股骨内上髁上缘，股内侧肌中间。

适应证：肿瘤术后出现的失眠，眩晕，头痛，潮热，盗汗，出血，心悸，膝部疼痛等。

治疗方法：针刺、灯火灸、穴位敷贴。

分析：血，受热变成的红色液体也。海，大也。该穴名意指本穴为脾经所生之血的聚集之处。

第十一章 中药经皮靶向给药技术与肿瘤外治

中药经皮给药是指采用适宜的方法和基质，将中药制成专供外用的剂型，施于皮肤（患处或相应经穴），通过皮肤吸收进入体循环，或作用于皮肤局部产生药效及通过经穴效应发挥药效，以起相应治疗目的的给药系统。中药经皮给药属于中医外治法范畴，是中医治疗学的重要组成部分。中药经皮给药无内服药物吸收后的肝脏"首过效应"，可避免内服药物后胃肠消化液对药物的影响，从而提高药物疗效。由于中药的经皮给药渗透速率一般较低，对于药物外治来说，药物有效透过皮肤屏障进入体内产生作用也是中医外治产生效用的关键环节。中药经皮给药促透途径有三条：一是对药物性状进行改变的促透方法，二是对皮肤进行干预的化学促透方法应用，三是物理促透方法的应用。

抗癌药物在发挥疗效的同时，通常会出现严重的毒副作用。因此，设计能相对靶向分布于病变组织、器官、细胞的药物分子或给药系统，具有重要的临床应用价值。靶向制剂亦称靶向给药系统（targeting drug system，TDS），系指借助载体、配体或抗体将药物通过局部给药、胃肠道或全身血液循环而选择性地浓集定位于靶组织、靶器官、靶细胞或细胞内结构的给药系统，使靶区药物浓度高于其他正常组织，达到提高疗效，降低全身不良反应的目的。目前中药靶向制剂的研究多处在实验室阶段，临床研究和应用还比较少。

中药经皮靶向给药技术是指应用经皮给药方法使中药富集于靶组织、靶器官、靶细胞的外用给药技术，相较于现代医学在肿瘤靶向给药系统的研究，外用肿瘤靶向研究内容比较少，中药的外用肿瘤靶向研究内容就更少了。

一、对药物性状进行改变的促透方法

对药物性状进行改变，可增强皮肤、药物间的亲和力，提高透皮效率，以利于药物吸收。应用酒、醋、食用油溶剂作为辅料，可有效提取药物中的脂溶性成分，以利于药物的透皮吸收，也可根据药物性质将药物制成脂质体、固体脂质纳米粒、醇质体、微乳等容易透皮吸收的新型制剂。许多中药本身具有良好的透皮特性，在临床组方时可以考虑应用或添加。这些天然促透剂大多具有芳香、走窜的特性，包括萜类、内酯、生物碱等，其中以萜类研究较多，包括单萜、倍半萜及精油等。

（一）脂质体（liposome）

脂质体是一种人工膜，具有类似人体细胞的类脂双分子层，和人体皮肤亲和性较好，可与细胞膜融合。脂质体仅能携药物到达表皮，所以主要用作皮肤局部用药的载体。脂质体的透皮作用主要是通过水合机制、融合机制、穿透机制来进行，脂质体的膜可以较好地包裹亲水或亲油性药物，所以脂质体对难溶性药物的透皮优势明显，可用提高局部难溶性药物的浓度。另外，脂质体亦可作为药物储库，通过增加药物在皮肤的滞留量和滞留时间实现缓释效果。

（二）固体脂质纳米粒（solid lipid nanoparticles，SLN）

SLN 系指由熔点较高的固态类脂材料及表面活性剂等制成骨架材料，将模型药物包裹或夹嵌于类脂核中制成固体胶粒给药系统，粒径为 50～1000nm。有研究者检索文献发现了有关甘草次酸、龙血竭、黄芪甲苷、石杉碱甲、氢溴酸高乌甲素 SLN 制剂的报道。SLN 用于经皮给药有诸多优点：①可以搭载更大量药物。②固体脂质纳米粒制备过程不使用高浓度表面活性剂。③可在皮肤表面成膜，通过局部密闭后的表皮水化，促进药物吸收。④使药物与角质层的接触时间和面积增加，从而有利于药物经皮吸收。

（三）醇质体（ethosomes）

醇质体即含高浓度低分子量的醇（乙醇、丙二醇等）的柔性脂质体。醇质体和脂质体一样，具备囊泡结构。其制备工艺简单，不需设备，不需除去有机溶剂，整个制备过程在常温下即可完成；可以包载各种类型的药物（包括水溶性、脂溶性、两亲性以及蛋白多肽类），并能达到较高的包封率；具有可变形性、流动性好、皮肤刺激性小和透皮效果好、皮肤滞留量大、可以进行细胞内传递药物等特点，未来在药物透皮吸收方面具有应用前景。有研究者制备了乌头碱醇质体，发现其具有良好的抗炎镇痛作用。有研究者制备了肉桂提取物醇质体凝胶，考察肉桂提取物醇质体凝胶的透皮速率影响因素，发现 2% 羟丙基甲基纤维素（HPMC）制备的肉桂提取物醇质体凝胶能提高肉桂透皮速率，故醇质体凝胶有望开发为肉桂提取物经皮给药剂型。

（四）微乳（micro emulsion，ME）

ME 是小的液滴，由水相、油相、表面活性剂和助表面活性剂按适当比例形成，粒径为 10～100nm。微乳具有低黏度、各向同性、热力学稳定的特性，呈现透明或半透明的油水混合体系。微乳可以增加药物的溶解度、药物的透皮速率，提高药物稳定性，延长药物的作用时间，维持恒定的血药浓度，且制备工艺简单。大量的研究表明，微乳作为经皮给药制剂的载体，药物透皮效果显著。其主要机制是：①增加药物的溶解度。②改变角质层的结构。③以完整的结构通过毛囊。④药物从微乳中析出后透过皮肤。近年来关于微乳的研究较多，很多是皮肤护理产品方面的研究。在中药研究方面，有研究者考察穿心莲内酯微乳制剂的抗炎作用，发现微乳制剂可明显增强穿心莲内酯的抗炎效果。

（五）细胞穿膜肽（cell – penetrating peptides，CPPs）

CPPs 是一类具有细胞穿透功能的多肽的总称，可以携带较大分子的药物进入细胞，其穿膜能力不依赖经典的胞吞作用。作为一种新型促进药物转运的佐剂，已有多种 CPPs 用于经皮给药系统的研究。CPPs 既能促进药物透皮，又可促进药物跨膜转运，同时具有生物毒性低、运载效率高、生物相容性高等优点，在大分子、亲水性药物透皮吸收方面比常规透皮促进剂优势明显，在透皮给药领域具有一定的发展前景。

（六）传统中药

在传统的中医外治临床中，冰片、麝香为常用的天然促透剂，由于价格及药源问题，冰片比麝香在临床上的应用更为广泛。自古以来，医家大多把冰片作为"佐使"药使用，《本草衍义》中记载冰片"独行则势弱，佐使则有功"，说冰片有"率领群药"的效用。在外用制剂中，冰片效用明显，有研究者考察了冰片对川芎嗪经皮给药系统在大鼠体内药物动力学的影响，研究结果表明：冰片可以明显促进川芎嗪的经皮吸收，并提高其生物利用度，该结果从药物动力学的角度对冰片与川芎合用可提高缺血性脑损伤疗效的现象做出了解释。

二、对皮肤进行干预的化学促透方法应用

皮肤的屏障作用是中药经皮给药面临的障碍，除了对药物进行处理以利于透皮外，应用合成化学透皮促进剂改变皮肤的渗透特性是经皮给药研究领域的重要课题。合成促透剂主要包括氮酮及其类似物，吡咯烷酮及其同系物，氨基酸及其衍生物，双氧环烷类，有机酸及其酯、醇类、亚砜类，磷脂和磷酸盐，以及酰胺类等。现在临床应用的化学透皮促进剂以氮酮、萜类者为多。大量的研究表明，相同的药物配方对不同的透皮促进剂及同一种透皮促进剂的不同浓度有不同的透皮效果，因此对不同的药物组方可能需要多种化学促透剂联用，一般用两组分或者三组分透皮促进剂，且要根据特定的药物组方进行使用最佳浓度的配比研究，不一定是促透剂浓度越高促透效果越好。

中药透皮吸收促进剂主要指源于天然植物挥发性成分的萜烯类化合物。这类化合物较早就得到应用，一般对脂溶性和水溶性药物都有明显的促渗作用。此类中药对皮肤无毒性和刺激性（或有极低的刺激性），大多具有透皮促渗和治疗的双重作用，如薄荷、丁香等。

有研究者研究脂溶性氮酮、水溶性氮酮、二甲基亚砜三种促透皮吸收剂对脂溶性基质神阙穴经皮给药制剂吸收的促透作用，结果发现：加入促透皮吸收剂的最适宜水平组与空白组透过量有显著性差异；脂溶性氮酮组、水溶性氮酮组为 1% ~5%，二甲基亚砜用量在 30% ~35% 均有较好的促透作用，其中脂溶性氮酮组 2% 为最优；药物经皮吸收量与给药时间密切相关，而与氮酮的浓度无相关性；脂溶性氮酮组生物碱透皮效果要高于相应的水溶性氮酮组，提示脂溶性氮酮比水溶性氮酮具有更高的透皮效果。

三、物理促透方法的应用

物理促透是通过物理方法改变皮肤或者药物特性以促进药物透皮吸收的方法。现在

常用的物理促透方法有离子导入、电致孔、激光微孔、超声波导入等，其实我们日常生活中的加热、拔罐等方法也可通过改变皮肤特性而促进药物吸收。

（一）超声波导入

超声透皮是一种采用超声波促进药物透皮吸收的物理方法，是常用的物理促渗方法之一，已广泛应用于临床。皮肤的非特异性屏障使大多数药物难以透过，在超声波的作用下，皮肤角质层中的角化细胞产生空化作用，造成了细胞膜脂质结构的无序化排列，空泡的振动能将水穿透进入细胞膜脂质的无序化区域，形成药物透皮所需的水性通道，使药物通过得更快。故超声透入法较被动扩散透药效率大大提高，空化作用是超声透药的主要机制。

超声电导已有数十年的研究历史，是一种综合了电致孔、超声空化和离子导入三种技术，促进药物透皮吸收的物理方法，超声电导的研究在近年来取得了长足的发展。有研究者观察了超声电导透射中药通络止痛汤（桃仁、红花、桂枝、白芍、草乌、细辛、川椒、牛膝、乳香、没药）治疗膝骨性关节炎的疗效，发现超声电导药物组（A 组）比药物热敷组（B 组）产生镇痛效果更早，说明超声电导透射通络止痛中药在治疗膝骨性关节炎方面是一种高效的中药外用方法。有研究者以补阳还五汤为主方观察超声肾俞穴透药对慢性肾脏病 CKD3 - 4 期患者的临床疗效，以治疗前后中医证候评分、血肌酐、尿素氮、尿酸、血红蛋白等指标变化来进行评价，发现在中医证候评分、血肌酐、尿酸的改善方面观察组优于对照组。超声透药能够改善慢性肾脏病 CKD3 - 4 期患者的临床症状，更好地降低血肌酐、尿酸。

（二）微针透皮给药

微针是近年来发展起来的一种新型高效经皮给药技术。人的皮肤由外到内分三层：第一层是角质层，厚 $10 \sim 40 \mu m$，为药物经皮渗透的最主要障碍；第二层为活性表皮层，厚 $50 \sim 100 \mu m$；其下是真皮层。微针一般长 $100 \sim 1000 \mu m$，使用时直接刺透角质层，在皮肤上形成数十微米至数百微米深的孔道，从而起到促渗作用。从结构上微针（阵列）可分为实心微针和空心微针。实心微针多用贴针经皮给药，将针贴于皮肤后针尖刺入角质层，快速取针后，皮肤产生的小孔可以进行药物输送；另有包衣微针，是将实心的微针上包裹药物，通过将微针刺入皮肤，使得药物持续释放，药物的渗透效率与包衣药物浓度密切相关；空心微针内部有药物直接输送流道，药物可以通过扩散或压力驱动的方式直接经内部流道进入皮肤。

有研究者应用聚合物微针对盐酸青藤碱的透皮吸收性能做了实验研究，结果显示：经过微针处理的实验组盐酸青藤碱微乳凝胶和盐酸青藤碱凝胶的累计渗透率是对照组的 15.5 倍和 22.13 倍。

脂质载体结合微针的给药方式是一种新型的经皮给药方式，其通过微针突破皮肤屏障的同时，以载体材料的包裹延长了药物的释放，提高了药物的稳定性，减少了药物的毒副作用和皮肤刺激性，为中药经皮给药制剂的开发带来了新的发展机遇。

（三）激光导入法

激光导入的原理是利用激光冲击靶物质形成的光机械波对皮肤造成冲击，其产生的能量使患者皮肤融蚀或者剥蚀角质层，以及应用激光产生的压力波、冲击波作用于药物，推动药物吸收来实现促透作用。

目前在透皮给药研究领域中使用的激光主要有 He－Ne 激光、红宝石激光、CO_2 激光、准分子激光等。国内关于激光透皮研究的报道较少，检索有 He－Ne 激光对氟尿嘧啶凝胶透皮吸收的影响的研究等。

（四）罐疗促透方法

将罐疗作为一种经皮给药物理促渗新技术，是在近 10 多年内刚刚建立开发的，具有明显的中医特色。该方法装置简单，操作方便，成本低，是经皮给药物理促渗新技术的发展趋势之一。罐疗促透是通过罐体负压对人体皮肤产生的机械物理刺激作用，主要是皮肤表皮层裂隙，减弱皮肤的屏障功能，提高一般药物的透皮吸收率，从而提高临床疗效。

四、肿瘤的经皮靶向给药技术

鼻腔的特殊结构使其与中枢神经系统建立天然关系，鼻腔呼吸区内黏膜表层细胞皆有许多微绒毛，可增加药物吸收的有效面积，鼻黏膜上皮下层有丰富的毛细血管、静脉窦等，使药物能迅速经鼻黏膜给药后直接进入血液循环而发挥治疗作用；嗅觉区表面积约 $10cm^2$，其间分布着嗅神经，发挥着将药物输送到大脑和脑脊液的重要作用。

中药经鼻给药称鼻疗法，已有几千年的历史，但中药经鼻吸收治疗肿瘤未见报道只有抗肿瘤西药在经鼻吸收治疗脑肿瘤的报道。Tomotaka 等通过实验证明，鼻腔给予抗肿瘤药甲氨蝶呤（methotrexate，MTX）能明显抑制脑肿瘤的增长，降低脑肿瘤的质量。Rintaro 等证明，鼻腔给予端粒酶抑制剂 GRN163 有利于抑制肿瘤的生长，延长实验大鼠的寿命，且此作用是选择性地杀死肿瘤细胞，对正常脑组织无毒性反应。

参 考 文 献

1. 崔福德. 药剂学 [M]. 北京：人民卫生出版社，2007：454.

2. 朱庆文. 中医外治发展的几个关键问题探讨 [J]. 中医外治杂志，2010，19（1）：3 – 5.

3. 华晓东，任变文. 经皮给药系统的研究进展 [J]. 现代药物与临床，2009，24（5）：282 – 285.

4. 王贤儿，钟希文，梅全喜. 固体脂质纳米粒在中药经皮给药中的研究进展 [J]. 中国药房，2015，26（13）：1860 – 1862.

5. 杜丽娜，金义光. 经皮给药系统研究进展 [J]. 国际药学研究杂志，2013，40（4）：379 – 385.

6. 施晓琴，赵继会，王志东. 醇质体在经皮给药方面的应用 [J]. 中国实验方剂学杂志，2013，19（12）：352 – 355.

7. 朱凡，刘小平. 乌头碱醇质体的制备及抗炎镇痛作用研究 [J]. 武汉理工大学学报，2011，33（8）：30.

8. 梁震野，杨建苗，杜立峰. 肉桂提取物醇质体凝胶经皮给药研究 [J]. 中国现代应用药学，2013，30（11）：1202 – 1206.

9. Lawrence M J, Gareth D R. Microemulsion – based media as novel drug delivery systems [J]. Adv Drug Delivery Rev, 2000, 415（1）：89 – 121.

10. 邵建芳，孙占国. 微乳经皮给药系统的研究进展 [J]. 中国医药指南，2011，9（35）：289 – 291.

11. 杜红，牛欣，李海燕. 穿心莲内酯微乳抗炎作用研究 [J]. 中华中医药杂志，2012，27（1）：97 – 99.

12. Hansen M, Kilk K, Langel U, et al. Predicting cell – penetrating peptides [J]. Adv Drug Deliv Rev, 2008, 60（4 – 5）：572 – 579.

13. 郑银，王亚静，邓新焕. 细胞穿膜肽在经皮给药系统中的应用研究概况 [J]. 中南药学，2013，11（12）：913 – 915.

14. 王志东，王晖，赵继会. 冰片对川芎嗪经皮给药大鼠体内药物动力学的影响 [J]. 上海中医药大学学报，2014，28（3）：90 – 93.

15. 张娟玲，王英，姚星辰. 促透剂在中药经皮给药制剂中应用及研究进展 [J]. 中国中医药信息杂志，2015，22（9）：134 – 136.

16. 赵桂福，李雁. 中药透皮吸收促进剂的研究进展 [J]. 上海中医药杂志，2009，43（9）：82 – 85.

17. 孙丽梅，周忠光，郭建敏. 不同促透剂对脂溶性基质制剂脐中穴经皮给药作用研究 [J]. 中医药信息，2010，2（1）：20 – 22.

18. Mitragotri S, langer R. A mechanistic study of Ultrasonically enhance transdermal drug delivery [J]. J Pharm Sci, 1995, 84（6）：697 – 706.

19. Ueda H. Skin penetration enhancing effect of drugs by phonophoresis [J]. J Controlled Release, 1995, 37：29.

20. 王庆甫，祁印泽，陈兆军. 超声电导透射通络止痛中药外治膝骨性关节炎的临床观察 [J]. 北京中医药大学学报，2010，33（4）：283 – 285.

21. 姜嬿嬿，赵文景，刘宝利. 超声透药治疗慢性肾脏病 CKD3 – 4 期临床疗效观察 [J]. 北京中医药，2016，35（3）：210 – 213.

22. 郑静南，陈华兵，张俊勇. 不锈钢微针经皮给药的研究 [J]. 中国新药杂志，2007，16（1）：877 – 880.

23. 唐鼎. 微针经皮给药应用的新进展 [J]. 中国科技信息，2014，（7）：180 – 181.

24. 陈磊，桂双英，钱珊珊. 复合物微针的制备及其对盐酸青藤碱透皮性能的影响 [J]. 中国医院药学杂志，2014，34（4）：255.

25. 胡巧红，许东航，应飞彪. 激光技术促进药物的经皮渗透 [J]. 中国医院药学杂志，2006，26（4）：464 – 466.

26. 胡芝华，施红，张康宣，等. He – Ne 激光对氟尿嘧啶凝胶透皮吸收的影响 [J]. 中国激光医学杂志，1998，7（2）：85 – 88.

27. 谢伟杰，张永萍，徐剑. 罐疗作为经皮给药物理促渗新技术的研究状况 [J]. 世界科学技术—中医药现代化，2015，17（7）：1530 – 1535.

28. Tushar K Vyas, Aliasgar Shahiwala, Sudhanva Marather, et al. Intranasal drug delivery for brain targeting [J]. Current Drug Delivery, 2005, 2：165.

29. Candace L Graff, Gary M Pollack. Nasal drug administration：Potential for targeted central nervous system delivery [J]. J Pharm Sci, 2005, 94（6）：1187.

30. Illum L. Is nose – to – brain transport of drugs in man a reality? [J]. Journal of Pharmacy & Pharmacology, 2010, 56（1）：3 – 17.

31. Tomotaka Shingaki, Daisuke Inoue, Tomoyuki Furubayashi, et al. Transnasal delivery of methotrexate to brain tumors in rats：A new strategy for brain tumor chemotherapy [J]. Mol Pharmaceutics, 2010, 7（5）：1561.

32. Rintaro H, Tomoko O, Sergei M G, et al. New therapeutic approach for brain tumors：Intranasal delivery of telomerase inhibitor GRN163 [J]. Neuro Oncol, 2008, 10（2）：112.

第十二章　针灸与肿瘤外治

　　针灸是中医学的一个主要组成部分，是在实践的基础上逐渐发展而形成，具有完整的理论体系。针灸学是以中医理论为指导，以经络学说为基础，与阴阳学说、脏腑学说相配合，阐明人体的生理、病理的发生与发展。它是中医治疗中的一个重要的治疗手段。针灸疗法是极具中国特色的传统疗法，可增强机体的调节能力，提高机体免疫力，缓解肿瘤患者的临床症状，有效防治毒副作用。针灸防治肿瘤具有疗效显著、经济安全、应用方便等特点。

　　针灸治疗恶性肿瘤在中医传统文献中有丰富的记载。《灵枢·九针十二原》说："凡用针者，虚则实之，满则泄之，宛陈则除之，邪胜则虚之。"此原则为针灸治疗恶性肿瘤的辨证论治提供了重要的理论依据。《灵枢·四时气》即已提到："饮食不下，膈塞不通，邪在胃脘。在上脘则刺抑而下之，在下脘则散而去之。"至晋代，有医家提出了针灸治疗恶性肿瘤的具体方法，如《针灸甲乙经》说："胞中有大瘕痕积聚，与阴相引而痛，苦涌泄上下出，补尺泽、太溪、手阳明寸口，皆补之。"《神应经》记载："腹中气块：块头上一穴，针二寸半，灸二七壮；块中穴，针三寸，灸三七壮，块尾一穴，针三寸半，灸七壮。"唐代孙思邈在《备急千金要方》中记载了"发肿至坚有根"的石痈的灸治。明代张景岳的《类经图翼》一书中已有乳岩的针灸治疗措施。同时代的针灸家杨继洲，对噎膈不仅提出穴方，还对其病因病机加以探讨，认为是"脾绝胃枯"之症。清代针灸大家李学川的《针灸逢源》提出，治疗痞块，"宜用灸以拔其结络之根……多久为妙"，"痞之最坚处，或头或尾，或突或动处，但察其脉络所由者，皆当灸之"。

一、针灸治疗肿瘤的作用

　　中医学认为肿瘤的形成主要是正气亏损，邪气乘虚而入，痰凝结在脏腑、经脉，而使人体阴阳气血失调，经络阻滞，日久形成肿瘤。针灸治疗肿瘤是在中医基础理论的指导下，运用针和灸的方法，对人体腧穴进行针刺和艾灸，通过经络的作用，达到治疗肿瘤的目的。古代医家在长期的医疗实践中，总结出针灸具有疏通经络、扶正祛邪、调和阴阳的作用。

（一）疏通经络

疏通经络作用是指通过针灸治疗，使瘀阻的经络通畅而发挥正常的生理功能，这是针灸治病最主要、最直接、应用最广的治疗作用。经络"内属于腑脏，外络于肢节"，其主要生理功能是运行气血。经络功能正常，气血运行通畅，则"内溉脏腑，外濡腠理"，各脏腑器官、四肢百骸得以濡养，内脏与体表得以沟通，机体可发挥其正常的生理功能。若经络功能失常，气血运行受阻，则会影响人体正常的功能活动，进而出现病理变化，引起疾病的发生。

研究表明，经络的阻滞、气血的失调是肿瘤产生的一个重要因素。而针灸的疏通经络作用，就是根据经络与脏腑在生理病理上相互影响的原理，在腧穴部位进行针刺或艾灸，运用补、泻手法，达到"通其经脉，调其血气"的作用，从而治疗肿瘤。

（二）调和阴阳

调和阴阳的作用是指针灸可使机体从阴阳的失衡状态向平衡状态转化，是针灸治疗最终要达到的根本目的。阴阳学说是中医基本理论的重要内容，对认识人体、认识疾病、辨证论治等均具有重要指导作用。若因六淫七情等因素导致人体阴阳的偏盛偏衰，失去相对的平衡，就会使脏腑经络功能活动失常，从而引起肿瘤的发生。"阴胜则阳病，阳胜则阴病"，针对人体疾病的这一主要病理变化，通过针或灸，采取各种相应的治疗方法来调整阴阳的偏盛偏衰，可以使机体转归于阴平阳秘的状态，从而恢复脏腑经络的正常功能，达到扶正祛邪的目的。如《灵枢·根结》中云"用针之要，在于知调阴与阳，调阴与阳，精气乃光，合形与气，使神内藏"，充分说明调和阴阳是针灸治疗肿瘤的基本原理。

（三）扶正祛邪

扶正祛邪的作用是指针灸可扶助机体正气及祛除病邪，是针灸治病的根本法则和手段。扶正，就是扶助正气，提高机体的抗病能力；祛邪，就是祛除病邪，消除致病因素的影响。疾病的发生、发展及其转归的过程，实质上是正邪相争的过程。正盛邪祛则病情缓解，正虚邪盛则病情加重。因此，扶正祛邪是保证疾病趋向良性转归的基本法则。

针灸治疗肿瘤，就在于能够发挥其扶正祛邪的作用。《素问·刺法论》说："正气存内，邪不可干。"《素问·评热病论》说："邪之所凑，其气必虚。"这说明疾病的发生，是由于正气相对不足，邪气相对强盛所致。因此，治疗上必须坚持补虚泻实的原则，并通过具体运用针灸补虚泻实的方法，起到扶正祛邪的目的。运用针灸手法中的补法，选择配伍一定的腧穴，可以起到扶正的作用；运用针灸手法中的泻法，选择配伍一定的腧穴，可以起到祛邪的作用。临床运用时，多根据正邪在肿瘤病变过程中所处的地位来决定扶正与祛邪的主次先后。一般而言，扶正适用于正虚邪不盛的阶段，祛邪适用于邪实而正未伤的时期，扶正与祛邪同时进行适用于正虚邪实的阶段。正邪相搏，正虚为主宜扶正兼祛邪，邪盛为主则宜祛邪兼扶正。病情较重，正气虚弱不耐攻伐时，应先扶正后祛邪；病邪强盛，正气虽虚但尚可攻伐时，宜先祛邪后扶正。

二、针灸治疗肿瘤的现代医学研究

现代医学对针灸治疗肿瘤进行了大量研究，取得了一定成效，表明针灸是通过提高机体免疫功能，减轻癌性疼痛，改善药物不良反应等作用途径治疗肿瘤的。

（一）提高机体免疫功能

肿瘤的生长发展与机体免疫功能低下有着密切关系，大量的实验性肿瘤和人类肿瘤的免疫研究表明，针灸能提高调节人体的免疫系统，增强人体的免疫能力。通常认为抗肿瘤免疫效应中细胞免疫起重要作用，而参与细胞免疫效应的细胞有 T 细胞、NK 细胞、NC 细胞、巨噬细胞、LAK 细胞等。沈国伟通过对艾灸和穴位注射黄芪注射液两种方法进行比较，发现穴位注射提高白细胞优于艾灸，但在提高 NK 细胞活性和免疫球蛋白方面，艾灸则优于穴位注射。赵昌林等采用针灸治疗 60 例结肠癌肝转移患者，取用足三里、三阴交、内关等穴位，进行自身前后对照，结果表明：针灸治疗后 T 细胞亚群 CD3、CD4 和 NK 细胞的数量变化较治疗前均有明显的升高，差异具有统计学意义。还有临床研究显示，针灸治疗可在一定程度上提高肿瘤患者的 NK 细胞、LAK 细胞活性及 T 淋巴细胞产生 IL－2 的水平，明显改善巨噬细胞的吞噬功能和因放化疗所致的 NK 细胞的活性降低。实验研究结果表明，针灸能增强和调节机体的免疫防御能力，抑制移植性肿瘤在宿主机体的生长，提高荷瘤小鼠的生存率；可正向调节肿瘤机体非特异性免疫功能低下或受抑状态，增强荷瘤小鼠的脾淋巴细胞增殖，促进免疫效应细胞活性，如 NK 和 LAK 细胞活性、巨噬细胞吞噬及细胞毒活性，促进内源性细胞因子 IL－2 的产生。

（二）减轻癌性疼痛

肿瘤患者常常伴有疼痛，在肿瘤诊断时，约 50% 的患者有疼痛症状；在其治疗过程中，约 30% 的患者有疼痛症状；在患者生命终末时，90% 的患者经历过疼痛。一般止痛药对肿瘤性疼痛根本无效，而吗啡类药物易引起依赖性。大量临床资料证实，针灸具有较好的止痛作用。谭广生等在临床中观察针刺联合西药对肿瘤患者的镇痛作用，发现针刺联合西药镇痛效果，对于轻、中度癌痛患者疗效优于单纯 WHO 三阶梯止痛法。王剑雄等运用中西医结合治疗晚期癌痛，治疗组在西药的基础上加用中药及针刺镇痛治疗，对照组单纯使用西药，结果发现治疗组能明显提高止痛效果，减轻西药的毒副作用，提高癌痛患者的生活质量。彭杰等临床观察针药并用治疗中重度癌性疼痛 47 例，发现针药组完全缓解率（69.6%）高于药物组（54.2%）（$P > 0.05$）；针药组平均起效时间 ［（24.55±8.16）分钟］较药物组 ［（39.37±15.86）分钟］短（$P < 0.05$）；针药组治疗后外周血内啡肽含量 ［（119.63±49.15）pg/mL］较药物组 ［（81.23±36.63）pg/mL］含量高（$P < 0.05$）。该结果提示针药并用治疗中重度癌痛起效快，镇痛作用强。实验证实，内源性阿片样物质是引起针刺镇痛的主要物质基础，可分为脑啡肽、强啡肽及 β－内啡肽三类，它们分别作用于不同的阿片受体，从而发挥镇痛作用。针刺可以引起深部组织神经感受器或神经末梢发放传入冲动，此信号进入有关脑室后，

可以增强内源性阿片样物质的活性，或激活内源性阿片样物质能神经元释放内源性阿片样物质，使含量增高，从而出现镇痛效应，使肿瘤患者的疼痛明显减轻或消失。如临床实践中，运用头针上焦透中焦，捻转 3~5 分钟，留针 30 分钟，能有效缓解胸腹肿瘤的疼痛。

（三）改善药物不良反应

在肿瘤治疗中，手术、放疗、化疗仍然是常用的治疗方法。手术并发症，如尿潴留、胃排空障碍等，放疗所致的皮肤反应、口干等，抗肿瘤药物的消化道反应、骨髓抑制、脱发、肝肾功能损害等，给肿瘤患者带来了很大困扰。这些不良反应不仅严重影响了肿瘤患者的生活质量，同时成为肿瘤患者放弃有效治疗的原因之一。而针灸对人体各系统许多器官和组织都有明显的调整作用，它可以调节细胞组织的生理生化过程，使之朝有利于机体生存的方向转化，使机体得以维持正常的完整性、反应性与恒定性，进而使人体的脏腑功能处于一种较良好的状态，减轻药物的毒性反应，使肿瘤患者能够减轻手术并发症，从而能够坚持完成放疗和化疗。程海英观察针刺对化疗药物不良反应的改善作用，提示针刺对化疗后消化道不良反应、脾虚证证候、KPS 评分均有较为显著的改善作用，差异有统计学意义。崔俊玲观察了针灸防治 60 例恶性肿瘤化疗后恶心、呕吐的临床疗效，观察组和对照组各 30 例，观察组患者采取预防性针灸治疗，化疗后 3 个月内重点考察两组恶心、呕吐人数，结果显示：观察组较对照组显著控制了肿瘤化疗后相关症状的恶化程度，有效控制了恶心、呕吐的发生率，差异有统计学意义。韩予飞等探索针刺对化疗所致白细胞减少的辅助治疗作用，选取化疗后白细胞减少患者 86 例，随机分为粒细胞集落刺激因子（G-CSF）+针刺组及 G-CSF 组，每组 43 例，分别于 2 次化疗后使用，治疗观察周期共 45 天，结果发现：针刺可以提高 G-CSF 的疗效，延缓 G-CSF 停用后的白细胞降低，促进中性粒细胞分化成熟。耿志国观察针灸治疗肿瘤放化疗骨髓抑制患者 190 例，采用针刺和艾灸疗法，其中 85 例显效，58 例良效，32 例有效，总有效率为 92%。该结果提示：针灸可加强骨髓的造血功能，从而提高肿瘤患者对放疗、化疗的耐受性。林松青以针刺为主治疗子宫癌根治术后尿潴留，总有效率为 93.3%，提示以针刺为主的治疗方法对子宫癌术后膀胱尿道功能障碍的恢复具有重要作用。孙永辉等运用针刺配合莫沙必利治疗食管癌术后胸腔胃排空障碍，结果发现中西医结合治疗组较单纯西医组效果好。王志光等在临床中运用梅花针叩刺治疗乳腺癌术后上肢水肿 34 例，显效 20 例，有效 12 例，无效 2 例，总有效率为 94.1%。这些都说明了针灸能减轻治疗肿瘤时药物所产生的毒副反应，改善生活质量，提高临床疗效。

三、针灸治疗肿瘤的取穴原则

以中医理论为指导，以体质、病情、肿瘤部位等不同特点进行辨证施治，根据经络气血的主治功能，选择行之有效的针、灸不同操作方法，才能取得疗效。

1. 整体取穴

整体取穴是根据患者虚、实的不同情况而取不同的穴位。如体虚乏力可补足三里、关元、气海等穴。

2. 随症取穴

随症取穴是根据患者的主要症状，取某些特效穴进行治疗。如化疗所引起的恶心、呕吐取内关穴等，肿瘤发热可取大椎、合谷、曲池等。

3. 近部取穴

近部取穴是在肿瘤病变局部或邻近部位选取腧穴的方法，是腧穴近治作用的临床应用。

4. 循经取穴

根据患者肿瘤的部位有哪些经络经过，根据病情的不同情况，可取某经的原、络、郄、募、俞、八会、下合、五输穴等进行治疗。

5. 远端取穴

远端取穴是选取与病证较远部位有关穴位进行治疗的方法，一般多用肘膝关节以下的穴位。肘膝关节以下的穴位能主治全身性的疾病，应灵活运用，相互配合。

6. 阿是穴

可以检查患者的压痛点，特别是背部的腧穴，如有明显的酸、胀、疼痛反应可取穴。

四、针灸治疗肿瘤的适用范围

针灸治疗肿瘤具有一定的适用范围。对于一般良性肿瘤，患者不愿手术者可以采取针灸治疗而且具有一定的疗效。而针灸治疗恶性肿瘤的适用范围主要为如下几方面。

1. 不宜手术、放疗、化疗的晚期肿瘤患者，可用针灸配合中草药改善症状，延长患者生存期，提高生存质量。

2. 放化疗引起的不良反应，可通过针灸治疗提高机体免疫能力，保护骨髓造血系统，减轻消化道反应如恶心、呕吐，直肠反应如急慢性腹泻、便秘，以及黏膜反应、尿道刺激征、口腔咽喉反应。

3. 手术后机体的恢复，以及并发症如术后肠麻痹、尿潴留、重症肌无力征等，可采取针灸治疗。

4. 各种癌性疼痛、术后伤口炎等，可采取针灸治疗。

五、针灸治疗肿瘤的注意事项

1. 针灸治疗良性肿瘤有一定的疗效，但在治疗过程中要密切观察肿瘤的变化，如肿瘤的大小、质地等。若有变化应及时对患者进行手术治疗。

2. 晚期恶性肿瘤患者体弱，在针灸治疗时采取卧位为宜，针刺手法宜以补为主，一般留针 30 分钟，以加强针灸的作用。

3. 目前仍禁止直接针刺肿瘤部位，以免造成转移和扩散。对局部压痛反应点要鉴别诊断，以免误将肿瘤转移部位作为阿是穴针刺。

六、常见肿瘤的针灸治疗

（一）鼻咽癌

主穴：印堂、上星、通天、天鼎、足三里、合谷。

辨证配穴：肺热痰凝证，加尺泽、丰隆清肺化痰；气郁痰瘀证，加太冲、三阴交行气散瘀；火毒内阻证，加内庭、液门清热泻火；气阴亏虚证，加气海、照海益气养阴。

随症配穴：咽喉干痒，加照海滋阴利咽；痰中带血，加鱼际清肺止血；咯血者，加阴郄、地机；盗汗，加阴郄、复溜滋阴盗汗；胸痛，加膻中、内关宽胸理气；放化疗后呕吐、呃逆，加内关、膈俞；白细胞减少，加大椎、血海、肾俞、脾俞、胃俞、三阴交。

刺灸法：常规针刺，以平补平泻为主，虚证加灸。胸背部穴位不宜刺深。

耳针：内鼻、咽喉、肺、大肠、轮 4～6 的反应点。均针双侧，用中等刺激，留针 10～20 分钟，或用王不留行贴压。每日 1 次。

穴位注射：大椎、风门、肺俞、膏肓、丰隆、足三里。每次取 2～4 穴，药物注射量根据不同药物及具体辨证而定。局部常规消毒，在选定的穴位处刺入，待局部有酸麻或胀感后再将药物注入。隔日 1 次。

拔罐：肺俞、膈俞、风门、膏肓。留罐 10～15 分钟，隔日 1 次。

（二）脑瘤

主穴：百会、印堂、风池、丘墟、丰隆、太冲。

辨证配穴：痰湿内阻证，加中脘、内关化痰祛湿；气滞血瘀证，加膈俞、肝俞活血行气，配以金津、玉液用三棱针点刺放血；肝胆实热证，加侠溪、行间点刺放血以泻热；肝肾阴虚证，加肝俞、肾俞以滋肝益肾；脾肾阳虚证，加灸命门、关元、肾俞、脾俞。

随症配穴：抽搐、不省人事，加水沟、十宣点刺放血；半身不遂，加曲池、极泉、外关、环跳、阳陵泉疏通经络；便溏、纳呆，加天枢、中脘；排痰不爽，加天突；舌强语言不利，加金津、玉液、廉泉；便秘，加支沟、照海。

刺灸法：毫针刺，补泻兼施。每日 1 次，每次留针 30 分钟，10 次为 1 个疗程。虚证可加灸法。

头针：选对侧运动区为主，并可配足运感区。失语者，加语言区。适用于脑瘤后遗半身不遂的患者。

耳针：肾、肝、心、皮质下、脑干、枕、额。以毫针刺入，产生酸胀感，留针 40 分钟。留针期间，每隔 10 分钟捻针 1 次。

电针：根据瘫痪部位，可在头、上肢、下肢部各选 2 个穴位，用毫针刺，得气后加电针，头部用疏波，四肢部用密波。每次 20 分钟。

穴位注射：可选用风池以及患肢上的相关穴位，用黄芪注射液、丹参注射液及维生素 B_1、维生素 B_{12} 适量行穴位注射。

（三）肺癌

主穴：肺俞、中府、太渊、孔最、肓俞、丰隆、足三里。

辨证配穴：肺郁痰瘀证，加膻中、三阴交行气活血，健脾化痰；脾虚痰湿证，加脾俞、阴陵泉健脾利湿化痰；阴虚痰热证，加尺泽、然谷清虚热养阴津；气阴两虚证，加太溪、气海益气养阴。

随症配穴：胸痛，加膻中、内关宽胸理气；胁痛，加支沟、阳陵泉疏利少阳；咽喉干痒，加照海滋阴利咽；痰中带血，加鱼际清肺止血；咯血，加阴郄、地机；盗汗加阴郄、复溜滋阴敛汗；肢体浮肿、小便不利，加阴陵泉、三阴交健脾利湿；肺癌放化疗后呕吐、呃逆，加内关、膈俞；肺癌放化疗后白细胞减少，加大椎、血海、肾俞、脾俞、胃俞、三阴交。

刺灸法：常规针刺，以平补平泻为主，虚证加灸法。胸背部不宜刺深。

耳针：肺、气、大肠、胸、肝、脾、神门、轮 4~6 的反应点。均针双侧，用中等刺激，留针 10~20 分钟，或用王不留行贴压，每日 1 次。

穴位注射：大椎、风门、肺俞、肓俞、丰隆、足三里。每次取 2~4 穴，药物注射量根据不同药物及具体辨证而定。局部常规消毒，在选定的穴位处刺入，待局部有酸麻或胀感后再将药物注入。隔日 1 次。

拔罐：肺俞、膈俞、风门、肓俞。留罐 5 分钟，隔日 1 次。

（四）食管癌

主穴：天突、膻中、中脘、内关、太溪、足三里。

辨证配穴：痰气互阻证，加太冲、丰隆化痰降气；血瘀痰滞证，加膈俞、丰隆化痰祛痰；阴虚内热证，加太溪、内庭养阴清热；气虚阳微证，加灸气海、肾俞益气温肾。

随症配穴：胸骨后痛，加华盖、巨阙；胸痛引背，加心俞、阿是穴；食管内出血，加尺泽、孔最、郄门；痰多便秘，加丰隆、上巨虚、天枢；进食困难甚或滴水不进者，重刺内关加配公孙。

刺灸法：毫针刺，太溪、足三里行补法，余穴平补平泻，或加电针，每次 3 分钟，每日 1 次，10 日为 1 个疗程。

耳针：取肾、脾、胃、食管、贲门、交感、轮 4~6 的反应点，留针 20~30 分钟，每日 1 次，10 日为 1 个疗程。或用王不留行贴压，每日压按 5~6 次，留贴 3 天，间隔 1 天后再进行下次治疗。适用于食管癌吞咽梗阻，饮食不下。

拔罐：取膈俞、脾俞、胃俞，或以压痛点取穴。将火罐对准穴位，用闪火法迅速罩在穴位上。每次拔罐 2~6 个，留罐 10~15 分钟，隔日 1 次，10 次为 1 个疗程，间歇 1 周后再进行下 1 个疗程。适用于缓解食管癌疼痛。

穴位注射：取内关、公孙，注射维生素 B_6，可缓解食管癌梗阻。

（五）乳腺癌

主穴：屋翳、膻中、天宗、肩井、期门、三阴交、丰隆。

辨证配穴：冲脉失调证，加肝俞、肾俞、关元补肾健脾养肝，调理冲任；肝郁气滞证，加肝俞、太冲；热毒蕴结证，加内庭、行间点刺放血；气血两虚证，加灸脾俞、膈俞、足三里健运脾胃，益气养血。

随症配穴：乳腺癌术后上肢水肿，加极泉、青灵通络消肿；乳腺癌放疗后放射性肺炎，加尺泽、孔最泻肺止咳；潮热者，加百劳、膏肓；失眠心烦，加大陵、神门。

刺灸法：毫针刺，补泻兼施。每日1次，每次留针30分钟，10次为1个疗程。虚证可加灸法。

耳针：内分泌、内生殖器、乳腺、胸，毫针刺，中强度刺激，每次留针30分钟，间歇运针2~3次，10次为1个疗程。或用王不留行贴压，每3~5日更换1次。

拔罐：选大椎、第4胸椎夹脊穴点刺放血后拔罐，适用于热毒蕴结型。

（六）胃癌

主穴：中脘、足三里、内关、公孙、丰隆、太冲。

辨证配穴：肝胃不和证，加期门、章门疏肝和胃；痰湿凝聚证，加灸脾俞、胃俞健脾化痰；气滞血瘀证，加期门、膈俞行气活血化瘀；脾肾两虚证，加灸脾俞、肾俞温补脾肾。

随症配穴：饮食难下，加天突；吐血者，加地机、二白；顽固性呃逆者，加复溜（补）、翳风（泻）。

刺灸法：毫针刺，平补平泻。每日1次，留针30分钟，10次为1个疗程。

耳针：选脾、胃、肝、腹、耳中、神门、交感、皮质下、轮4~6的反应点，每次取5~6穴，留针20~30分钟，每日1次，10日1个疗程。或用王不留行贴压，每日压按5~6次，留贴3天，间隔1天后再进行下次治疗。

穴位注射：用维生素 B_1、维生素 B_6 各2mL，取膈俞行穴位注射，可治疗胃癌化疗后胃肠道反应及顽固性呃逆；或取双侧足三里，穴位注射654-2各10mg，可治疗顽固性呃逆。

（七）肝癌

主穴：肝俞、期门、日月、胆俞、阳陵泉、支沟、太冲。

辨证配穴：肝热血瘀证，加膈俞、血海、三阴交以活血化瘀，行间、侠溪点刺放血泻肝热；脾虚证，加脾俞、足三里以健脾益气；肝盛阴亏证，加肾俞、太溪。

随症配穴：口苦，加丘墟、大陵；呕恶者，加中脘、内关；痛甚，加神门、外丘调神止痛；腹胀便溏甚者，加天枢、关元；黄疸，加阳陵泉、阴陵泉；神疲畏寒甚者，加关元、命门；腹水明显者，加神阙，隔甘遂末灸3壮；肝昏迷神昏谵语者，加中冲、少冲点刺放血。

刺灸法：毫针刺，补泻兼施。每日1次，每次留针30分钟，10次为1个疗程。虚证可加灸。痛甚加电针，在体针的基础上将电针输出电极连接期门、日月、支沟、阳陵泉等腧穴，疏密波，持续刺激20~30分钟。

耳针：皮质下、脑干、肝、胆、脾、轮4~6的反应点。恶心呕吐，加贲门、胃；呃逆，加耳中；便秘，加大肠、便秘点。毫针刺，中强度刺激，每次留针30分钟，间歇运针 2~3 次，10 次为 1 个疗程。或用王不留行贴压，每 3~5 日更换 1 次。

拔罐：选第 6~11 胸椎相应的背俞穴拔罐。

隔姜灸：神阙、关元、天枢、脾俞、胃俞、足三里，每次 3 壮，每日 1 次，适用于虚寒证。

（八）大肠癌

主穴：天枢、关元、下巨虚、上巨虚、商丘。

辨证配穴：大肠湿热证，加阳陵泉、阴陵泉、三阴交清利湿热；瘀毒蕴结证，加膈俞、血海活血祛瘀，配以大椎、委中点刺放血；脾肾亏虚证，加灸肾俞、命门；气血两亏证，加足三里、血海补气养血，可灸。

随症配穴：胁痛者，加阳陵泉；小腹痛甚，加次髎；里急后重者，加气海；黏液便者，加阳陵泉、三阴交；便秘者，加支沟、照海；血便，肝区痛者，加孔最、承山。

刺灸法：毫针刺，补泻兼施。每日 1 次，每次留针 30 分钟，10 次为 1 个疗程。虚证可加灸。电针用疏密波，持续刺激 20~30 分钟。

耳针：内分泌、肺、直肠、腹。恶心呕吐，取贲门、胃；食欲不振，取胃、交感；呃逆，取耳中。毫针刺，中强度刺激，每次留针 30 分钟，间歇运针 2~3 次，10 次为 1 个疗程。或用王不留行贴压，每 3~5 日更换 1 次。

穴位注射：脾俞、胃俞、三焦俞、秩边，每次取 2~4 穴，药物注射量根据不同药物及具体辨证而定。局部常规消毒，在选定的穴位处刺入，待局部有酸麻或胀感后再将药物注入。隔日 1 次。

隔姜灸：神阙、关元、天枢、脾俞、胃俞、足三里，每次 3 壮，每日 1 次，适用于虚寒证。

（九）胰腺癌

主穴：中脘、日月、梁门、足三里、阳陵泉、梁丘。

辨证配穴：脾虚痰湿证，加灸脾俞、丰隆；湿热蕴结证，加内庭、侠溪；气滞湿阻证，加三阴交、太冲；阴虚内热证，加然谷、内庭；气滞血郁证，加支沟、膈俞。

随症配穴：恶心、呕吐者，加内关、公孙；目黄、身黄、小便发黄者，加三阴交、阴陵泉；大便秘结者，加支沟、天枢；腹水明显者，加神阙，隔甘遂末灸。

刺灸法：毫针刺，补泻兼施。每日 1 次，每次留针 30 分钟，10 次为 1 个疗程。虚证可加灸。痛甚加电针，在体针的基础上，将电针输出电极连接足三里、阳陵泉等远端腧穴，以连续波、快频率、强电流持续刺激 20~30 分钟。

耳针：皮质下、脑干、胰腺、胃、十二指肠、腹、轮 4~6 的反应点。恶心呕吐，加贲门；呃逆，加耳中；便秘，加大肠、便秘点。毫针刺，中强度刺激，每次留针 30 分钟，间歇运针 2~3 次，10 次为 1 个疗程。或用王不留行贴压，每 3~5 日更换 1 次。

拔罐：选第 6~11 胸椎相应的背俞穴拔罐。

隔姜灸：①中脘、关元、神阙、天枢。②膈俞、脾俞、胃俞、胰俞。两组交替进行，每次 3 壮，每日 1 次。

（十）宫颈癌

主穴：关元、中极、子宫、蠡沟、三阴交、太冲。

辨证配穴：肝郁气滞证，加期门、章门以行气散瘀；湿热瘀毒证，加阴陵泉、大都祛湿热散瘀结；肝肾阴虚证，加肝俞、肾俞、太溪滋补肝肾；脾肾阳虚证，加肾俞、命门，宜灸。

随症配穴：腹水明显，加神阙，隔甘遂灸3壮；小腹痛甚，加次髎；带下多者，加阴陵泉、地机；宫颈癌放疗后引起的放射性直肠炎，加上巨虚、足三里；里急后重者，加气海；黏液便者，加阳陵泉、三阴交；便血者，加承山、下巨虚；宫颈癌放疗后白细胞降低，加大椎、血海、肾俞、脾俞、胃俞、足三里。

刺灸法：毫针刺，补泻兼施。每日1次，每次留针30分钟，10次为1个疗程。虚证可加灸。电针用疏密波，持续刺激20~30分钟。

耳针：内生殖器、盆腔、肝、肾、内分泌、轮4~6反应点。毫针刺，中强度刺激，每次留针30分钟，间歇运针2~3次，10次为1个疗程。或用王不留行贴压，每3~5日更换1次。

穴位注射：次髎、三焦俞、白环俞、肝俞，每次取2~4穴，药物注射量根据不同药物及具体辨证而定。局部常规消毒，在选定的穴位处刺入，待局部有酸麻或胀感后再将药物注入。隔日1次。

隔姜灸：神阙、关元、天枢、脾俞、胃俞、足三里、肾俞，每次3壮，每日1次，适用于虚寒证。

（十一）卵巢癌

主穴：关元、气穴、中极、天枢、三阴交、太冲。

辨证配穴：气滞血瘀证，加肝俞、膈俞、血海以行气散瘀；痰湿蕴结证，加脾俞、足三里、丰隆补益脾胃，除湿化痰；肝肾阴虚证，加肝俞、肾俞、太溪滋补肝肾；气血两虚证，加足三里、血海补气养血，可灸。

随症配穴：胁痛者，加阳陵泉；小腹痛甚，加次髎。

刺灸法：毫针刺，补泻兼施。每日1次，每次留针30分钟，10次为1个疗程。虚证可加灸。电针用疏密波，持续刺激20~30分钟。

耳针：内分泌、皮质下、脑干、肝、盆腔、内生殖器、肾、轮4~6反应点。毫针刺，中强度刺激。每次留针30分钟，间歇运针2~3次，10次为1个疗程。或用王不留行贴压，每3~5日更换1次。

穴位注射：次髎、肾俞、腰眼、肝俞、丰隆，每次取2~4穴，药物注射量根据不同药物及具体辨证而定。局部常规消毒，在选定的穴位处刺入，待局部有酸麻或胀感后再将药物注入。隔日1次。

隔姜灸：神阙、关元、天枢、脾俞、胃俞、足三里，每次3壮，每日1次，适用于虚寒证。

（十二）恶性淋巴瘤

主穴：天井、少海、章门、百劳、支沟、三阴交。

辨证配穴：寒痰凝滞证，加灸脾俞、丰隆温化寒痰；气郁痰结证，加肝俞、太冲、丰隆以行气化痰；痰热蕴结证，加曲池、丰隆以清热除痰散结；肝肾阴虚证，加肝俞、肾俞、照海以滋肝肾之阴；气血两虚证，加气海、足三里益气养血，可灸。

随症配穴：高热，加十宣、大椎点刺放血；皮肤瘙痒，加血海、膈俞；胸胁胀痛，加阳陵泉、膻中、内关；脘痞纳少，加中脘、足三里；盗汗，加阴郄、膏肓；潮热，加大椎、劳宫。

刺灸法：毫针刺，补泻兼施。每日1次，每次留针30分钟，10次为1个疗程。亦可选用局部围针刺。虚证可加灸。电针用疏密波，持续刺激20~30分钟。

耳针：内分泌、皮质下、脑干、肝、心。选2~3穴，毫针刺，中强度刺激，每次留针30分钟，间歇运针2~3次，10次为1个疗程。或用王不留行贴压，每3~5日更换1次。

穴位注射：百劳、心俞、肾俞、肝俞、丰隆，每次取2~4穴，药物注射量根据不同药物及具体辨证而定。局部常规消毒，在选定的穴位处刺入，待局部有酸麻或胀感后再将药物注入。隔日1次。

火针：阿是穴、大椎、肩髃火针点刺，每周1次。

七、常见肿瘤急症的针灸治疗

（一）消化道出血
主穴：中脘、建里、梁丘、足三里、地机。
辨证配穴：胃热炽盛证，加内庭；肝火犯胃证，加行间；脾不统血证，加灸隐白。
刺灸法：毫针刺，泻法。每日1~2次，每次留针30分钟。

（二）尿血
主穴：关元、中极、金门、三阴交。
辨证配穴：湿热下注证，加阴陵泉、行间；肾阴亏虚证，加然谷、太溪；瘀毒蕴结证，加血海、蠡沟；胃热炽盛证，加内庭；肝火犯胃证，加行间；脾不统血证，加灸隐白。
刺灸法：毫针刺，泻法。每日1~2次，每次留针30分钟。

（三）阴道出血
主穴：关元、三阴交、隐白。
辨证配穴：热毒炽盛证，加行间、水泉；瘀毒内阻证，加血海、地机；脾肾两虚证，加灸肾俞、脾俞。
刺灸法：毫针刺，补虚泻实，虚证可灸。每日1~2次，每次留针30分钟。

（四）呼吸道梗阻
主穴：膻中、天突、中府、鱼际透劳宫。
辨证配穴：痰热郁肺证，加尺泽、行间；痰湿壅盛证，加脾俞、丰隆；气滞血瘀证，加支沟、三阴交。

刺灸法：毫针刺，泻法，背俞穴可艾灸或拔火罐。每日 1 ~ 2 次，每次留针 30 分钟。

（五）上腔静脉压迫综合征

主穴：人迎、太渊、水沟、前顶。

辨证配穴：水饮结胸证，加膻中、内关；血瘀胸胁证，加期门、太冲。

刺灸法：毫针刺，泻法。每日 1 ~ 2 次，每次留针 30 分钟。

（六）心包积液

主穴：膻中、大包、内关、太冲。

辨证配穴：水饮内停证，加灸心俞、巨阙；血瘀心包证，加三阴交。

刺灸法：毫针刺，泻法。每日 1 ~ 2 次，每次留针 30 分钟。

（七）食管梗阻

主穴：天突、膻中、中脘、内关。

辨证配穴：痰气胶结证，加太冲、丰隆；血瘀癥积证，加膈俞、三阴交。

刺灸法：毫针刺，泻法。每日 1 ~ 2 次，每次留针 30 分钟。电针可用疏波。

（八）肠道梗阻

主穴：天枢、关元、上巨虚、足三里。

辨证配穴：恶心呕吐加内关；便秘加支沟、照海；虚寒加灸神阙、气海。

刺灸法：毫针刺，泻法。每日 1 ~ 2 次，每次留针 30 分钟。电针可用疏波。

（九）癌性疼痛

主穴：以局部取阿是穴为主，远部取穴为辅，以及所属脏腑之郄穴配合使用，共奏疏经活络、行气活血止痛之功。

辨证配穴：气滞血瘀加支沟、膈俞；气血亏损加血海、足三里。

刺灸法：毫针刺，泻法。每次留针 1 ~ 2 小时，在体针的基础上，将电针的输出电极接于主穴和配穴，每次可选用 2 ~ 4 穴，以连续波、快频率、强电流连续刺激 30 分钟以上，以痛止为度。重者可每日治疗 2 次。

耳针：相应疼痛部位、皮质下、神门、交感，强刺激，留针 30 ~ 60 分钟。

火针：阿是穴，每周 1 次。

参 考 文 献

1. 刘世敏，吴焕淦，胡玲．针灸治疗学案例导读［M］．上海：上海科学技术出版社，2014．

2. 梁繁荣．针灸学［M］．上海：上海科学技术出版社，2010．

3. 沈国伟．不同针灸方法防治化疗毒副反应的临床研究［J］．实用临床医药杂志，2010，14（5）：5739．

4. 赵昌林，彭磷基，张子丽，等．针灸对结肠癌肝转移患者外周血 T 淋巴细胞亚群和 NK 细胞活性的影响［J］．中国针灸，2010，30（1）：388 - 389．

5. 朱汝功．针灸结合中药治疗食道、胃癌临床及免疫指标的初步观察［J］．中国针灸，1982，2（4）：22 - 25．

6. 吴滨，周荣兴，周鸣生，等．针刺对恶性肿瘤患者外周血白细胞介素 - 2 含量及自然杀伤细胞活性的影响［J］．中国中西医结合杂志，1994，14（9）：537 - 539．

7. 杨友泌．艾灸对小鼠移植性肿瘤 S180 抑制作用的观察［J］．中国针灸，1989，9（3）：32 - 34．

8. 章育正．艾灸对实验动物体液免疫的影响［J］．上海免疫学杂志，1981，1（4）：38 - 40．

9. 裴建，陈汉平，赵粹英，等．艾灸对荷瘤小鼠免疫功能的增强作用［J］．上海免疫学杂志，1997，17（5）：297 - 298．

10. 谭广生，林智通，王琴，等．针刺联合西药对肿瘤患者镇痛作用的临床观察［J］．世界中西医结合杂志，2012，7（2）：147 - 149．

11. 王剑雄，孔棣．中西医结合治疗晚期癌痛的疗效观察［J］．辽宁中医杂志，2011，38（8）：1612 - 1614．

12. 彭杰，王文海，周荣耀，等．针药并用治疗中重度癌性疼痛的临床研究［J］．上海针灸杂志，2012，31（4）：236 - 238．

13. 程海英．针刺干预化疗副反应作用的临床研究［J］．世界中西医结合杂志，2012，7（9）：772 - 775．

14. 李柳宁，孔怡琳，刘丽荣，等．雷火灸对含铂类药物化疗所致消化道反应 25 例［J］．陕西中医，2009，30（7）：886 - 887．

15. 隋慧娟，张红，丁丽．水针治疗恶性肿瘤伴顽固性呃逆疗效观察［J］．中国误诊学杂志, 2009, 9 (30): 7360 - 7361.

16. 沈国伟. 不同针灸方法防治化疗毒副反应的临床研究 [J]. 实用临床医药杂志, 2010, 14 (5): 57.

17. 崔俊玲. 针灸防治恶性肿瘤化疗后恶心、呕吐的效果观察 [J]. 中国医药指南, 2013, 11 (1): 259 - 260.

18. 韩予飞, 龚正, 黄利青, 等. 针刺治疗化疗后白细胞减少辅助作用观察 [J]. 中国针灸, 2010, 30 (10): 802 - 805.

19. 王刚, 李彩霞, 王红. 针刺治疗化疗后白细胞减少症 41 例 [J]. 陕西中医, 2010, 31 (11): 1514 - 1515.

20. 耿志国. 针灸治疗肿瘤放化疗反应临床疗效观察 [J]. 中国医疗前沿, 2010, 5 (2): 57.

21. 林松青. 针刺为主治疗子宫癌根治术后尿潴留 30 例 [J]. 内蒙古中医药, 2011, 30 (15): 79.

22. 孙永辉, 孙彦辉. 针刺配合莫沙必利治疗食管癌术后胸腔胃排空障碍 [J]. 河北中医药学报, 2010, 25 (1): 42 - 43.

23. 王志光, 邢晓娟. 梅花针叩刺治疗乳腺癌术后上肢水肿 34 例 [J]. 上海针灸杂志, 2013, 32 (5): 416.

24. 杨金坤. 现代中医肿瘤学 [M]. 上海: 上海中医药大学出版社, 2004.

25. 周岱翰. 中医肿瘤学 [M]. 广州: 广东高等教育出版社, 2007.

第十三章　现代微创外治技术与中医药

　　微创治疗是近年来医学领域发展起来的一种新治疗手段，代表着医学的新方向。与传统手术相比，微创治疗具有伤口小、瘢痕细、手术中出血少、术后患者疼痛轻、恢复快等特征，越来越受到医生、患者的欢迎。肿瘤微创治疗是肿瘤治疗的新模式，是一种人性化、理性化、个体化的治疗模式。它是一种集先进的医学影像学技术以及药物、生物和基因等高新技术为一体的现代肿瘤治疗方法。其基本操作程序是：在 CT、B 超、DSA 或内镜等影像设备的引导下，用穿刺针对肿瘤进行穿刺，然后再采用放射、物理或化学方法，直接杀灭实体肿瘤。其特点是不开刀，创伤小，并发症少，定位精确，治疗安全。微创治疗的适应证是不适应手术、放疗和化疗的患者，或手术后复发、残留，或放、化疗复发，或不敏感的实体肿瘤患者。尤其对不能或不愿手术而又不能接受放疗或化疗的老年肿瘤患者，微创治疗更能发挥其治疗优势。

　　微创治疗主要包括微创外科和微创介入治疗两种。微创外科是在直视下进行微创治疗，除了微创手术之外，通过胸腔镜、腹腔镜、胆道镜进行微创治疗。而微创介入是借助于影像的引导进行的微创治疗，其使用 B 超、透视、CT、核磁等，将特制的导管、导丝、穿刺工具等精密的器械，直接引入到人体，对病变进行诊断，取活检或者进行局部的治疗。

　　作为中华民族的宝贵财富，中医药治疗肿瘤是我国肿瘤治疗的特色。经过多年的努力，中医药也在不断创新发展，其与现代微创外治技术的联合应用日益广泛，正发挥着西药不可替代的作用。其在配合微创外治技术进行增效减毒方面，运用越来越广泛。

第一节　中医药对现代微创外治技术的增效作用

　　微创外治具有创伤性小等特点，然而，正是由于这种特点，许多微创外治技术往往是姑息性减瘤术。与传统根治性手术相比，许多单纯微创外治并不能达到根治状态，或者不足以控制癌组织的生长，且远期疗效也不尽人意。而中医药作为补充替代治疗之一，对其有着良好的增效作用。

　　有学者辨病用药，研究发现艾迪注射液联合微创介入治疗肺癌可调节免疫力，改善治疗的依从性，对原发及转移灶均有较好的抑制作用。也有学者根据肿瘤的发生、发展与机体的免疫功能有密切关系，认为微创介入化疗后的重点应以提高机体免疫力为主，中药益气药物如黄芪、白术、太子参、茯苓均能较好地提高机体免疫力。其研究将 54 例患者介入化疗后给予益气活血中药作为 A 组，与 80 例单纯介入化疗（B）组进行比较后发现：A、B 两组有效率为 59.3%、41.2%，有显著性差异（$P < 0.05$）；1、2 年生存率分别为 83.3%、24.1%，57.5%、7.5%，有显著性差异（$P < 0.05$）；免疫功能 A 组高于 B 组。亦有学者通过前瞻性队列研究发现，对于肝癌微波消融术的患者，联合中医药治疗可以减少消融后的复发转移。

中医药对微创外治的增效作用，除了在其术前术后进行辅助增效，亦有学者在微创外治术中进行中医药的微创治疗，亦起到了良好的临床增效效果。如有学者观察去甲斑蝥素 - 泊洛沙姆 407（NCTD - P407）缓释剂瘤内注射治疗中晚期肝癌的疗效，治疗组在超声引导下经皮肝穿刺瘤内注射 NCTD - P407 缓释剂和对照组瘤内注射无水乙醇，发现在生活质量、实体瘤变化及实验室指标变化方面，两组疗效比较无显著性差异。NCTD - P407 缓释剂局部瘤内注射治疗可高浓度长时间作用于瘤体，对较大的中晚期肝癌具有一定疗效，且综合疗效优于无水乙醇瘤内注射。

第二节　中医药对现代微创外治技术的减毒作用

微创外治虽具有不开刀、创伤小、并发症少、定位精确、治疗安全的特点，但并非完全无副反应。微创外治副反应视不同技术、不同肿瘤部位而有所不同，常见并发症包括发热、疼痛、乏力、感染、出血等，严重的并发症有大出血、脏器损伤及心血管意外等。对于术后并发症，西医治疗有限，中医药作为补充医学之一，对微创外治技术有着良好的减毒作用。

有学者通过研究发现，中药参芪扶正注射液联合介入化疗治疗恶性肿瘤，可以提高疗效以及患者的生活质量，减轻化疗的不良反应，患者化疗的依从性好。有学者在对无水乙醇局部注射、灌注化疗与中药联合的研究发现，中医药联合治疗既能治疗原发灶，又可控制转移灶，是对各自单一疗法不足的补充，起到了疗效的叠加作用。配合中药治疗能减轻介入化疗后对肺组织局部及骨髓功能的毒副反应，提高机体的免疫功能，调节脾胃功能，最大限度地减少晚期肺癌患者的痛苦，延长生存期及提高生存质量。还有学者在对 45 例经皮微波凝固配合中药治疗中晚期肝癌的研究发现，45 例中大部分为 5 ~ 10cm 的肿瘤，经过多点多次微波凝固消融治疗后，肿块均有不同程度的缩小，肿块内血流减少或消失。配合中药治疗后多数患者短期内局部疼痛减轻，食欲、体重和体力增加，全身状况明显改善。对于中晚期肝癌患者，微波固化治疗虽然难以使肿瘤完全坏死，但杀灭部分肿瘤组织可减轻患者的肿瘤负荷，配合术后中药治疗可提高患者的免疫力，对于改善症状、延长生命及提高患者的生活质量是有意义的。

同样，中医药对微创外治的减毒效果作用，除了在其术前术后进行辅助减毒外，还可在微创外治术中进行中医药的微创治疗，以减轻微创的副反应。例如临床上有学者观察莪术油微球经肝动脉灌注栓塞治疗原发性肝癌的疗效，治疗组给予莪术油微球经肝动脉灌注栓塞，对照组给予常规三联化疗药、碘油及明胶海绵，发现治疗组与对照组治疗后在缩小瘤体和总体生存时间方面的治疗作用无显著性差异，治疗组副反应轻，生存质量较好。

微创医学和生物医学已成为 21 世纪医学发展的两大趋势和热点，是肿瘤综合治疗手段中的重要部分。微创治疗不仅可以明显提高肿瘤组织对放、化疗的敏感性，而且有助于术前减轻瘤负荷，可以有效地解决术后残留或复发的问题。微创治疗既是一种姑息性治疗，也是一种根治性治疗，是一种人性化、个体化治疗，已为越来越多的肿瘤患者和医生所接受。传统的三大治疗手段手术、化疗、放疗虽然对某些肿瘤的治疗起到一定的积极作用，然而在很多情况下受患者一般情况较差、肿瘤组织对化疗药物不敏感或受放疗最大剂量的限制。随着高新科技的不断发展和社会医学观念的不断更新，创伤大的、对人体免疫功能损伤大的治疗方法将逐渐向微创治疗方向发展。然而微创治疗并非万能，其亦有不足之处，而中医药刚好对现代微创外治技术起到补充的作用，也即是增效、减毒。联合疗法安全有效，不仅能提高抑瘤率，而且在减轻患者症状、延长生存期、提高生活质量及防治远处转移等方面具有一定的优势。从中医角度分析，微创治疗主要表现为祛除局部病邪，中医药兼具祛邪与扶正，调节机体反应是其特长。故局部微创疗法与中医药整体调节具有综合治疗优势。随着现代微创外治技术的不断发展，如何将中医药更好地与其相配合，是需要我们不断去探索研究的课题。

参 考 文 献

1. 孙连达. 艾迪注射液联合微创介入治疗晚期非小细胞肺癌 52 例 [J]. 中国药业, 2003, 12 (7): 67.

2. 刘秀芳, 付显成, 赵增虎, 等. 中西医结合治疗晚期非小细胞肺癌的临床研究 [J]. 中国中西医结合外科杂志, 2000, 6 (2): 70 – 72.

3. 王建彬, 杨宇飞, 吴煜, 等. 中医药对原发性肝癌微波消融后复发转移影响的前瞻性队列研究 [J]. 世界科学技术—中医药现代化, 2016, 18 (10): 1640 – 1645.

4. 陈喆, 翟笑枫, 蒋栋, 等. 去甲斑蝥素 – 泊洛沙姆 407 缓释剂和无水乙醇的肝癌瘤内注射疗效比较 [J]. 第二军医大学学报, 2001, 22 (7): 606 – 608.

5. 金凯, 杨大明. 中医联合介入化疗治疗晚期恶性肿瘤的临床研究 [J]. 现代中西医结合杂志, 2009, 18 (18): 2120 – 2121.

6. 韦爱华, 董小芳, 张炉高. 双介入合中药治疗晚期肺癌疗效分析 [J]. 浙江中西医结合杂志, 2005, 15 (4): 215 – 217.

7. 陈武进, 方公贤, 廖斌, 等. 经皮微波凝固配合中药治疗中晚期肝癌 45 例近期疗效观察 [J]. 福建中医药, 2007, (2): 13 – 15.

8. 吴万垠, 徐凯, 刘伟胜, 等. 莪术油微球经肝动脉灌注栓塞治疗原发性肝癌 [J]. 上海中医药杂志, 2004, 38 (4): 3 – 6.

第十四章　现代中药介入技术与肿瘤外治

介入治疗是近年来迅速发展起来的一门融合了影像学诊断和临床治疗于一体的新兴学科。作为中国传统医学的精髓——中医药，其在现代介入放射学中的应用日益广泛，正发挥着重要的作用。我国学者经过长期不懈的努力，创造性地进行了一些传统中药在介入放射学中的应用，并取得了一定的效果，开创了肿瘤外治的新篇章。

介入治疗的技术可以分为血管介入技术和非血管介入技术。血管介入技术主要包括经皮动脉栓塞与药物灌注；非血管介入技术主要包括肿瘤经皮穿刺活检、射频消融、冷冻消融（氩氦刀）及放射性粒子植入等。与中药相关的肿瘤外治主要是经皮动脉栓塞与药物灌注，临床最常用的是动脉化疗栓塞、动脉灌注化疗及瘤体内注射治疗。

第一节　动脉化疗栓塞

动脉化疗栓塞是将导管选择性或超选择性插入到肿瘤供血靶动脉后，以适当的速度注入适量的栓塞剂，使靶动脉闭塞，引起肿瘤组织的缺血坏死。临床上最常用的是经皮肝动脉化疗栓塞（Transcatheter arterial chemoembolization，TACE）。中成药毒副反应小且具有抗肿瘤作用，可作为特殊的化疗药物及栓塞材料，同时能抑制肿瘤生长、抑制肿瘤肝内及远处转移，对肝功能损伤小，可延长患者生存期。

有学者在薏苡仁油注射液与超液化碘油栓塞治疗肝癌疗效的研究中，发现经肝动脉灌注薏苡仁油联合碘油对大鼠肝肿瘤的生长有较好的抑制作用，疗效与丝裂霉素联合碘油疗效相仿，但延长生存时间优于丝裂霉素联合碘油，其机制可能与薏苡仁油注射液较丝裂霉素毒性低，对肝功能损伤小有关。有学者观察莪术油微球经肝动脉灌注栓塞治疗原发性肝癌的疗效，治疗组给予莪术油微球经肝动脉灌注栓塞，对照组给予常规三联化疗药、碘油及明胶海绵，发现治疗组与对照组治疗后在缩小瘤体和总体生存时间方面的治疗作用无显著性差异，且治疗组副反应轻，生存质量较好，提示莪术油微球经肝动脉灌注栓塞治疗原发性肝癌有一定的疗效。

第二节　动脉灌注化疗

　　动脉灌注化疗是指在医学影像设备的引导下，将特制的导管、导丝等精密器械引入人体，对体内肿瘤进行局部治疗。动脉灌注化疗将高浓度的药物直接作用于局部，可发挥最大的抗肿瘤作用，全身毒副作用小，提高患者生活质量。目前常用于动脉灌注的中成药主要有莪术油、华蟾素注射液、榄香烯乳注射液及鸦胆子油乳。

　　有学者开展中药莪术油肝动脉灌注治疗原发性肝癌的临床研究，有效率为40%，瘤体缩小率为76%，甲胎蛋白（AFP）有效率为55.6%，其疗效和化疗栓塞相似，但中药介入治疗对肝功能有明显的改善作用。也有学者观察动脉置管灌注中药注射液治疗晚期原发性肝癌的联系，将动脉导管留置在肿瘤相关的供血动脉，灌注抗癌中药注射液（华蟾素注射液、榄香烯乳注射液），发现可以缓解症状，显著延长生存期，对肝肾功能无损害，无毒副作用，对骨髓无抑制。有学者将原发性肝癌住院患者按随机分为中药治疗组与西药对照组，两组分别行肝动脉鸦胆子油乳及化疗药介入治疗，中药治疗组同时加用中药肝积方汤剂口服治疗，结果显示：中药治疗组治疗后躯体功能改善，症状减轻，总的生活质量较治疗前提高；西药对照组治疗后其副作用较明显，总的生活质量降低。中药治疗组治疗后躯体功能、症状、总的生活质量改善程度较西药对照组佳，提示中药复方联合鸦胆子油乳介入治疗中晚期原发性肝癌，可以提高患者生活质量，对提高疗效和改善预后有一定的积极意义。

第三节　瘤体内注射治疗

　　瘤体内注射治疗与肿瘤消融技术类似，均是在影像学（B超或CT）的引导下，经皮穿刺至肿瘤后向肿瘤内注射药物，以达到治疗的目的。现代医学常用的是化学性蛋白凝固剂如无水乙醇、醋酸及盐酸等，将中药复方或中成药进行瘤内注射也有一定的抗肿瘤作用。

　　基础研究方面，有学者观察蜂毒素缓释制剂瘤内注射的减毒增效作用，发现蜂毒素缓释剂型治疗组肿瘤生长受到显著抑制，蜂毒素缓释制剂瘤内局部注射能够通过延缓蜂毒素的释放速度，增加其与肿瘤细胞直接作用的时间等途径达到减毒增效的目的。也有学者探讨复方中药经皮瘤内注射诱导肝细胞癌凋亡的生物效应，发现复方中药具有较强的诱导与促进细胞自发凋亡的作用，似有唤起"自杀基因"的功能。

　　临床研究方面，有学者观察去甲斑蝥素-泊洛沙姆407（NCTD-P407）缓释剂瘤内注射治疗中晚期肝癌的疗效，治疗组在超声的引导下经皮肝穿刺瘤内注射NCTD-P407缓释剂和对照组瘤内注射无水乙醇，发现在生活质量、实体瘤变化及实验室指标变化方面，两组疗效比较无显著性差异。NCTD-P407缓释剂局部瘤内注射治疗可高浓度长时间作用于瘤体，对较大的中晚期肝癌具有一定疗效，且综合疗效优于无水乙醇瘤内注射。

　　中药联合现代介入技术治疗恶性肿瘤目前正处于起步阶段，由于中药种类及剂型的多样性、介入给药途径的特殊性，在合理掌握剂量与方式的前提下，中药联合现代介入技术治疗肿瘤安全有效，不仅能提高抑瘤率，而且在减轻患者症状、延长生存期、提高生活质量及防治远处转移等方面具有一定的优势。中药联合现代介入技术为肿瘤治疗提供了新的手段，但目前仍存在以下问题：①目前缺乏疗效显著的中药复方，且复方需经过提取及特殊处理方能进行动脉灌注，同时由于其成分复杂，易出现不良反应，仍需不断进行有效的中药复方制剂的筛选、制备及有效成分的提取。②部分有效中成药注射剂的机制研究欠缺，下一步需从细胞或分子水平探讨中药制剂及其提取物的有效作用成分的机制研究，明确其作用靶点后，有助于筛选疗效显著的优势人群，实现精准治疗。相信在不断深入的研究中，中药有效成分及剂量会更加标准化，作用机制会被进一步阐明，中药联合现代介入技术治疗恶性肿瘤必将会更好地应用于临床。

参 考 文 献

1. 黄挺, 吴万垠, 李勇, 等. 薏苡仁油注射液和超液化碘油介入治疗大鼠肝癌的研究 [J]. 中华肝脏病杂志, 2002, 10 (6): 452－454.

2. 吴万垠, 徐凯, 刘伟胜, 等. 莪术油微球经肝动脉灌注栓塞治疗原发性肝癌 [J]. 上海中医药杂志, 2004, 38 (4): 3－6.

3. 程剑华, 刘伟胜, 吴万垠, 等. 中药莪术油肝动脉灌注治疗原发性肝癌的临床研究 [J]. 中医杂志, 1999, 40 (1): 25－26.

4. 崔晓蔷. 动脉置管灌注中药注射液治疗晚期原发性肝癌临床观察 [J]. 陕西中医, 2012, 33 (10): 1314－1315.

5. 王斌, 田华琴, 梁贵文, 等. 肝积方联合鸦胆子油乳介入治疗对中晚期原发性肝癌患者生活质量的影响 [J]. 中国中西医结合杂志, 2009, 29 (3): 257－260.

6. 凌昌全, 黄雪强, 刘岭, 等. 蜂毒素缓释制剂瘤内注射减毒增效作用的实验研究 [J]. 第二军医大学学报, 2001, 22 (7): 615－617.

7. 林礼务, 何以牧, 高上达, 等. 复方中药经皮瘤内注射诱导肝细胞癌凋亡 [J]. 中国医学影像技术, 2002, 18 (1): 6－8.

8. 陈喆, 翟笑枫, 蒋栋, 等. 去甲斑蝥素－泊洛沙姆407缓释剂和无水乙醇的肝癌瘤内注射疗效比较 [J]. 第二军医大学学报, 2001, 22 (7): 606－608.

第四篇　中医肿瘤外治方药

第十五章　常用外治中药

中医外治产生于劳动人民的生产生活中，经过几千年的不断发展、完善，中医外治与内治共同组成了中医防病治病的方法。常见的外治手段除了针、灸等方法之外，主要是中药外用。早在《素问》中就记载了猪膏外敷等外治方法，而南北朝时期的中医外科专著《刘涓子鬼遗方》中更是首创水银膏治疗皮肤病。

常见的外治中药主要可分为清热类、活血化瘀类、祛痰散结类、拔毒生肌类等。清热解毒类药物性质寒凉，清热之中更长于解毒，具有清解火热毒邪的作用。在临床用药时，若用于癌肿、疮痈肿毒者，可配伍活血消肿药或软坚散结药。活血化瘀类药物，性味多为辛、苦、温，味辛则能散、能行，味苦则通泄，且均入血分，故能行血活血，使血脉通畅，瘀滞消散。此外，活血化瘀易耗血动血，不宜用于有出血证及出血倾向而无瘀血现象者，对于孕妇尤当慎用或忌用。祛痰散结类药物，常用在痰核、瘰疬、瘿瘤者，配软坚散结之品；对于阴疽流注者，常配温阳通滞散结之品。临床中，还常配伍健脾燥湿药同用，以奏湿祛痰消之效，使痰化无源。以毒攻毒类药物及拔毒生肌类均为毒攻之物，临床常见的多为有毒的动植物药及矿物类药。其中拔毒生肌类药物主要用于痈疽疮疡溃后脓出不畅，或溃后腐肉不去，新肉难生，伤口难以生肌愈合之证，以及癌肿、梅毒、皮肤湿疹瘙痒、目赤翳障等。临床常以药物研末外撒，或油调敷，或制成药捻，或外用膏药敷贴，或点眼、吹喉、滴耳等。此外，因该类药多有剧烈毒性或强烈刺激性，使用时应严格控制剂量和用法，外用不可过量或过久使用。过敏体质者外用时容易出现皮肤过敏反应，故应慎用。

第一节　清热类

(一) 金银花 (《名医别录》)

本品为忍冬科多年生藤本植物忍冬或毛花柱忍冬的干燥花蕾或初开的花。

【性味功效】甘，寒；归肺、心、胃经。清热解毒，疏散风热。

【本草记载】《滇南本草》：清热，解诸疮、痈疽发背、无名肿毒、丹瘤、瘰疬。

《神农本草经》：有清热解毒、凉血化瘀之功效。

【临床应用】金银花煎液外敷可治疗西妥昔单抗所致之痤疮样皮疹；金银花联合生肌膏的使用可有效降低索拉菲尼所致的肝癌患者手足皮肤反应严重程度，保证了用药的延续性；金银花可配合黄芩、丹参、薄荷、茯苓、升麻等外敷联合炔雌醇环丙孕酮片口服有效治疗多囊卵巢综合征并发痤疮。金银花配合玄参、透骨草、红花、伸筋草等制成膏外敷可治疗下肢血栓性深静脉炎；金银花配伍马齿苋、大黄熏洗可治疗痈肿疮疡，配伍蒲公英、丹参等外洗可治疗小腿溃疡，配伍连翘、车前子等坐浴可治疗前列腺癌、前列腺炎。

（二）穿心莲（《岭南采药录》）

本品为爵床科植物穿心莲的干燥地上部分。

【性味功效】苦，寒；归肺、胃、大肠、小肠经。清热解毒，凉血消肿，燥湿。

【本草记载】《岭南采药录》：能解蛇毒，又能理内伤咳嗽。《泉州本草》：清热解毒，消炎退肿，治咽喉炎症、痢疾、高热。《广西中草药》：止血凉血，拔毒生肌，治肺脓疡、口腔炎。《福建中草药》：清热泻火，治肺结核发热、热淋、鼻窦炎、中耳炎、胃火牙痛、汤火伤。

【临床应用】穿心莲与冰片乙醇浸液外用，可治疗小儿病毒性腮腺炎及头面部肿块；氯霉素和穿心莲混合外用可治疗脓疱疮。

（三）蒲公英（《新修本草》）

本品为菊科蒲公英属多年生草本植物蒲公英的带根全草。

【性味功效】苦，甘，寒；归肝、胃经。清热解毒，利湿。

【本草记载】《滇南本草》：敷诸疮肿毒、疥癞癣疮，利小便，祛风，散瘰结核，治五淋癃闭，利膀胱。《本草纲目》：治乳痈，解食毒，散滞气，消恶肿结核，疗肿毒，乌须发，壮筋骨。

【临床应用】蒲公英软膏外敷可治疗早期乳腺癌皮肤红肿、破溃；蒲公英捣烂外敷可治疗产后乳房胀痛；其配合芒硝液可治疗化疗药物外渗；蒲公英外敷可治疗丹毒、甲沟炎、小儿流行性腮腺炎、小面积烧伤合并感染、消化不良、乳痈初起、腱鞘囊肿；其配伍野菊花外敷治疗会阴水肿。

（四）紫花地丁（《本草纲目》）

本品为堇菜科植物紫花地丁的全草。

【性味功效】苦，辛，寒；归心、肝经。清热解毒，凉血消肿，解蛇毒。

【本草记载】《滇南本草》：破血，解诸疮毒，攻痈疽肿毒，治疥癞癣疮、九种痔疮，消肿。《本草纲目》：主治一切痈疽发背，疗肿瘰疬，无名肿毒，恶疮。

【临床应用】紫花地丁外敷可治疗蜂窝织炎、疖腮、静脉炎；联合天然蜂蜜可治疗Ⅲ期压疮；配伍金银花、连翘等中药联合胰岛素可治疗糖尿病足坏疽；配伍马齿苋、半边莲等中药外敷可治疗局部皮肤痈肿。

（五）鱼腥草（《名医别录》）

本品为三白草科植物蕺菜的干燥地上部分。

【性味功效】辛，微寒；归肺经。清热解毒，消痈排脓，清热除湿。

【本草记载】《滇南本草》：治肺痈咳嗽成痨带脓血者，痰有腥臭，治肺痈吐脓、吐血。《本草经疏》：治肺痈。《江西民间草药》：治热淋、白浊、痈疽肿毒。

【临床应用】鱼腥草配伍半枝莲外敷可治疗疖疮；外敷可治疗带状疱疹、流行性腮腺炎、痈疽疔肿；煎剂熏洗可治疗痔疮肿痛、阴囊湿疹、外阴瘙痒、鼻窦炎等；鲜鱼腥草配合局部湿敷可治疗甘露醇所致之静脉炎；鱼腥草联合盐包外敷在前列腺增生患者术后恢复中起显著疗效；鱼腥草根煨贴可治慢性脓疡；鱼腥草注射液外用治疗角膜炎。

（六）山慈菇（《本草拾遗》）

本品为兰科植物杜鹃兰、独蒜兰或云南独蒜兰的干燥假鳞茎。

【性味功效】甘、辛，微寒；归脾、经肺。清热解毒，化痰散结。

【本草记载】《滇南本草》：收敛肺气，消阴分之痰，止咳嗽，治喉痹，止咽喉痛，止血，治大肠下血，治痔漏疮痈之症。《本草纲目》：主疗肿，攻毒破皮，解诸毒，蛇虫、狂犬伤。

【临床应用】山慈菇外敷可治疗骨转移癌疼痛；配伍肉桂、丁香等中药组成乳癖散外敷可治疗乳腺增生；配伍苦参、儿茶等中药组成茶矾散外敷可治疗宫颈糜烂；配伍苏木、海桐皮等中药组成活血消肿膏外敷可治疗急性软组织损伤；配伍乳香、阿魏等中药组成消瘤止痛膏外敷可治疗肝癌疼痛；配伍其他外敷药物加艾灸可治疗脑垂体肿瘤；配伍急性子、鲜鲫鱼组成软坚散结膏可治疗甲状腺、乳房等良性肿块。

（七）白花蛇舌草（《广西中医药志》）

本品为茜草种植物白花蛇舌草的带根全草。

【性味功效】微苦、甘，寒；归胃、大肠、小肠经。清热解毒，利湿通淋。

【本草记载】《广西中医药志》：治小儿疳积，毒蛇咬伤，癌肿。《泉州本草》：清热散瘀，消痈解毒，治痈疽疮疡、瘰疬、肺热喘促、嗳逆胸闷。

【临床应用】白花蛇舌草配伍半枝莲、金钱草、茵陈等外敷内服可治疗肝癌；配伍半枝莲、马钱子等中药组成复方白马散外敷可治疗癌性疼痛；配伍鲜蒲公英可治疗臁疮；配伍白芷、赤芍等组成消积止痛膏外敷肝区可治疗中晚期肝癌疼痛；外敷配伍内服大黄牡丹汤可治疗急性阑尾炎。

（八）鸦胆子（《生草药性备要》）

本品为苦木科植物鸦胆子的果实。

【性味功效】苦，寒；归大肠、肝经。清热解毒，截疟止痢，腐蚀赘疣。

【本草记载】《本草纲目拾遗》：治热毒血痢，痢下脓血，里急后重等证；治痔疮；治冷痢久泻。《岭南采药录》：治冷痢，久泻，又能杀虫。

【临床应用】内服鸦胆子仁配合外敷鸦胆子凡士林膏可治疗鳞状上皮癌；外敷鸦胆子可治疗跖疣、寻常疣、灰指甲、外耳道乳头状瘤、扁平疣；鸦胆子乳剂外敷可治疗皮肤感染。

（九）半枝莲（《江苏省植物药材志》）

本品为唇形科植物半枝莲的干燥全草。

【性味功效】辛、苦，寒；归肺经、肝、肾经。清热解毒，散瘀止血，利尿消肿。

【本草记载】《滇南本草》：通经络，祛风热，凉血热；治疗癫脓疮、血风癣疮、脑漏鼻渊、流涕腥臭，利小便，治五淋白浊。《泉州本草》：治吐血、咯血、胃气痛、一切毒蛇咬伤、痈疽、疔疮、无名肿毒。

【临床应用】半枝莲配伍鱼腥草外敷可治疗疖疮；配伍斑叶兰外敷可治疗鼻疔；配伍其他中药组成加味六磨汤脐疗可治疗肠癌引起的恶性肠梗阻；配伍斑蝥等组成湿敷Ⅰ号可治疗癌性疼痛；配伍牛膝、当归等可治疗甲沟炎。

（十）山豆根（《开宝本草》）

本品为豆科植物越南槐的干燥根和茎。

【性味功效】苦，寒，有小毒；归肺、胃经。清热解毒，利咽消肿。

【本草记载】《本草纲目》：治急黄、赤白痢、水蛊腹大、皮肤变黑；治头风热痛、喉中发痈、疥癣、喉风。《证类本草》：解诸药毒，止痛，消疮肿毒，急黄发热、咳嗽，杀小虫。

【临床应用】山豆根配伍木贼、香附等外洗可治疗顽固性扁平疣；配伍大青叶、板蓝根等组成解毒活血方外洗联合维A酸乳膏外用可治疗多发性跖疣。

（十一）重楼（《神农本草经》）

本品为百合科植物七叶一枝花、金线重楼及其数种同属植物的根茎。

【性味功效】苦，微寒，有小毒；归肝经。清热解毒，消肿止痛，息风定惊。

【本草记载】《证类本草》：治惊痫、癫疾、痈疮阴蚀，下三虫，去蛇毒。《滇南本草》：主治一切无名肿毒，攻各种疮毒痈疽、发背痘疔等症，利小便；治妇人乳结不通，红肿疼痛与小儿吹乳。

【临床应用】重楼研末外敷可治疗男性乳腺肿块；外敷可治疗带状疱疹、小儿癫痫、腮腺炎；配伍天南星、生附子等组成癌症镇痛散外敷可治疗癌性疼痛；配伍大黄、黄柏组成解毒散外敷可治疗小儿血管瘤；配伍白花蛇舌草、夏枯草等组成散结止痛膏外敷可治疗乳癌痛症及乳腺增生病。

（十二）肿节风（《生草药性备要》）

本品为金粟兰科植物草珊瑚的干燥全株。

【性味功效】苦、辛，平；归心、肝经。清热凉血，活血消斑，祛风通络。

【本草记载】《江西中草药》：治伤口溃烂。《生草药性备要》：煲水饮，退热。《分类草药性》：治一切跌打损伤，风湿麻木，筋骨疼痛。《全国中草药汇编》：主治流行性感冒、流行性乙型脑炎、麻疹、肺炎。

【临床应用】肿节风注射液外用可治疗低位直肠癌术后吻合口炎；肿节风配伍牛黄、三七等组成新癀片外敷可治疗糖尿病足、肋软骨炎、带状疱疹、虫咬性皮炎、腮腺炎、脓疱疮；肿节风外用加小针刀可治疗屈指肌腱鞘炎；肿节风外用加小针刀可治疗桡骨茎突部狭窄性腱鞘炎；肿节风外用加针刀松解可治疗跟骨骨刺；肿节风配伍生半夏、土鳖虫等组成肿痛消外敷可治疗急性软组织损伤。

（十三）苦参（《神农本草经》）

本品为豆种植物苦参的根。

【性味功效】苦，寒；归胃、大肠、膀胱经。清热燥湿，杀虫止痒，清热利湿。

【本草记载】《滇南本草》：凉血，解热毒，疥癞脓疮毒最良；疗皮肤瘙痒、血风癣疮、顽皮白屑、肠风下血便血；消风、消肿毒、消痰毒。《本草纲目》：治热病发狂、伤寒结胸、谷疸、毒热足肿、血痢、脱肛、鼻疮流脓发臭、上下诸瘘、瘰疬结核、赤白带下等。《神农本草经》：主心腹结气，癥瘕积聚，黄疸，溺有余沥，逐水，除痈肿，补中，明目止泪。

【临床应用】苦参外用可治疗丹毒、滴虫性阴道炎；外敷可治疗湿疹、扁平疣、顽固性复发性口疮；苦参配伍黄柏、苏木等组成苦参燥湿散坐浴，联合四黄水蜜膏外敷，可治疗混合痔术后肛缘水肿；苦参配伍苍术研末外敷涌泉穴可治疗小儿腹泻；苦参配伍土茯苓等组成苦参土茯苓汤熏洗可治疗前阴肿溃及阴茎癌；苦参配伍紫草、黄连等组成苦参紫黄膏外敷可治疗急性白血病肛周溃疡。

（十四）大黄（《神农本草经》）

本品为蓼科多年生草本植物掌叶大黄、唐古特大黄，或药用大黄的干燥根和根茎。

【性味功效】苦，寒；归脾、胃、大肠、肝、心包经。泻下攻积，凉血解毒，逐瘀通经，利湿退黄。

【本草记载】《本草纲目》：下痢赤白，里急腹痛，小便淋沥，实热燥结，潮热谵语，黄疸，诸火疮。《神农本草经》：下瘀血，血闭，寒热，破癥瘕积聚，留饮宿食，荡涤胃肠，推陈致新，通利水谷，调中化食，安和五脏。

【临床应用】大黄外用可治疗各种肿瘤证属实热者，如便秘、积滞腹痛、痈肿疔疮、齿龈肿痛、火毒疮溃疡等；与石灰石共炒炭研末可止血；与他药配伍外敷、烫洗可治疗膝关节疾病；与黄芩合用可治疗皮肤疾病。

第二节　活血化瘀类

（一）莪术（《药性论》）

本品为姜科植物蓬莪术或温郁金、广西莪术的干燥根茎。

【性味功效】辛、苦，温；归肝、脾经。破血行气，消积止痛。

【本草记载】《药品化义》：蓬术味辛性烈，专攻气中之血，主破积消坚，去积聚癥块，经闭血瘀，扑损疼痛。

【临床应用】

1. 砂冰莪术酊（由莪术、朱砂、冰片等组成）外敷可治疗晚期原发性肝癌疼痛。

2. 化瘤汤（由莪术、三棱、青皮、桃仁等组成）内服与化瘤膏（由莪术、冰片、炮甲珠、半夏等组成）局部外敷可治疗甲状腺良性肿瘤。

3. 消癌膏（莪术、鲜独角莲、生乳香、生没药、重楼、斑蝥、生干漆、三棱、阿魏、炮甲珠、生地榆等组成）外敷可治疗晚期恶性肿瘤。

4. 莪术油霜剂外用可治疗银屑病。

5. 三棱莪术散（由莪术、三棱、桂枝组成）外敷可治疗急性中央型腰椎间盘突出症。

6. 三棱莪术散（由莪术、三棱、芒硝组成）可治疗肌内注射后硬结。

7. 神阙消癖散（由莪术、合欢花、琥珀、木香、薄荷、白术、冰片等组成）外敷可治疗乳腺增生病。

8. 消肿止痛膏（由莪术、红花、苏木、三棱、独活、生草乌、威灵仙、牛膝、伸筋草、舒筋草等中药磨粉，温水调和熬制）联合地塞米松外敷可治疗急性痛风性关节炎。

9. 双柏散瘀膏（由莪术、大黄、侧柏叶、黄柏、三棱、姜黄、泽兰、桂枝、羌活、牛膝、千斤拔等组成）外敷可治疗瘀滞子宫型产后腹痛。

10. 舒筋健骨散（由莪术、海桐皮、穿山甲、生川乌、生草乌、伸筋草、宽筋藤、透骨草、艾叶、苏木、乳香、没药、桃仁、三棱、牛膝、松节、延胡索、三七、红花、花椒等组成）外敷可治疗膝关节骨性关节炎。

11. 脏腑推拿结合消癥散（莪术、土鳖虫、艾叶、当归、赤芍、追地风、透骨草、花椒、乳香、没药、血竭、五加皮、白芷、羌活、独活、续断、桑寄生、千年健、三棱等组成）可治疗瘀滞胞宫型不孕症。

12. 消尔痛散（由莪术、蒲公英、芙蓉叶、延胡索、三棱、木通、车前子等组成）可治疗急性软组织损伤。

13. 软坚散（由莪术、黄芪、鸡血藤、海藻、白蔹、生半夏、川芎、生天南星、赤芍、山豆根、生川乌、生草乌、苍术、穿山甲等组成）可防治骨化性肌炎。

14. 消癥益寿灵（由莪术、三棱、水红花子、马钱子、铁棒锤、鳖甲、延胡索、川乌、水蛭、重楼、黄芪、西洋参、冰片等组成）外敷并配合天花粉可保守治疗宫外孕。

（二）乳香（《名医别录》）

本品为橄榄科植物乳香树及其同属植物皮部渗出的树脂。

【性味功效】辛、苦，温；归心、肝、脾经。活血行气止痛，消肿生肌。

【本草记载】《本草纲目》：消痈疽诸毒，托里护心，活血定痛，治妇人难产，折伤。

【临床应用】

1. 消瘤镇痛膏（由乳香、生川乌、生草乌、生天南星、生附子、马钱子、川芎等组成）外敷可治疗晚期癌痛（肝癌痛取期门穴，肺癌取乳根穴，胃癌取中脘穴，余皆直接敷疼痛部位）。

2. 散结止痛膏（由乳香、生天南星、马钱子、黄药子、没药、血竭、全蝎、冰片等组成）外敷可治疗癌性疼痛。

3. 金黄散（由乳香、没药、大黄、天花粉、冰片、黄柏、生天南星、姜黄、皮硝、芙蓉叶、雄黄等组成）外敷可治疗肝癌疼痛。

4. 止痛散（由乳香、没药、芒硝、雄黄、明矾、青黛、血竭、冰片等组成）外敷可治疗癌肿疼痛。

5. 如意金黄散（由乳香、没药、大黄、天花粉、冰片、黄柏、生天南星、姜黄、皮硝、芙蓉叶、雄黄等组成）外敷可治疗原发性肝癌疼痛。

6. 乳酥膏（由乳香、蟾酥、半夏、血竭、冰片等组成）外敷可治疗乳腺疾病。

7. 乳酥贴（由乳香、蟾酥、没药、半夏、红花、阿魏等组成）外敷可治疗乳腺纤维瘤样增生。

8. 硬肿消散膏（由乳香、没药、熟附子、黄芪、肉桂、丁香、草乌、川乌、当归、丹参、红花、川芎、地锦草等组成）外敷可治疗新生儿硬肿症。

9. 消肿膏（由乳香、没药、大黄、当归、胆南星、蒲公英、赤芍、黄连等组成）外敷可治疗局部肿块。

10. 乳没黄冰膏（由生乳香、生没药、黄连、栀子、红花、紫草、龙胆、血竭、冰片等组成）外敷可治疗肿痛。

11. 三黄二香散（由黄连、黄柏、生大黄、乳香、没药组成）外敷可治疗痈肿。

12. 复方双香散（由松香、乳香、没药组成）外敷可治疗臀部硬结。

13. 骨痛散（由生牡蛎、冰片、铅丹、制乳香、麝香、血竭、延胡索、枯矾等组成）外敷可治疗骨质增生。

14. 七厘散（由乳香、血竭、儿茶、朱砂、红花、没药、麝香、冰片等组成）外敷可治疗褥疮。

15. 解毒消瘿散（由乳香、金银花、连翘、半边莲、黄连、夏枯草、半夏、山慈菇、浙贝母、柴胡、延胡索、没药组成）联合双氯芬酸二乙胺乳胶剂外敷可治疗亚急性甲状腺炎。

16. 温阳散瘀散（由制附子、干姜、细辛、桂枝、当归、延胡索、白芍、鸡血藤、乳香、没药、花椒、红花、姜黄、威灵仙、透骨草组成）外敷联合血栓通可治疗下肢动脉硬化闭塞症。

17. 带状疱疹外敷膏（由制乳香、生大黄、黄柏、黄连、制没药组成）外敷可治疗带状疱疹。

18. 乳没膏（由乳香、没药、熟猪油组成）外敷可治疗湿疹等皮肤病。

19. 红药膏（由乳香、血竭、没药、冰片、儿茶、麝香、松香、樟脑组成）可治疗感染性创面。

20. 血肿宁（由乳香、没药、大黄、䗪虫、血竭、天花粉、地丁草、蒲公英、桃仁、红花等组成）外敷可治疗血友病深部血肿。

（三）八月札（《本草拾遗》）

本品为木通科植物白木通或三叶木通、五叶木通的果实。

【性味功效】苦、微甘，平；归胃、肝经。疏肝和胃，活血止痛，软坚散结，利小便。

【本草记载】《本草拾遗》：利大小便，宣通，去烦热，食之令人心宽，止咳，下气。

【临床应用】

1. 殛癌臌瘤散（由八月札、灵芝、绞股蓝、大枣、猫人参、肿节风、龙葵、蜂房、凤尾草、半枝莲等组成）内服、外敷可治疗胃癌。

2. 乳癖散（由八月札、肉桂、丁香、延胡索、石见穿、穿山甲、僵蚕、山慈菇等组成）外敷可治疗乳腺增生。

（四）土鳖虫（《神农本草经》）

本品为鳖蠊科昆虫地鳖或冀地鳖雌虫的干燥体。

【性味功效】咸，寒，有小毒；归肝经。破血逐瘀，续筋接骨。

【本草记载】《本草经疏》：咸能入血，故主心腹血积癥瘕血闭诸证，和血而营已通畅，寒热自除，经脉调匀。

【临床应用】

1. 中药硬膏（由土鳖虫、皂角刺、牡蛎、羌活、独活、乌梢蛇、马钱子、蜈蚣、僵蚕、贝母、山甲等组成）联合化疗可治疗结核性冷脓肿。

2. 五虎散（由通城虎、两面针、毛老虎、爬山虎、虎杖、九节风、透骨消、五加皮、三七、骨碎补、土鳖虫、地龙、桂枝等组成）外敷加按摩可治疗强直性脊柱炎。

3. 外敷祛瘀散（由茯苓皮、土鳖虫、木通、川芎、地龙等组成）、化瘀消肿汤联合按摩可治疗骨伤后期肢体肿胀。

4. 骨刺膏（由生川乌、生草乌、生天南星、制附子、乌梢蛇、土鳖虫、黄柏、薏苡仁、桂枝、细辛、乳香、没药、红丹、香油等组成）外敷可治疗骨质增生。

5. 骨刺散（由土鳖虫、独活、桃仁、生乳香、生没药、生大黄、当归、牛膝、巴戟天、骨碎补、透骨草、生川乌、生草乌、生半夏、细辛、三七、红花、冰片、樟脑等组成）外敷可治疗腰椎骨质增生。

6. 扭伤粉（由川乌、草乌、乳香、没药、三棱、莪术、桃仁、红花、栀子、全蝎、土鳖虫、血竭、冰片等组成）外敷可治疗损伤。

7. 乳没蜜纱条（由土鳖虫、乳香、没药、三七、纯蜂蜜等组成）外敷可治疗软组织损伤。

8. 骨折的初期和中期外敷万应接骨膏（由土鳖虫、生地黄、血竭、当归、红花、炮山甲、乳香、没药等组成）可治疗胫腓骨不稳定型骨折。

9. 栀黄散（由生栀子、土鳖虫、乳香、没药、血竭、赤芍、樟脑、姜黄等组成）外敷可治疗各种急性跌打损伤、四肢扭挫伤、非开放性骨折或骨折整复后的局部肿痛、推拿手法反应所致的局部深层组织或其他软组织的瘀血肿胀及关节疼痛等。

（五）三棱（《本草拾遗》）

本品为黑三棱科植物黑三棱的干燥块茎。

【性味功效】辛、苦，平；归肝、脾经。破血行气，消积止痛。

【本草记载】《本草经疏》：从血药则治血，从气药则治气，老癖癥瘕积聚结块，未有不由血瘀、气结、食停所致，苦能泄而辛能散，甘能和而入脾，血属阴而有形，此所以能治一切凝结停滞有形之坚积也。

【临床应用】

1. 消癌膏（由三棱、莪术、斑蝥、鲜独角莲、生乳香、生没药、重楼、生干漆、阿魏、炮甲珠、生地榆等组成）外敷可治疗晚期恶性肿瘤。

2. 开结通络膏（由穿山甲、土鳖虫、三棱、三七、全蝎、蜈蚣、牛膝、生地黄、鹿角胶等组成）外敷配合中药可治疗乳腺增生。

3. 胸痛膏（由三棱、生马钱子、桂枝、海桐皮、刘寄奴、五加皮、甘松、络石藤等组成）外敷可治疗陈旧性胸部挫伤。

4. 三棱莪术散（由三棱、莪术、桂枝、羌活、葛根、制川乌、制草乌、丹参、桃仁、红花、当归、延胡索、细辛、乌梢蛇组成）外敷可治疗急性中央型腰椎间盘突出症。

5. 喉喑膏（由三棱、川芎、红花、王不留行、浙贝母、薄荷、牛蒡子、玉蝴蝶、冰片等）外敷可治疗声带小结。

6. 暖宫止痛散药饼（由炒五灵脂、姜黄、三棱、莪术、制乳香、制没药、川芎、羌活、细辛、防风等组成）外敷可治疗慢性盆腔疼痛。

7. 双柏散瘀膏（由三棱、莪术、大黄、侧柏叶、黄柏、姜黄、泽兰、桂枝、羌活、牛膝、千斤拔等组成）外敷可治疗瘀滞子宫型产后腹痛。

（六）当归（《神农本草经》）

本品为伞科形多年生草本植物当归的干燥根。

【性味功效】甘、辛，温；归肝，心，脾经。补血活血，调经止痛，润肠通便。

【本草记载】《神农本草经》：主咳逆上气，妇人漏下，绝子，诸恶疮疡，金疮。《日华子本草》：破恶血，养新血，以及主癥癖。《本草纲目》：治头痛、心腹诸痛，润肠胃、筋骨、皮肤，治痈疽，排脓止痛，和血补血。

【临床应用】当归和川芎、红花等配合外用可治疗各种类型的局部肿胀疼痛等。

（七）红花（《新修本草》）

本品为菊科植物红花的干燥花。

【性味功效】辛，温；归心、肝经。活血通经，祛瘀止痛。

【本草记载】《本草汇言》：破血、行血、和血、调血之药也。

【临床应用】

1. 乳酥贴（由乳香、蟾酥、红花、没药、半夏、阿魏等组成）外敷可治疗乳腺纤维瘤样增生。

2. 蟾酥膏（由蟾酥、红花、生川乌、重楼、莪术、冰片、薄荷脑等组成）外敷可缓解癌性疼痛。

3. 硬肿消散膏（由熟附子、黄芪、肉桂、丁香、草乌、川乌、乳香、没药、当归、丹参、红花、川芎、地锦草等组成）外敷可治疗新生儿硬肿症。

4. 消核散（由红花、白及、白蔹、大黄、血竭、百部、栀子、黄柏、香附组成）外敷可治疗瘰疬。

5. 红花甘草散外敷可治疗肌内注射后硬结。

6. 黄芪红花糊剂（由黄芪、鸡血藤、石斛、生当归、肉桂、赤芍、海螵蛸、川芎、土鳖虫、紫珠、红花、细辛、虎杖、苍术、冰片等组成）外敷可治疗糖尿病足。

7. 红花酊外敷可治疗药物性静脉炎。

8. 红花舒筋膏（由红花、当归、天南星、姜黄、白术、乳香、没药、陈皮、冰片、木瓜、伸筋草等组成）外敷结合局部固定可治疗桡骨茎突狭窄性腱鞘炎。

9. 红花地骨皮散外敷治疗鸡眼。

10. 军血红药液（由见血飞、生大黄、红花、白酒等组成）外敷可治疗急性软组织损伤。

11. 乳康散（由红花、川芎、王不留行、山慈菇、阿魏、大力子、乳香、没药、樟脑组成）外敷可治疗乳腺增生。

12. 搜风散（由红花、羌活、桂枝、当归、刮筋板、透骨草、宽筋藤、麝香、生草乌、生川乌等组成）外敷可治疗肩周炎。

13. 拨毒散（由红花、胆南星、血竭、没药、马钱子、龙骨、羌活、当归等组成）外敷可治疗腮腺炎。

14. 乳没黄冰膏（生乳香、生没药、红花、黄连、栀子、紫草、龙胆、血竭、冰片）外敷可治疗肿痛。

（八）益母草（《神农本草经》）

本品为唇形科植物益母草的新鲜或干燥地上部分。

【性味功效】辛、苦，微寒；归心、肝、膀胱经。活血调经，利水消肿，清热解毒。

【本草记载】《本草纲目》：活血、破血、调经、解毒。

【临床应用】

1. 温阳消水散（由益母草、厚朴、半夏、干姜、党参、炙甘草、枳壳、炒白术、桂枝、紫草、王不留行、车前子、大腹皮、猪苓、茯苓、冰片等组成）敷贴神阙穴可治疗恶性腹腔积液。

2. 益母草调膏（由益母草、大黄、黄柏、姜黄、白芷、苍术等组成）外敷可治疗疮疡肿毒。

3. 妇笑散 1 号（由延胡索、丹参、乳香、没药、冰片、益母草等组成）敷脐可治疗原发性痛经。

（九）凌霄花（《神农本草经》）

本品为紫葳科植物凌霄或美洲凌霄的干燥花。

【性味功效】辛，微寒；归肝、心包经。破瘀通经，凉血祛风。

【本草记载】《神农本草经》：主妇人产乳余疾，崩中，癥瘕，血闭，寒热羸瘦。

【临床应用】凌霄花与当归等配伍可治疗妇科癥瘕；与赤芍、知母等配伍可治疗神经性皮炎。

（十）麝香（《神农本草经》）

本品为鹿科动物林麝、马麝或原麝成熟雄体香囊中的干燥分泌物。

【性味功效】辛，温；归心，脾经。开窍醒神，活血通经，消肿止痛。

【本草记载】《神农本草经》：主辟恶气，杀鬼精物，温疟，蛊毒，去三虫。《本草正》：除一切恶疮痔漏肿痛，脓水腐肉，面墨斑疹。凡气滞为病者，俱宜用之。若鼠咬成疮，以麝香封之。《本草纲目》：通诸窍，开经络，透肌骨，解酒毒，消瓜果食积，治中风、中气、中恶、痰厥、积聚癥瘕。

【临床应用】麝香外用可治疗乳腺癌等局部皮肤肿胀、破溃及鼻窦炎、压疮、尖锐湿疣、慢性溃疡等；与其他中药等配伍外敷可治疗急性外伤肿痛；与黄连液联合外治可用于糖尿病足。

（十一）冰片（《新修本草》）

本品为龙脑香科植物龙脑香树脂加工品，或龙脑香树的树干、树枝切碎，经蒸馏冷却而得的结晶，称"龙脑冰片"或"梅片"。

【性味功效】辛、苦，微寒；归心、脾、肺经。开窍醒神，清热止痛。

【本草记载】《新修本草》：主心腹邪气，风湿积聚，耳聋，明目，去目赤肤翳。《本草纲目》：疗喉痹、脑痛、鼻瘜、齿痛、伤寒舌出、小儿痘陷，通诸窍，散郁火。《医学纂要》：冰片主散郁火，能透骨热，治惊痫、痰迷、喉痹、舌胀、牙痛、耳聋、鼻瘜、目赤浮翳、痘毒内陷、杀虫、痔疮、催生，性走而不守，亦能生肌止痛。然散而易竭，是终归阴寒也。

【临床应用】冰片外用可治疗静脉炎、慢性肛门湿疹、晚期肿瘤疼痛、病毒性腮腺炎、接触性皮炎、带状疱疹、烧伤、创伤性溃疡、慢性肥厚性鼻炎。

第三节　祛痰散结类

（一）半夏（《神农本草经》）

本品为天南星科植物半夏的块茎。

【性味功效】辛，温，有毒；归脾、胃、肺经。燥湿化痰，降逆止呕，消痞散结；外用消肿止痛。

【本草记载】《名医别录》：消心腹胸膈痰热满结，咳嗽上气，心下急痛，坚痞，时气呕逆，消痈肿，堕胎。

【临床应用】

1. 半夏厚朴透皮剂（由半夏、厚朴、茯苓、生姜、紫苏叶等组成）外敷可治疗化疗性呕吐。

2. 骨痛方（由半夏、丁香、细辛、肉桂、炮姜、全蝎、穿山甲等组成）外敷可治疗局部骨转移疼痛。

3. 化瘤汤加化瘤膏（由法半夏、冰片、煅牡蛎、莪术等组成）外敷可治疗甲状腺良性结节。

4. 掌叶半夏外敷可治疗宫颈癌。

5. 加味三生散（生草乌、生川乌、生胆南星、生半夏中药粉末适量与5－氟尿嘧啶注射液、二甲基亚砜混合溶剂调制成膏状）外敷联合化疗可治疗食管癌颈部淋巴结转移。

6. 当归半夏乳没散外敷可治疗急性乳腺炎。

7. 生半夏粉外敷可治疗颜面外伤性红肿青紫。

8. 中药Ⅰ号泥膏（由生半夏、五倍子、生黄柏、伸筋草、面粉组成）外敷可治疗带状疱疹。

（二）天南星（《神农本草经》）

本品为天南星科植物天南星、异叶天南星或东北天南星的块茎。

【性味功效】苦、辛，温，有毒；归肺、肝、脾经。燥湿化痰，祛风解痉；外用散结消肿。

【本草记载】《开元本草》：主中风，麻痹，除痰，下气，破坚积，消痈肿，利胸膈，散血堕胎。

【临床应用】

1. 复方蟾香膏（由蟾酥、制天南星、蛇床子、细辛、丹参、乳香、没药、冰片等组成）穴位外敷可治疗白血病癌性疼痛。

2. 冰片藤黄散（由冰片、藤黄、生天南星、麝香等组成）外敷可治疗胃癌癌性疼痛。

3. 天南星膏（由天南星、生地黄、蜂蜜等组成）外敷太阳穴可治疗麦粒肿。

4. 青黄南白散（由天南星、青黛、生大黄、白芷、天花粉等组成）外敷可治疗疖腮。

5. 如三醋膏（由天南星、大黄、黄柏、姜黄、白芷、陈皮、苍术、厚朴、甘草、天花粉、醋膏等组成）外敷可治疗疮疡（如疖肿、急性淋巴结炎、多发性毛囊炎、外伤感染等）。

6. 肩周散（由天南星、生川乌、生草乌、白附子、羌活、苍术、姜黄、红花、生半夏、白芷、细辛、乳香、没药等组成）外敷可治疗肩周炎。

7. 伤科黑药膏（由生天南星、生川乌、生草乌、片姜黄、白芷、生山楂、生白芥子、细辛、生莱菔子、透骨草、麝香、冰片等组成）配合关节镜手术可治疗膝骨性关节炎。

（三）川贝母（《神农本草经》）

本品为百合科植物川贝母、暗紫贝母、甘肃贝母或梭砂贝母的鳞茎。

【性味功效】苦、甘，微寒；归肺、心经。清热化痰，润肺止咳，散结消肿。

【本草记载】《神农本草经》：主伤寒烦热，淋沥，邪气，疝瘕，喉痹，乳难，金疮风痉。

【临床应用】

1. 复方腮腺炎膏（由川贝母、生天南星、生半夏、二药子、狼毒、五倍子、白矾、生蜂蜜等组成）外敷可治疗流行性腮腺炎。

2. 九华粉（由川贝母、滑石粉、黄柏、白芷、硼砂、生甘草、龙骨、冰片、银珠组成）可治疗过敏性皮炎。

3. 褥疮散（由川贝母、黄芪、黄柏、红参、丹参、当归、续断、三七、天花粉等组成）外敷可治疗褥疮。

（四）黄药子（《开宝本草》）

本品为薯蓣科植物黄独的块茎。

【性味功效】苦，寒；归肺肝经。化痰散结消瘿，清热解毒。

【本草记载】《开宝本草》：主恶肿疮瘘，喉痹，蛇犬咬伤。

【临床应用】黄药子外用可治疗银屑病、流行性腮腺炎、痈疖、无名肿毒及尖锐湿疣；配伍他药可外用于甲状腺疾病、乳腺增生、乳腺癌术后皮肤瘘管及癌性疼痛。

（五）蛤壳（《神农本草经》）

本品为帘蛤科动物文蛤和青蛤等的贝壳。

【性味功效】咸，寒；归肺、胃经。清肺化痰，软坚散结。

【本草记载】《药性论》：治水气浮肿，下小便，治嗽逆上气，项下瘤瘿。

【临床应用】外用蛤壳油糊可治疗烫伤；蛤壳配伍其他药可外用于前列腺增生、脓疱疮及急性化脓性感染。

（六）葶苈子（《神农本草经》）

本品为十字花科植物独行菜或播娘蒿的成熟种子。

【性味功效】苦、辛，大寒；归肺、膀胱经。泻肺平喘，利水消肿。

【本草记载】《神农本草经》：主癥瘕积聚结气，饮食寒热，破坚逐邪，通利水道。

【临床应用】葶苈子粉外敷可用于烧伤，胶布过敏等造成的水疱，皮肤擦伤等浅表创面以及褥疮；含葶苈子的中药油膏外敷可辅助治疗恶性胸腔积液。

（七）猫爪草（《中药材手册》）

本品为毛茛科植物小毛茛的块根。

【性味功效】甘、辛，微温；归肝、肺经。化痰散结，解毒消肿。

【本草记载】猫爪草在古代本草中未见记载，其药材名始见于《中药材手册》。

【临床应用】猫爪草外敷可用于瘰疬；猫爪草胶囊外用可辅助治疗小儿卡介苗接种引起的腋窝淋巴结结核及溃疡瘘管型颈淋巴结结核、皮肤结核、附睾结核。

（八）天花粉（《神农本草经》）

本品为葫芦科植物栝楼或双边栝楼的干燥根。

【性味功效】甘、微苦，微寒；归肺、胃经。清热泻火，生津止渴，消肿排脓。

【本草记载】《神农本草经》：主消渴，身热，烦满大热，补虚，安中，续绝伤。

【临床应用】天花粉外敷可治疗哺乳期乳头皲裂、皮肤感染及带状疱疹；配伍连钱草外敷可治疗流行性腮腺炎及腮腺肿块。

第四节　以毒攻毒类

（一）全蝎（《蜀本草》）

本品为钳蝎科动物东亚钳蝎的干燥体。

【性味功效】辛，平，有毒；归肝经。息风镇痉，攻毒散结，通络止痛。

【本草记载】《开宝本草》：疗诸风瘾疹及中风半身不遂，口眼㖞斜，语涩，手足抽掣。

【临床应用】全蝎外用可治疗顽固性头痛、粉刺瘰疬、颈部淋巴结结核及淋巴结肿大；外用加蜈蚣、冰片用于热毒蕴结型糖尿病足，加雄黄用于流行性腮腺炎，加冰片用于急性颌下淋巴结炎，加细辛用于肌纤维炎，加僵蚕用于突发性面神经麻痹。

（二）雄黄（《神农本草经》）

本品为硫化物类矿物雄黄族雄黄，主含二硫化二砷。

【性味功效】辛，温，有毒；归肝、胃、大肠经。解毒，杀虫。

【本草记载】《神农本草经》：主寒热，鼠瘘，恶疮，疽痔，死肌，杀百虫毒。

【临床应用】雄黄（外用）与他药配伍可用于湿疹，疥癣，带状疱疹，丹毒，癌病引起的痈疖疔疽，脓疱疮，疥疮，各种癣类，肛门瘙痒，蛲虫病，胆道蛔虫症，腋臭，蛇虫咬伤，疟疾，神经性皮炎等多种疾病。

（三）壁虎（《本草纲目》）

本品为壁虎科动物无疣壁虎或无蹼壁虎或多疣壁虎的全体。

【性味功效】咸，寒；归肝、肾经。祛风，定惊，散结，解毒。

【本草记载】《本草纲目》：治中风瘫痪，手足不举，或历节风痛，风痉惊痫，小儿疳痢，血积成痞；疗蝎螫。

【临床应用】壁虎外用可缓解肿瘤疼痛，并可治疗瘰疬、顽固性皮肤溃疡窦道及肿毒恶疮。

（四）砒石（《日华子本草》）

本品为矿物砷华的矿石或由毒砂（硫砷铁矿）、雄黄等含砷矿物的加工品。

【性味功效】辛，大热，大毒；归肺、肝经。外用攻毒杀虫，蚀疮去腐；内服劫痰平喘，截疟。

【本草记载】《本草纲目》：除齁喘积痢，烂肉，蚀瘀腐瘰疬，蚀痈疽败肉，枯痔杀虫。

【临床应用】砒石外用，与他药配伍可用于瘰疬、痔疮、走马牙疳、痈疽恶疮、疥疮溃疡肉不脱。

（五）蜈蚣（《神农本草经》）

本品为蜈蚣科动物少棘巨蜈蚣的干燥体。

【性味功效】辛，温，有毒；归肝经。息风镇痉，攻毒散结，通络止痛。

【本草记载】《本草纲目》：小儿惊痫风搐，脐风口噤，丹毒，秃疮，瘰疬，便毒，痔漏，蛇瘕、蛇瘴、蛇伤。

【临床应用】蜈蚣外用可治疗颈淋巴结结核、淋巴腺炎；外用加蓖麻子、松香可治疗蜂窝组织炎，加猪胆汁可治疗化脓性指头炎，加蜈蚣油可治疗输液外渗所致之肿痛，加蛇蜕、冰片可治疗带状疱疹。

（六）蟾酥（《药性论》）

本品为蟾蜍科动物中华大蟾蜍或黑框蟾蜍的耳后腺及皮肤腺分泌的白色浆液经加工干燥而成。

【性味功效】辛，温，有毒；归心经。解毒，止痛，开窍醒神。

【本草记载】《本草汇言》：疗疳积，消臌胀，解疔毒之药也。

【临床应用】蟾酥外用可治疗疔毒；与他药配伍可用于乳腺增生、乳腺肿瘤妇科肿瘤及创伤性关节炎。

（七）长春花（《常用中草药手册》）

本品为夹竹桃科长春花属植物长春花、黄长春花的全草。

【性味功效】苦，寒；归肝、肾经。解毒抗癌，清热平肝。

【本草记载】《广西本草选编》：清热解毒，抗癌；主治霍奇金病、绒毛膜上皮癌、儿童淋巴性白血病、恶性淋巴肿瘤。

【临床应用】长春花外用可治疗扁平疣、烧伤、烫伤。

（八）喜树果（《浙江常用民间药草药》）

本品为蓝果树科植物喜树的果实。

【性味功效】苦，辛，寒；归脾、胃、肝经。清热解毒，散结消癥。

【本草记载】《全国中草药汇编》：抗癌，清热，杀虫；主治胃癌、结肠癌、膀胱癌、慢性粒细胞白血病；外用可治疗牛皮癣。

【临床应用】喜树果可治疗胃癌、结肠癌、大肠癌、乳腺癌；外用可治疗牛皮癣。喜树果贴膏治疗银屑病。喜树果浸膏搽剂可治疗白癜风。

（九）水蛭（《神农本草经》）

本品为水蛭科动物蚂蟥、水蛭或柳叶蚂蟥的干燥全体。

【性味功效】咸、苦，平，有小毒；归肝经。破血通经，逐瘀消癥。

【本草记载】《神农本草经》：主逐恶血，瘀血，月闭，破血逐瘀，无子，利水道。

【临床应用】

1. 水蛭蒲黄散（由水蛭、丹参、蒲黄、赤芍、红花、川芎、姜黄等组成）内服并外敷脐部可治疗子宫肌瘤。

2. 逐水膏（由茯苓、白术、芫花、大戟、甘遂、水蛭、甘草组成）穴位敷贴可治疗脾虚痰湿型肺癌胸水。

3. 复方水蛭膏（由水蛭、僵蚕、乳香、没药、大黄、栀子、黄柏、紫草、生甘草、冰片、蜂蜜等组成）外敷可治疗急性血栓性浅静脉炎。

4. 水土散（水蛭、土地鳖、虻虫，三药焙干；车前子、白芥子、青木香，三药炒黄）外敷可治疗局限性黏液性水肿。

5. 解毒消瘀膏（由当归、川芎、蒲公英、紫花地丁、土茯苓、赤芍、水蛭、羌活、乳香、没药等组成）局部外敷联合玻璃酸钠关节腔注射可治疗膝关节骨性关节炎。

6. 醒神散（由生大黄、石菖蒲、远志、冰片、水蛭、胆南星等组成）敷脐可治疗急性脑出血。

7. 复方穿蛭透皮贴剂（由水蛭、阿魏、炮甲珠、三七、土鳖虫、杜仲等组成）联合关节腔冲洗注射可治疗膝关节滑膜炎。

8. 黛蛭生肌散（由青黛、干水蛭、生肌散等组成）外敷可治疗体表慢性溃疡（如慢性下肢溃疡、褥疮）。

（十）斑蝥（《神农本草经》）

本品为芫青科昆虫南方大斑蝥或黄黑小斑蝥的干燥体。

【性味功效】辛，热，有大毒；归肝、肾、胃经。破血逐瘀，散结消癥，攻毒蚀疮。

【本草记载】《神农本草经》：主寒热、鬼疰蛊毒、鼠瘘、恶疮疽，蚀死肌，破石癃。

【临床应用】

1. 消癌膏（由斑蝥、鲜独角莲、生乳香、生没药、重楼、生干漆、三棱、莪术、阿魏、炮甲珠、生地榆等组成）外敷可治疗晚期恶性肿瘤。

2. 巴豆斑蝥生姜膏（由大巴豆、大斑蝥、鲜生姜等组成）外敷患侧下关穴可治疗周围性面瘫。

3. "牛肉斑蝥"等（斑蝥、雄黄、轻粉、冰片、硼砂研细末，加新鲜牛肉、藏茵陈、白芷等组成）外敷可治疗神经性皮炎。

4. 陈斑蝥粉外敷印堂穴可治疗鼻衄。

5. 复方斑蝥散（由斑蝥、丁香等组成）外敷可治疗肱骨外髁炎。

6. 斑蝥消结散（由斑蝥、山慈菇、五倍子、千金子霜、雄黄、朱砂、生天南星、贝母、马钱子、麝香等组成）可治疗男性痛性结节。

（十一）阿魏（《唐本草》）

本品为伞形科植物新疆阿魏或阜康阿魏的树脂。

【性味功效】苦、辛，温；归脾、胃经。消积，化癥，散痞，杀虫。

【本草记载】《本草纲目》：同炮蒜丸服，并主盘肠痛惊。《唐本草》：杀诸小虫，去臭气，破癥积，下恶气，除邪鬼蛊毒。

【临床应用】阿魏外用，置脐上，可治疗肠炎腹痛泄泻，或消化不良、便溏；外用可堕胎；与他药配伍制膏，可止痛消癥，治疗腹部癥块。

（十二）穿山甲（《名医别录》）

本品为鲮鲤科动物穿山甲的鳞甲。

【性味功效】咸，微寒；归肝、胃经。破血消癥，通经下乳，消肿排脓，搜风通络。

【本草记载】《本草纲目》：除痰疟寒，风痹强直疼痛，通经络，下乳汁，消痈肿，排脓血，通窍，杀虫；古方鲜用，近世风疟、疮科、通经下乳，用为要药。《本草再新》：搜风去湿，解热败毒。

【临床应用】穿山甲外用，研末，米酒为糊，可治疗顽固性甲状腺肿大、肝癌、乳腺癌等；研末，用75%乙醇溶液调和，可治疗甲沟炎；外敷可治疗膝关节积液，溃疡久不收口。

（十三）轻粉（《本草拾遗》）

本品又名汞粉、水银粉、腻粉，为水银、白矾（或胆矾）、食盐等用升华法制成的氯化亚汞结晶粉末。

【性味功效】辛，寒，有毒；归大肠、小肠经。外用杀虫，攻毒，敛疮；内服祛痰消积，逐水通便。

【本草记载】《本草拾遗》：通大便，转小儿疳并瘰疬，杀疮疥癣虫及鼻上酒渣、风疮瘙痒。《本草图经》：其气燥烈……若服之过剂及用之失宜，则毒气被逼窜入经络筋骨，莫之能出，变为筋挛骨痛，发为痈肿疳漏，经年累月，遂成废疾。因而夭枉，用者慎之。《本草纲目》：治痰涎积滞，水肿臌胀，毒疮。

【临床应用】轻粉配伍黄柏、蛤粉、煅石膏等共为细末，可治疗疮疡溃烂、疥癣瘙痒、臁疮、湿疹、酒渣鼻、梅毒下疳、黄水疮痒痛；配伍龙骨、儿茶、轻粉、冰片为末外用，可治疗荨麻疹、皮肤瘙痒。

（十四）枯矾（《神农本草经》）

本品为白矾的煅制品。

【性味功效】酸涩，寒，有毒；归肺、脾、胃、大肠经。消痰，燥湿，止泻，止血，解毒，杀虫。

【本草记载】《神农本草经》：主寒热泄痢，白沃，阴蚀恶疮，目痛，坚骨齿。《药性论》：治鼠漏、瘰疬，疗鼻衄，生含咽津，治急喉痹。《本草纲目》：吐下痰涎，燥湿解毒，追涎，止血定痛，蚀恶肉，生好肉，治痈疽疔肿、恶疮。

【临床应用】

1. 宫糜散（由枯矾、黄柏、黄芪、苦参、地榆、冰片等组成）制备栓剂，可治疗宫颈糜烂。

2. 溃疡散（由枯矾、蜂蜜、冰片等组成）可治疗口腔溃疡。

3. 婴儿防疹散（由枯矾、珍珠、冰片、炉甘石、青黛等组成）可治疗婴幼儿湿疹、脓疱疹。

4. 熏洗剂（由枯矾、苦参、百部、蛇床子、地肤子、花椒等组成）可治疗外阴瘙痒。

5. 腐毒灵（由枯矾、土槿皮、土黄连、土大黄、烟叶等组成）可治疗痈疽、疔疖、慢性溃疡、毒蛇咬伤等。

6. 去腐生新膏（由枯矾、没药、血竭、甘草、紫草、白芷、煅石膏、冰片、珍珠粉、蜂蜡、麻油等组成）可拔毒去腐，敛疮生肌。

（十五）铅丹（《神农本草经》）

本品为铅的氧化物（主要含四氧化三铅）加工制成品。

【性味功效】辛，微寒，有毒；归心、肝经。拔毒生肌，杀虫止痒。

【本草记载】《药性论》：煎膏药用，止痛生肌。《神农本草经》：主吐逆胃反，惊痫癫疾，除热下气。《本草纲目》：体重而性沉，走血分，能坠痰去怯，故治惊痫癫狂，吐逆反胃。能消积杀虫，故治疳疾、下痢、疟疾有实积。能解热拔毒，长肌去瘀，故治恶疮肿毒，及入膏药，为外科必用之物也。

【临床应用】

1. 敛疮内消方（由铅丹、黄明胶等组成）可治疗急性乳腺炎。

2. 疔疮膏（由铅丹、煅石膏、轻粉等组成）可治疗痈疽溃后不敛。

（十六）马钱子（《神农本草经》）

本品为马前科常绿乔木云南马钱或马钱的成熟种子。

【性味功效】苦，温，有大毒；归肝、脾经。通络止痛，散结消肿。

【本草记载】《得配本草》：散乳痈，治喉痹。《本草纲目》：治伤寒热病，咽喉肿痛，消痞块。《医学衷中参西录》：开通经络，透达关节，远胜于他药也。

【临床应用】

1. 马钱子穴位敷贴可治疗面神经麻痹。

2. 马钱子配乳没散可治疗肋间神经痛。

3. 神农丸（由制马钱子、甘草、川芎、雄黄、炮山甲、当归、全蝎、蜈蚣等组成）可用于鼻咽癌、消化道癌、乳腺癌，亦可用于牛皮癣。

参 考 文 献

1. 龙小丽，黄艳，庞凡．金银花煎液外敷治疗西妥昔单抗致痤疮样皮疹［J］．护理学杂志，2011，(9)：34．

2. 刘霞，俞娟，高瑞珍，等．金银花联合生肌膏预防晚期肝癌患者服用索拉非尼致手足皮肤反应效果评价［J］．护理实践与研究，2016，(13)：149－151．

3. 谢乐，齐巧霞．中药外敷结合达英－35治疗多囊卵巢综合征并发痤疮的疗效观察［J］．广西中医药，2014，(5)：34－35．

4. 蒋超．金银花膏外敷治疗下肢血栓性深静脉炎24例［J］．实用中医内科杂志，2001，(2)：9．

5. 明秀．金银花外用小方［J］．农村百事通，2006，(11)：64．

6. 梁永谦，边双红．冰片穿心莲乙醇浸液外用治疗小儿病毒性腮腺炎的疗效观察［J］．贵阳中医学院学报，2011，(6)：58－59．

7. 张存军，王篪，李志．氯霉素和穿心莲混合外用治疗脓疱疮62例［J］．中国现代医生，2008，(8)：152－155．

8. 范欣芳，王薇，黄桂莲．蒲公英软膏外敷治疗早期急性蜂窝组织炎50例疗效观察［J］．海南医学，2010，(8)：135－136．

9. 罗琳雪，韦桂源，黄凤形，等．蒲公英捣烂外敷治疗产后乳房肿胀的临床研究［J］．中国妇幼保健，2012，(10)：1580－1582．

10. 孙桂清，张海云，武茹，等．芒硝、蒲公英外敷治疗化疗药物外渗的效果观察［J］．实用临床医药杂志，2009，(14)：11－16．

11. 张青风．蒲公英外敷治疗丹毒［J］．实用医技杂志，2005，(19)：2832－2833．

12. 曾白莹，姜云福．蒲公英外敷治疗小儿流行性腮腺炎疗效观察——附150例病例报道［J］．湖北中医杂志，1988，(3)：18－19．

13. 马万文．蒲公英外敷治疗小面积灼伤合并感染［J］．中西医结合杂志，1987，(5)：301．

14. 蒲公英外敷治消化不良［J］．湖南中医杂志，2013，(7)：137．

15. 李瑾．鲜蒲公英外敷治疗腱鞘囊肿20例［J］．陕西中医，1996，(5)：218．

16. 叶春芝．紫花地丁治疗蜂窝组织炎［J］．浙江中医杂志，2006，(3)：170．

17. 林树德，黄晓红，张臻颖．紫花地丁泥治疗静脉炎 50 例 [J]．福建医药杂志，1993，(4)：72.

18. 余淑芳．紫花地丁调醋外敷治疗疖腮 21 例 [J]．中医外治杂志，1999，(6)：48.

19. 崔飞飞，宋亚军，蒋美琴，等．天然蜂蜜联合紫花地丁敷料促进Ⅲ期压疮愈合的临床观察 [J]．护理研究，2015，(29)：3646 – 3648.

20. 康文娟，都增强．外洗外敷方 1 ~ 4 号配合胰岛素治疗糖尿病足坏疽 30 例 [J]．陕西中医，2009，(11)：1493 – 1495.

21. 郭笑丽．中药外敷治疗疔疮痈肿 60 例 [J]．山西中医，1997，(6)：41.

22. 陆振家．半枝莲鱼腥草外敷治疗疖疮 [J]．新医学，1972，(10)：51.

23. 祁长美．探讨新鲜鱼腥草外敷带状疱疹皮疹的疗效 [J]．内蒙古中医药，2013，(14)：13.

24. 邱征丽，何婉珠，薛素贞，等．鲜鱼腥草外敷联合 TDP 治疗仪照射预防罂粟碱肌注致硬结产生的效果观察 [J]．海峡药学，2016，(9)：165 – 167.

25. 王庭兆．鱼腥草外敷治疗流行性腮腺炎 [J]．陕西新医药，1977，(1)：44.

26. 徐清平．治痈疽疗疮经验 [J]．江西中医药，1992，(4)：59.

27. 蒲昭和．鱼腥草单方治病有良效 [J]．农家科技，2001，(9)：38.

28. 魏素兰，徐向红，朱国香，等．局部湿热敷配合鲜鱼腥草外敷治疗甘露醇所致静脉炎的效果 [J]．解放军护理杂志，2011，(10)：73 – 74.

29. 孟露，周谊霞，李海洋．鱼腥草联合盐包外敷在前列腺增生患者术后恢复中的作用研究 [J]．护士进修杂志，2017，(8)：678 – 681.

30. 严礼信．鱼腥草根煨贴治慢性脓疡 [J]．福建中医药，1982，(5)：9.

31. 赵峰华．鱼腥草注射液外用治疗角膜炎 [J]．江西中医药，1994，(S2)：42.

32. 高音，冯利．山慈菇外敷治疗骨转移癌疼痛的临床观察 [J]．世界中西医结合杂志，2011，(7)：574 – 576.

33. 徐爱娣，赵宪先，胡杏梅，等．乳癖散外敷治疗乳腺增生 38 例 [J]．河北中医，2000，22，(2)：104 – 105.

34. 周玉玲．茶矾散外敷治疗宫颈糜烂疗效观察 [J]．中国当代医药，2011，(24)：117 – 118.

35. 张振东．活血消肿膏外敷治疗急性软组织损伤 [J]．基层中药杂志，1994，(1)：39.

36. 杨上望．消瘤止痛膏外敷在肝癌疼痛中的应用 [J]．现代康复，2000，(7)：1108.

37. 陈乐农，陈叶阳．外敷药物加艾灸治脑垂体肿瘤 1 例报道 [J]．中国民间疗法，2008，(1)：26.

38. 燕长生．软坚消结散外敷治疗甲状腺、乳房等良性肿块 [J]．云南中医杂志，1982，(2)：5.

39. 陶文琪．白花蛇舌草汤内服外敷治疗肝癌 [J]．中医杂志，2007，(8)：723.

40. 王振友，刘淑清，孟祥光，等．复方白马散临床抗癌止痛疗效观察 [J]．中国医药导报，2008，（12）：55.

41. 陈太泉. 治疗臁疮经验方［J］. 四川中医，1988，（9）：49.

42. 陈璐. 中药外治法在常见恶性肿瘤及其并发症中的应用研究［D］. 沈阳：辽宁中医药大学，2016.

43. 蔡绍辉. 中草药治疗急性阑尾炎的体会［J］. 实用医学杂志，1994，（7）：676.

44. 龚泽忠. 鳞状上皮癌［J］. 广西中医药，1979，（3）：21.

45. 鹿繁修. 外敷鸦胆子治疗跖疣60例［J］. 中国城乡企业卫生，2014，（5）：151－152.

46. 范中旗. 鸦胆子仁外敷治疗寻常疣110例［J］. 河北中医，1990，（1）：11.

47. 方选书. 鸦胆子外敷治疗灰指甲［J］. 四川中医，1984，（3）：32.

48. 王小蕾，王文君. 鸦胆子外敷治疗外耳道乳头状瘤［J］. 安徽中医临床杂志，1999，（3）：213－214.

49. 吴志芬. 鸦胆子外用治疗扁平疣疗效观察［J］. 苏州医学院学报，1996，（1）：89.

50. 赵明刚. 鸦胆子外用治疗刺瘊［J］. 中医外治杂志，2009，（2）：41.

51. 李思志，于淑贞，宋冠玉，等. 鸦胆子乳剂外敷治疗皮肤感染［J］. 中国厂矿医学，1998，（6）：453－454.

52. 王惠兴. 半枝莲与斑叶兰外敷治疗鼻疔36例［J］. 中医外治杂志，2001，（6）：52.

53. 余俊仁. 加味六磨汤敷脐治疗恶性肠梗阻的临床疗效观察［D］. 广州：广州中医药大学，2011.

54. 韦艾凌. 湿敷Ⅰ号治疗癌症疼痛35例［J］. 辽宁中医杂志，1996，（8）：22－23.

55. 苏道鹏，杨武红，陈炎生，等. 治疗甲沟炎验方［J］. 赤脚医生杂志，1979，（12）：20.

56. 韩晓红，赵秀玲，史龙泉. 中西医结合治疗顽固性扁平疣78例［J］. 陕西中医，2006，（10）：1219－1220.

57. 方玉甫，潘胜军，王丽. 解毒活血方外洗联合维A酸乳膏外用治疗多发性跖疣50例［J］. 中医研究，2014，（10）：21－22.

58. 陈效莲. "蚤休" 研末外敷治疗男性乳腺肿块9例［J］. 广州医药，1984，（6）：25.

59. 汪星. 蚤休外敷治疗带状疱疹50例［J］. 中国农村医学，1996，（11）：56－57.

60. 曾立. 蚤休内服外敷治疗小儿癫痫病［J］. 浙江中医杂志，1994，（11）：522.

61. 韦德云. 蚤休外用治疗腮腺炎40例疗效观察［J］. 黔南民族医专学报，1996，（3）：38.

62. 常青，霍秀英，张哲，等. 癌性疼痛的中药外治进展概况［J］. 中国民间疗法，1998，（2）：57－59.

63. 文益华. 血管瘤治验［J］. 四川中医，1989，（4）：24－25.

64. 陈效莲，黄火文. "散结止痛膏" 对乳腺病80例近期疗效观察［J］. 广州医药，1985，（6）：36.

65. 马云龙，张红英．肿节风注射液外用治疗低位直肠癌术后吻合口炎 32 例 [J]．四川中医，2007，(3)：92．

66. 何国兴．新癀片外敷治病有特效 [J]．农村百事通，2010，(18)：73．

67. 戴文涛，董伟．肿痛消外敷治疗急性软组织损伤临床观察 [J]．时珍国医国药，1999，(4)：54－55．

68. 屠志芳，陈一平．苦参外敷疗丹毒 [J]．中医杂志，1995，(10)：581－582．

69. 金素梅，王有胜．苦参外用治疗滴虫性阴道炎 [J]．中医杂志，1996，(1)：6．

70. 蔡建文，吴和民．苦参外用举隅 [J]．新中医，1996，(1)：50－51．

71. 贵照旺，郑超伟，魏旭凤，等．中药熏洗外敷治疗混合痔术后肛缘水肿 107 例临床观察 [J]．江苏中医药，2011，(6)：43－45．

72. 王义和．苦参土茯苓汤治前阴肿溃 [J]．四川中医，1993，(1)：44．

73. 华丽，叶天惠，宋炜．苦参紫黄膏外敷治疗急性白血病肛周溃疡患儿的辨证施护 [J]．护理学杂志，2010，(15)：61－62．

74. 赵景明，霍秀东，潘拉梅，等．顾兆农老中医应用大黄外治妇科杂症三法 [J]．中国民间疗法，2000，(8)：4．

75. 王永华，隋明秀，于兰先．大黄外治膝关节疾病验案三则 [J]．中医正骨，2008，(12)：58．

76. 李刚．大黄外治临床运用举隅 [J]．中医外治杂志，2004，(6)：44．

77. 沈永元．大黄外治法的临床应用 [J]．时珍国药研究，1995，(4)：58－59．

78. 孙守祥．大黄的外治功效及经验配伍 [J]．时珍国医国药，2005，(3)：246－247．

79. 陈庆仁，江正辉．砂冰莪术酊治疗晚期原发性肝癌疼痛 36 例 [J]．中西医结合肝病杂志，1994，(2)：43－56．

80. 黄玺．化瘤汤联合局部外敷治疗甲状腺良性结节的临床疗效 [J]．检验医学与临床，2016，(1)：63－65．

81. 徐岩，李敏．消癌膏外治晚期恶性肿瘤观察 [J]．中医函授通讯，1988，(1)：37．

82. 宋智琦，林熙然．外用莪术油霜剂治疗银屑病 [J]．中华皮肤科杂志，1998，(2)：56－57．

83. 王洪源．三棱莪术散外敷治疗急性中央型腰椎间盘突出症 52 例 [J]．实用中医内科杂志，2005，(4)：376．

84. 杨兵文，刘贤斌．神阙消癖散脐部外敷治疗乳腺增生 126 例疗效观察 [J]．光明中医，2006，(7)：67－68．

85. 李波，苏喜，梁嘉文，等．双柏散瘀膏外敷治疗瘀滞子宫型产后腹痛 23 例 [J]．中医研究，2014，(11)：15－17．

86. 夏天．自拟舒筋健骨散外敷治疗膝关节骨性关节炎 139 例 [J]．广西中医药，2017，(3)：61－62．

87. 位路其，丁玉，马春芬．马春芬教授中医药治疗瘀滞胞宫型不孕症经验 [J]．中医临床研究，2016，(2)：75－77．

88. 钱焕祥. 自拟消尔痛散治疗急性软组织损伤 [J]. 南京中医学院学报, 1989, (1): 47.

89. 张鹰. "软坚散"防治骨化性肌炎的体会 [J]. 湖北中医杂志, 1990, (3): 20-21.

90. 叶丽君. 内外合治宫外孕 14 例临床报告 [J]. 陕西中医, 1998, (6): 255.

91. 衣弘, 张扶莉. 散结止痛膏外敷治疗癌性疼痛 32 例 [J]. 陕西中医, 2011, (11): 1498-1499.

92. 方继立, 方松韵. 加减如意金黄散外敷治疗原发性肝癌疼痛 50 例 [J]. 中国中西医结合杂志, 1993, (12): 752-753.

93. 赵玮璘. 中药止痛散脐敷治疗癌性疼痛的临床研究 [D]. 北京: 北京中医药大学, 2016.

94. 贾孟辉, 贺晓慧, 哈学忠. 乳酥膏外敷治疗乳腺疾病 103 例 [J]. 陕西中医, 1998, (2): 59.

95. 贺晓慧, 贾孟辉. 乳酥贴治疗乳腺纤维瘤样增生 298 例 [J]. 陕西中医, 2004, (8): 702.

96. 李凤启. 硬肿消散膏外敷治疗新生儿硬肿症 50 例 [J]. 河南中医, 2011, (7): 770-771.

97. 赵红霞, 盛连信. 消肿膏外敷治疗局部肿块 40 例 [J]. 医学理论与实践, 1999, (7): 386.

98. 李合国, 张峰. 乳没黄冰膏外敷治肿痛有奇效 [J]. 国医论坛, 1993, (5): 48.

99. 喻洪钢. 三黄二香散外敷治疗痈肿 [J]. 四川中医, 1986, (6): 41.

100. 焦彦湘, 李宁益. 复方双香散外敷治疗臀部硬结 [J]. 中国农村医学, 1989, (4): 44.

101. 王树凡. 外敷"骨痛散"治疗骨质增生 [J]. 四川中医, 1987, (10): 42.

102. 贺虎亭. 七厘散外敷治疗褥疮 [J]. 中原医刊, 1983, (2): 10.

103. 韩笑, 朴春丽, 陈曦. 解毒消瘿散联合双氯芬酸二乙胺乳胶剂外敷治疗亚急性甲状腺炎 30 例 [J]. 中医研究, 2014, (9): 18-19.

104. 谢兴国, 李妍妍, 王立峰. 温阳散瘀散外敷联合血栓通治疗下肢动脉硬化闭塞症疗效分析 [J]. 亚太传统医药, 2016, (13): 121-122.

105. 苏敬. 带状疱疹外敷膏 [J]. 中国民间疗法, 2013, (7): 18.

106. 刘永久. 乳没膏外敷治疗湿疹等皮肤病 [J]. 中医外治杂志, 1995, (4): 36.

107. 董全达, 王淑华, 王桂莲. 红药膏治疗感染性创面 145 例体会 [J]. 内蒙古中医药, 1994, (4): 11.

108. 胡振玉, 杨宗善, 郭武印. 血肿宁外敷治疗血友病深部血肿 5 例 [J]. 陕西中医, 1995, (2): 76.

109. 郑爱华, 郭娜. 殖癌瘰瘤散治疗胃癌 48 例临床观察 [J]. 辽宁中医学院学报, 2001, (2): 119-120.

110. 任劲松, 薛博瑜. 乳癖散合外敷方治疗乳腺增生病临床研究 [J]. 中医学报,

2012，（10）：1376 – 1378.

111. 杨学，文晓君，叶庆．中药硬膏联合化疗治疗结核性冷脓肿 50 例观察 [J]．四川中医，2005，（5）：78 – 79.

112. 唐业建．五虎散外敷加按摩治疗强直性脊柱炎 48 例 [J]．新中医，2007，（7）：62 – 63.

113. 宋迎红．化瘀消肿汤、外敷祛瘀散联合按摩治疗骨伤后期肢体肿胀随机平行对照研究 [J]．实用中医内科杂志，2015，（2）：46 – 48.

114. 梁乃龙．骨刺膏外敷治疗骨质增生 [J]．新中医，2007，（6）：33.

115. 王志敏，董庆年，姚保全．骨刺散局部外敷治疗骨质增生症 [J]．西北国防医学杂志，1983，（4）：258 – 259.

116. 毛焱初．自制“扭伤粉”外敷治疗损伤 [J]．湖南中医杂志，1986，（5）：48.

117. 黎思乾．乳没蜜纱条外敷治疗软组织损伤 200 例 [J]．辽宁中医杂志，1990，（7）：37.

118. 张和．栀黄散外敷治疗软组织损伤 500 例 [J]．中医外治杂志，1997，（1）：8.

119. 惠宏武．开结通络膏外敷配合中药治疗乳腺增生 300 例 [J]．陕西中医学院学报，2009，（6）：35 – 36.

120. 柯文芳，袁虹．胸痛膏外敷治疗陈旧性胸部挫伤 38 例 [J]．中国中医药信息杂志，1999，（11）：44.

121. 张菊玲，李莲花，陈芬．暖宫止痛散药饼外敷治疗慢性盆腔疼痛 50 例 [J]．陕西中医，2011，（7）：788 – 789.

122. 刘孔锦．复方三七酊可消肿止痛 [J]．中原医刊，1984，（3）：22.

123. 刘嘉湘，许德凤，范忠泽．蟾酥膏缓解癌性疼痛的临床疗效观察 [J]．中医杂志，1993，（5）：281 – 282.

124. 杨文君．消核散外敷治疗瘰病 [J]．四川中医，1986，（6）：25.

125. 张焕茹，马光华，王明彦，等．红花甘草散外敷治疗肌注后硬结的疗效观察 [J]．山西护理杂志，1994，（5）：136 – 137.

126. 郭俊琴．黄芪红花糊剂外敷治疗糖尿病足 47 例 [J]．河北中医，2013，（3）：357 – 358.

127. 叶艺慧，陈开珠，韩瑞珠．红花酊外敷治疗药物性静脉炎的疗效观察 [J]．全科护理，2012，（34）：3182.

128. 赵先敏．红花地骨皮散外敷治疗鸡眼 25 例 [J]．新中医，1974，（4）：41.

129. 包应有．军血红药液外敷治疗急性软组织损伤 197 例疗效观察 [J]．中医药临床杂志，2009，（2）：140.

130. 丁建伟．乳康散治疗乳腺小叶增生症 318 例 [J]．河北中医药学报，2003，（2）：21 – 22.

131. 杨贵荣．自拟“搜风散”外敷治疗肩周炎 [J]．吉林中医药，1997，（4）：24.

132. 尚小平，胡江东．自拟拔毒散外敷治疗流行性腮腺炎 36 例疗效观察 [J]．中医临床研究，2013，（6）：88 – 89.

133. 高辰．中医外治恶性腹腔积液的临床研究［D］．北京：北京中医药大学，2013.

134. 朱晨．益母草调膏外敷治疗疮疡肿毒［J］．中医杂志，2003，（12）：892.

135. 周焰焰．妇笑散 1 号敷脐治疗原发性痛经 78 例观察［J］．黔南民族医专学报，1998，（1）：40.

136. 钟以林．班秀文教授用凌霄花治妇科病经验［J］．医学文选，1994，（1）：20.

137. 塔拉，王丛妙，崔秀梅，等．神经性皮炎的中医药治疗［J］．中外医疗，2009，（12）：114 – 115.

138. 张志军，胡青慧．外用麝香配方治疗口腔溃疡［J］．西南国防医药，2001，（3）：229.

139. 史长生，安书强，贾玉良，等．马应龙麝香痔疮膏用于痔、肛瘘及肛裂术后并发症防治［J］．临床误诊误治，2012，（2）：49 – 50.

140. 王太芬，程淑碧，廖国琼，等．马应龙麝香痔疮膏外敷联合安普贴治疗对压疮患者血清 NO 和 ET – 1 的影响［J］．新中医，2017，（7）：90 – 92.

141. 张玉珊．马应龙麝香痔疮膏加绿药膏外用治疗寻常痤疮 55 例［J］．福建中医药，2011，（2）：41.

142. 索南措．藏医外用麝香治疗女性生殖器尖锐湿疣［J］．中国民族医药杂志，2011，（2）：21.

143. 王俊文，铁进芬，朱青兰．藏药麝香外用治疗鼻窦炎介绍［J］．青海医学院学报，2010，（3）：216.

144. 孙小东，何秦，宋敏．麝香正骨酊联合活血止痛散治疗急性外伤肿痛的临床观察［J］．中国药房，2015，（18）：2486 – 2488.

145. 潘敏，曾池清，谢海萍．黄连液联合麝香外治糖尿病足疗效观察［J］．新中医，2016，（4）：86 – 87.

146. 王万全．仙人掌、冰片外敷治疗带状疱疹 78 例［J］．中医外治杂志，2010，（6）：7.

147. 杨建华．三黄冰片粉外用治疗创伤性溃疡 18 例［J］．中医外治杂志，2007，（2）：39.

148. 李忠．冰片外用、针刺治疗慢性肥厚性鼻炎 1 例［J］．中医外治杂志，2007，（6）：19.

149. 石英．冰片加芒硝外敷治疗静脉炎的效果观察［J］．家庭护士，2008，（9）：784 – 785.

150. 侯桂芝，廖仁德，孟如松．冰片对激光烧伤创面的镇痛及抗炎作用［J］．中国药学杂志，1995，（9）：532 – 534.

151. 滕玉兰，阳元芳，徐天和，等．50% 冰片醇溶液局部外用治疗晚期肿瘤疼痛的体会［J］．中华护理杂志，1991，（3）：114.

152. 杨水秀，涂群，余淑敏，等．半夏厚朴透皮剂治疗化疗呕吐 30 例［J］．中国民族民间医药，2016，（16）：110 – 111.

153. 鲍晓玲 . 骨痛方外敷治疗局部骨转移疼痛的临床研究［D］. 北京：北京中医药大学，2016.

154. 李桂玲 . 掌叶半夏治疗子宫颈癌的研究［J］. 上海医学，1978，（1）：13 – 14.

155. 李俊荣，李晓阳 . 加味三生散外敷联合化疗治疗食管癌颈部淋巴结转移 30 例［J］. 中医研究，2015，（9）：26 – 28.

156. 刘金荣，宋艳萍 . 自拟当归半夏乳没散外敷治疗急性乳腺炎 45 例［J］. 内蒙古中医药，1994，（4）：28.

157. 金裕德 . 生半夏粉外敷治疗颜面外伤性红肿青紫［J］. 中医杂志，1996，（7）：399.

158. 张彩霞，文王君，鲁淑芳 . 中药 I 号泥膏外敷治疗带状疱疹［J］. 陕西中医，1981，（1）：21.

159. 俄静，王锐锋，夏小军，等 . 复方蟾香膏穴位外敷治疗白血病癌性疼痛 45 例［J］. 中医研究，2013，（11）：58 – 60.

160. 徐文雄，范忠泽 . 中医中药治疗癌症疼痛的临床进展，（下）［J］. 陕西中医，1996，（8）：374 – 376.

161. 汤国瑶 . "天南星膏"外敷太阳穴治疗麦粒肿［J］. 江西中医药，1985，（1）：11.

162. 李寿彭 . 青黄南白散外敷治疗痄腮 128 例［J］. 四川中医，1995，（11）：41.

163. 刘爱兰 . "如三醋膏"外敷治疗疮疡［J］. 湖南中医杂志，1985，（3）：50 – 51.

164. 邓声华 . 肩周散外敷治疗肩周炎 58 例体会［J］. 中国民间疗法，1995，（1）：9.

165. 王珑，王广东，周瑜博，等 . 伤科黑药膏结合手法治疗早中期膝骨性关节炎的临床疗效观察［J］. 新疆中医药，2013，（3）：15 – 17.

166. 李永高，白周顺 . 复方腮腺炎膏治疗流行性腮腺炎 503 例临床观察［J］. 新疆中医药，1988，（4）：30 – 31.

167. 李新华 . "九华粉"治疗过敏性皮炎 200 例疗效观察［J］. 河北中医，1992，（2）：14.

168. 严敏惠 . 褥疮散治疗褥疮 37 例观察［J］. 实用中医药杂志，2013，（9）：763.

169. 李廷保 . 黄药子软膏 I、II 对银屑病模型豚鼠的实验研究［J］. 中医药学报，2010，（4）：38 – 39.

170. 张红卫 . 黄药子外敷治疗流行性腮腺炎 52 例临床体会［J］. 实用医技杂志，2007，（23）：3182 – 3183.

171. 胡栢惠，胡春明，胡春茹 . 外敷黄药子治疗痈疖无名肿毒探微［J］. 实用中医内科杂志，2008，（8）：58.

172. 黄伟花 . 黄药子凝胶治疗阴道尖锐湿疣的疗效观察与监护［J］. 临床合理用药杂志，2009，（2）：43.

173. 王明忠 . 中药垫外敷治疗乳腺增生 63 例［J］. 河南中医，2015，（2）：346 – 347.

174. 许明鉴 . 中药膏外敷治疗乳腺癌术后皮肤瘘管 1 例［J］. 湖北中医杂志，1999，

（8）：372-373.

175. 李瑞奇，缪君娴，白明，等．蛤壳油糊外用对大小鼠烫伤模型的影响［J］．中华中医药杂志，2013，（8）：2256-2259.

176. 王素芹，赵国光．自拟蛤壳散治疗前列腺增生62例［J］．四川中医，2001，（9）：25.

177. 李瑞奇，白明，缪君娴，等．蛤壳油糊外用对小鼠湿疹模型及豚鼠瘙痒模型的影响［J］．中华中医药杂志，2013，（6）：1699-1702.

178. 陶玉兰，韩红菊．葶苈子粉外敷创面61例临床观察［J］．基层中药杂志，1999，（2）：63.

179. 单春艳．葶苈子粉在浅表创面及褥疮病人护理中的应用［J］．中国民间疗法，2003，（11）：39.

180. 吴孝田．中药油膏外敷辅佐治疗恶性胸腔积液38例［J］．陕西中医，2006，（5）：546-547.

181. 张继生．猫爪草，（小毛茛）治疗瘰症的疗效察观［J］．黑龙江中医药，1966，（4）：26.

182. 王萍，徐翠云，刘旭平，等．猫爪草胶囊外用辅助治疗小儿卡介苗接种后引起的腋窝淋巴结核20例［J］．中国中西医结合杂志，2002，（3）：216.

183. 魏玉峰．天花粉外敷治疗哺乳期乳头皲裂［J］．中国民间疗法，2010，（1）：15.

184. 朱玲．天花粉外用治疗皮肤感染及带状疱疹［J］．中医杂志，2006，（9）：652.

185. 陈亚军．天花粉及连钱草外敷治疗流行性腮腺炎［J］．赤脚医生杂志，1975，（2）：19.

186. 向兴华．全蝎末外敷治疗顽固性头痛治验一则［J］．中国民间疗法，2004，（12）：13.

187. 徐爱龙，徐爱民．全蝎外用擅治粉刺、瘰疬2例［J］．西南军医，2007，（2）：42.

188. 曾立昆．全蝎内服外敷治疗颈部淋巴结结核［J］．浙江中医杂志，1996，（9）：412.

189. 唐欣莹．全蝎软膏治疗热毒蕴结型糖尿病足的临床观察［D］．哈尔滨：黑龙江中医药大学，2016.

190. 吴敏燕．全蝎散外敷治疗流行性腮腺炎20例［J］．中医外治杂志，2008，（5）：40.

191. 杨东山，宋克诚．全蝎外用治疗幼儿急性颌下淋巴结炎86例［J］．中医外治杂志，1996，（3）：22.

192. 姜丽敏，宋克诚，朱然云．全蝎外用经验［J］．山东中医杂志，1996，（12）：41.

193. 季明兰．中药外敷治疗突发性面神经麻痹［J］．护理学杂志，2002，（11）：875.

194. 吴彤．谈雄黄临床外用［J］．中国民族民间医药，2011，（18）：43-44.

195. 王长宏，李志广，孟庆勇，等．壁虎末外敷缓解肿瘤疼痛效良［J］．国医论坛，

1995，（3）：31.

196. 金里千．壁虎治疗瘰疬［J］．江苏中医，1963，（5）：42.

197. 金彩辉．外用壁虎膏治疗顽固性皮肤溃疡窦道21例［J］．湖北中医杂志，1997，（1）：32.

198. 朱平东，廖英琼，朱宏蔚．壁虎外用［J］．江西中医药，2004，（5）：45.

199. 中国人民解放军第三医院结核科．介绍蜈蚣油膏治疗颈淋巴结结核［J］．新医药学杂志，1974，（5）：44.

200. 朱鸿彬．外用单味蜈蚣治疗淋巴腺炎［J］．四川中医，1991，（1）：39.

201. 王炳炎，王文峰．蜈蚣膏外用治疗蜂窝组织炎［J］．四川中医，1992，（10）：49.

202. 赵爱文，王樊．蜈蚣散外敷治疗化脓性指头炎42例［J］．人民军医，2004，（1）：59.

203. 杨媚月，张志国，肖辉，等．蜈蚣油外敷治疗输液外渗所致肿痛的疗效观察［J］．中外医疗，2011，（33）：3 - 4.

204. 石绍庆，高科学，赵胜永．自拟蜈蚣散外敷治疗带状疱疹32例［J］．中医外治杂志，1996，（4）：45.

205. 周发福．蟾蜍香墨膏治疗毒［J］．湖南中医杂志，1988，（5）：25.

206. 苗遂亮．蟾蜍膏治疗乳腺增生病273例观察［J］．中国中西医结合杂志，1993，（7）：435.

207. 庞仲常，张卫民，陈琦翔．复方蟾蜍膏外敷治疗创伤性关节炎368例［J］．中医外治杂志，2001，（5）：14.

208. 陈水星，孙腾，朱洪．外用活蟾蜍止癌痛疗效观察［J］．辽宁中医杂志，2006，（11）：1455.

209. 王家炎．长春花外治扁平疣经验［J］．江西中医药，2000，（1）：60.

210. 刘启文，李茂吉，陈绪淼．喜树果贴膏治疗银屑病10例［J］．皮肤病与性病，1991，（3）：46.

211. 瞿平元，王永昌．喜树果浸膏搽剂治疗白癜风临床研究［J］．皮肤病与性病，2004，（4）：9 - 10.

212. 张永和，孙世忠，张永恒．喜树果乳膏的制备与应用［J］．中成药，1990，（9）：46.

213. 何立鳌．"水蛭蒲黄散"治疗子宫肌瘤48例［J］．江苏中医，1996，（8）：25.

214. 林娟．逐水膏穴位贴敷治疗脾虚痰湿型肺癌胸水的疗效观察［D］．广州：广州中医药大学，2014.

215. 罗清文．复方水蛭膏外敷治疗急性血栓性浅静脉炎46例［J］．实用中医药杂志，1998，（4）：19.

216. 虞奎桥，朱建江．水土散外敷治疗局限性黏液性水肿［J］．陕西中医，1995，（3）：128 - 129.

217. 石瑞芳，武纪玲．解毒消瘀膏局部外敷联合玻璃酸钠关节腔注射治疗膝关节骨性关节炎 66 例［J］. 中医研究, 2014,（7）: 23 – 26.

218. 张治国, 韩向珠, 牛丽. 醒神散敷脐治疗急性脑出血 23 例［J］. 中国民间疗法, 1999,（8）: 17.

219. 李伟, 王新成, 吴昊. 复方穿蛭透皮贴剂联合关节腔冲洗注射治疗膝关节滑膜炎的临床研究［J］. 中国农村卫生事业管理, 2016,（5）: 663 – 665.

220. 胡君立. 黛蛭生肌散外治体表慢性溃疡 15 例疗效观察［J］. 苏州医学院学报, 1997,（2）: 393.

221. 张运和. 巴豆斑蝥生姜膏治疗面瘫 50 例［J］. 山东中医杂志, 1986,（5）: 28.

222. 军荣. 用"牛肉斑蝥"等外敷治疗神经性皮炎［J］. 青海医药杂志, 1988,（6）: 58.

223. 邵建祥, 陈建国. 陈斑蝥粉外敷印堂穴治疗鼻衄 56 例疗效观察［J］. 白求恩军医学院学报, 2010,（4）: 277 – 278.

224. 刘景邦. 复方斑蝥散外敷治疗肱骨外髁炎 161 例小结［J］. 甘肃中医, 2000,（5）: 36 – 37.

225. 卢国林, 罗勇, 胡建刚, 等. 斑蝥消结散治疗男性痛性结节临床效果观察［J］. 当代医学, 2011,（18）: 153 – 154.

226. 孙丽, 石书兵, 朱军, 等. 阿魏的传统应用及现代研究概况［J］. 中国现代中药, 2013,（7）: 620 – 626.

227. 朱良春, 朱步先. 阿魏消积破癥内服外治咸宜［J］. 上海中医药杂志, 1986,（2）: 30.

228. 李春有, 李春贵. 穿山甲外治顽固性甲状腺肿大、结节［J］. 中医杂志, 2002,（4）: 253 – 254.

229. 李诗杰, 徐连锁. 穿山甲外用治疗甲沟炎 100 例［J］. 中国社区医师, 2004,（14）: 39.

230. 孙侃. 验方介绍［J］. 中医杂志, 1955,（8）: 12.

231. 轻粉散和土茯苓煎剂治疗结节蛇行性三期梅毒一例报告［J］. 西安交通大学学报,（医学版）, 1959,（3）: 93 – 94.

232. 陈玉林. 蛤粉散的制备及临床应用［J］. 中药材, 1997,（7）: 374 – 375.

233. 杨白玫. "蛤粉散"的药理作用［J］. 山西医科大学学报, 1999,（S1）: 62 – 63.

234. 赵利民, 崔玲, 王延丰. 中药"止痒灵油膏"的临床应用［J］. 吉林中医药, 1987,（4）: 21.

235. 孙惠霞. 宫糜散外用治疗宫颈糜烂 50 例［J］. 陕西中医, 2007,（7）: 791 – 792.

236. 赵秀芬. 溃疡散治疗口腔溃疡 58 例［J］. 辽宁中医杂志, 1995,（3）: 129.

237. 徐建斌, 刘莉. 婴儿防疹散的制备及临床应用［J］. 中成药, 2003,（6）: 92.

238. 金亚丽, 王曙东, 李德平. 中药熏洗剂在妇科的临床应用［J］. 中医药研究, 2000,（6）: 52 – 53.

239. 姚泽林. "腐毒灵"治疗蛇伤中毒后遗创口溃烂［J］. 蛇志, 1991,（1）: 28.

240. 方勇, 丁晓雯. 去腐生新膏治疗乳癌术后皮瓣坏死溃疡形成 35 例临床观察 [J]. 中国民族民间医药, 2015, (18): 86-88.

241. 曲际田. 治疗急性乳腺炎 [J]. 山东医刊, 1961, (8): 41.

242. 何惠珠. 疗疮膏的制法及其临床应用 [J]. 福建中医药, 1991, (2): 65.

243. 蔡现良, 刘金定, 张明连, 等. 马钱子穴位贴敷治疗面神经麻痹 [J]. 辽宁中医杂志, 1994, (10): 474.

244. 盛生宽. 马钱乳没散治肋间神经痛 45 例观察 [J]. 新中医, 1996, (10): 29-31.

245. 朱景元, 谷振英, 屈鸿翰, 等. 神农丸及付方治疗各种癌瘤 100 例临床初步分析 [J]. 天津医药杂志, 1959, (6): 439-440, 482.

246. 王志平. 自制马醋液治疗牛皮癣 [J]. 陕西中医函授, 1992, (3): 36.

第十六章　经典外治效方

第一节　单味中药

目前，临床上蟾酥、水银、白矾、雄黄、斑蝥、砒石、硫黄等应用最为广泛，现结合临床简述如下，其他毒药的应用可参考相关本草专著。

（一）蟾酥

蟾酥，又称蛤蟆浆，辛、温，有毒，具有攻毒消肿、通窍止痛、强心利尿的作用，为外科治疗痈肿疮疡的常用药物。现代药理研究发现，蟾酥具有显著的抗癌活性，可通过扶正（改善全身状况，防止辐射伤害）与攻毒（抑制肿瘤细胞）得以实现。其临床上用于皮肤癌、心血管疾病、呼吸系统疾病及手术麻醉，无论内服还是外用，过量均可致中毒。中毒症状常出现于用药后 30～60 分钟，主要表现为心悸、流涎、腹胀、头痛、嗜睡、四肢麻木、呼吸抑制等，此时当紧急抢救，采用催吐、导泻、洗胃、补液、利尿等，以促进毒物排泄，并进行对症处理。

（二）水银

水银，即砂汞，辛、寒，有毒，具有杀虫、攻毒的作用，外用治疗恶疮、疥癣、梅毒等。其用药量较难掌握，极易引起中毒，主要表现为消化道、肾脏及神经系统毒性反应，常出现消化道腐蚀的症状，以及尿闭、口腔炎、中毒性脑病、肌肉震颤等。其解救方法与蟾酥中毒的解救方法相似。孕妇忌用，不宜内服，不可过量及久用。

（三）砒石

砒石，又名白砒、砒霜、信石等，辛、酸、大热，有大毒，外用蚀疮去腐，内服劫痰截疟。在治疗皮肤癌方面，顾松筠先生应用较多且经验丰富。砒石的主要成分是三氧化二砷，现代药理研究表明其具有抑制氧化、增强同化的作用，并可杀灭活体细胞及杀菌。一般认为，砒石的每日用量为 1～3mg，致死量为 0.1～0.2g。其中毒表现个体差异较大，常导致心、肝、肾、大脑损害，肠充血伴损害，造成肝小叶中心坏死，心、肝脂肪变性，形成中毒性肝炎或亚急性肝萎缩。中枢系统损害可出现脑膜炎、脊髓炎、多发性神经炎等病变。砒石毒性剧烈，中毒时常出现疲乏呆钝、头晕烦躁、皮疹、色斑、皮肤粗糙角化,急则出现咽喉痉挛灼热、腹痛、呕吐、血尿,甚至谵妄抽搐、休克等,严重者可在数小时内死亡。其急救治疗除采用洗胃、输液外,可应用特效解毒剂二巯丙醇、二巯基丙磺酸钠等,同时使用大剂量激素,以抑制溶血反应;对慢性中毒者,尚可用硫代硫酸钠,也可用杨梅树皮、绿豆、小蓟根、积雪草、防己等煎汤频服以解毒。应用砒石时,应严格控制剂量,不宜长期服用或接触,体虚或孕妇忌服,勿与水银同用。

(四)白矾

白矾,别名明矾、矾石、理石等,酸、涩、寒,有毒,具有杀虫之效,用于治疗痈疽疮毒、湿疹、皮肤癌等。现代药理研究证明,白矾具有抗菌、收敛固涩等作用。其有毒成分为硫酸钾铝,可在体内蓄积,造成血钾升高,体代谢功能紊乱,体温迅速下降,最后死于呼吸、循环衰竭。本品刺激胃黏膜,即使是治疗量时亦可出现呕吐等中毒症状。中毒症状常出现于用药后 1～2 小时,轻则喉头灼热,呕吐、腹痛、倦怠,甚则嗜睡、呼吸困难,最后呼吸衰竭死亡。中毒早期可先服豆浆或牛奶,再用芒硝冲服,取其泻下排毒之效;或用牛奶洗胃,并用镁盐作为抗酸剂。本品临床外用较多,内服一般不超过 3g,多入丸、散剂。

(五)雄黄

雄黄,又称明雄黄、黄石、腰黄等,苦、辛、温,有毒。功用解毒杀虫,燥湿祛痰。其外用可治痈肿、疔毒、疥癣、蛇虫伤、皮肤癌等。外用适量,研末撒,调敷或烧烟熏。内服入丸散剂,0.15～0.3g,不宜持续服用。一般不入汤剂。本品主要含二硫化二砷,服用过多会引起砷中毒,外用浓度过高也可中毒。本品遇热易分解,变成有剧毒的三氧化二砷。急性中毒者常出现口干流涎、头晕呕吐、腹痛,重则出血、发绀、休克,多死于出血、肝肾功能衰竭和呼吸中枢麻痹。慢性中毒可出现皮疹、肢体麻木、结肠炎,严重者出现肌肉萎缩、膈神经麻痹等。发生中毒者可用 1∶5000 高锰酸钾液或活性炭混悬液洗胃,口服氢氧化铁,肌内注射二巯丙醇或二巯基丙磺酸钠,以及对症处理。注意供药用的雄黄必须经过水飞法处理,不宜火煅或煎炒;内服每日不宜超过 4g,外用擦涂面积不宜过大,内服外用疗程均不宜过长。

(六)硫黄

硫黄,又称石硫黄、黄牙、石硫青等,酸、热,有毒,内服壮阳通便,外用解毒杀虫止痒。现代药理研究证实,本品具有灭真菌、溶解角质等作用,临床用于治疗多种皮肤病,联合外用可治疗皮肤癌。本品若内服或外用过量,大量的硫化氢及硫化物被吸收入血,使血红蛋白转变为硫化血红蛋白,失去携氧能力,导致组织缺氧,中枢神经系统最先受累,往往出现突然死亡。中毒时常出现头痛、呕吐、腹痛,甚则便血、意识模糊,继而昏迷、死亡。中毒时,先予吸氧,并口服维生素 C 及铁剂;或用 1% 美兰10mL 加 50% 葡萄糖溶液 40mL 静脉注射;或注入 20% 硫代硫酸钠 40mL,以促进血红蛋白的复原。烧烟外熏时,应避免吸入过多的硫化氢气体,可采用器皿烟熏局部法,或戴防毒面具。

（七）斑蝥

斑蝥，又称花斑毛、斑猫、龙尾等，辛、热，有大毒，具有破血消癥、攻毒蚀疮的功效。其主要成分斑蝥素有抗肿瘤、抗病毒的作用。本品临床主要用于治疗面瘫、斑秃及肿瘤。斑蝥的毒性成分为斑蝥素，口服可引起消化道炎症、黏膜坏死，吸收后可引起肾脏损害；外用可使局部充血，起水疱，大面积使用吸收后可出现全身中毒，中毒时常出现咽喉、食管、胃有灼热感，口腔及舌部起水疱，口干麻，吞咽困难，恶心、呕吐、流涎，剧烈腹泻、腹痛，腰痛，尿频，头痛，口唇四肢麻木，瞳孔散大，甚者昏迷，虚脱，心脏抑制而导致死亡。抢救治疗时，因斑蝥素系脂溶性物质，故忌服油类及脂肪，应服泻药，并静脉补液，以加速毒素排泄及维持水、电解质的平衡，及时纠正酸中毒，抗休克及肾功能衰竭。预防时，本品应按剧毒药物加强管理，严格掌握适应证及剂量，外用时敷贴面积不宜过大，使用时间不宜过长。配制斑蝥制剂时，应加强防护，改进生产工艺，避免粉末飞扬。

第二节　　常用方剂

（一）七仙膏（经验方）

药物组成：牙硝150g，明矾150g，青矾150g，砒石100g，斑蝥100g，食盐75g，水银150g。

功效：腐蚀枯瘤。用于血管瘤。

制备方法：将前6味药研末放入罐内，加适量清水拌匀，然后加入水银，慢慢加热熔化，并用竹筷不断搅拌，使水银不见星点，如发现罐内药物鼓起，则将罐移开热源，使药物慢慢下沉，如此反复至药物快干时（达到滴水成珠的程度），将罐移开热源，加入50~70g米粥调成糊状即成。

使用方法：先行常规消毒，然后根据血管瘤的部位及大小，用消毒棉签蘸上药膏均匀地涂在患处，待药膏被吸干后，用冷开水或生理盐水轻轻擦掉药膏。患处变白5~10分钟后，继续进行第2次、第3次涂药，直到患处变黑或有少许渗液时，不再涂药。应使患处自然暴露，不宜用纱布包扎。7~10天为1个疗程。一般只需1个疗程血管即开始结痂脱落，然后视其消失的状况，再决定是否继续第2或第3个疗程。治疗结束后基本不留疤痕和色素沉着斑。

按：本药有毒，不能流于正常皮肤，严禁口服。此方为湖南周高龙验方，据云治54例各类型血管瘤，治愈率为70.3%，有效率为86.9%。

（二）三品一条枪（《外科正宗》）

药物组成：明矾60g，白砒45g，明雄黄72g，乳香3.6g。

功效：腐蚀。用于瘰疬、痔疮、肛瘘等。近人用以治子宫癌，据报道效果好，可制成药锭或药饼外用。

制备方法：将白砒、明矾二味共为细末，入小罐内，加炭火煅红，至青烟尽，白烟起，片时约上下通红，住火，放置一宿，取出研末，约可得净末 30g。再加雄黄、乳香，共研极细，厚糊调稠，搓成如线条，阴干备用。

使用方法：用时将药条插入患处。

（三）杨梅毒疮搽药（《中医外科诊疗学》）

药物组成：胆矾末、明矾末、水银各 10.5g，香油少许。

功效：杀虫攻毒。用于皮肤杨梅疮。

制备方法：以香油调和药末，细研，以不见水银星珠为度。

使用方法：用时令患者坐于无风处，取药少许，涂于两脚心，用手心对准足心摩擦良久；再涂药少许，仍依前法摩擦；擦后即盖被睡卧。连用 3 日为 1 个疗程。

（四）化核膏（《外科全生集》原方加减）

药物组成：连翘 12g，苦参 12g，白蔹 12g，白芥子 12g，僵蚕 12g，柏子仁 12g，大黄 12g，荆芥 12g，防风 12g，木鳖子 30g，藿香 60g，壁虎 14 个，蜘蛛 28 个，蜗牛 36 个，菊花根 24g，牛蒡子 24g，何首乌藤叶 24g，苍耳子 24g，丁香 12g，麝香 6g。

功效：解毒止痛，消坚化核。用于瘰疬结核，肿坚不消。

制备方法：将前 11 味药浸麻油 2000g 内一夜，置铁锅内加热，加入壁虎、蜘蛛、蜗牛炸黄，再放入碎断的何首乌藤叶、菊花根、牛蒡子、苍耳子共炸枯。取油过滤，再按铅膏药制备大法炼油、下丹、去火毒。取膏油加热熔化，水气去尽后兑入丁香、麝香细料，搅匀即成。

使用方法：将膏药分摊于纸或布褙上，用时再温热化开，贴于患处。

（五）乌金膏（《证治准绳》）

药物组成：桑枝、槐枝、榆枝、柳枝、桃枝、枸杞枝各长约 33cm（粗如小指，俱截 1 寸长，劈 4 片，麻油 120g，铅丹 15g，蜡 30g。

功效：润肤生肌。用于一切恶疮。

制备方法：诸枝用油炒令焦黑，去渣，入丹、蜡复熬至黑色，倾在瓷盆内，候冷以井水浸去火毒。

使用方法：以此膏涂疮面，

按：元代萨迁《瑞竹堂经验方》神效回生膏中，前部分即为此膏，其组方如下：槐、柳、柳、桃、榆、桑、枸杞条各 20 条，每条长 2 寸，清油 1500g（此部分即为乌金），白芷、白及、白蔹、当归、大黄、黄柏、赤芍、杏仁、麻子各 45g，黄丹 360g，血竭、雄黄、乳香、没药各 15g，轻粉 9g。书中并云"治痈疽疖毒，远近臁疮，打扑跌折伤损，暗毒发背，刀斧所伤，箭头在肉，蛇蝎所伤"。

另有《证治准绳》及《医学心悟》中仅以巴豆肉一味炒黑，碾成糊状，点于患处，亦名乌金，并录此备考。

（六）五虎丹（《中医皮肤病简编》）

药物组成：水银 60g，白矾 60g，青矾 60g，牙硝 60g，食盐 30g。

功效：杀菌消肿，腐蚀恶肉。用于疔疮及皮肤癌。

制备方法：依降丹制备法，炼成白色结晶，可制成两种剂型外用。

（1）糊剂：用于溃疡，取其去腐拔毒。以五虎丹结晶 1.2g，蟾蜍、红娘、斑蝥（去头足，干粉末）各 0.5g，洋金花粉末 1g，共研细末后，用浆糊调匀，涂于溃疡面或肿块上面，再以软膏盖贴。

（2）酊剂：用于菜花状腐烂肿块。药物组成及分量同上，用米饭赋形，搓成两头尖棱状条，每支长 2～4cm，重约 0.65g。用时插入癌组织内，待肿块脱落后，改用红升丹粉末撒布，贴膏药至愈合为止。

按：此丹用于皮肤癌确有功效，湖南何俏辉曾在 1980 年《新中医》报道萧梓荣教授治疗阴茎癌经验，即为此丹外用，菊藻丸内服，效果显著。此丹古方名水仙丹。

（七）五毒丹（《串雅内编》）

药物组成：丹砂、雄黄、磁石、胆石、矾石各等份。

功效：解毒消肿，去腐生肌。用于痈疽疮疡腐肉未脱，新肉未生之际。

制备方法：上药共研细，入阳城罐，盐泥固封，按升丹法炼丹。待冷取出后，用水飞法取析出细药末。

使用方法：用时以少许药末涂敷患处。

按：赵学敏在《串雅内编》中云：此方创于疡医公孙知。考丹砂、雄黄、磁石、胆石、矾石，早在《周礼·天官冢宰》中就提及："凡疗疡，以五毒攻之，以五气养之，以五药疗之，以五味节之。"这当是五毒丹的最早记载。

（八）白膏药（《医宗金鉴》）

药物组成：净巴豆肉 360g，蓖麻子（去壳）360g，蛤蟆（各衔人发一团）5 个，活鲫鱼 10 尾，铅粉 1250g，麻油 2500mL，乳香 15g。

功效：去毒消肿。用于诸疮肿毒，溃破流脓甚效。

制备方法：先将巴豆肉、蓖麻子入油内浸 3 日，再将蛤蟆浸 1 宿；临熬时入活鲫鱼，共炸焦，去渣净，慢火熬油滴水成珠，离火倾于净锅内；再加铅粉、乳香末，不时搅之，冷定为度。

使用方法：用时重汤炖化，薄纸摊贴。

按：此膏又名鲫鱼膏，为外科常用膏药之一，外贴溃脓之疮毒甚效。其组方各书多有不同，如《成都市膏药处方》中记载为由鲫鱼、炮山甲、乳香、没药、蓖麻子、巴豆、血余、铅粉、桐油、青油组成；《证治准绳》中记载为由鲫鱼、乱发、猪脂、雄黄、硫黄组成。现常用的鲫鱼膏，以《医宗金鉴》方为多。

（九）生肌玉红膏（《外科正宗》）

药物组成：当归 60g，白芷 15g，甘草 36g，血竭 12g，轻粉 12g，白蜡 60g，紫草 6g，麻油 500mL。

功效：活血祛腐，解毒镇痛，润肤生肌。用于疮疡溃后脓水将尽，烫伤肉芽生长缓慢者。

制备方法：先用当归、甘草、紫草、白芷4味药，入油内浸3日，再以慢火熬药微枯色，细绢滤清，复煎药油滚下血竭，化尽下白蜡，化尽离火，候冷下极细轻粉末，搅匀即成。

使用方法：用时将膏涂于油纸或消毒纱布上外贴患处。

按：此膏从组方来看，实为润肌膏中加入白芷、甘草、轻粉、血竭而成生收口名膏，历来疗效显著，备受推崇。

（十）生肌膏（《中医外科概要》）

药物组成：广丹30g，白及60g，黄蜡150g，麻油300mL。

功效：生肌。用于一切溃疡毒尽不敛，尤以发背等溃疡面积大者，见效更显。

制备方法：先将白及研细末，然后将油熬透，入蜡烊化，候冷，入药末拌匀。亦可用凡士林调膏，其效亦好。

（十一）生肌散（《串雅内编》）

药物组成：龙骨、血竭、红粉霜（红升丹）、乳香、没药、海螵蛸、赤石脂各10g，煅石膏20g。

功效：去腐，敛疮，生肌。用于疮疡久溃不易收口者。

制备方法：诸药研细末和匀。

使用方法：用时扑撒患处，外贴软膏。

（十二）北庭丹（《医宗金鉴》引倩溪传方）

药物组成：硇砂1.5g，人中白1.5g，瓦上青苔3g，瓦松3g，溏鸡矢3g。

功效：腐蚀息肉。用于舌菌疼痛，红烂无皮。

制备方法：上药入银罐中，固封，煅三炷香时间，待冷取药，加入冰片、麝香各0.3g，共同研细末。

使用方法：用时以针刺破舌菌，用丹少许点之，再以蒲黄盖之。

（十三）去腐生新膏（经验方）

药物组成：白芷、紫草、煅龙骨、熟石膏各15g，甘草、轻粉、制没药、蜈蚣各10g，当归、丹参各30g，枯矾3g，冰片、珍珠粉各1.5g，白蜡60g，麻油500mL。

功效：活血化瘀，解毒去腐，润肤生肌敛疮。用于慢性体表之溃疡，脓腐较少而新肌生长迟缓者。

制备方法：先将当归、紫草、白芷、丹参、甘味5味药浸于麻油内24～36小时，然后倾入铜锅内文火熬药至枯黄，过滤去渣；次加入没药待溶解后，纱布过滤，再加入白蜡微火溶化后徐徐加入轻粉、蜈蚣、煅石膏、枯矾、冰片、珍珠粉、煅龙骨（此7味药需预先研细末和匀，过120目筛），不停地搅拌，离火隔水冷凝成膏，合装备用。

使用方法：用时先将疮面洗净，视其范围大小，将膏均匀地摊布在香油纸上（或直接涂于消毒纱布上）贴之，夏天1日一易，冬季隔日一换，溃疡愈合后仍须上药数次，以生肌固皮，巩固疗效。

（十四）止痛生肌膏（山西省验方，引自《血栓闭塞性脉管炎防治手册》）

药物组成：象皮60g，合欢皮60g，生地黄60g，当归45g，紫草15g，乳香15g，没药15g，生甘草9g，血竭粉9g，黄蜡150g，麻油750mL。

功效：消炎，止痛，生肌。用于脱疽坏死期创面。

制备方法：将前8味药入油中浸24小时，再炸枯过滤去渣，加入蜡，熔化后入血竭，搅匀候冷。

使用方法：用时将膏涂纱布上，外贴患处。

（十五）冰川软膏（《全国中药成药处方集》）

药物组成：冰片9g，川贝母30g，当归60g，紫草15g，血竭15g，乳香15g，白芷30g，生地黄30g，黄芪30g，红花15g，没药15g，甘草15g，黄蜡15g，白蜡15g，猪油2500mL。

功效：去腐生肌。用于疮疡溃后拔毒。

制备方法：上药入油内浸3日，再熬至枯，去渣滤净，再下血竭及蜡，化尽膏成。

使用方法：用时将膏外搽患处。

（十六）冲和膏（《外科正宗》）

药物组成：紫荆皮（炒）150g，独活（炒）90g，赤芍（炒）60g，白芷30g，石菖蒲45g。

功效：疏风活血，定痛消肿，祛寒软坚。用于疮疡介于阴阳之间的证候。

使用方法：诸药共研细末，药末与凡士林按1:4的比例调匀成膏，亦可用葱汁、陈酒调敷。

按：《外科正宗》云，紫荆皮乃木之精，石菖蒲乃水之精，独活乃土之精，白芷乃金之精，赤芍乃火之精，"五行相配用者，再无不效之理"。此膏用于痈疽发背、阴阳不和、冷热不明者，确有功效，故有"阴阳散"之称。

《证治准绳》中，此膏又名黄云膏。一方用白芷、紫荆皮酒调以内消初生痈疽，名一胜膏；又方只用赤芍、木腊、紫荆皮作箍药，名三胜膏。以上二者均为此膏活用之方。

（十七）回阳玉龙膏（《外科正宗》）

药物组成：草乌（炒）90g，军姜（煨）90g，赤芍（炒）30g，白芷30g，天南星（煨）30g，肉桂15g。

功效：温经活血，散寒化痰。用于疮疡阴证。

使用方法：诸药共研细末，药末与凡士林按1:4的比例调匀成膏，亦可热酒调敷，或直接掺于膏内贴之。

按：此膏治一切寒湿流注、冷痛风痹、皮色不变的阴证疮疡，确有功效，故又称抑阴散。《血栓闭塞性脉管炎防治手册》（山东人民出版社，1972年4月）载山西省治阴寒型无创口的脉管炎验方"回阳膏"即为此方加减，其组成为：生草乌、生川乌、荜茇、赤芍各30g，诃子、丹参、肉桂、生天南星各15g，生附子21g，桂枝9g，共为细末，用凡林调成 30% 软膏外用。另据《外科证治全书》载抑阴散，由草乌 60g，天南星、独活（去节）、香白芷、狼毒子各 30g，用于阴疽漫肿不红，坚硬木痛或不痛，确有回阳抑阴、温化寒湿之效，可供临证时选用。

（十八）阴毒内消散（《药奁启秘》）

药物组成：麝香 3g，轻粉 9g，丁香 6g，牙皂 6g，樟冰 12g，腰黄 9g，良姜 6g，肉桂 3g，川乌 9g，炮山甲 9g，胡椒 3g，制乳香 6g，制没药 6g，阿魏（瓦上炒去油）9g。

功效：温经散寒，消坚化痰。用于阴证肿疡。

使用方法：研极细末，掺膏药内贴之。

（十九）结乳膏（《全国中药成药处方集》）

药物组成：韭菜汁 113g，铜绿 113g，血竭 113g，没药 113g，乳香 113g，信石 68g，麝香 14g，香油 7500g，铅丹 2800g。

功效：活血化瘀，消肿止痛。用于乳痈肿痛，瘰疬结块，以及乳岩等症。

制备方法：先将油熬至滴水成珠，加入铅丹搅成膏油，即倾入冷水中，以去火毒；另将铜绿、血竭、乳香、没药、信石分别轧为细粉；再将麝香置于乳钵内细研，同铜绿等细末混合均匀；取膏油熔化，兑入韭菜汁，微炼，晾温，加入细料药末，搅匀即成。

使用方法：将膏油摊涂于纸褙上，用时温热化开，贴于患处。已破溃者勿贴。

（二十）绛珠膏（《外科大成》）

药物组成：麻油 300g，鸡子黄 10 个，血余 15g，天麻肉 81 粒，白蜡 90g，朱砂 6g，黄丹（水飞）60g，乳香、没药、轻粉、珍珠、血竭、儿茶各 9g，冰片 3g，麝香 1.5g。乳岩加银朱 30g。

功效：去腐，止痛，生肌。用于溃疡诸毒。

制备方法：先用麻油炸血余至焦枯；加天麻肉、鸡子黄，再炸枯去渣；入蜡候化，离火少时，入黄丹搅匀，再加细药末和匀。

使用方法：用时摊贴。

（二十一）活血止痛膏（山西省验方，引自《血栓闭塞性脉管炎防治手册》）

药物组成：当归 60g，紫草、乳香、没药各 30g，甘草 9g，麻油 500mL，白蜡冬春 45g、夏秋 60g，血竭粉 9g，轻粉末 6g。

功效：消炎止痛，去腐生肌。用于脱疽及溃后疮疡换药。

制备方法：将前 5 味药浸入油内 3 日，然后炸枯，过滤去渣，再加白蜡、血竭粉、轻粉末，搅匀候冷。

使用方法：用时将膏外涂纱布上贴患处。

（二十二）桂麝散（《药奁启秘》）

药物组成：麻黄 15g，细辛 15g，肉桂 30g，牙皂 9g，生半夏 24g，丁香 30g，生天南星 24g，麝香 1.8g，冰片 1.2g。

功效：温化痰湿，消肿止痛。用于疮疡证未溃、乳癖等证。

使用方法：诸药研极细末，掺膏药内贴之。

（二十三）神异膏（《外科精要》）

药物组成：露蜂房 30g，玄参 15g，蛇蜕（盐水洗，焙干）30g，黄丹（水飞，炒）150g，麻油 500mL，杏仁 30g，乱发一团（鸡蛋大）。

功效：解毒生肌，散肿止痛。用于诸般恶疮，毒疖，发背，痈疽。

制备方法：先将乱发入油内熔尽，下杏仁、玄参再熬黑，再下露蜂房、蛇蜕仍煎黑，去渣后，入黄丹急搅，候冷变黑，滴水成珠即成。

使用方法：用时取少许摊贴患处。

（二十四）顽疡粉（《文琢之中医外科经验论集》）

药物组成：炉甘石（刮净）30g，密陀僧 24g，龙骨（刮净）15g，铜绿 15g，煅石膏 9g，上梅片 1.5g，血竭 15g，清油 500mL，黄蜡 120g。

功效：化腐生肌。用于顽固性溃疡久不收敛，流清水，起白边有特效。

制备方法：上药共研细末混匀。清油煎沸后下黄蜡，化净后待凉，将药末放入油内，搅匀即成。

使用方法：流水少者，只贴此膏即可；流水多者，可撒布药粉于疡面后，再敷此膏。

（二十五）消核膏（许楣方）

药物组成：制甘遂 60g，红芽大戟 60g，白芥子 24g，麻黄 12g，生天南星 45g，生半夏 45g，僵蚕 30g，藤黄 30g，朴硝 45g，清油 1000mL。

功效：温络消痰，散结软坚。用于皮色不红，肿痛不明显的一切痰核及结核性包块。

制备方法：先将甘遂、天南星及半夏入油内熬枯，去渣，再下僵蚕，三下大戟，四下白芥子，五下藤黄，逐次熬枯，先后捞出，六下朴硝，熬至不爆，用细绢将油过滤，再下锅熬滚，徐徐加入炒黄丹（其量以膏药老嫩适中为度，夏宜稍老，冬宜稍嫩），熬成倾入冷水中扯拔数十次以退火性。

使用方法：摊膏应用时，宜厚勿薄，贴患处，3～5 天一换。阳证疮疡禁用。

按：此膏重在消痰软坚，多本书中作为验方介绍，《中医外科概要》则认为是许埏所创，用于结核流注等呈白色坚肿症状者确有良好疗效，为目前外科界所常用。近代不少外科专著均有此方，只是各书在用量上稍有出入。

（二十六）消瘤膏（《中医外科概要》）

药物组成：阿魏、硼砂各等份。

功效：消瘤。用于肉瘤。

使用方法：药研细后，用大蒜捣烂成糊状涂敷。

（二十七）集香散（《证治准绳》）

药物组成：白芷、茅香、香附、藿香、防木各 9g，木香、甘草各 3g。

功效：祛风除秽。用于痈疽溃烂臭秽者。

使用方法：用水 3 碗，煎药开沸 3~5 分钟，淋洗患处。

按：《外科证治全书》集香散以葱易木香，余同此方，洗痈疽溃烂恶腐。

（二十八）黑退消（《外科学》）

药物组成：生川乌、生草乌、生天南星、生半夏、生磁石、公丁香、肉桂、制乳香、制没药各 15g，制松香、硇砂各 9g，冰片、麝香各 6g。

功效：行气活血，祛风散寒，消风软坚，舒筋活络。用于疮疡阴证未溃者。

制备方法：除冰片、麝香外，上药各研细末后和匀，再将冰片、麝香细末加入和匀，用瓶装，不使泄气。

使用方法：用时将细末撒于膏剂上敷贴患处。

（二十九）紫香软膏（《全国中药成药处方集》）

药物组成：紫草 15g，香油 120mL，黄蜡 60g，乳香末 15g，没药末 15g。

功效：消肿，止痛，生肌。用于疮疡溃后换药。

制备方法：将紫草浸油内 2 日，再煎沸即去渣，离火加入黄蜡，化尽后加乳香、没药细末，搅匀成膏。

使用方法：用棉纸摊膏药状贴患处。

（三十）象皮膏（《疡科纲要》）

药物组成：象皮 90g，当归 60g，血余 60g，生地黄 120g，龟甲 120g，生石膏末 150g，炉甘石 250g，黄蜡 180g，白蜡 180g，麻油 2500mL。

功效：生肌，长皮，敛口。用于顽疮久不收口及湿臁经久不愈者。

制备方法：油中先煎生地黄、龟甲、象皮，后入血余、当归，熬枯去渣，再加入黄蜡、白蜡、炉甘石细末、生石膏末，文火上调匀，用瓷瓶装盛，密封闭口。

使用方法：用时将膏摊于消毒敷料上，盖贴患处，2 日一换。脓水少者，3 日一换。

（三十一）温煦薄贴（《疡科纲要》）

药物组成：鲜凤仙（枝叶、花蕊、根茎洗晒半干）1000g，生地黄 180g，当归须 120g，急性子 150g，天南星 90g，川乌、草乌、干姜、羌活、羌活、独活各 60g，麻油 7500mL，广丹、铅粉各 750g。

功效：宣络活血，消肿软坚。用于阴证疮疡，皮肉如故，形巨肿坚，酸痛彻骨，或尚无形块，但骨节酸楚，以及腹痛、肠痈坚块深邃等证。

制备方法：先将凤仙茎入油内熬 20 分钟，俟不爆再入生地黄熬 10 分钟，乃入诸药煎枯滤净。另入净锅，文火熬沸筛入广丹、铅粉，不断搅拌，候取油少许滴入水中，在水面凝结不散，着手不黏，搓之成丸为度。预研麝香 15g，乳香、没药（去油）各 90g，肉桂末、丁香末各 60g 加入膏中调匀，倾入水中，分为数团，另入瓮中，以水养之，日久不坏。

使用方法：油纸摊贴患处。若治阴疽大证，宜再加四温丹，摊厚膏药贴之。

（三十二）樟乳散（《中医皮肤病学简编》）

药物组成：樟丹93g，乳香31g。

功效：拔毒止痛，祛瘀生新。用于皮肤癌生肌。

使用方法：上药研细末，混合均匀，以麻油调敷患处。用于肿瘤成块状者，可先用信枣散使之腐蚀脱落，然后以此敷之。

（三十三）藤黄膏（《普门医品》）

药物组成：藤黄面120g，白蜡120g，香油500mL。

功效：拔毒生肌。用于疮疡脓水已净，或溃疡久不收口。

制备方法：把香油煮沸，入白蜡熬1~2分钟，蜡熔后再入藤黄面搅匀成膏。

使用方法：外敷患处，每日一换。

（三十四）蟾酥丸（《外科正宗》）

药物组成：胆矾3g，没药（醋炙）3g，铜绿3g，寒水石3g，枯矾3g，活蜗牛21个，乳香（醋炙）3g，明雄黄6g，蟾酥（制）6g，麝香3g，轻粉1.5g，朱砂9g。

功效：消解疮毒。用于一切痈疽，疔疮恶疮。

制备方法：先于每年夏秋季捕集活蜗牛与枯矾同捣烂，晒干，研为细末。将朱砂细粉置乳钵内，依次与明雄黄、麝香、轻粉细末，蜗牛、胆矾等细粉，陆续配研，和匀过筛。另取白酒12mL，将捣碎的蟾酥加入熔化，1~2日发起后，酌加冷开水与上药粉泛为小丸（绿豆大），置通风干燥处阴干。

使用方法：外用1丸入疮孔内，以膏盖之，或制饼盖贴疮口上，或制条插入疮口中。

按：此方内服、外用均为丸剂。《疡科心得集》引《景岳全书》夺命丹方与此方相比较，仅少胆矾、雄黄二药，可供临床应用时参考。